大国医

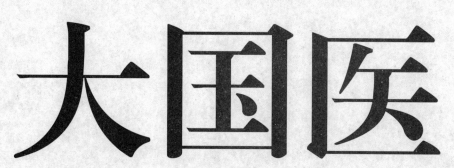

林致远　编著

U0308983

天津出版传媒集团

天津科学技术出版社

图书在版编目（CIP）数据

大国医 / 林致远编著 . —天津：天津科学技术出版社，2012.6（2018.11 重印）

ISBN 978-7-5308-7056-3

Ⅰ.①大… Ⅱ.①林… Ⅲ.①中医学临床—经验—中国—古代 ②中医学临床—经验—中国—现代
Ⅳ.① R249.7

中国版本图书馆 CIP 数据核字（2012）第 106331 号

责任编辑：梁　旭　刘丽燕
责任印制：兰　毅

天津出版传媒集团
————————————出版
天津科学技术出版社

出版人：蔡　颢
天津市西康路 35 号　　邮编 300051
电话（022）23332490
网址：www.tjkjcbs.com.cn
新华书店经销
北京德富泰印务有限公司印刷

开本 1 020×1 200　1/10　印张 36　字数 700 000
2018 年 11 月第 1 版第 3 次印刷
定价：59.80 元

前言

国医是中医的代名词，同时也泛指国内医术高超者。中医是中华民族的传统医学，是我国的国粹，它承载着中国古代人民同疾病作斗争的经验和理论总结。中医起源于原始社会，春秋战国时期《黄帝内经》的问世，奠定了中医学的理论基础，它以阴阳五行、精气学说、经络等作为理论依据，以四诊法探求病因，以针灸、拔罐、草药、推拿、食疗等为治疗手段，一些易为大众所掌握的治疗手法如推拿、拔罐早已在民间广为流传。鸦片战争前，中医在国内堪称一枝独秀，为维护中华儿女的健康作出了巨大贡献，在国内外都有极大的影响力，日本的汉方医学、韩国的韩医学、朝鲜的高丽医学等都是以中医为基础发展起来的。

数千年来，中医能够不断传承发扬，不断创新，一代又一代的苍生大医功不可没，正是他们推动着中医事业的繁荣和发展。古代很多名医都已为我们所熟知，东汉华佗以精通外科手术和麻醉闻名天下，东汉末年的张仲景被称为"医圣"，唐代孙思邈是伟大的医学家和药物学家，被后人誉为"药王"，元代名医朱丹溪曾创立丹溪学派，后人将他和刘完素、张从正、李东垣一起誉为"金元四大医家"，明代李时珍著有中华医学史上最伟大的本草学著作《本草纲目》……鸦片战争后，随着西医的传入和迅速崛起，中医命运波折多舛，出现多次中医废止之争，在这种局势下，近当代一大批老中医以"师带徒"的传统形式，接过祖辈传下来的中医绝学，扛起了中医复兴的重担，经过数十年的努力，中医重新获得群众的认可，也涌现出不少名医大师，如朱良春、班秀文等。近年来，随着中医在治疗各类疾患上的不断突破以及在养生保健方面的广泛普及，一波又一波的中医热潮被掀起，引起来越来越多人的重视。

2009年6月29日，由国家人力资源和社会保障部、卫生部和国家中医药管理局联合举办的首届"国医大师"表彰会在北京隆重召开，30位从事中医临床工作的老专家获得了"国医大师"的荣誉称号，这是新中国成立以来第一次在全国范围内评选国家中医大师，说明中医药的科学价值和重要地位得到了国家的高度认可。此次评选出的国医大师有邓铁涛、任继学、张镜人、何任、唐由之等，他们是中医界的领军人物，个个身怀绝技，行医制药都在55年以上，或独创医术，或研制药剂，或著书立说，代表着当代中医的最高水平。

为了把国医大师们的经验更好地传承下去，也为了让历代名医的经验惠及每一位普通老百姓，我们编写了《大国医》一书，分为上、下两卷，分别介绍古代名医和当代国医大师的养生智慧，下卷除了国家评选出来的当代"国医大师"之外，还选录了一些虽没有入选"国医大师"但在中医领域确有突出贡献且独具特色的名老专家。这是一部权威、实用、全面的健康宝典，不仅介绍了国医大师们最实用、最有效的日常保养方法，如华佗的五禽戏、葛洪的辟谷术、邹铉的粥养良方、李辅仁"饮食十宜"等，也收录了他们积多年心血研制出的治病良方，涉及内科、呼吸科、妇科、儿科、眼科等各种常见疾病、慢性病和疑难杂症，如张仲景用于治疗便秘的蜜煎导、肾病专家张琪教授的消坚排石汤、唐由之用于白内障的唐氏三妙方等。在编写时，我们搜集了国医大师的专著、医案、采访，以及其弟子和相关工作人员整理的资料，从中提炼出便于普通人操作的保健治病方案，语言通俗，尽可能不使用晦涩难解的中医术语，使本书成为人人都能读懂并运用的养生保健书。在体例上，设置了"名医简介""大医智慧""精彩解读""健康锦囊"等版块，结构清晰，层层深入。

　　把国医大师"请"回家，可护佑家人一生健康。不过需要提醒大家的是，中医讲究辨证施治，书中一些方剂须咨询专业中医师后方可应用，切不可盲目使用。

目录

上卷　古代大国医健康智慧

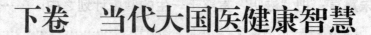

下卷　当代大国医健康智慧

上卷

古代大国医健康智慧

中医是一门古老传统的医学，千百年来，从扁鹊、华佗、张仲景，到孙思邈、钱乙，再到刘完素、张从正、李东垣，乃至明清时代的李时珍、傅青主、王清任，一代代苍生大医，正是运用中医为百姓们除疾疗伤，护卫中华儿女。为了让这门神奇的学问代代相传，他们精研慎思、著书立说，给后来者留下了一部部医学经典。在此，我们选择了古代中医史上最具影响力的17位大医，挖掘他们的健康智慧，学习他们的养生方法，希望在新的时代能将这些经验继续传承、发展下去。

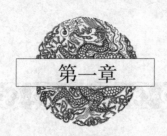

第一章

华佗：形神兼养五禽戏，五脏安合有神方

名医简介

　　华佗，东汉末年沛国谯人，我国杰出的医学家，精通内、外、妇、儿、针灸各科，尤以外科著称，被后世尊称为"外科鼻祖"。首创"麻沸散"这一中药全身麻醉剂，并应用于腹部外科手术，是世界医学史上应用全身麻醉进行手术治疗的最早记载。此外，他在继承古代气功导引的基础上，模仿虎、鹿、熊、猿、鸟等五种禽兽的活动姿态，创制了一套体操，名曰"五禽戏"，可使头、身、腰、背、四肢等各部位及关节得到活动。这是我国最古老的医疗保健体操，开创了我国及世界上医疗保健体操的先例。华佗行医足迹遍及安徽、山东、河南、江苏等地，后因不服曹操征召被杀，所著医书多已散佚，后人根据其经验整理出《中藏经》、《华佗神医秘传》、《华佗神医秘方真传》等著作，对后世医学影响颇深。今亳州市有"华佗庵"等遗迹。

常练"五禽戏"，消谷气，通血脉，病不生

大医智慧

　　谯国华佗善养性，弟子广陵吴普、彭城樊阿授术于佗。佗尝语普曰：人体欲得劳动，但不当使极耳。人身常摇动，则谷气消，血脉流通，病不生。譬犹户枢不朽是也。古之仙者，及汉时有道士君倩者，为导引之术，作猿经鸱顾，引挽腰体，动诸关节，以求难老也。吾有一术，名曰五禽戏：一曰虎，二曰鹿，三曰熊，四曰猿，五曰鸟；亦以除疾，兼利手足，以常导引。体中不快，因起作一禽之戏，遣微汗出即止，以粉涂身，即身体轻便，腹中思食。

　　吴普行之，年九十余岁，耳目聪明，牙齿坚完，吃食如少壮也。

　　　　　　　　　　　　　　　　　　　　　　　——引自《养性延命录》

精彩解读

　　提到华佗，多数人会想到一套传奇的保健功法——五禽戏。然而，五禽戏具体怎么做呢？相信已经很少有人知道，甚至有些人认为它早已失传，从而把它当做传说中的一个故事。事实上，五禽戏不仅没有失传，而且直到今天都一直在不断的完善中。

最早关于五禽戏的记载见于南朝陶弘景的《养性延命录》，书中提到了华佗对徒弟吴普说的一段话，也就是上文援引的这段话。这段话不仅表明了五禽戏保健的原理，而且点出了"五禽戏"的具体内容。

现代医学研究证明，五禽戏是一种行之有效的锻炼方式，它能锻炼和提高神经系统的功能，提高大脑的抑制功能和调节功能，有利于神经细胞的修复和再生；它能提高肺功能及心脏功能，改善心肌供氧量，提高心脏排血力，促进组织器官的正常发育；同时它还能增强肠胃的活动及分泌功能，促进消化吸收，为机体活动提供养料。

就五禽戏本身来说，它并不是一套简单的体操，而是一套高级的保健气功。华佗把肢体的运动和呼吸吐纳有机地结合到了一起，通过气功导引使体内逆乱的气血恢复正常状态，以促进健康。后代的太极、形意、八卦等健身术都与此有若干渊源。无疑，它在运动养生方面的历史作用是巨大的。

通过上面的论述，我们对五禽戏的功效有了一定的认识，下面介绍一下它的内容及具体操作方法。

1.虎戏

自然站式，俯身，两手按地，用力使身躯前耸并配合吸气。当前耸至极后稍停，然后身躯后缩并呼气，如此3次。继而两手先左后右向前挪动，同时两脚向后退移，以极力拉伸腰身，接着抬头面朝天，再低头向前平视。最后，如虎行般以四肢前爬7步，后退7步。

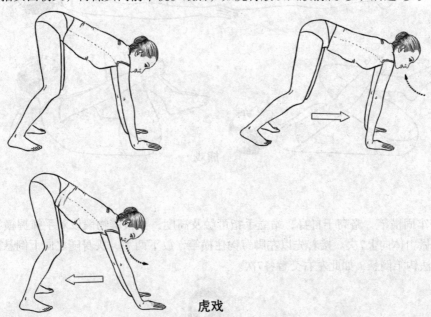

虎戏

2.鹿戏

接上四肢着地势，吸气，头颈向左转，双目向右侧后视，当左转至极后稍停；呼气，头颈回转，当转至朝地时再吸气，并继续向右转，一如前法。如此左转3次，右转2次，最后恢复如起势。然后，抬左腿向后挺伸，稍停后放下左腿，抬右腿向后挺伸。如此左腿后伸3次，右腿2次。

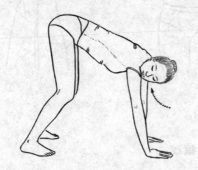
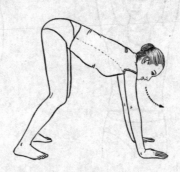

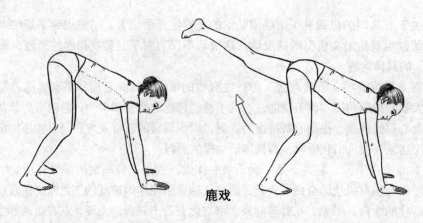

鹿戏

3.熊戏

　　仰卧式，两腿屈膝拱起，两脚离床面，两手抱膝下，头颈用力向上，使肩背离开床面，略停，先以左肩侧滚落床面，当左肩一触床面，立即复头颈用力向上，肩离床面，略停后再以右肩侧滚落，复起。如此左右交替各7次，然后起身，两脚着床面成蹲式，两手分按同侧脚旁，接着如熊行走般，抬左脚和右手掌离床面。当左脚、右手掌回落后即抬起右脚和左手掌。如此左右交替，身躯亦随之左右摆动，片刻而止。

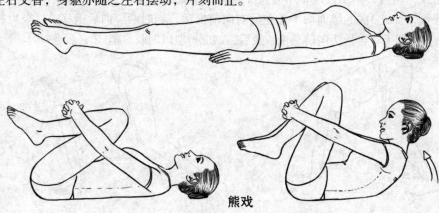

熊戏

4.猿戏

　　择一牢固横竿，略高于自身，站立手指可触及高度，如猿攀物般以双手抓握横竿，使两脚悬空，做引体向上7次。接着先以左脚背钩住横竿，放下两手，头身随之向下倒悬，略停后换右脚如法钩竿倒悬，如此左右交替各7次。

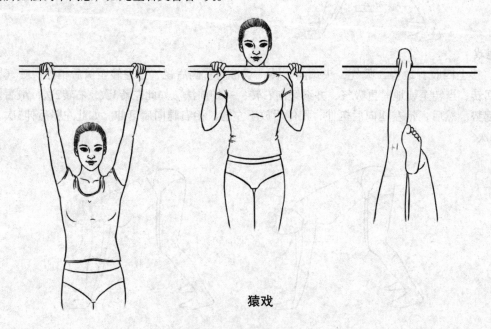

猿戏

5.鸟戏

自然站式。吸气时跷起左腿，两臂侧平举，扬起眉毛，鼓足气力，如鸟展翅欲飞状。呼气时，左腿回落地面，两臂回落腿侧。接着跷右腿如法操作。如此左右交替各7次，然后坐下。屈右腿，两手抱右膝下，拉腿膝近胸，稍停后两手换抱左膝下如法操作，如此左右交替也7次。最后，两臂如鸟理翅般伸缩各7次。

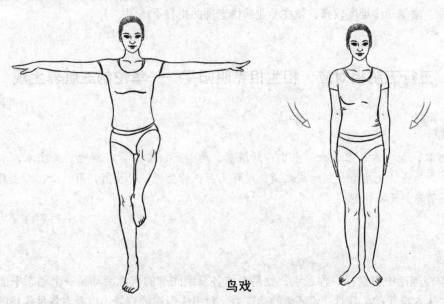

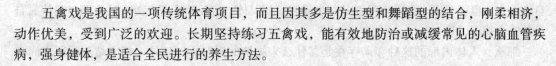

鸟戏

五禽戏是我国的一项传统体育项目，而且因其多是仿生型和舞蹈型的结合，刚柔相济，动作优美，受到广泛的欢迎。长期坚持练习五禽戏，能有效地防治或减缓常见的心脑血管疾病，强身健体，是适合全民进行的养生方法。

健康锦囊

事实上，不仅我们中国人向动物学习，印度的瑜伽中也有很多动作模仿动物，保健效果同样不错，下面就为大家介绍几招：

1.鸽王式

左腿回蜷至大腿根部，右腿伸向身体后侧，然后将小腿收回，双手在头顶扣住，然后身体向右侧弯曲，手臂与右脚靠拢。

功效：脸部转向左侧，对腰左侧有充分拉伸的作用，能够起到减脂的作用。

2.蜘蛛式

双腿打开，身体前倾而坐，双手从大腿下穿过，反向后面，在背部相交。下巴、肩膀、脚后跟、屁股四点着地。

功效：能充分锻炼手臂的灵活性和柔韧性，有助于背部放松。

3.蝗虫式

腹部向下，平躺在地上；抬起臀部让双手放在腿下，手臂保持伸直；以下巴、胸部和腹部为支点，吸气时腿向上抬起，呼气时缓慢放下。

功效：能够锻炼背部的力量和灵活性，塑造腿部的线条，经常做可以缓解背部疼痛。

4.牛面式

双腿在身体前侧交叉，让大腿相互接触；坐在两脚后跟之间，双脚尽量向臀部靠近，背部保持垂直；右手举起从肩膀向下弯曲，左手反向背后与右手相会，紧紧扣住，保持8次呼吸。

功效：在扩胸的同时可以打开肩关节，使手臂变得更加灵活，同时可以增强膝盖的灵活性。

5.狮子式

保持莲花坐姿，然后整个身体前倾，以手臂承受身体的重量；吸气时下巴上扬，背部凹下；呼气的时候张大嘴巴，吐出舌头，睁大眼睛，使面部肌肉充分展开，发出狮子般的吼叫。

功效：这个动作不太雅观，但可以消除脸部的明显皱纹，使皮肤更有弹性和活力，还可以收到瘦脸的功效。

（注：瑜伽动作难度较高，须在专业瑜伽老师的指导下练习。）

五行五脏相对应，相生相克阴阳平——华佗的五脏养生观

大医智慧

五行者，金、木、水、火、土也；五脏者，肺、肝、心、肾、脾也。金生水，水生木，木生火，火生土，土生金，则生成之道，循环无穷；肺生肾，肾生肝，肝生心，心生脾，脾生肺，上下荣养，无有休息。

——引自《中藏经》

精彩解读

在中医理论中有这样一种观点，就是人体各系统固有的机能活动是一个动态平衡，在此平衡下人体本身就存在着对外界环境的适应力、对损伤组织的修复力以及对各种疾病的抵抗和自愈能力。也就是说，人体本身就是一个最和谐的灵体，它不需要任何外在的东西，只依靠自身的能力就可以达到和谐。

那么，人体内部的这种和谐存在是靠什么来维持的呢？中医把这一切归结到脏器之间相生相克的密切关系上，古代的中医学家将五行理论整理后，再依照各个脏器的特性对应到五行之中就得出了以下结论：心属火、肝属木、脾属土、肺属金、肾属水。神医华佗对于这一观点不仅是赞同的，而且还以此为基础充实了这一论点。他在《中藏经》中指出："阴阳者，天地之枢机；五行者，阴阳之终始。非阴阳则不能为天地，非五行则不能为阴阳。故人者，成于天地，败于阴阳也，由五行逆从而生焉。天地有阴阳五行，人有血脉五脏。"

"五行者，金、木、水、火、土也；五脏者，肺、肝、心、肾、脾也。金生水，水生木，木生火，火生土，土生金，则生成之道，循环无穷；肺生肾，肾生肝，肝生心，心生脾，脾生肺，上下荣养，无有休息。"

"故《金匮至真要论》云：心生血，血为肉之母；脾生肉，肉为血之舍；肺属气，气为骨之基；肾应骨，骨为筋之本；肝系筋，筋为血之源。五脏五行，相成相生，昼夜流转，无有始终。从之则吉，逆之则凶。天地阴阳，五行之道，中含于人。人得者，可以出阴阳之数，夺天地之机，悦五行之要，无终无始，神仙不死矣！"

华佗指出，五行存在着相生相克的关系，即：木生火，火生土，土生金，金生水，水生木，而木克土，土克水，水克火，火克金，金克木，传统中医理论正是根据五行学说来指导临床诊断和治疗的。如木克土，联系到五脏，肝属木，脾属土，那么肝就可以抑制脾，所以中医治疗脾脏方面的疾病往往是肝脾共治，即"扶土抑木"的原则。

五行生克的关系，也经常用于精神对五脏功能的影响。《黄帝内经·素问》有载，怒伤肝，悲胜怒；喜伤心，恐胜喜；思伤脾，怒胜思；忧伤肺，喜胜忧；恐伤肾，思胜恐。也就是说，我们完全可以运用五行相克的关系来调整情志，从而治疗精神性病症。

在五行关系中，讲究的是平衡，如果五脏中任何一个脏器的能力较其他脏器强或弱，就会破坏这种平衡。例如夏天天气炎热，自然容易产生心火太旺的症状，但是冬天肾气不足时，水克不住火，也会造成心火太旺的症状出现。所以心火旺的人冬季就应该早睡晚起，做一些力

所能及的运动，多晒太阳，以保养肾阳。

从以上的论述中我们可以知道，人体本身其实就是最和谐的灵体，五脏之间的关系是相互滋生、相互制约的，它们共同维持整体的内环境的稳定状态，脏腑功能正常协调，化生精气血津液充足，脏腑形神得以充养，是身体健康的基本保障。五脏六腑间的协调，是通过相互依赖、相互制约、生克制化的关系来实现的。有生有制，就可以保持一种动态平衡，以保证生理活动顺利进行。

健康锦囊

其实除了在各脏器间存在这种五行相生克的关系外，在身心互动方面，这种五行关系同样具有运用价值。比如，肝属木，肝的神明是"魂"，心属火，心的神明是"神"。木生火，木如果强大的话，也就是肝气很旺的话，那么这个人头脑就很清楚，人就很有理智，所以一个人有没有理智跟他的肝好不好有一定的关系。

腑脏顺安工程的核心部分就是中医学中的脏腑经络学说，因为人是一个有机的整体，五脏六腑之间各有专司，又互相依存、相互制约、相互协调。而且在五脏与形体外窍之间，五脏与情志活动之间都有密切的联系。所以五脏之健康与脏腑之间生理功能的平衡协调，是维持人体内外环境相对恒定的关键所在。保持良好的情志状态则能稳定五脏六腑的正常活动，情志异常会导致相应的脏器气血运行异常，最终引起病理反应。现代医学也证实了生气、暴怒这些情绪的变化，会引起人体内分泌的相应反应，进而给机体带来影响。

养气调神，远离"劳伤"——华佗防病绝学

大医智慧

劳者，劳于神气也；伤者，伤于形容也。饥饱无度则伤脾，思虑过度则伤心，色欲过度则伤肾，起居过常则伤肝，喜怒悲愁过度则伤肺。

又，风寒暑湿则伤于外，饥饱劳役则败于内；昼感之则病荣，夜感之则病卫。荣卫经行，内外交运，而各从其昼夜也。

——引自《中藏经》

精彩解读

华佗认为，一个人健康长寿不在于病时求医问药，关键在于未病时注重保健，神形兼养，谨防"劳伤"。《中藏经》指出："劳者，劳于神气也；伤者，伤于形容也。饥饱无度则伤脾，思虑过度则伤心，色欲过度则伤肾，起居过常则伤肝，喜怒悲愁过度则伤肺。风寒暑湿则伤于外，饥饱劳役则败于内；昼感之则病荣，夜感之则病卫。荣卫经行，内外交运，而各从其昼夜也。"

这里所谓的劳伤，就是指身心疲劳过度而造成的脏腑气血损伤。劳伤的类型有很多，比如房事过度会造成劳伤，思虑过度、过饥过饱等都会造成劳伤。劳伤的一个结果就是伤及脏器，我们知道五脏之间是相互联系的整体，其中一个受到伤害时，其他的都会受到影响，从而使身体越来越衰弱。所以，我们做任何事情都要掌握度，以适当为原则，这也正是华佗的凡事不为过的养生思想。

华佗还认为，劳伤对人体的损害并不是孤立的，而是相互关联，相互影响的。《中藏经》指出："劳于一，一起为二，二传于三，三通于四，四干于五，五复犯一。一至于五，邪乃深藏，真气自失，使人肌肉消，神气弱，饮食减，行步艰难，及其如此，虽司命亦不能生也。"那么，如何才知道自己是不是已经"劳伤"了呢？《中藏经》中也有论述："诊其脉，

甚数、甚急、甚细、甚弱、甚微、甚涩、甚滑、甚短、甚长、甚浮、甚沉、甚紧、甚弦、甚洪、甚实，皆生于劳伤。"

脉象学比较深奥，一般人很难弄明白，其实要想辨别劳伤也并不需要这么复杂，只要觉得身体不舒服了，生病了，就表明机体受损伤了。那么，劳伤之后如何调养呢？华佗指出："调神气，慎酒色，节起居，省思虑，薄滋味者，长生之大端也。"下面我们就为大家具体阐释一下。

1.心神劳伤的调养

（1）要均衡营养。脂肪类食物不可多食，亦不可不食，因为脂类营养是大脑运转所必需的，缺乏脂类将影响思维。维生素要多吃，人承受巨大的工作、心理压力时，所消耗的维生素C将显著增加。补充灵芝与钙可安神，研究资料表明，钙和灵芝具有镇静、防止攻击性与破坏性行为发生的作用。

（2）保证睡眠。睡眠应占人类生活的1/3的时间，它是获得免疫力的最佳途径。

（3）让心宽松。人在社会上生存，难免有很多烦恼，必须应付各种挑战，重要的是通过心理调节维持心理平衡。

（4）晒太阳提神。在上午日照半小时，对经常处于委靡状态、有忧郁倾向的人很有效。

（5）了解生理周期。每个人的生理周期不一样，找出自己的精力变化曲线，然后合理安排每项活动。

（6）劳逸结合，张弛有度。要注意不能一直处于高强度、快节奏的生活中。

（7）午后打盹半小时。

（8）每周远离喧嚣的都市一次。郊外空气中，负氧离子浓度较高，能调节神经系统。

2.房事劳伤的调养

精、气、神为人身三宝，其中精是基础、气是动力、神为主导，三者之间可相互转化。倘若色欲过度，会损伤肾精，精伤则气馁，气馁则神散。而精严重耗伤，神、气会无所依附，导致精、气、神俱伤而致大病。这里介绍几款强精补肾的食疗方，以供参考。

葱炖猪蹄：主料用猪蹄、大葱。将猪蹄2个、大葱150克清洗干净，备用，把猪蹄和大葱一起置锅内，加入食盐适量，加水，先用旺火煮沸，加入料酒、酱油、味精，再用小火炖烂即可。

枸杞红枣粥：主料用枸杞子、红枣、粳米。选取枸杞子15克、红枣9枚、粳米75克，开锅后放入粳米、枸杞子、红枣，炖煮至红枣烂熟即成。晚间临睡前作为夜宵食用。因具有宁心安神、通心肾之功效，故适用于心慌失眠、头晕及肾气衰退所引起的房劳损伤。

其他强精补肾食疗方：枸杞30克与猪肾2个同炖服；海参30克与黑芝麻60克共炖服；鲫鱼1条、桃仁30克与250克大米煮粥。

3.积劳成疾的调养

注意合理补充饮食。选择食用富含蛋白质、脂肪和B族维生素的食物，如豆腐、牛奶、鱼肉类等；多食水果、蔬菜，以及适量饮水都有助于消除疲劳。

注意休息也是调理身体的必要途径。无论工作或学习有多繁重，每天都要留出一定的休息时间，最好的方法是躺下来放松肢体，或安枕大睡，往往一觉醒来，就会舒服很多。另外，听音乐、练书法、绘画、散步等也有解除生理疲劳之功效。

适当的活动也是调理身心的好方法，尤其适用于脑力劳动者。一是要进行适量的有氧运动，如跑步、打球、打拳、骑车、爬山等；二是腹式呼吸，全身放松后深呼吸，鼓足腹部，憋一会儿再慢慢呼出；三是做健身操，使人体组织器官充满活力，延缓衰老；四是点穴按摩，通过自我点穴疗法和按摩，对体表适当刺激，激发机体抗病潜能。

但是，因病症而引起的疲劳应停止大运动量的活动，并进行必要的治疗，如药物、按摩等，同时注意调整生活习惯。病后恢复期，活动要逐渐增加，要有适应过程。

4.五脏的调养

国医养生学素有"红豆补心脏，黄豆补脾脏，绿豆补肝脏，白豆补肺脏，黑豆补肾脏，五豆补五脏"之说。豆类含有丰富的赖氨酸和生物类黄酮，享有"植物肉"、"绿色的牛乳"等美誉，成为中国人物美价廉的优质蛋白质以及钙和微量元素的最佳来源。豆类是能与动物性食物相媲美的高蛋白、低脂肪的食品。

在食用时各取红豆、黄豆、绿豆、白豆和黑豆分别浸泡，使之发芽三天，然后，每天吃红、绿、黄、白、黑不同颜色的豆芽，既可使心、肝、脾、肺、肾五脏都得到大大的补益，又可促进铁、锌的吸收利用，是一种很好的调养劳伤的保健方法。

健康锦囊

在中医学里，有"五劳七伤"之说，用来形容人身体虚弱多病。那么，究竟什么是"五劳七伤"呢？具体来说，"五劳"是指久视伤血，久卧伤气，久坐伤肉，久立伤骨，久行伤筋；"七伤"是忧愁思虑伤心，大怒气逆伤肝，寒冷伤肺，大饱伤脾，房劳过度、久坐湿地伤肾，恐惧不节伤志，风雨寒暑伤形。总的说来，这些均为诸虚百损之症。

造成"五劳七伤"的原因很多，有的还与食品的"五味"、节令的"四时"，甚至风向的方位有着密切的关系。所以，中医养生学认为：在养生时，要注意酸、甜、苦、辣、咸的适量，切不可偏食；在生活起居上，要按季节的交替、冷暖，适时增减衣服，适当锻炼，顺乎自然。这些都是强身健体，预防"五劳七伤"的必要措施。欧阳修曾云："以自然之道，养自然之身。"讲的就是这个道理。

从乎天地，本乎阴阳，对治阴、阳二病

大医智慧

上盛则发热，下盛则发寒。皮寒而燥者，阳不足；皮热而燥者，阴不足。皮寒而寒者，阴盛也；皮热而热者，阳盛也。发热于下，则阴中之阳邪也；发热于上，则阳中之阳邪也……阴病难治，阳病易医。诊其脉候，数在上，则阳中之阳也；数在下，则阴中之阳也。迟在上，则阳中之阴也；迟在下，则阴中之阴也。数在中，则中热；迟在中，则中寒。寒用热取，热以寒攻，逆顺之法，从乎天地，本乎阴阳也。

——引自《中藏经》

精彩解读

华佗认为人类的疾病可以分为两种，一种是阴性病，一种是阳性病。阳性病的主要特征是发病快，治愈得也快。这类病主要由热引起，而热气往往是通过人的上半部，如头部和脸部侵入人体，在人体中往往表现出肢体舒张、肿胀，活动迟缓，筋骨不适等症状。因此，尤其是在夏天，人们要注意头部的凉爽，并保持清醒。但在给头脑"降温"的时候最好的方法不是"以冷制热"，而是"以热制热"。在高温季节，运动劳作后头部易出汗，这时血管扩张，如果用冷水冲洗，有可能引起颅内血管功能异常，发作时会有头发晕、眼发黑、呕吐的现象，严重的可能会引起颅内大出血。夏天气温接近人体的温度，人体散热方式以蒸发为主，所以"以热制热"，用热来除热才是比较好的养生方法。如在夏天，人的脸面和躯干难免多汗，及时擦汗可促使皮肤透气，使用热毛巾擦脸擦身，才能适应人体降温。

阴性病发病慢，治愈也慢。阴性病的发生主要由寒引起，寒气主要从腿腰下部侵入人体，人在有寒邪的时候表现为肢体蜷缩、筋骨拘挛等。防治阴性病最好的方法就是驱除体内寒气，注意保暖。下面给大家介绍几种驱除体内寒气的方法：

1.泡脚法

俗话说"寒从脚下起"，脚相对于头而言属阴，阳气偏少。而且，双脚远离心脏，血液供应不足，长时间下垂，血液回流循环不畅；皮下脂肪层薄，保温性能很差，容易发冷。脚部一旦受凉，便会通过神经的反射作用，引起上呼吸道黏膜的血管收缩，使人体的血流量减少，抗病能力下降，以致隐藏在鼻咽部的病毒、病菌乘机大量繁殖，使人感冒，或使气管炎、哮喘、肠病、关节炎、痛经、腰腿痛等旧病复发。因此，我们要养成临睡前用热水泡脚的习惯。具体方法如下：

先用温水浸泡（女性水要淹到小腿2/3处近三阴交穴，男性到脚踝即可），再慢慢加热水，泡到脚热、微微出汗即可。

2.按摩法

按摩可以促进人体新陈代谢，加速血液循环，有效祛除寒气。具体方法是：每晚泡脚后，按摩脚心的涌泉穴5分钟，然后拍打两条小腿，直到微微发胀为止。

3.姜红茶驱寒

涌泉

涌泉穴的位置

民间有"冬天一碗姜糖汤，祛风祛寒赛仙方"、"冬有生姜，不怕风霜"的说法。生姜性温，其所含的姜辣素，能刺激胃肠黏膜，使胃、肠道充血，消化能力增强，能有效地治疗因吃寒凉食物过多而引起的腹胀、腹痛、腹泻、呕吐等。

在五味中，生姜味辛。辛主散，故能发汗、祛风散寒。在吃过生姜后，会有发热的感觉。这是因为它能使血管扩张，血液流动加速，促使身上的毛孔张开，从毛孔渗出的汗液不但能把多余的热带走，同时还能把病菌放出的毒素、人体内的寒气一同排出体外，所以身体受了寒凉，吃些生姜就能及时驱寒。

红茶具有高效加温、强力杀菌的作用，生姜和红茶相结合，就成了祛寒除湿的姜红茶。此外，冲泡时还可加点红糖和蜂蜜。但患有痔疮或其他忌辛辣病症的，可不放或少放姜，只喝放了红糖和蜂蜜的红茶，效果也不错。

姜红茶的制作方法如下：

材料：生姜适量，红茶一茶匙，红糖或蜂蜜适量。

做法：将生姜磨成泥，放入预热好的茶杯里，然后把热红茶注入茶杯中，再加入红糖或蜂蜜即可。生姜、红糖、蜂蜜的量可根据个人口味的不同进行调节。

健康锦囊

湿热体质的人一般得阴性病的概率比较大，这类人主要表现为：有面部不清洁感，面色发黄、发暗、油腻。牙齿比较发黄，牙龈比较红，口唇也比较红。湿热体质者的大便异味大、臭秽难闻，小便经常呈深黄色，异味也大。湿热体质的女性带下色黄，外阴异味大，经常瘙痒。舌红苔黄。

一般来说，湿热体质者应当从下面四个方面进行调养：

1.饮食调养：少吃甜食，口味清淡

湿热体质者要少吃甜食、辛辣刺激的食物，少喝酒。比较适合湿热体质的食物，有绿豆、苦瓜、丝瓜、菜瓜、芹菜、荠菜、芥蓝、竹笋、紫菜、海带、四季豆、赤小豆、薏仁、西瓜、兔肉、鸭肉、田螺等；不宜食用麦冬、燕窝、银耳、阿胶、蜂蜜、麦芽糖等滋补食物。

2.家居环境：避免湿热环境

尽量避免在炎热潮湿的环境中长期工作和居住。湿热体质的人皮肤特别容易感染，最好穿天然纤维、棉麻、丝绸等质地的衣物。不要穿紧身的衣服。

3.药物调养：适当喝凉茶

可以喝王老吉之类的凉茶，但也不能喝得过多。也可以吃些车前草、淡竹叶、溪黄草、木棉花等，但这些药一般来说不是很平和，不能久吃。

4.经络调养：肝腧、胃腧、三阴交

湿热明显时首选在膀胱经刮痧、拔罐、走罐，可以改善尿黄、烦躁、失眠、颈肩背疲劳酸痛。

大医可济世，方药有传承——华佗神方十二剂

大医智慧

华佗治伤寒不汗神方：凡患伤寒，一日至三日不汗者，宜用葛根半斤，乌梅十四枚，葱白一握，豉一升（绵裹），以水九升煮取三升，分为三服。初一服便厚覆取汗，汗出粉之。

华佗治疗疮不破神方：以蝉衣、僵蚕等分为末，醋调敷四周，候根出，拔去。再涂，即愈。

——引自《华佗神医秘传》

精彩解读

据古书记载，华佗被曹操杀害之前，将方书交予狱吏，狱吏畏惧不敢接受，华佗便索火将其烧毁。于是，人们便判定华佗没有遗作。然而，这种说法其实并没有道理。首先，华佗被曹操召而捕之，不会把方书全部带入狱中，烧掉的可能仅仅是随身笔录。另外，华佗还有三个弟子，且追随他多年，必有方术传之于后。第三，唐代孙思邈的《千金方》，王焘的《外台秘要》都引用了华佗的遗方，明代李时珍《本草纲目》引《华佗方》十卷；王肯堂《证治准绳》引华佗的"观眼识病"法，《外科证治全生集》则引华佗治闪腰岔气的特效验方。由此可见，华佗的医药方书确有后传。

目前，《华佗神医秘方》、《中藏经》等书都收录了华佗诸多验方，在此选录一些较为实用且便于现代人应用的，仅供大家学习参考：

1.如圣散

【组成】赤小豆一升，川乌头一两，草乌头（炮）一两，乳香半两，芸苔子一两。

【用法】上药五味，粉碎成细末，每服一钱，加白面一钱。疮肿患者用时，以水调稀，煮一二沸，放温，摊纸上，贴患处；治损伤时用醋调，骨折时用黄米粥调，依患处大小贴上，外用细绸子缠绕系好，或者用杉木薄板夹好，5天一换，60天应当愈合。

【功效】主治一切无特别颜色的疮肿，消肿毒，还能治闪跌骨折损伤，可接骨止痛，活养血脉。皮已破损者不可用。

2.强中圆

【组成】白术（或苍术）、陈皮（去穰）、青皮（去穰）、良姜（油炒）、干姜（炮）各等份。

【用法】上药一起粉碎成细末，热水浸，蒸成饼子，挤去水分，和合成丸如梧桐子大。每服三五十丸。

【功效】理气消食，补益脾胃，增进饮食。

3.立效散

【组成】玄胡索、当归、官桂各等份。

【用法】上药粉碎成细末，用酒调服，每次服二钱匕（"匕"指古代的匙，下同）。

【功效】主治腰痛。

4.清中汤

【组成】陈皮二两，甘草（蜜炙焦黄脆可折）一两，干姜（湿纸裹煨）半两。

【用法】上药三味，粉碎成末，每服二钱，用水一盏，煎至八分，温服、冷服均可。热

开水冲泡，水调服亦可。

【功效】主治中暑气。

5.木香圆

【组成】木香一钱，沉香一钱，青皮（去白）一钱，肉豆蔻（面裹煨）一个，牵牛（炒）二钱。

【用法】上药五味，研为细末，用面糊和合药末做成丸子，如麻子大。二三岁的小儿服三粒，五六岁的服五至七粒，用浓煎萝卜汤送下。

【功效】主治小儿断奶太早而引发的腹胀腹泻疳积等病。

6.治胞损小便不禁方

【组成】白牡丹根皮（小花者）一钱，白芨一钱，生绢一尺。

【用法】上药前二味粉碎成末，然后与绢一同煎煮，致稠稀如饴糖即可。每服半盏。

【功效】治胞损小便不禁。

7.治喘嗽上气方

【组成】蒲颓叶适量。

【用法】蒲颓叶（即胡颓子叶，江西称"卢都子"），拣叶背白色者，洗净，焙干，研成细末。用米汤调服二钱匕。

【功效】治一切肺病，咳喘气逆。

8.香粟饮子

【组成】丁香五枚，罂粟壳（炙黄）五个，炙甘草一寸，白豆蔻仁一枚，乳香（皂角子大）一个。

【用法】上药五味，粉碎成末，以水一碗，煎药至半碗，温服。

【功效】主治痢疾。

9.百生方

【组成】茯苓、贯众、甘草各等份。

【用法】上药用米汤调服，每服一钱。

【功效】治如百物入咽喉鲠欲死。

10.治龋齿方

【组成】大枣一枚，巴豆一粒。

【用法】用北方大枣一枚，劈开去核，加入带皮巴豆一粒仍旧合拢捏好，放慢火上烧烤，使枣烤成焦黑如炭的样子，放在地上，冷却。冷了以后研为细末。用时以纸捻尖蘸取少许药末，纳入被虫咬坏的牙洞内。不过五至七次，即可根治。

【功效】治龋齿。

健康锦囊

俗话说："吃药不忌口，坏了大夫手。"忌口即指治病服药时的饮食禁忌。忌口是中医治病的一个特点，历来医家对此都十分重视，其有关内容也广泛存在于《内经》、《伤寒论》、《金匮要略》等医籍中。实践证明，忌口是有一定道理的。因为我们平时食用的鱼、肉、鸡、蛋、蔬菜、瓜果、酱、醋、茶、酒等食物，它们本身也都具有各自的性能，对疾病的发生、发展和药物的治疗作用，均产生一定影响。如清代章杏云所著《调疾饮食辨》一书中云："病人饮食，借以滋养胃气，宣行药力，故饮食得宜足为药饵之助，失宜则反与药饵为仇。"所以，病人服中药时有些食物应忌服。

如服用清内热的中药时，不宜食用葱、蒜、胡椒、羊肉、狗肉等热性的食物；在服温中类药治疗"寒证"时，应禁食生冷食物。在古代文献中亦有大量记载：甘草、黄连、桔梗、乌梅忌猪肉；薄荷忌鳖肉；茯苓忌醋；鳖鱼忌苋菜；鸡肉忌黄鳝；蜂蜜反生葱；天门冬忌鲤鱼；荆芥忌鱼、蟹、河豚、驴肉；白术忌大蒜、桃、李等。这说明服用某些药物时，不可吃某些食物。如果吃了禁忌的食物，疗效就不满意或起相反作用。另外，由于疾病的关系，在服药期间，凡属生冷、油腻等不易消化或有特殊刺激性的食物，都应忌口。例如，伤风感冒或小儿出疹未透时，不宜食用生冷、酸涩、油腻的食物；治疗因气滞而引起的胸闷、腹胀时，不宜食用豆类和白薯，因为这些食物容易引起胀气。

　　"忌口"也不能绝对化，要因人、因病而异，对一般病人，特别是慢性病人来说，若长时间"忌口"，禁食的种类又多，则不能保持人体正常所需营养的摄入，反而会降低人体的抵抗力，对恢复健康不利。

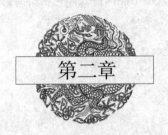

第二章

张仲景：经方千年传，百病防为先

名医简介

张仲景，名机，南阳郡涅阳（今河南南阳市）人，生于东汉桓帝元嘉、永兴年间，死于建安末年，享年七十余岁。张仲景医术高明，深受百姓好评。汉献帝建安中期，他被调任长沙太守。当时这里瘟疫流行，死人很多，他工作之余，便在衙门内接诊病人，自称"坐堂医生"。张仲景见中原疠疫暴行，伤寒肆虐，便刻苦研读古代医书，结合自身实践，撰写出《伤寒杂病论》（宋代以后，分为《伤寒论》与《金匮要略》两部分流行于世），为中医病因学说和方剂学说做出了重要贡献，后来该书被奉为"方书之祖"，张仲景也被誉为"经方大师"、"医圣"。事实上，张仲景不但是一位伟大的医学家，而且也是一位深得《黄帝内经》之旨的养生学家。他在《黄帝内经》保养元气、预防疾病的理论指导下，利用药疗、食疗、体疗、针疗等方法来扶正黜邪，促进康复，对中医养生学的发展起着重要的指导作用。

无病先防，张仲景教你察"颜"观色识百病

大医智慧

寸口脉微而涩，微者卫气衰，涩者荣气不足。卫气衰，面色黄；荣气不足，面色青。荣为根，卫为叶。荣卫俱微，则根叶枯槁，而寒栗咳逆，唾腥吐涎沫也。

阳明中风，脉弦浮大而短气，腹都满，胁下及心痛，久按之气不通，鼻干不得汗，嗜卧，一身及面目悉黄，小便难，有潮热，时时哕，耳前后肿，刺之小差。

——引自《伤寒论》

精彩解读

有位叫王仲宣的诗人，与张仲景有较深的交往。张仲景与他接触几次后，发现他身上潜伏着一种名叫"疠疾"（麻风病）的病，张仲景便对他说："你身上有一种病，得早点医治，要不然到40岁时会脱眉毛，脱眉至半年，将会有生命危险。我劝你还是先服五石汤。"当时王仲宣才二十几岁，而患有"疠疾"在那时是非常危险的，也被认为是很丢脸的事。所以张仲景不说出病名，只说出症状。王仲宣听懂了他的意思，却没有在意。不久二人再次相见，张仲景

问王仲宣："你服过五石汤了吗？"王仲宣有些反感地说："服过了。"张仲景仔细观察了他的气色说："不像，看你的气色，肯定没有服过。为什么你不听从医生的劝告，而轻视自己的生命呢？我劝你还是赶快服些吧，不然就麻烦了！"可王仲宣还是不信。果然20年后，王仲宣开始脱眉，脱眉到第187天，便不治身亡。

张仲景料事如神，对疾病的判断如此准确、神奇，让我们由衷地赞叹。但是，张仲景又是怎样判断这一切的呢？

张仲景在《伤寒论》中提出用望色、闻声、问症、切脉等4种方法来分析病人所患的是哪种疾病，以阴、阳、表、里、寒、热、虚、实8种方法来判断病症的性质和发生的原因。这种预知疾病的方法对非中医专业人士来说有些困难，其实，每种疾病都有一种或几种信息在人的身上表现出来，只要我们掌握了人体疾病的这些信息，及时采取预防措施，就可以防止疾病的发生了。

1.看面色知病变

古有"望面色，审苗窍"之说，从面相可辨疾病，具体如下：

（1）面色苍白。面色苍白是血气不足的表现。一般情况下，面色淡白多是气虚的表现，如果淡白的脸上缺乏光泽，或者是黄白如鸡皮一样，则是血虚的症状。另外，体内有寒、手脚冰凉的人也会面色苍白，这是阳虚在作怪，这样的人需要多运动，运动生阳，对改善阳虚很有效果。热水泡脚和按摩脚底的涌泉穴效果也不错，饮食上多食用红枣、红糖等。

（2）面色发青。肝在五行当中属木，为青色。面色发青的人，多见于肝胆及经络病症，多是阴寒内盛或是血行不畅。天气寒冷的时候，人的脸色会发青，这是生理反应，只要注意保暖就可以了。如果没有处在寒冷的环境中，脸色还发青，就是肝肾的病了，经常喝酒的人常会脸色发青。

（3）脸色土黄。脸色土黄的人一般有懒动、偏食、大便不调等症状，这时应注意健益脾胃，而捏脊可以督一身之气、调理脏腑、疏通经络，对于改善脾胃有很好的效果。

2.眉毛可以预示疾病

中医认为，眉毛能反映五脏六腑的盛衰。眉毛属于足太阳膀胱经，其盛衰依靠足太阳经的血气。眉毛长粗、浓密、润泽，反映了足太阳经血气旺盛；眉毛稀短、细淡、脱落，则是足太阳经血气不足的象征。眉又与肾对应，为"肾之外候"，眉毛浓密，则说明肾气充沛，身强力壮；眉毛稀淡恶少，则说明肾气虚亏，体弱多病。

我们经常会看到一些老年人的眉毛非常稀疏甚至几乎没有，这就是气血不足、肾气虚弱的表现；有的老人眉毛比较浓密，这样的老人一般身体也比较硬朗。如果年轻人眉毛过早地脱落，就说明气血早衰，是很多病症的反映，其中最为严重的要算麻风病了。瘤型麻风病的先兆就是眉毛脱落，开始是双眉呈对称型稀疏，最后全部脱落。

3.从舌头辨疾病

中医诊病特别重视舌头，认为舌头为心之苗，人体五脏六腑的变化都会在舌头上呈现出来。

舌尖为心、肺的反映区。当一个人上火或咽喉疼痛时，舌尖往往会发红，如果病情比较

观舌识病

部位	症状和所预示的疾病
舌尖	当一个人上火或咽喉疼痛时，舌尖往往会发红，如果病情比较严重，舌尖就会溃疡
舌头的两边	是肝胆的区域，如果两边发红，甚至发紫、溃疡，说明此人肝火旺盛，近来脾气比较大
舌的中间	如果舌头中间有裂纹，说明脾胃虚
舌根	肾阳气不足，舌根就会发白，这样的人容易出现手脚冰凉，而如果一个人的手脚爱出汗，尿黄，腰酸，舌根就会发红

严重，舌尖就会溃疡。

舌头的两边是肝胆的区域，如果两边发红，甚至发紫、溃疡，说明此人肝火旺盛，近来脾气比较大。

舌的中间反映脾胃，如果舌头中间有裂纹，说明脾胃虚。

舌根为肾，如果一个人的肾阳气不足，舌根就会发白，这样的人容易出现手脚冰凉，而如果一个人的手脚爱出汗，尿黄，腰酸，舌根就会发红。

4.从印堂可以辨疾病

两眉之间的部位叫印堂，又称"阙中"，在疾病的诊断和治疗上也特别有价值。我们看电视的时候经常看到有算命先生说"你印堂发黑，近日必有大祸"，就是指的这个地方。民间也认为印堂发黑是不好的征兆。中医学有"阙上者，咽喉也；阙中者，肺也"之说，印堂可以反映肺部和咽喉疾病。肺气不足的病人，印堂部位呈现白色；而气血郁滞的人，则会变为青紫色。

5.从鼻子可以观察疾病

鼻子位于面部正中，根部主心肺，周围候六腑，下部应生殖。所以，鼻子及四周的皮肤色泽最能反映五脏六腑的疾病。

鼻子在预报脾胃疾病方面尤其准确。病人出现恶心、呕吐或者腹泻之前，鼻子上会冒汗或者鼻尖颜色有所改变。一些容易晕车的人感觉会比较明显。

如果鼻梁高处外侧长有痣或者瘊子的话，说明胆先天不足，这是因为鼻梁是胆的发射区，如果这些部位出现了红血丝，或者年轻人长了青春痘，再加上早上起来嘴里发苦的话，多半就是胆囊有轻微的炎症了。

如果鼻子的色泽十分鲜明，这说明脾胃阳虚、失于运化、津液凝滞。就是说，患者的脾胃消化功能不好，水汽滞留在胸膈，导致四肢关节疼痛。

如果鼻头发青，而且通常伴有腹痛，这就是因为肝气疏泄太过，横逆冲犯脾胃，影响了脾胃的消化功能。应服用一些泻肝胆和补脾胃的药。

如果鼻尖微微发黑，这说明身体里有水汽，是"肾水反侮脾土"的表现。本来应该是土克水，结果（肾）水反过来压制住了（脾）土，水汽肆虐，以致肾的脏色出现在脸上。

如果鼻子发黄，这说明胸内有寒气，脾的脏色出现在了脸上。这样的人体内中阳不足，脾胃失于运化，吃下去的冷食或者凉性食物积聚在脾胃，这些寒气上升又影响到了胸阳，所以寒气就滞留在脏腑中。如果鼻子发黄，但光泽明润，那就不用担心了，这是即将康复的好兆头。

6.从耳朵可以看出心脏是否有问题

人体有病时，耳朵就会有反应。耳朵的形态、色泽和纹路的变化都能反映人体的健康状况。我们在这里只说一点，就是"冠脉沟"。冠脉沟是耳垂上的一条纹路，是判断冠心病的有效指标。如果谁的耳垂上出现了这条纹路，就说明有患冠心病的可能，纹路越清晰说明问题越严重。

7.口中有异味也是疾病的先兆

在中医看来，口内的津液与心、肝、脾、肺、肾等脏器是相通的，口中异味往往是内部脏腑出了问题。

口中发苦多为热证，是火热之邪内侵的表现，尤其是肝胆火旺、胆气上逆。热证患者除口苦外，还会有口干舌燥、苔黄、喜冷饮、尿少色深、大便干燥等症状。此时，可选用黄连上清丸或牛黄上清丸等清火药物，但身体虚弱者慎用。

口中发酸，西医认为是胃酸分泌过多导致的，常见于胃炎、十二指肠溃疡等症。中医则认为口中发酸的病根在于肝胃不和、肝胃郁热，致使肝液上溢、胃酸过多。如果只是偶尔感到口酸，多是吃了不容易消化的食物或饮食过量，不用担心。如果经常口酸，并且伴有舌苔厚腻、打嗝时有腐臭味等症状，多是脾胃虚弱，可以服用一些保济丸或山楂丸。如果病人的口酸与胃酸上泛有关，同时还有舌头发红、胁肋疼痛等症状，多半是肝胃不和，这时就要以泻火、和胃为主。

口中经常发甜的人则是脾胃有问题，多为脾胃湿热、热蒸上溢的外兆；少数为脾虚，虚火迫脾津上溢，久之会发展为糖尿病。现代医学也证明了口甜是糖尿病患者和消化系统功能紊乱的信号。糖尿病患者口中发甜是因为血液中含糖量增高，唾液中的糖分随之增高。消化系统功能紊乱可引起各种消化酶分泌异常，当唾液中淀粉酶含量增高时就会出现口甜。

口臭是由胃火引起。胃腑积热，胃肠功能紊乱，消化不良，胃肠出血，便秘等引起口气上攻及风火或湿热，口臭也就发生了。我们知道火分虚实，口臭多为实火，由胃热引起。胃热引起的口臭，舌质一般是红的、舌苔发黄，这时只要喝用萝卜煮的水，消食化淤，口臭很快就会消除了。胃热引起的口臭多是偶尔发生，如果是经常胃热、消化不良的人，治疗时最好的办法就是敲胃经，一直敲到小便的颜色恢复淡黄清澈为止。但是，随着人们生活方式的改变，由胃热引起的口臭已经很少，最常见的口臭还是胃寒的原因，这类人多是舌苔普遍发白，口臭时有时无，反复发作。那么对于这类由胃寒引起的口臭，平时就要多喝生姜水，如果怕麻烦，也可以将姜切成薄片，取一片含在嘴里。

还有的人经常会觉得口中淡而无味，食欲不振，这多是脾胃的问题。如果伴有胃部胀满、大便稀薄、脉细等症状，则多半是脾胃虚弱，治疗上应以健脾、和胃为主。如果伴有疲乏无力、大便稀软、舌苔厚腻等症状，并且不喜欢喝水，则多半是脾胃有湿，治疗上应以燥湿、和胃为主。

健康锦囊

事实上，辨别疾病的方法还有很多。比如，中医认为"脾为涎，肾为唾"，如果一个人的唾沫和口水过多，就说明脾肾出现了问题。

唾多而且黏稠，口中还伴着苦味，往往说明是脾热，这时候一定不要吃辛辣的食物，牛羊肉也尽量少吃，但可以吃一些清脾热的药物，如栀子和连翘等。口水多，且伴有咸味的话，这可能是肾虚的征兆。

很多小孩子就特别爱流口水，大一点不流了还是没有什么问题的，但是七八岁了还在流口水，这就说明孩子脾虚。因为脾是主肉的，因为脾虚，所以嘴角不紧，不能抑制口水外流。

口水多了不行，但少了也不行，如果嘴里总是干干的，这就说明你的津液不足，是内燥的表现。这个时候就要注意多喝水，多吃酸味的食物，以及多吃水果，苹果、梨子、葡萄等都是不错的选择，只要含水分多就可以了。

绝大多数疾病不会突然发生，在来之前都有征兆，为此，我们每一个人都要以积极的心态来关注有关健康的信息，及时掌握相关的知识，使之成为帮助自身和他人的武器。切不能麻痹大意，一些人身体早就出了问题，还浑然不觉，等到疾病爆发时常常追悔莫及。

蜜煎导，通大便，从此便秘不再来

大医智慧

阳明病，自汗出，若发汗，小便自利者，此为津液内竭，虽硬不可攻之，当须自欲大便，宜蜜煎导而通之。若土瓜根及与大猪胆汁，皆可为导……蜜七合一味，内铜器中微火煎之，稍凝似饴状，搅之勿令焦著，欲可丸，并手捻作挺，令头锐，大如指，长二寸许，当热时急作，冷则硬。以内谷道中，以手急抱，欲大便时乃去之。

——引自《伤寒论》

精彩解读

如今，便秘困扰着很多人，虽说病不是很大，却给生活带来了不便。于是，很多人想方设法治愈便秘，但结果却不是那么令人满意。

便秘是指大便干燥，难以排出，或数日不行，或欲排不畅。张仲景根据便秘的不同特征，描述为大便难、大便硬、不易大便、大便初硬后溏、谷气不行等，在《金匮要略》和《伤寒论》中有60余处论述，治法也是多种多样。下面我们就一起看看这则例子：

有个病人大便干结，排不出，吃不下饭，很虚弱，便去求助张仲景。张仲景仔细做了检查，确认是高热引起的一种便秘症。当时碰到便秘，一般是让病人服用泻火的药。但张仲景却没有用药，而是把蜂蜜煎干捏成细细的长条，慢慢地塞进病人的肛门。煎干的蜂蜜进入肠道后，很快溶化，干结的大便被溶开，一会儿就排了下来。大便畅通，热邪排出体外，病人的病情立刻有了好转。

便秘的形成有多种原因，比如心情抑郁、饮食不当、压力太大，等等，我们一定要找到便秘产生的原因，然后对症治疗。

张仲景治疗便秘的方法有很多，这里再给大家介绍几种：

第一，养成每天排便的习惯。不管能不能排出来，养成每天蹲厕所的习惯，让肠道也有自己的"生物钟"；而且排便的时候，要专心，不要三心二意，不专心和有了便意坚持不去厕所一样有害。中医认为，用心排便，紧闭口齿，不讲话，可使精气不随大小便而外泄，有补肾健齿的作用。

第二，按摩腹部。每天晚上入睡前，平躺在床上，把双手搓热后，以肚脐为中心，按摩腹部，包括两侧的小腹部，每天300次以上。每次按摩完之后，身上都会热乎乎、湿漉漉的，有种全身通透的感觉，这就是气血活络的表现。按摩腹部还可以增加肠胃蠕动，达到消除便秘的目的。

第三，吞咽唾液。吞咽唾液是治疗便秘的有效方法。这是因为有的人便秘是因为上火、肺火旺盛、热耗津液，而大肠与肺相表里，缺少津液滋润的大肠就像缺少润滑油的传送带，传导功能失常，也就产生了便秘，这时候吞咽唾液就像给大肠上了润滑油，使大便能顺畅地滑出肠道。还有的人是因为体质虚、肝肾不足、血虚津亏、传导力不足导致便秘，这种情况下，吞咽唾液可以补充津液，增强排便动力，缓解便秘。

第四，饮食调理。饮食法治便秘就要多喝水，多吃水果。但是吃水果的时候要注意以下几点：生香蕉很涩，含有鞣酸，有很强的收敛作用，会造成便秘；苹果也有一定的收缩作用，带皮吃苹果才能帮助通便；猕猴桃、梨能起到润滑肠道的作用。

另外，每天早晚喝一杯蜂蜜水可以起到润肠通便的作用，而且还有保健效果。

此外，值得一提的是痔疮，它多伴随着便秘而发生。痔疮最主要的症状是便血和脱出，大便时反复多次的出血，会使体内丢失大量的铁，引起缺铁性贫血。而用脚尖走路可以减轻痔疮的困扰，让身体进入健康的"良性轨道"。具体做法如下：走路时，双脚后跟抬起，只用双脚尖走路。在家中早晚两次，每次各走100米左右。长期坚持下去有利于提肛收气，又能让肛门静脉淤血难以形成痔疮。

另外，冷敷也是个不错的方法。具体操作方法是：每天大便后，用毛巾或手指，蘸冷水敷或清洗肛门。因为冷水洗不但能清洁肛门，还能使肛门收缩，防止由于大便引起的肛门发胀和下垂。只要坚持这一种简单的方法，就能不得痔疮，得了痔疮的人坚持这个方法也能减轻痛苦。

健康锦囊

中医认为，便秘主要由燥热内结、气机郁滞、津液不足和脾肾虚寒所引起，不同的病因自然需要不同的治法。

1.燥热内结

中医认为过食辛辣厚味，过服温补之品等可致阳盛灼阴；热病之后，余热留恋肠胃，耗伤津液；或湿热下注大肠，使肠道燥热，伤津而便秘，这种便秘又称为热秘。

2.气机郁滞

情志不舒、忧愁思虑、久坐少动、久病卧床等引起气机郁滞，致使大肠传导失职、糟粕内停，而成秘结，即所谓"气内滞而物不行"。粪便不结燥，但排出困难是此型的特点，所以又称为气秘。

3.津液不足

久病、产后、老年体衰、气血两虚；脾胃内伤、饮水量少、化源不足，病中过于发汗、泻下伤阴等。气虚则大肠转送无力，血虚津亏则大肠滋润失养，使肠道干槁，便行艰涩，所以称为虚秘。

4.脾肾虚寒

年高久病，肾阳虚损，阳气不运则阴邪凝结；或素有脾阳不足，又受寒冷攻伐，而致脾肾阳衰，寒凝气滞，肠道传送无力，大便艰难，称为冷秘。

寻古之医理，创今之新方——张仲景经方16则

大医智慧

观今之医，不念思求经旨，以演其所知，各承家技，终始顺旧，省疾问病，务在口给。相对斯须，便处汤药，按寸不及尺，握手不及足，人迎趺阳，三部不参，动数发息，不满五十，短期未知决诊，九候曾无仿佛，明堂阙庭，尽不见察，所谓窥管而已。夫欲视死别生，实为难矣。孔子云：生而知之者上，学则亚之，多闻博识，知之次也。余宿尚方术，请事斯语。

——引自《伤寒杂病论》

精彩解读

张仲景所著《伤寒杂病论》是我国最早的理论联系实际的临床诊疗专书。它系统地分析了伤寒的原因、症状、发展阶段和处理方法，创造性地确立了对伤寒病的"六经分类"的辨证施治原则，奠定了理、法、方、药的理论基础。书中还精选了三百多方，这些方剂的药物配伍比较精炼，主治明确。如麻黄汤、桂枝汤、柴胡汤、白虎汤、青龙汤、麻杏石甘汤。这些著名方剂，经过千百年临床实践的检验，都证实有较高的疗效，并为中医方剂学提供了发展的依据。后来不少药方都是从它发展变化而来。因此，人们将《伤寒杂病论》中所载方子称为"经方"，是为经典之意。

下面，我们就选择一些至今仍然广泛应用于中医界的"经方"介绍给大家（以下所选方子参考了当代国医大师王绵之教授的《王绵之方剂学讲稿》，小括号内为王教授推荐的现代用量）：

1.麻黄汤

【组成】麻黄（去节）三两（6克），桂枝（去皮）二两（4克），杏仁（去皮尖）七十个（9克），甘草（炙）一两（3克）。

【用法】上四味，以水九升，先煮麻黄，减二升，去上沫，内诸药，煮取二升半，去滓，泗服八合，覆取微似汗，不须啜粥，余如桂枝法将息。

【功效】发汗解表，宣肺平喘。适用于外感风寒，症见恶寒发热，头痛身疼，无汗而喘，舌苔薄白，脉浮紧。

2.大青龙汤

【组成】麻黄（去节）六两（12克），桂枝（去皮）二两（4克），甘草（炙）二两（5克），杏仁（去皮尖）四十粒（6克），石膏（如鸡子大、碎）（12克），生姜三两（9克），大枣（擘）十二枚（3枚）。

【用法】上七味，以水九升，先煮麻黄减二升，去上沫，内诸药，煮取三升，去滓，温服一升，取微似汗。汗出多者，温粉扑之。一服汗者，停后服。若复服，汗多亡阳，遂虚，恶风烦躁，不得眠也。

【功效】发汗解表，清热除烦。适用于外感风寒，症见发热恶寒，寒热俱重，脉浮紧，身疼痛，不汗出而烦躁。

3.射干麻黄汤

【组成】射干三两（6克），麻黄四两（9克），生姜四两（9克），细辛三两（3克），紫菀三两（6克），款冬花三两（6克），大枣七枚（3枚），半夏半升（9克），五味子半升（3克）。

【用法】上九味，以水一斗二升，先煮麻黄两沸，去上沫，内诸药煮取三升，分温三服。

【功效】宣肺祛痰，下气止咳。主治咳而上气，喉中有水鸣声音。

4.麻黄杏仁甘草石膏汤

【组成】麻黄（去节）四两（5克），杏仁（去皮尖）五十个（9克），甘草（炙）二两（6克），石膏（碎、绵裹）半斤（18克）。

【用法】上四味，以水七升，煮麻黄减二升，去上沫，内诸药，煮取二升，去滓，温服一升。

【功效】辛凉宣泄，清肺平喘。适用于外感风邪，症见身热不解，咳逆气急鼻煽，口渴，有汗或无汗，舌苔薄白或黄，脉滑而数者。

5.葛根芩连汤

【组成】葛根半斤（15克），甘草（炙）二两（6克），黄芩三两（9克），黄连三两（9克）。

【用法】上四味，以水八升，等煮葛根，减二升，去滓，分温再服。

【功效】解表清热。适用于外感表证未解，热邪入里。症见身热，下利臭秽，肛门有灼热感，胸脘烦热，口干作渴，喘而汗出，苔黄脉数。

6.石膏汤

【组成】石膏、黄连、黄柏、黄芩各二两（各6克），香豉（绵裹）一斤（9克），栀子（擘）十枚（9克），麻黄（去节）三两（9克）

【用法】上七味，切，以水一斗，煮取三升，分为三服，一日并服，出汗。初服一剂，小汗；其后更合一剂，分二日服。常令微汗出，拘挛烦愦即差，得数行利，心末令语，毒折也。忌猪肉、冷水。

【功效】清热解毒，发汗解表。适用于伤寒里热已炽，表证未解。症见壮热无汗，身体沉重拘急，鼻干口渴，烦躁不眠，神昏谵语，脉滑数或发斑。

7.大承气汤

【组成】大黄（酒洗）四两（12克），厚朴（去皮、炙）八两（15克），枳实五枚（12克），芒硝三合（9克）。

【用法】上四味，以水一斗，先煮二物，取五升，去滓，内大黄，更煮取二升，去滓，内芒硝，更上微火一二沸，分温再服，得下，余勿服。

【功效】峻下热结。适用于（1）阳明腑实证。症见大便不通，频转矢气，脘腹痞满，腹痛拒按，按之硬，甚或潮热谵语，手足戢然汗出，舌苔黄燥起刺，或焦黑燥裂，脉沉实。（2）热结旁流。症见下利清水，色纯青，脐腹疼痛，按之畅通无坚硬有块，口舌干燥，脉滑实。（3）里热实证之热厥、痉病或发狂。

8.小承气汤

【组成】大黄（酒洗）四两（12克），厚朴（去皮、炙）二两（6克），枳实（大者、炙）三枚（9克）。

【用法】以水四升，煮取一升二合，去滓，分温二服。

【功效】轻下热结。主治阳明病，其人多汗，以津液外出，胃中燥，大便必硬，硬则谵语，小承气汤主之。若一服谵语止者，更莫再服。

9.调胃承气汤

【组成】大黄（去皮、清酒洗）四两（12克），甘草（炙）二两（6克），芒硝半升（12克）。

【用法】以水三升，煮二物至一升，去滓，内芒硝，更上微火一两沸，温顿服之，以调胃气。

【功效】缓下热结。主治太阳病三日，发汗不解，蒸蒸发热者，属胃也调胃承气汤主之。

10.麻子仁丸

【组成】麻子仁二升（500克），芍药半斤（250克），枳实（炙）半斤（250克），大黄（去皮）一斤（500克），厚朴（去皮）一尺（250克），杏仁（去皮尖、熬、别作脂）一升（250克）。

【用法】上六味，蜜和丸，如梧桐子大，饮服十丸，日三服，渐加，以知为度。

【功效】润肠泄热，行气通便。适用于肠胃燥热，津液不足。症见大便干结，小便频数。

11.大陷胸汤

【组成】大黄（去皮）六两（10克），芒硝一升（10克），甘遂一钱匕（1克）。

【用法】上三味，以水六升，先煮大黄，取二升，去滓，内芒硝，煮一两沸，内甘遂末，温服一升。得快利，止后服。

【功效】泻热逐水。适用于结胸证。症见从心下至少腹硬满而痛不可近，大便秘结，或短气躁而渴，脉沉紧，按之有力。

12.十枣汤

【组成】芫花（熬）、甘遂、大戟各等份，大枣十枚。

【用法】上三味分别捣为散，以水一升半，先煮大枣肥者十枚，取八合去滓，内药末，强人服一钱匕，羸人服半钱，温服之，平旦服。若下后病不除者，明日更服加半钱，得快下利后，糜粥自养。

【功效】攻逐水饮。适用于（1）悬饮。症见咳唾胸胁引痛，心下痞硬，干呕短气，头痛目眩，或胸背掣痛不得息，脉沉弦。（2）实水。症见一身悉肿，尤以身半以下为重，腹胀喘满，二便不利等。

13.大柴胡汤

【组成】柴胡半斤（15克），黄芩三两（9克），芍药三两（9克），半夏（洗）半升（9克），枳实（炙）四枚（9克），大黄二两（6克），大枣十二枚（5个），生姜五两（15克）。

【用法】上八味，以水一斗二升，煮取六升，去滓再煎，温服一升，日三服。

【功效】和解少阳，内泻热结。适用于少阳与阳明合病，症见往来寒热，胸胁苦满，呕不止，口苦，郁郁微烦，心下满痛或痞硬，大便不解或协热下利，舌苔黄厚，脉弦有力。

14.厚朴七物汤

【组成】厚朴半斤（15克），甘草、大黄各三两（各9克），大枣十枚（4个），枳实五枚（9克），桂枝二两（6克），生姜五两（12克）。

【用法】上七味，以水一斗，煮取四升，温服八合，日三服。

【功效】解肌发表，行气通便。主治外感表证未罢，里实已成。腹满发热，大便不通，脉浮而数。

15.大黄附子汤

【组成】大黄三两（9克），附子（炮）三枚（9克），细辛二两（3克）。

【用法】上三味，以水五升，煮取二升，分温三服，若强人煮取二升半，分温三服，服后如人行四五里，进一服。

【功效】温里散寒，通便止痛。主治寒积里实。腹痛便秘，胁下偏痛，发热，手足厥逆，舌苔白腻，脉紧弦。

16.三物备急丸

【组成】大黄一两（30克），干姜一两（30克），巴豆（去皮心、熬、外研如脂）一两（30克）。

【用法】上药各须精新，先捣大黄、干姜为末，研巴豆内中，合治一千杵，用为散，蜜和丸亦佳，密器中贮之，莫令歇。主心腹诸卒暴百病，若中恶，客忤，心腹胀满，卒痛如锥刺，气急口噤，停尸卒死者，以暖水，苦酒，服大豆许三四丸，或不下，捧头起，灌令下咽，须臾当瘥（病愈），更与三丸，当腹中鸣，即吐下便瘥；若口噤，亦须折齿灌之。

【功效】攻逐寒积。适用于寒实冷积。症见卒然心腹胀痛，痛如锥刺，气急口噤，大便不通。

健康锦囊

中药的七情最早见于《神农本草经》，其云："药有阴阳配合……有单行者，有相须者，有相使者，有相畏者，有相恶者，有相反者，有相杀者，凡此七情，合和视之。"后人据此把单行、相须、相使、相畏、相杀、相恶和相反七个方面，称为"七情"。

七情配伍的内容是：

（1）单行：单味药即能发挥预期效果，不需其他药辅助的称为单行。如独参汤，只用一味人参治疗元气大脱证即效。

（2）相须：即性能功效相类似的药物配合应用，可以增强其原有疗效。如石膏配知母可以增强清热泻火的功效。

（3）相使：即在性能和功效方面有某种共性的药物配合使用，而以一种药物为主，另一种药物为辅，能提高主药物的疗效。如补气利水的黄芪与利水健脾的茯苓配合时，茯苓能增强黄芪补气利水的效果等。

（4）相畏：即一种药物的毒性反应或副作用，能被另一种药物减轻或消除。如生半夏的毒性能被生姜减轻或消除，故说生半夏畏生姜。

（5）相杀：即一种药物能减轻或消除另一种药物的毒性或副作用。如生姜能减轻或消除生半夏的毒副作用，故云生姜杀生半夏的毒。从上可知相畏、相杀实际上是同一配伍关系的两种提法，是药物间相互对待而言。

（6）相恶：即两种药物合用，一种药物与另一药物相作用而致原有功效降低，甚至丧失药效。如人参恶莱菔子，因莱菔子能削弱人参的补气作用。

（7）相反：即两种药物合用能产生毒性反应或副作用。如"十八反"中的若干药物。

食物有四气五味，吃不好就会导致疾病

大医智慧

凡饮食滋味以养于生，食之有妨，反能为害，自非服药炼液，焉能不饮食乎？……所食之味，有与病相宜，有与身为害，若得宜则益体，害则成疾，以此致危，例皆难疗。……肝病禁辛，心病禁咸，脾病禁酸，肺病禁苦，肾病禁甘。春不食肝，夏不食心，秋不食肺，冬不食肾，四季不食脾。辩曰：春不食肝者，为肝气王，脾气败，若食肝，则又补肝，脾气败尤甚，不可救，又肝王之时，不可以死气入肝，恐伤魂也，若非王时即虚，以肝补之佳，余脏准此。

——引自《金匮要略》

精彩解读

作为医圣，张仲景对食物的偏性极有研究，他在《金匮要略》中指出"所食之味，有与病相宜，有与身为害。若得宜，则益体，害则成疾"。食物有寒、热、温、凉四性，辛、甘、酸、苦、咸五味，人食五味来调养身体，但如果使用不当，不但对人不利，反而有害。也就是说，饮食中的五味，吃好了对病情治疗很有益，吃不好则对人体有害，导致疾病的发生。所以我们要知道食物禁忌的道理，根据病症摄取食物，这样才能达到好的效果。

寒性或凉性的食品，如绿豆、芹菜、柿子、梨、香蕉、冬瓜、丝瓜、西瓜、鸭肉等都有清热、生津、解暑、止渴的作用，对阳气旺盛、内火偏重的人非常适宜。

热性或温性食物，如羊狗肉、辣椒、生姜、茴香等热性或温性食物，有温中、散寒、补阳、暖胃之功，阳虚畏寒的人食之为宜，热病及阴虚火旺的人就应忌食。

此外，食性还要与四时气候相适应，寒凉季节要少吃寒凉性食品，炎热季节要少吃温热性食物，饮食宜忌要随四季气温而变化。

食物除辛、甘、酸、苦、咸五味外，还有淡味、涩味，但习惯上把淡附于甘味，把涩附于咸味。

辛味能行气，通血脉。胃痛、腹痛、痛经患者，可以吃些辣椒、茴香、桂皮等有行气、散寒、止痛作用的食物；外感风寒的人可以吃些有辛辣味的生姜、葱白等食品；风寒湿痹患者则宜饮用白酒或药酒，以辛散风寒、温通血脉。

甘味有补益强壮的作用，气虚、血虚、阴虚、阳虚以及五脏虚羸的人比较适宜。甘还能消除肌肉紧张和解毒，但甜食不能摄入过多，否则易发胖。

酸味能增进食欲、健脾开胃、增强肝脏功能，提高钙、磷的吸收率。久泄、久痢、久咳、久喘、多汗、虚汗、尿频、遗精、滑精等患者宜食用。

苦味具有清泄、燥湿的功能，适宜热证、湿证病人食用。比如苦瓜味苦性寒，用苦瓜佐餐，能达到清热、明目、解毒、泻火的效果，适宜热病烦渴、中暑、目赤、患疮疡及疖肿的患者。茶叶苦甘而凉，能够清利头目、除烦止渴、消食化痰。

咸味能软坚散结、润下，对结核、便秘患者比较适宜，而具有咸味的食物，多为海产品和某些肉类。如海蜇味咸，可清热、化痰、消积、润肠，对痰热咳嗽、痰核、痞积胀满、小儿积滞、大便燥结者最为适宜。海带味咸，有软坚化痰的功效。猪肉味咸，滋阴润燥，适宜热病津伤、燥咳、便秘的人食用。

除此之外，张仲景还认为，在不同的季节，饮食也要随之发生改变，这样才能达到养生的效果。具体来说，当遵循以下原则：

1.春季饮食

春天，天气逐渐变暖，气候温和，人体阳气开始升发，新陈代谢逐渐旺盛起来，这时候要多用辛甘食品，以助阳气，利于代谢。具体来说，在主食的选择上要以味甘性凉的小麦加工成各种面食为主，再配用一些米粥，这样可防阳气太过。副食主要选用辛甘之品，如葱、香菜、韭菜、胡萝卜、花生、圆白菜、鸡肉、猪肉等。

2.夏季饮食

夏天热，阳气都生发到了体表，体内没有多余的气血来消化吸收食物，所以这时要少吃，而且在食物的选择上要选用性味寒凉、甘酸、清润之品，可清热祛暑；甘酸又可化阴而保护阴气，切忌辛辣之品，免伤阳气。主食用甘寒性味的小米，配用面食、稀粥常加些绿豆；副食主选甘酸清润之品，如青菜、西红柿、冬瓜、丝瓜之类，以及鸡蛋、鸭肉、牛肉等。夏天的时候常吃大蒜、生姜，可防止伤脾胃之阳。

3.秋季饮食

主食、副食均用甘润之品，主食以大米、糯米等谷物为主，配以面食、白薯等，稀粥中常放些芝麻、核桃仁。副食除各种蔬菜外，要多吃各种水果，肉类食品用些猪肉、兔肉、河鱼等。秋季气候凉燥，多吃甘润之品可生津润燥。忌辛辣（生葱、辣椒之类），少用苦瓜、黄瓜等苦寒、甘寒与发散之品。烹调味道以清淡为主。

4.冬季饮食

主食用甘温性味之品，如玉米、高粱米、面食，搭配些米面，稀粥中放些芸豆、赤小豆。副食应具有滋阳或潜阳、理气功效的蔬菜（大白菜、青萝卜、白萝卜、豆芽菜、木耳等），肉类品选用甘温助阳之品（羊肉、狗肉、鸡肉等），可以温补阳气，又避免化火而阴阳失调。烹制的食品，味道应五味相配，略浓些，禁忌偏食或多食。

健康锦囊

想要宝宝的夫妻尤其需要注意饮食，因为有些食物会杀死精子，或影响精子质量，导致生育出来的宝宝智力低下。因此，如果计划要宝宝，就要警惕以下食物：

1.烧烤和油炸食物

专家指出，烧烤和油炸的淀粉类食物中含有致癌毒物丙烯酰胺，可导致男性少精、弱精。此外，重金属镉、农药残留均会产生毒性。

有研究发现，少精、弱精症患者的精子减少、活力下降，与锌这种微量元素的缺乏有关系。因此，多吃牡蛎、虾皮、动物肝脏、紫菜、芝麻、花生、豆类等富含锌的食物，可以保证"精"力充沛。

2.啤酒

如果已经患了肾脏方面的疾病，又无限制地大量喝啤酒，会使尿酸沉积导致肾小管阻塞，造成肾脏衰竭。

3.咖啡

咖啡之所以具有提神醒脑的作用，是因为它所含的咖啡因刺激了人的交感神经。交感神经掌握人日间的所有活动，它受到刺激，人就会精神振奋，活力倍增。而副交感神经专司人夜间的生理、勃起等与性相关的活动，它与交感神经属于表与里的关系。当交感神经活动频繁时，相对较弱的副交感神经就会受到压抑，临床表现为性欲的减退。

4.豆腐

爱吃豆腐等大豆制品的男性要当心了。美国哈佛大学公共卫生学院的一项研究再一次表明，如果每天都食用大豆制品，会让男性的精子数量明显下降。因此，适量吃大豆制品，是避免男性出现健康隐患的最好方法。所谓"适量"，是指一周吃3次以下，每次100克左右。

5.奶茶

目前市面上的珍珠奶茶多是用奶精、色素、香精和木薯粉（指奶茶中的珍珠）及自来水制成。而奶精的主要成分氢化植物油，是一种反式脂肪酸。反式脂肪酸会减少男性激素的分泌，对精子的活跃性产生负面影响，中断精子在身体内的反应过程。

6.猪腰

很多人都喜欢吃动物内脏，尤其是吃烧烤时，"腰子"更是成为很多男人的最爱。但专家警告：吃内脏补身，当心重金属"镉"损精不育。

第三章

皇甫谧：命要活得长，全靠经络养

名医简介

皇甫谧，字士安，幼名静，自号玄晏先生。安定朝那（今甘肃灵台县）人。生于东汉建安二十年（公元215年），卒于西晋太康三年（公元282年），享年68岁。皇甫谧是中国历史上的著名学者，在文学、史学、医学诸方面都很有建树。他一生以著述为业，在医学史和文学史上都负有盛名。古人曾赞云："考晋时著书之富，无若皇甫谧者。"其著述包括《历代帝王世纪》、《高士传》、《逸士传》、《列女传》、《元晏先生集》等，而使他最为著名的则是编撰的医书《针灸甲乙经》。《针灸甲乙经》，共十卷，一百二十八篇，内容包括脏腑、经络、腧穴、病机、诊断、治疗等。书中校正了腧穴穴位654个（包括单穴48个），记述了各部穴位的适应证和禁忌证，说明了各种操作方法。这是我国现存最早的一部理论联系实际、有重大价值的针灸学专著，被人们称作"中医针灸学之祖"。直至现在，我国的针灸疗法虽然在穴名上略有变动，而在原则上均本于此书。

决死生，处百病，调虚实，皆可从经络中求

大医智慧

雷公问曰：禁脉之言，凡刺之理，经脉为始，愿闻其道。黄帝答曰：经脉者，所以决死生，处百病，调虚实，不可不通也。

——引自《针灸甲乙经》

精彩解读

针灸学是皇甫谧对于中医学的重要贡献之一，而针灸就是以这种方式刺激体表穴位，并通过全身经络的传导，来调整气血和脏腑的功能，从而达到扶正祛邪、治病保健的目的。换句话说就是，经络可以强身健体、治病防病。

经络对于人体健康的作用，其实在《黄帝内经》中就有了系统的记载。经脉，就像是错综复杂的网络，虽然我们看不见摸不着，但它可以决生死，处百病，调虚实。

1.经络决生死

"决生死"就是说经脉的功能正常与否，决定了人的生与死，《灵枢·海论》说："夫十二经脉者，内属于脏腑，外络于肢节。"《灵枢·本脏》说："经脉者，所以行血气而营阴阳，濡筋骨，利关节者也。"这些都非常清楚地说明了经络在人的生命活动中所起的重要作用。人之所以成为一个有机的整体，是由于经脉纵横交错，出入表里，贯通上下，内接五脏六腑，外至皮肤肌肉。若没有经络的这种沟通和联系，人体的各组织、器官又靠什么濡养呢？人体气血，贵乎流通，才能使脏腑相通，阴阳交贯，内外相通，倘若气血不流通，脏腑之间的各种联系就会发生障碍，致使疾病发生，严重者可导致死亡。

2.经络处百病

"处百病"是说经脉之气运行正常对于疾病的治疗与康复所起的重要作用。医学家喻嘉言说，"凡治病不明脏腑经络，开口动手便错"；《灵枢·九针十二原》里说，"通其经脉，调其血气"。这些都高度概括地说明了疾病的治疗、病体的康复，都必须从经络入手。众所周知，疼痛是人们患病后最常见的症状之一。究其原因，中医认为是"痛则不通，不通则痛"。只有经脉畅通，才能运行气血；只有气血周流，病人才能得到治疗，以至康复。

3.经络调虚实

"调虚实"，调是调整，虚实是指症候，不是虚证，就是实证，人们患病后常常用虚实来概括说明症候的性质。中医学认为，"邪气盛则实，精气夺则虚"。实证，就是病邪盛而正气未虚，正邪斗争激烈所表现的症候；虚证，就是正气虚衰，机能减退，抵抗力低下所表现的症候。《灵枢·刺节真邪篇》里说"泻其有余，补其不足"，有余是指实证，不足是指虚证。对实证要用泻法，如胃痉挛，针刺病人足三里穴，可使胃弛缓；对虚证要用补法，如胃弛缓的，针刺病人足三里穴，可使其收缩加强。当然，由于虚实证不同，尽管都针刺足三里穴，但采用的手法不一样，一个用泻法，另一个用补法。这个例子说明，经络有调整虚实的功能。

经络的作用不仅是治已经发生的疾病，更重要的是可以治"未病"，也就是养生保健。在你身体将要发病或者刚刚发病，还没有引起你注意时，往往可以从穴位和经脉上反映出来一些初期症状。这时刺激经络，身体的各种自我调整系统就能够被激发，激活后就能自我恢复平衡。总之，保持经络的畅通是非常必要的，这是一条重要的养生原则，要时时刻刻使自己的经络之气畅通。

健康锦囊

一到冬天，很多人都会有手脚冰凉的毛病，需要带很厚的手套、穿最厚的棉鞋才能稍稍缓解寒冷，这其实就是经络运行不畅造成的。

我们知道，经络的根在脏腑，而末梢在指趾，这样天地的寒气就会从我们的手足进入我们的身体。但是，经络气血在体内的正常流通是需要恒定的温度的，中医认为寒则凝，就是说，寒气会让经络气血流通不畅。如经络轻度堵塞就会让人患感冒、头痛等病；如果手足长期接触寒气，经络严重堵塞的话，就会得腱鞘炎、关节炎等疼痛难忍又很难痊愈的病。

在医院骨科，很多得了腱鞘炎、手足关节肿痛的中老年妇女来看病，很多就是由于她们不注意手的保暖，经常大冬天接触冷水，寒气长时间郁闭经络造成的。寒气一般都是从手、足、口进入人体的，比如经常吃生冷的东西，大冬天经常用冷水洗东西，平时爱打赤脚。这些生活上不注意的小细节都会让寒气有机可乘，侵犯人体经络使人致病。

所以，你要注意手足的保暖，炎热的夏天不要长时间待在空调屋里，冬天要注意戴手套，杜绝寒凉的食物，平时要用热水泡脚。"严防死守"这些寒气入侵的门户，我们的经络就会始终畅通无阻，永远生机勃勃。

谨候其时，病可与期——皇甫谧细说经络与时令

大医智慧

岁有十二月，日有十二辰，子午为经，卯酉为纬；天一面七宿，周天四七二十八宿，房昴为纬，张虚为经；是故房至毕为阳，昴至心为阴。阳主昼，阴主夜。……病在于阳分，必先候其气之加在于阳分而刺之；病在于阴分，必先候其气之加在于阴分而刺。谨候其时，病可与期；失时反候，百病不除。

——引自《针灸甲乙经》

精彩解读

皇甫谧说人体有很多条经络，每条经络又有各自的名称和功能，而每条经络都有它当令的时间，也就是值班时间，如果我们能很好地掌握这一点，对保健与治病是很有帮助的。

1.胆经——子时当令

胆经是体内循行线路最长的一条经脉，它从人的外眼角开始，沿着头部两侧，顺着人体的侧面向下，到达小脚趾和第四趾，几乎贯穿全身。

敲胆经的最佳时间应该是在子时，也就是夜里的23点到凌晨1点这段时间，早睡的人可以提前一些。因为这个时辰是胆经当令。经常熬夜的人会有体会，到夜里23点会觉得很有精神，还经常会觉得饿，这就是胆经当令，胆主生发，阳气在这时候开始生发了。但是大家一定注意，不要觉得这个时候精神好就继续工作或者娱乐，而是最好在23点前就入睡，这样才能把阳气养起来。每天敲胆经300下，胆经顺畅了，人所有的忧虑、恐惧、犹豫不决等都随着胆经的通畅排解出去了，该谋虑时谋虑，该决断时决断。

2.肝经——丑时当令

肝经起于大脚趾内侧的指甲缘，向上到脚踝，然后沿着腿的内侧向上，在肾经和脾经中间，绕过生殖器，最后到达肋骨边缘止。

肝经在丑时，即凌晨1点到3点的时候值班，也就是肝经的气血最旺的时候，这个时候人体的阴气下降，阳气上升，所以应该安静地休息，以顺应自然。另外一个养肝气的方法就是按摩肝经，但是我们又不可能在凌晨1点到3点的时候起来按摩肝经，怎么办呢？我们可以在晚上19点到21点的时候按摩心包经，因为心包经和肝经属于同名经，所以在19点到21点时按摩心包经也能起到刺激肝经的作用。

3.肺经——寅时当令

手太阴肺经是人体非常重要的一条经脉，它起始于胃部，向下络于大肠，然后沿着胃上口，穿过膈肌，属于肺脏。再从肺系横出腋下，沿着上臂内侧下行，走在手少阴、手厥阴经之前，下向肘中，沿前臂内侧桡骨边缘进入寸口，上向大鱼际部，沿边际，出大指末端。它的支脉交手阳明大肠经。

我们知道，肺为娇脏，很容易出现问题，当肺的正常功能失去平衡时，就会出现咳嗽、气喘、胸闷等呼吸方面的疾病，以及各种皮肤病。所以，我们要格外爱护肺经。

按摩肺经的最佳时间应该是寅时，即早上3~5点，这个时辰是肺经经气最旺的时候，但这时候也正是睡觉的时间，所以可以改在上午9~11点脾经旺时来按摩，也能取得同样的效果。

4.大肠经——卯时当令

手阳明大肠经起于食指末端的商阳穴，沿食指桡侧，通过合谷、曲池等穴，向上会于督脉的大椎穴，然后进入缺盆，联络肺脏，通过横隔，属于大肠。

大肠经当令的时间是卯时，即早上5~7点，这时候大肠经运行最旺盛，按摩效果也最好。大肠经很好找，你只要把左手自然下垂，右手过来敲左臂，一敲就是大肠经。敲时有酸胀的感

觉。

5.胃经——辰时当令

胃经有两条主线和四条分支，主要分布在头面、胸部、腹部和腿外侧靠前的部分。胃经在辰时当令，就是早晨的7点到9点之间，一般这段时间大家都非常忙碌，赶着送孩子去上学，自己去上班，但是不管怎么忙，一定要吃早饭，也一定要给孩子吃早饭。因为这个时候，太阳一般都升起来了，天地之间的阳气占了主导地位，人的体内也是一样，处于阳盛阴衰之时，所以，这个时候人就应该适当地补阴，而食物就属阴。

6.脾经——巳时当令

脾经的循行路线是从大脚趾末端开始，沿大脚趾内侧脚背与脚掌的分界线，经核骨，向上沿内踝前边，上至小腿内侧，然后沿小腿内侧的骨头，与肝经相交，在肝经之前循行，上膝股内侧前边，进入腹部，再通过腹部与胸部的间隔，夹食管旁，连舌根，散布舌下。

当脾经不通时，人体还会出现一些常见的病症：身体的大脚趾内侧、脚内缘、小腿、膝盖或者大腿内侧、腹股沟等经络线路会出现冷、酸、胀、麻、疼痛等不适感；或者全身乏力，疼痛，胃痛，腹胀，大便稀，心胸烦闷，心窝下急痛；另外还有五官方面的舌根发强、饭后即吐、流口水等。

以上症状都可以从脾经去治，最好在脾经当令的时候按摩脾经上的几个重点穴位：太白、三阴交、阴陵泉、血海等，上午9点到11点即巳时正处于人体阳气的上升期，这时疏通脾经可以很好地平衡阴阳。

7.心经——午时当令

按摩心经的最佳时间应该是午时，即中午11~13点，这个时候人的阳气达到最盛，然后开始向阴转化，阴气开始上升。这时人们最好处于休息的状态，不要干扰阴阳的变化。中午吃完饭小睡一会儿，即使睡不着闭着眼睛休息一下亦可。

8.小肠经——未时当令

下午13点到15点（未时）是小肠经当令的时间，这段时间小肠经最旺，它的工作是先吸收被脾胃腐熟后的食物的精华，然后再进行分配，将水液归于膀胱，糟粕送入大肠，精华输入到脾脏。因此中医里说小肠是"受盛之官，化物出焉"。小肠有热的人，这时则会咳而排气。

小肠经当令时，人体主要是吸收养分然后重新分配，以供下午的消耗，因此，我们应在午时13点前用餐，而且午饭的营养要丰富，这样才能在小肠功能最旺盛的时候把营养物质充分吸收和分配。

9.膀胱经——申时当令

在中医里，膀胱经号称太阳，是很重要的经脉，它从足后跟沿着后小腿、后脊柱正中间的两旁，一直上到脑部，是一条大的经脉。下午15点到17点为申时，这是膀胱经当令的时段。在申时，膀胱经很活跃，它又经过脑部，这个时候气血也很容易上输到脑部，所以这个时候应该学习。

10.肾经——酉时当令

在日常生活中，我们会发现小孩子的志气特别高，他们会憧憬着长大了当科学家、发明家，孩子之所以会有这么大的志向是因为其肾精充足。如果孩子年纪轻轻就委靡不振，甘于平凡，那可能是肾经不通，父母要及时帮孩子按摩肾经。

肾经的具体循行路线是：由小脚趾开始，经足心、内踝、下肢内侧后面、腹部，止于胸部。孩子的肾经如果有问题，生理上通常会表现出口干、舌热、咽喉肿痛、心烦、易受惊吓；另外还有心胸痛、腰、脊、下肢无力或肌肉萎缩麻木，脚底热、痛等症状。

每天的17点到19点，也就是酉时，是肾经当令的时间，有上述症状的人，可以考虑在肾经当令之时按摩肾经。

11.心包经——戌时当令

心包经是从心脏的外围开始的，到达腋下三寸处，然后沿着手臂阴面中间的一条线，止于中指。在心包经上有一个很重要的穴位——劳宫穴。这个穴位很好找，把手自然握拳，中指所停留的地方就是劳宫穴。

晚上的19点到21点，即戌时，是心包经当令的时刻。如果在一些场合觉得紧张，手心出汗、心跳加快、呼吸困难，这时不妨按按左手的劳宫穴，它可以帮助你找回从容自信的感觉。

12.三焦经——亥时当令

三焦经围着耳朵转了一圈，耳朵的疾病通常应找它，此外，现在大多数胖人的三焦经是阻塞的，而且这种阻塞的情况通常都在他没有肥胖的时候就出现了，由于三焦经的阻塞，使得经络中的组织液流动出现了障碍，导致垃圾的堆积，长时间的垃圾堆积最终形成了肥胖。

晚上21点到23点（亥时），这段时间是三焦经当令。有耳部疾病的人，不妨在此时敲打三焦经。

健康锦囊

经络系统主要是从经络的分布和气血运行等方面来论述人体内脏和体表的相互关系，除此之外，还有标本、根结、气街、四海理论，用以进一步阐述经络腧穴上下内外的对应关系、人体四肢与头身的密切联系以及四肢下端的特定穴与头、胸、腹、背腧穴的关系。

1.标本

"标本"一词在这里是以树梢（标）和树根（本）来比喻经脉腧穴分布的上下对应关系。"标"代表人体头面胸背部，"本"代表人体四肢下端。十二经脉皆有"标"部与"本"部。

2.根结

"根结"指经气的所起与所归。"根"指根本、开始，即四肢末端的井穴；"结"指结聚、归结，即头、胸、腹部。四肢末端和头、胸、腹又称为"四根三结"。

3.气街

"气街"是经气聚集通行的共同通路。《灵枢·卫气》指出："胸气有街，腹气有街，头气有街，胫气有街。"气街分为胸、腹、头、胫四部，其结构以横向为主，呈网络结构，将人体的脏腑经络、腧穴、器官紧密联系起来，构成气街网络结构。

4.四海

"四海"即髓海、血海、气海、水谷之海的总称，是十二经脉气血从产生、分化到汇聚的四个部位。"海"是百川归聚之所。经络学认为，十二经脉内流动的气血像大地上的水流一样，如百川归海。四海的部位与气街类似。髓海位于头部，气海位于胸部，水谷之海位于上腹部，血海位于下腹部，各部之间相互联系。

灸刺之道，气穴为宝——经络养生常用办法

大医智慧

黄帝问曰：四时之气，各不同形，百病之起，皆有所生，灸刺之道，何者为宝？岐伯对曰：四时之气，各有所在，灸刺之道，气穴为宝。故春刺络脉诸荥。大经分肉之间，甚者深取之，间者浅取之。

——引自《针灸甲乙经》

精彩解读

皇甫谧在《针灸甲乙经》中记述了很多穴位，并说明了各部穴位的操作方法。这里归纳总结起来，供大家参考。

（1）针灸疗法。这是通过经络治病最直接的办法，通过刺激体表穴位，疏通经气，调节人体脏腑的气血功能。针灸比较专业，普通人做不了，需要专业医生的帮助才能施行。

（2）按摩法。针灸疗法比较难，但利用一些简单容易操作的按摩手法来保健养生和治疗常见病，我们每个人都能做，而且效果非常好。最简单有效的按摩手法有三种：

①点揉穴位。用手指指肚按压穴位。不管何时何地，只要能空出一只手来就可以。

②推揉经络。推法又包括直推法、旋推法和分推法，所谓直推法就是用拇指指腹或食、中指指腹在皮肤上作直线推动；旋推法是用拇指指腹在皮肤上作螺旋形推动；而分推法是用双手拇指指腹在穴位中点向两侧方向推动。比如走路多了，双腿发沉，这是身体取坐位，把手自然分开，放在腿上，由上往下推，拇指和中指的位置推的就是脾经和胃经。脾主肌肉，推脾胃经可以疏通这两条经的经气，从而达到放松肌肉的效果。

③敲揉经络。敲法即是借助保健锤等工具刺激经络的方法；用指端或大鱼际或掌根，吸定于一定部位或穴位上，作顺时针或逆时针方向旋转揉动，即为揉法。这种方法相对推揉来说刺激量要大些。

（3）灸法。即利用艾草给皮肤热刺激的一种经络刺激法。此法是一种补法，主要应用于慢性病的治疗上。

在家中灸时，首先在手掌中放置艾草，并将它捻成细长状，然后在其尖端部分，2~3厘米处摘下，制成大约米粒一半大小的金字塔形灸。

在实施灸法的时候，先用一点水把皮肤弄湿，在穴位上放上上面所说的灸，如此艾草才容易立起来。然后点燃线香，引燃艾草，在感到热时更换新的艾草。若没有特殊状况，一个穴道用上述的灸法进行三"壮"到五"壮"的治疗（烧完一次艾草，称一"壮"）。

除了直接燃烧艾草，最简单的灸疗法是线香灸。准备一根线香，点上火，将线香头靠近穴道，一感到热，便撤离。一个穴道反复5~10次。

健康锦囊

下面，再为大家介绍一些简单实用的穴道疗法的诀窍。

1.找准穴位

穴位在经络图上密密麻麻，就像是夜晚的星星，似乎很难找准。其实，我们只要找到一些技巧，这些就会变得很容易。

（1）找反应。身体有异常，穴位上便会出现各种反应，这些反应包括：

压痛，用手一压，会有痛感。

硬结，用手指触摸，有硬结。

感觉敏感，稍微一刺激，皮肤便会很痒。

色素沉淀，出现黑痣、斑点。

温度变化，和周围皮肤有温度差，比如发凉或者发烫。

在找穴位之前，先压压、捏捏皮肤看看，如果有以上反应，那就说明找对地方了。

（2）记分寸。大拇指的指间宽度是一寸，把四指并拢，第二关节的宽度就是三寸。比如，"足三里"这个穴位，找的时候只要从外膝眼处往下四横指，然后再往外一横拇指就找到了。

2.学会利用身边的器物

找准了穴位之后，我们要按摩刺激它。

把五六支牙签用橡皮条绑好，以尖端部分连续扎刺等方式刺激穴道。刺激过强时，则用圆头部分。此法可出现和针灸疗法相同的效果。

不喜欢针灸的朋友，可以用吹风机的暖风对准穴道吹，借以刺激穴道。这算是温灸的一种。

体质虚弱的孩子，肌肤较容易过敏，再小的刺激往往也受不了，此时可利用旧牙刷以按摩的方式来刺激穴道。

以手指做按压的时候，想省劲一些的话，可以用圆珠笔替代，方法是用圆珠笔头压住穴道。此法压住穴道部分的面积广，刺激较缓和。

脊椎骨的两侧有许多重要的穴道，可惜的是，一个人自己无法好好地刺激它们。如果有软式棒球，就可轻易地达成目的。方法是仰卧，将球放在背部穴道的位置，借助身体的重量和软式棒球适度的弹性，使穴道获得充分的刺激。

3.使用穴位时要注意

（1）刺激穴位要在呼气时。呼气时刺激经络和穴位，传导更快更佳，效果更好。

（2）最好不要吸烟。香烟中所含的致癌物质有40~200种，毒物不少。如果在穴位治疗前抽烟，尼古丁一旦进入体内，就会造成交感神经紧张，血管收缩，血液循环不畅通，会影响疗效。

盛则泻之，虚则补之——听皇甫谧详解针灸补泻之道

大医智慧

盛则泻之，虚则补之，紧则先刺之而后灸之，代则取血络而后调之，陷下者则从而灸之。陷下者，其脉血结于中，中有着血则血寒，故宜灸。不盛不虚，以经取之。

——引自《针灸甲乙经》

精彩解读

皇甫谧认为，人的生长与健康，疾病的形成与痊愈，都与人体经络有密切关系。而针灸就是根据经络腧穴的理论，来调整经络，借以通达营卫、协调脏腑，以增强体质、治病防病、强身益寿。而要达到这一效果，其根本原则就是《针灸甲乙经》中所提到的"盛则泻之，虚则补之"。

针、灸是两种不同的方法，就其作用而言，针法是用不同的针具刺激人体经络腧穴，以达到激发经气，调整人体机能的目的；灸法则是采用艾绒或其他药物，借助药物烧灼、熏熨等温热刺激，以温通气血。

针刺用于治疗，主要是取其针刺腧穴，以通经络、调虚实、和阴阳；针刺用于强身，则是利用迎随补泻的手法以激发经气，使人体的新陈代谢旺盛，强壮身体，益寿延年。常用的保健穴位有：足三里、曲池、三阴交、关元、气海等。

灸法用于治疗，在人体某些特定穴位上施灸，可以温通经脉，行气活血；培补元气，预防疾病；健脾益胃，补益后天；升举阳气，密固肤表，以此达到强身健体、治病防病的目的。《扁鹊心书》中说："人于无病时，常灸关元、气海、命门、足三里、中脘，虽未得长生，亦可得百余岁矣。"常可施灸强身的穴位还有神阙、膏肓、涌泉等。

> **小贴士**
>
> 在人体穴位上可以拔火罐（可以多只火罐同时施行），治疗头痛、眩晕、眼肿、咳嗽、气喘、腹痛等病。

皇甫谧认为，针灸最主要的治疗作用是"调和气血"。这在现代医学中被称为"调整作用"。所谓调整作用，就是指矫正机体功能偏盛或偏衰，使之保持平衡，达到治病的目的。针灸不仅能够治疗功能性的疾病，而且对组织器官的代谢过程和某些器质性的改变，也都有一定的治疗作用。比如针灸能治溃疡病、慢性胃炎、子宫下垂，等等。针灸能治病，但这并不是说

针灸什么病都能治，比如针刺可以排除胆道结石，但是对较大的结石，针刺排石就困难了。

针灸的第二个作用是镇痛。说到这里我们可以来看一个小故事：

一个老人讲了一件他亲身经历的事。他说："我小时候，经常胃痛。一天我又胃痛，坐在村头的一棵大树下。这时来了一个老头儿，走过来对我说：'你肚子痛是吧？来吧，让我给你扎一针就好了，而且，这一针能保你30年不再肚痛。'老头儿拿出了一根针有半尺长，在我肚上扎了一针。扎完老头儿就走了，我的肚子也不疼了，从那以后，30多年过去了，我的肚子真的再没疼过。"

这个故事虽然无法考证它的真实性，但针灸镇痛的作用是不用怀疑的。

针灸的第三个作用是增强机体防卫免疫功能。

实验证明，针刺具有增强免疫功能的作用。比如针刺正常人的足三里、合谷穴后，白细胞对金黄色葡萄球菌的吞噬指数上升1~2倍，吞噬能力也相应提高，针刺后24小时达最高峰，72小时恢复正常。针刺对抗体形成也有影响。如针刺正常人的足三里、天枢等穴位，观察针刺前后的补体效价，结果发现它的平均值针刺以后比针刺以前普遍提高。

总之，针灸的治疗功能是非常强大的，但针灸又不一定必须针对疾病才能进行，对养生、进补、强身健体、预防疾病也有非常重要的作用。

具体来讲，针灸的养生作用可分为4个方面：

1.防御作用

经常对人体保养大穴如足三里、合谷、命门等进行针灸，可提高机体抵抗力，增强人体防御系统对抗外界病邪的能力，使机体免遭疾病侵袭。

2.对血成分的调整作用

实验结果表明，针刺对血液各种有形成分、化学成分及血液酶系、各种电解质等，有促使生理平衡的趋向。主要表现为良性的双向性调整作用，如针刺人的合谷和足三里穴，可起到使白细胞趋于正常的调整作用，使血糖水平趋向正常的调整作用，有对血液中电解质如钙、磷、钠、镁等的调整作用，对血液中乳酸、丙酮酸、柠檬酸、组织胺、转氨酶及胆碱酯酶也有调整作用。

3.对器官功能的调整作用

据临床观察，针刺对心率、血压、颅压、肠蠕动功能，以及大脑皮层的神经活动过程都有双向调整作用。

4.对胃泌素分泌的促进作用

有报告显示，针刺足三里，可使正常人血清胃泌素质显著增高，增高值可达空腹基础值的1倍以上。

可见，针灸能够使机体趋于生理平衡的调整作用，尽管与中医学认为的针刺能通经络、活气血、调阴阳的说法有不同之处，或是恢复生理平衡，或是使"阴平阳秘"，但都能使人健康，都可以说明针灸作为养生手段，能够祛病延年。

针灸治病与针灸养生的方法基本相同，但着眼点不同。比如针刺保健，就是用毫针刺激人体一定的穴位，以激发经络之气，使人体新陈代谢旺盛起来，从而起到强壮身体、益寿延年的目的。针刺治病着眼于纠正机体阴阳、气血的偏盛偏衰，而针刺保健则着眼于强壮身体，增进机体代谢能力，旨在养生延寿。正因为二者的着眼点不同，反映在选穴、用针上亦有一定差异。若用于保健，针刺手法刺激强度宜适中，选穴不宜多，且要以具有强壮功效的穴位为主。又如保健灸法在身体某些特定穴位上施灸，以达到和气血、调经络、养脏腑、延年益寿的目的。《医学入门》里说"药之不及，针之不到，必须灸之"，说明灸法有时可以起到针、药不能起到的作用。

由此可见，针灸进补就是根据个人的状况针刺人体不同的穴位达到补肾保肝、强身健体的作用。

健康锦囊

随着生活越来越安逸，很多人因此生活无规律、饮食无度，加之运动量太少，很多人存在不同程度的胃肠不洁的问题，尤其是那些长时间坐在写字楼里的上班族们患上胃肠疾病的几率会更大，究其根源，就是胃肠不洁造成了经络的淤阻，经络不通，必然会生病。

要想保持胃肠清洁，首先要保证饮食的卫生，即吃进肚子里的东西要干净。很多人都知道严重的食物中毒会使人死亡，却不知道饮食不卫生就等于是慢性食物中毒。经络畅通的人，吃完不干净的食物马上就会有反应，如腹痛、呕吐、拉肚子等。但如果经常吃不干净的食物，体内的经络对那些细菌已经习以为常了，就会把它们误认为是身体的一部分，就不再对抗它们，于是，这些人即使吃了不干净的东西身体也没反应。如此恶性循环下去，体内经络里的毒素就会越积越多，最终导致经络淤阻，体质下降，疾病也就产生了。因此，那些经常在外面吃饭，但又很久没拉肚子的人要注意了，有可能你体内已经蓄积了不少毒素。不过你也不用过于担心，只要坚持每天敲胃经，就可以增强胃肠抵抗力，同时注意饮食卫生，就可以保证经络的畅通。

其次，要清理宿便，保持肠道清洁。有数据显示，当代都市人与20年前相比，排便量减少了20%左右，肠道承受着越来越重的压力。这样身体里的毒素会越来越多，淤积于经络，导致经络不通，于是身体也就变成了酝酿疾病的沃土。

因此，如果有宿便，那就必须清理。清肠排毒方法有很多种，有饮食排毒、运动排毒、断食排毒和精神排毒等。

饮食排毒：多喝水，多吃富含膳食纤维的蔬菜和水果。

运动排毒：只要坚持运动，可以达到良好的排毒效果。

断食排毒：断食并不是什么都不吃，而是禁食固态食物，另以清水代之。

精神排毒：赶走抑郁、焦虑和压力，保持乐观、开朗、心情舒畅。

胃肠清洁了，经络才会畅通，才会正常工作，疾病自然也就远离我们的身体了。

皇甫谧为您推荐的十五大保健名穴

大医智慧

肾出涌泉。涌泉者，水也。一名地冲，在足心陷者中，屈足卷指宛宛中，足少阴脉之所出也，为井。刺入三分，留三呼，灸三壮。

百会，一名三阳五会，在前顶后一寸五分，顶中央旋毛中，陷可容指，督脉、足太阳之会，刺入三分，灸三壮。

——引自《针灸甲乙经》

精彩解读

人体有十二正经、十五脉络，每条经络上分布着诸多穴位，皇甫谧在《针灸甲乙经》记载了全身穴位649个、穴名349个，那么这么多的穴位都需要我们一一记住吗？

其实，我们只需记住几个主要的穴位，并学会使用它，对养生而言就已经足够了。

1.涌泉穴

涌泉，顾名思义就是水如泉涌。水是生物体进行生命活动的重要物质，水有浇灌、滋润之能。

涌泉穴与人体生命息息相关，其位于足底，在足掌的前1/3处，屈趾时凹陷处便是，为全身腧穴的最下部，乃是肾经的首穴。经常按摩此穴，有增精益髓、补肾壮阳、强筋壮骨之功，并能治疗多种疾病，如头痛、休克、中暑、偏瘫、耳鸣、肾炎、阳痿、遗精、各类妇科病和生殖系统病等。

2.足三里穴

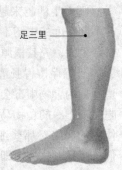

足三里

足三里穴位于膝盖边际下三寸，当然这里的三寸指的是人四个手指并在一起的宽度，因人而异，在胫骨和腓骨之间。

足三里穴是胃经的要穴。我们知道，胃是人体的一个给养仓库，胃部的食物只有及时地消化、分解、吸收，人体的其他脏器才可以得到充足的养分，人才能身体健康，精力充沛。所以，胃部消化情况的好坏，对我们来说极为重要。而足三里穴则能担此重任，在该穴处按摩，不但能补脾健胃，促使饮食尽快消化吸收，增强人体免疫功能，扶正祛邪，还能消除疲劳，恢复体力，使人精神焕发，青春常驻，因此也是人体长寿的重要穴位。

足三里穴的位置

3.人中穴

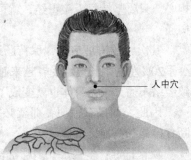

人中穴

人中穴位于鼻子和嘴巴之间，是脸部一个很重要的穴位。

人中关涉到两个重要的经脉，人体从前阴和后阴的中间叫会阴穴，从会阴穴的里面延伸出一条经脉，叫督脉，它是人体最重要的阳经，从前胸正中线一直上来，到头部，这里也有人体的一条重要的阴经的脉，叫任脉。人中就在这两条最重要的任督二脉的交会处，在古代这个穴位叫"寿宫"，就是说长寿与否看人中；还有叫"子停"的，就是将来后代的发育情况如何也要看人中，也就是说人中是阴经和阳经的沟渠，从它可以看出阴阳的交合能力如何。

人中穴的位置

人突然晕倒时，有个急救措施就是掐人中，很多时候，晕倒的人会苏醒，这是因为人突然晕倒时掐人中就是通过刺激这个穴位，使其阴阳交合，从而苏醒。

4.百会穴

百会穴位于头部，在两耳郭尖端连线与头部前后正中线的交叉点。它与脑联系密切，是调节大脑功能的要穴。百脉之会，贯达全身。头为诸阳之会，百脉之宗，而百会穴则为各经脉气会聚之处。穴性属阳，又于阳中寓阴，故能通达阴阳脉络，连贯周身经穴，对于调节机体的阴阳平衡起着重要的作用。

百会穴既是长寿穴又是保健穴，此穴经过锻炼，可开发人的潜能，增加体内的真气，调节心、脑血管系统功能，益智开慧，澄心明性，轻身延年，青春不老，是治疗多种疾病的首选穴，医学研究价值很高，并能治疗头痛、眩晕、脱肛、昏厥、低血压、失眠、耳鸣、鼻塞、神经衰弱、中风失语等症。

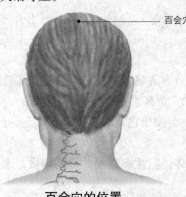

百会穴

百会穴的位置

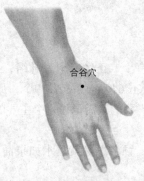

合谷穴

合谷穴的位置

5.合谷穴

合谷穴位于大拇指和食指的虎口间，是人体手阳明大肠经上的重要穴位之一。由于大肠经从手走头，所以凡是颜面上的病，比如牙痛、头痛、发热、口干、流鼻血、脖子痛、咽喉痛以及其他五官方面的疾病等都可以通过按揉刺激合谷穴使疾病减轻或消除。但要注意的是体质较差的病人，不宜给予较强的刺激，孕妇一般都不要按摩合谷穴。

这里顺便提一下该穴指压的小窍门：指压时应朝小指方向用力，而并非朝着垂直于手背的方向直上直下按压，这样才能更好地发挥此穴位的疗效。

6.三阴交穴

三阴交穴位于足内踝上三寸，是脾、肝、肾三条阴经的交点，具有健脾和胃、补调肝肾、行气活血、滋阴生津、疏经通络的作用。按摩三阴交穴可治腹胀、肠鸣、脘腹疼痛、饮食不化、泄泻、月经不调、崩漏、赤白带下、子宫脱垂、经闭、不孕、难产、胞衣不下、产后血晕、恶露不行、遗精、阳痿、早泄、阴茎痛、疝气、水肿、小便不利、缩阳、遗尿、神经性皮炎、湿疹、荨麻疹、失眠等疾病。

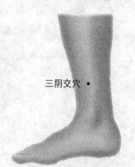

三阴交穴

三阴交穴的位置

7.神阙穴

神阙穴位于腹中部，脐中央。经常按摩神阙穴，可使人体真气充盈、精神饱满、体力充沛、腰肌强壮、面色红润、耳聪目明、轻身延年，并对腹痛肠鸣、泻痢脱肛、中风脱症等有独特的疗效。

8.四白穴

四白穴位于人体面部，眼眶下面的凹陷处。有个简单的取穴方法是：先将双手食指和中指并拢，放在紧靠鼻子两侧处，中指尖位于鼻子中部即鼻长1/2处，拇指支撑在下颌骨的凹陷处，然后放下中指，食指尖所指的地方就是四白穴。

按摩四白穴有预防皱纹、改善皮肤的功效，而且还能很好地预防眼病，如近视、青光眼等。可治疗目赤痛痒、目翳、眼睑动、口歪眼斜、头痛、眩晕等。指压该穴位，能提高眼睛机能。

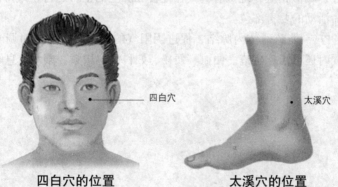

四白穴 　　　　　　太溪穴

四白穴的位置　　　　　　**太溪穴的位置**

9.太溪穴

太溪穴位于足内侧，内踝后方，内踝尖与跟腱之间的凹陷处。按摩此穴重在补肾，具有提高肾功能的作用。

10.太冲穴

太冲穴位于足部的背侧，大脚趾与第二个脚趾中间后方的凹陷处。太冲穴是肝经的原穴，因此肝脏所表现的个性和功能都可以从太冲穴找到。按摩太冲穴可治疗感冒，感冒初起，有流涕、咽痛、周身不适等感觉时，先用温水浸泡双脚10分钟，而后用大拇指由涌泉穴向脚后跟内踝下方推按，连续推按5分钟，然后再用大拇指按摩太冲穴，由下向上推按，双脚都按摩，每侧按摩5分钟。按摩后，即刻会感到咽痛减轻，其他症状也会随之减轻，甚至痊愈。

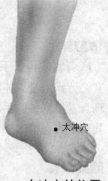

太冲穴

太冲穴的位置

11.中脘穴

中脘穴号称胃的"灵魂腧穴"。位于上腹部，前正中线上，脐中上四寸处。此穴主治各种胃腑疾患，适宜绝大多数的胃及十二指肠疾病，如胃及十二指肠溃疡、慢性胃炎、萎缩性胃炎、胃下垂等。

12.内关穴

内关穴位于手掌内侧手腕处横纹，往上约三指宽的中央。经常按摩内关穴可治疗心痛、心慌、胸闷、气短、呕吐、眩晕、中风、偏瘫、哮喘、偏头痛、肘臂挛痛、手麻等疾病，并可预防各种心脏疾病，增强心肺功能。

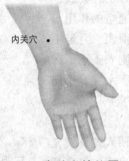
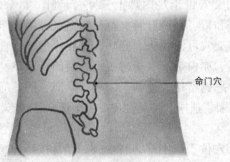

内关穴的位置　　　　　　　　　命门穴的位置

13.命门穴

命门穴位于后背两肾之间，第二腰椎棘突下。命门穴为人体的长寿大穴，经常按摩刺激它可以强肾固本、温肾壮阳、强腰膝、固肾气、延缓人体衰老，并对阳痿、脊强、遗精、腰痛、肾寒阳衰、四肢困乏、行走无力、腿部水肿、耳部疾病等症有良好的治疗作用。

14.会阴穴

会阴穴位于人体肛门和生殖器的中间凹陷处。顾名思义，会阴就是阴经脉气交会之所。此穴与人体头顶的百会穴为一直线，是人体精气神的通道。百会为阳接天气，会阴为阴收地气，二者互相依存，相似相应，统摄着真气在任督二脉上的正常运行，维持体内阴阳气血的平衡，它是人体生命活动的要害部位。

经常按摩会阴穴，能疏通体内脉结，促进阴阳气的交接与循环，对调节生理和生殖功能有独特的作用。同时还可治疗痔疮、便血、便秘、妇科病、尿频、溺水窒息等症。

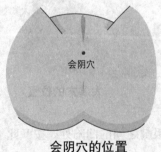
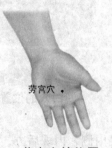

会阴穴的位置　　　　　　　　　劳宫穴的位置

15.劳宫穴

劳宫穴位于手心处，这个穴位很好找，把手自然握拳，中指所停留的那个地方就是劳宫穴。劳宫穴是人体气机最敏感的穴位，通过劳宫穴补养心脏的速度非常快。另外，如果在一些场合觉得紧张，手心出汗、心跳加快、呼吸困难，这时你不妨按按左手的劳宫穴，它可以帮你找回从容自信的感觉。

健康锦囊

十二经脉从四肢末端至肘或膝方向各有井、荥、输、经、合五个特定穴，总称"五腧"。这是以水流的大小来形容各经脉气由小到大、由浅入深的特点。《灵枢·九针十二原》中记载："所出为井，所溜为荥，所注为输，所行为经，所入为合，二十七气所行，皆在五输也。"意指经气自四肢末端向上作用于头面躯干，像水流一样由小到大，由浅入深，经气初出，如水的源头，所以称"井"，多位于四肢爪甲之侧，如涌泉为肾经井穴。经气稍盛，如水成微流，所以称"荥"，多位于指（趾）掌（跖）部，如劳宫为心包经荥穴。经气渐盛，如较大水流灌注，所以称"输"，多位于腕（踝）关节附近，如足临泣为胆经腧穴。经气充盛，像水流之长行，所以称"经"，多位于腕（踝）或臂（胫）部，如阳谷为小肠经的经穴。经气统盛深入处，宛如水流汇合，所以称"合"，多位于肘（膝）部附近，如少海为心经合穴。

日常小病，简单的经穴疗法就能搞定

大医智慧

　　烦心，咳，寒热善哕，劳宫主之。寒热，唇口干，喘息，目急痛，善惊，三间主之。胸中满，耳前痛，齿痛，目赤痛，颈肿，寒热，渴饮辄汗出，不饮则皮干热，曲池主之。

——引自《针灸甲乙经》

精彩解读

　　在《针灸甲乙经》中，皇甫谧记载了大量的经络穴位，并指出了各部穴位的适应证，以及它的防病治病功效，这里我们就现在一些常见病的经络穴位疗法做些简单的介绍。

1.精神抑郁

　　现代社会竞争日益激烈，生活节奏也逐渐加快，处于生活和事业重压下的人们极容易受到情绪困扰，其中抑郁症最具普遍性。而按压太阳穴则可以加快恢复正常情绪的速度。

　　不光是烦恼，对于头痛、头晕、用脑过度造成的神经性疲劳、三叉神经痛，按压太阳穴都能使症状有所缓解。

2.口臭、内分泌失调

　　口臭多是由胃热引起，治疗时最好的办法就是敲胃经。因为敲胃经可以驱胃火，一直敲到小便的颜色恢复淡黄清澈为止。

3.感冒

　　感冒了可以按揉太冲穴，此外，还可以用左手中指在右手掌心，即劳宫穴用劲摩擦，直到自己觉得发烫，就把中指按在左边鼻翼的下方，反复3~4次。然后再用右手中指在左手劳宫穴摩擦发烫后，按在右边鼻翼的下方，反复3~4次，可有效防治感冒。

4.失眠

　　按照身体十二经的气血循行来看，肝经的经气在丑时最旺，就是凌晨1~3点，这个时候人应在熟睡之中，但有人却失眠。中医里讲心主神、肝主魂，本来到晚上的时候这个神和魂都该回去的，但是神回去了魂没有回去，这就叫"魂不守神"，解决办法就是让魂回去。每晚临睡前刺激肝经上的太冲几分钟，人就感到心平气和了，自然也就能安然入睡了。

5.慢性疲劳综合征

　　人们在工作、学习、运动、旅行中经常会出现筋疲力尽、劳累不适或肌肉酸痛等现象，这主要是由于肌肉疲劳导致了经络阻塞，而经络阻塞反过来又加重疲劳。所以最好的解除疲劳的方法就是敲胃经及按揉足三里穴位。

6.便秘

　　除了调节日常饮食和生活习惯外，便秘患者还可以借助经络穴位按摩，首先就是每天按摩足三里3分钟，然后进行顺时针摩腹。摩腹要在饭后1小时左右开始操作，时间要在10分钟以上。这个方法很简单，不管是走路还是坐着看电视都不影响。

7.高血压

高血压患者可以按揉合谷穴和足三里，很多人知道按揉合谷和足三里只是增强体质的方法，但它可以间接调理高血压。而治、防高血压的更直接的方法就是敲肝经和肾经。高血压发病的原因是经络失控引起肝阳上亢和肾气阴虚。既然如此，只要通过敲肝经和肾经，使血气畅通，使失控的经络恢复其调控作用，达到高亢的肝经阳气下降，心情平和，同时肾阴逐渐充实，阴升阳降，实现阴阳平衡，血压自然下降。

健康锦囊

半身不遂又叫偏瘫，是指一侧上下肢、面肌和舌肌下部的运动障碍，它是急性脑血管病的一种常见症状。对此，可用穴位疗法改善，具体操作方法如下：

（1）对上肢半身不遂的患者，穴位按摩以点揉法最好，用力拉其患肢，抖其臂，并活动其肩关节、肘及腕后，再捏合谷穴10余下。然后用手托患肢，用一只手拨动腋窝下大筋，使其有麻木感，可传到手指部，再揉搓十指，使血贯通到指尖。最后用双手搓其臂百余下，至皮肤发热为止。每天上下午各施治一次，健肢及患肢一同进行。在施治中对患肢要根据病情做适度的按摩。

（2）对于下肢患者，其操作次序基本相同。但仍先施治穴位，后进行拉、抖及转动屈伸其上中下关节，但着重于血脉及膝眼四脉的按摩。

（3）血根四脉的按摩采用扣法。用两手大拇指按住血根二脉（在膝肌内前面皮肤上面，左右距离约1寸多），并在腿后侧用食指或中指对准上血根二脉位置扣紧，和下血根二脉两筋正中的穴位，迫使血液在筋脉血管中得到逐步流畅，促使患肢血液循环畅通无阻。每一穴位点揉轻重各6次，共36次，以加至108次为准则。应以患者体质强弱来增减活动次数，每天上下午各施治一次为宜。同时可轻轻拍打患肢，使萎缩塌陷的肌肉兴奋膨胀并继续发育。

只要按照以上方法长期坚持，半身不遂患者的病情必然会有好转。

第四章

葛洪：世间虽无神仙术，医行大道寿百年

名医简介

葛洪，字稚川，自号抱朴子，丹阳句容（今属江苏）人。约生于公元283年，卒于公元363年，东晋道教学者、著名炼丹家、医药学家、养生学家。葛洪家原是名门望族，叔祖父是三国时方士葛玄，后家道中落。成年之后，开始对神仙导引之法产生兴趣，师从葛玄弟子郑隐学习炼丹术。葛洪的岳父鲍玄，精通"内学"，也教给了他。葛洪一生中著作较多，其中最著名的《抱朴子》是一部综合性的著作，分内篇二十卷，外篇五十卷。内篇说的是神仙方药，属道教著作，但其中《金丹》、《仙药》、《黄白》等部分是总结我国古代炼丹术的名篇；外篇说的是人间得失世道好坏等事。另有《肘后备急方》，是一部简便实用的方书。收录的方药大部分行之有效，采药容易，价钱便宜。而且，篇帙不大，可挂在肘后随行（即今天所说的袖珍本），即使在缺医少药的山村或旅途中，也可随时用来救急。所以，受到历代百姓的欢迎。

远离六害，不伤为本——葛洪的养生观

大医智慧

且夫善养生者，先除六害，然后可延驻于百年。何者是也？一曰薄名利；二曰禁声色；三曰廉货财；四曰捐滋味；五曰除佞妄；六曰去沮嫉。六者不除，修身之道徒尔……多思则神散；多念则心劳；多笑则脏腑上翻；多言则气海虚脱；多喜则膀胱纳客风；多怒则腠理奔血；多乐则心神邪荡；多愁则头鬓焦枯；多好则志气倾溢；多恶则精爽奔腾；多事则筋脉干急；多急则智虑沉迷。斯乃伐人之生，甚于斤斧，损人之命，猛于豺狼。

——引自《抱朴子》

精彩解读

葛洪是我国晋代的道教理论家和医学家。也是一个著名的养生家。早在年轻时，他就对世上那种追逐名利的风气深恶痛绝。他热衷于修性养心，同时爱好体育锻炼，精通刀、枪、剑、戟、射等武艺，又喜钻研医道和养生之学。在深悟老子《道德经》的基础上，他又撰写了《抱朴子》、《神仙传》等书。晚年则隐居在广东的罗浮山，过着悠闲的生活。葛洪的养生之

道大致可分为以下几点。

1.重视身心锻炼

葛洪指出，世上有许多人一方面热衷于追求富贵荣华、声色犬马，一方面又想着怎样可以长生不老、修道成仙，实际上，这是完全不可能实现的。求长生，修至道。关键在于精神专一、情致静寂，世俗的权势及物质，都会妨碍人们延年益寿。所以，最根本的"学仙之道"是四个方法，即"欲得恬愉淡泊，涤除嗜欲。内视返听，尸居无心"。这些要求归根结底就是要求人们不得驰心于外，要收敛精神，专心地修养情性。

由此可见，葛洪十分重视身心的修炼。他曾提出一个"先讲治身，后谈养生"的著名观点，并引用一个生动的例子来加以说明。他说，人之身，犹如国家。人的胸腹就是宫室，四肢好比是郊区，骨节好比是百官，肌肉是城市中的街道，精神犹如统帅一个国家的君主，血液好比臣子，真气就如众民。善于养生者，关键在于保护身心，就像领袖会治国、会爱民。民众有弊，国家就会灭亡；人之气衰，身体就会凋谢。因此，善养生者必须注重预防，要禁绝一切不良的嗜好，抛却名利权势，这就是治身之道。一个人只要做到心胸开阔，精神安闲，必可益寿延年。为此，葛洪还指出有"六害"会妨碍人们延年驻颜的努力，一是名利，二是声色，三是货财，四是滋味，五是佞妄，六是诅嫉。因此，人们必须薄名利，禁声色，远货财，少吃厚味，除佞妄，去忌妒。这才是最好的修身之道。

2.养生以不伤为本

葛洪的养生理念是建立在调节日常的生活之中的，他从预防的角度，首先提出了"养生以不伤为本"的论点，具体论述了伤身的十三个方面，即"才所不逮，而困思之，伤也；力所不胜，而强举之，伤也；悲哀憔悴，伤也；喜乐过差，伤也；汲汲所欲，伤也；久谈言笑，伤也；寝息失时，伤也；挽弓引弩，伤也；沉醉呕吐，伤也；饱食即卧，伤也；跳走喘乏，伤也；欢呼哭泣，伤也；阴阳不交，伤也"。这十三个方面的任何一个方面，如果伤之太久，都会影响寿命。所以，他进一步指出，"凡言伤者，亦不便觉而，谓久则寿损耳"，"积伤至尽则早亡"。

葛洪针对这不知不觉而容易产生的"十三伤"，制定了"不伤身"的"养生之方"三十条，其内容如下：唾不及远；行不及步；耳不及听；目不久视；坐不至久；久卧不及疲；先寒而衣；先热而解；不欲极饥而食；不欲极渴而饮；食不过饱；饮不过多。凡食过则结积聚，饮过则成痰癖；不欲甚劳甚逸；不欲起晚；不欲汗流；不欲多睡；不欲奔车走马；不欲极目远望；不欲多啖生冷；不欲饮酒当风；不欲数数沐浴；不欲广志远愿；不欲规造异巧；冬不欲极温；夏不欲穷凉；不露卧星下；不眠中见肩；大寒、大热、大风、大雾皆不欲冒；五味入口，不欲偏多；酸多伤脾，苦多伤肺，辛多伤肝，咸多伤心，甘多伤肾。

这些措施，看似烦琐，实乃简易，都是日常生活中的问题。只要稍加注意，养成良好的习惯，就会习以为常，寓养生于日常生活之中。但这些生活琐事，往往又为人们所忽视。所以，葛洪强调指出"不可以小益为不平而不修，不可以小损为无伤而不防"，"若能爱之于微"就必然会"成之于著"，达到延年益寿之目的。

3.动静双修

葛洪不仅重视精神性情上的静修，同时也提倡和推崇肢体五官的动养，强调人们应当动静双修，这样方可收全面之效果，有利于延年益寿。曾有一修道者因牙齿动摇，渐趋脱落，就去询问葛洪防治之法。葛洪回答：经常用如泉水一般清澈的口水洗刷灌溉（即吞咽口水），然后坚持每天清晨叩齿三百下，这样就能保持牙齿的坚固了；又有人问葛洪，如何才能使自己的耳朵听觉正常，不失灵敏？葛洪回答：要坚持做好"龙导、虎引、熊经、龟咽、燕飞、蛇曲、鸟伸、猿踞、兔惊、天俯、地仰"等各种肢体的锻炼，每天需锻炼一千二百下，这样长期坚持，人的听觉自然能恢复正常。还有人问葛洪怎样才能使自己的眼睛保持明亮？葛洪回答：可引三焦升腾之阳火，导之归元于丹田，并坚持用"石决明水"洗目，用两手的手心对搓，产生热量后烫双目，如此人的眼睛必能明亮。据说远古之人曾用此法炼目，后在深夜无烛之时亦能写字。也有人问葛洪，怎样才能做到登山不累、远行不疲？葛洪答：要想登山不累、远行不疲，仅靠饮食和营养是远远不够的，还必须导引行气，坚持性命双修，使精气达到大周天、任督通，此为服食"大药"，然后人们便可神气充盈，身轻如燕，即使攀登崇山峻岭、远行各地，也可神情自若，毫无疲惫之态。

葛洪的某些说法在当今看来，也许值得商榷，但他的绝大部分叙述还是有着很高的价值的，值得今日的养生爱好者借鉴。

健康锦囊

在大自然当中，还有六害对我们的健康构成危害，它们是：风、寒、暑、湿、燥、火，我们称之为"六邪"。六邪致病，与季节气候和居住环境有关。六邪既可单独侵犯人体，也可夹杂致病因素一同侵犯人体。在发病过程中，六邪相互影响，相互转化。人体肌表、口鼻则是六邪入侵的途径。

1.风邪性质及致病特点

（1）风邪动而不居，具有向上、向外的特点，属阳邪；常侵犯人体上部（头面）、体表、阳经，使汗孔开张，从而出现头痛、出汗、恶风等症状。

（2）风邪行无定处，变化无常，故致病时病位游移不定，病情复杂多变，如由风邪引起的风湿性关节炎，其关节的疼痛是游走不定的。

（3）风邪是六邪的主要致病因素，寒、湿、燥、热多依附风邪侵犯人体，如风寒、风湿等。

2.寒邪性质及致病特点

（1）寒为阴气盛的表现，性属阴，容易损失阳气。

（2）寒邪侵袭，阳气受损，则人体的气血津液运行受阻，故说寒性凝结、阻滞不通。

（3）寒邪侵袭，使汗孔收缩出现无汗，经络、筋脉收缩痉挛而引起疼痛、屈伸不利。

3.暑邪性质及致病特点

（1）暑属阳邪，性质炎热，侵犯人体后多出现一系列大热、大汗出、面红等阳热症状。

（2）暑使汗孔开张，如果汗出过多，损失津液，同时又会导致气虚，故说暑邪易耗气伤津。

（3）夏季除了天气炎热外，还多雨潮湿，故暑邪致病时常夹杂湿邪，除了烦渴、发热外，还见四肢困倦、胸闷呕恶等湿邪困倦症状。

4.湿邪性质及致病特点

（1）湿为阴邪，侵袭的病位多在下部，阴邪容易损失阳气，阻遏气体的运行。

（2）湿性重浊，其性质如同水液一样，容易停留在人体的某部位而出现病变。

（3）湿性黏腻，是指病症黏腻不爽，如分泌物滞而不畅；或是指病程长，反复发作。

5.燥邪性质及致病特点

（1）燥邪干涩，容易损失人体津液，可见口鼻干燥、咽干口渴、皮肤干燥等。

（2）燥邪多从口鼻而入，而肺开窍于鼻，与外界相通，故燥邪最易伤肺，见干咳少痰等。

6.火邪性质及致病特点

（1）火热为阳邪，其性炎上。

（2）火为阳邪，易损伤人体津液，耗损正气。

（3）火邪可令血液运行加速，迫血妄行，导致各种出血症状；另还可形成疮痈。

食之有术，"辟"之有道——葛洪为您详解道家辟谷术

大医智慧

　　道书虽言欲得长生，肠中当清；欲得不死，肠中无滓；又云，食草者善走而愚，食肉者多力而悍，食谷者智而不寿，食气者神明不死。此乃行气者一家之偏说，不可便孤用也。

——引自《抱朴子内篇·杂应》

精彩解读

　　辟谷，是道家常用养生术的一种，又称"却谷"、"断谷"、"绝谷"、"休粮"、"绝粒"、清肠等，即少吃或不吃、避免或减少谷类主食和肉类的摄入（节食）。自秦汉以来仙家道士中就有主张辟谷服饵一派，至魏晋仍存。《后汉书·方术传》记载："（郝）孟节能含枣核，不食可至五年十年。又能结气不息，身不动摇，状若死人，可至百日半年。"据曹植说："余尝试郤俭，绝谷百日，躬与之寝处，行步起居自若也。"（《辩道论》）。葛洪在《杂应》中，列举了许多魏晋时行辟谷术的道士及他们的方法。如冯生"断谷已三年，观其步陟登山，担一斛许重，终日不倦。又时引弓，而略不言语，言语又不肯大声。问之云，断谷亡精费气，最大忌也"。

　　葛洪对辟谷术是深信不疑的，他说："余数见断谷人三年二年者多，皆身轻色好，堪风寒暑湿，大都无肥者耳。"据他讲，辟谷"近有一百许法，或服守中石药数十丸，便辟四五十日不饥，炼松柏及术，亦可以守中，但不及大药，久不过十年以还。或辟一百二百日，或须日日服之，乃不饥者。或先作美食极饱，乃服药以养所食之物，令不消化，可辟三年。欲还食谷，当以葵子猪膏下之，则所作美食皆下，不坏如故也。"

　　当然断谷并不是什么东西都不吃，它往往与服气、服药同时进行，这样才能取得预期的养生效果。所谓"服气"，就是通过呼吸吐纳来驱散人体本身的浊气和邪气，摄取天地精气，从而对五脏六腑进行按摩，使全身气血通畅。葛洪曾记述了这样一个故事：一个地方发生了兵乱，有一家人为了减轻逃难时的负担，就把他们五岁的小女儿藏在家里的地窖中，还留下了够吃三个月的食物和水，准备兵乱过后再来找她。后来由于情况变化，这家人未能及时赶回，一直到三年之后才回到家中，他们以为小女儿一定饿死了，但出乎他们意料的是，当他们进入地窖后却发现女儿还活得好好的。这家人十分惊奇，问她这三年是怎么过的，小女孩说，当初食物吃完之后十分饥饿，意外中发现地窖中有一个大龟在引颈呼吸，小女孩就学着龟的样子呼吸，渐渐地就不知道饿了。其实这个传说不过是为了说明断谷和服气应该同步进行的道理。

　　"服药"，则是吃一些药物以充盈身体。《仙药》篇中就有上百种服食药材。其中论及的植物药如灵芝、茯苓、地黄、麦门冬、胡麻、楮实、枸杞、菊花等。经现代科学实验研究分析，也证实这些药物确实具有延缓衰老、增强体质的作用。

　　不过，葛洪并非一味地推崇辟谷术，他认为这种方法并不能让人长生不老。他说："道书虽言欲得长生，肠中当清；欲得不死，肠中无滓；又云，食草者善走而愚，食肉者多力而悍，食谷者智而不寿，食气者神明不死。此乃行气者一家之偏说，不可便孤用也。"但是，辟谷确实可以清除人体的病源。人的肠道中长期积聚着宿便，不仅产生腐败物质，还直接影响胃肠对食物中营养物质的吸收。如果人体对营养物质的吸收功能正常，人吃了五谷杂粮，是不会发生营养不良或缺乏各类营养物质的。重要的是看人体从食物中吸收了多少营养成分，而不是看人吃了多少东西。所以，要想彻底改善人体的吸收功能，就必须要清除宿便。辟谷就可以做到这一点。实践证明，一般人辟谷到第四五天仍然有大便排出，到了第七天时，宿便就会被彻底排净。宿便的清除，使消化系统的效率空前提高，营养吸收良好，疾病自然减少。

　　人的生命实际上是一个不断的新陈代谢过程，因此总是需要不断地从外界摄取能量。通

常，人们主要是依赖正常饮食来获取生命活动必需的能量。在断绝正常饮食的情况下，人体是怎样获取能量的呢？这似乎是一个不解之谜。即使在现代，也有不少断谷之人常年不食五谷饮食，只进食水和少量的诸如干枣松实之类的自然果实，仍旧保持健壮的身体和旺盛的精力，客观地说明了自古相传的断谷一说并非妄传。

但是，我们要弄清楚的一点是，辟谷和绝食是不一样的。人不吃食物只喝水最多也就能活60天左右，而如果长期缺乏营养补给，就会导致体质和抵抗力迅速下降，从而引发多种疾病。水谷为人生存的根本，所以葛洪倡导的辟谷，如果不以服气、服药为辅助，就无法存活，更谈不上祛病延年了。

健康锦囊

经常用电脑往往会出现肩颈疼痛，眼干涩等症状，平时应注意采取以下措施进行预防。

1.肩颈痛：摇头晃脑

持续工作一段时间，就会觉得肩颈部位酸疼，很难受。其实，这有很大一部分原因是由于我们的坐姿不正确导致的。所以，避免肩颈疼痛首先要保持正确的坐姿，每工作一个小时就应该"摇头晃脑"几分钟，没有固定的动作要领，就是以自己感觉舒服的姿势来回摇晃就可以了，这样不仅能减轻疲劳，还能预防颈椎病。

2.手腕痛：伸臂旋腕

手腕痛大都是因为长期打字、移动操作鼠标或写字造成的。此时不妨多做伸臂旋腕的动作：将右手举在头右前方，手掌朝上，大拇指往下，小指往上，使手腕往右下旋紧；同时，左手往左臀部旁伸，手指下垂，大拇指往上，小指往下，使手腕往右下旋紧；然后右手尽量往上伸，左手尽量往下伸，同时用鼻子缓缓吸气；最后，缓缓以嘴吐气，慢慢放下手臂。再换成左手在上，右手在下，以同样方法运动。如此左右重复做几次伸臂旋腕，可减轻手腕的疼痛及加强腕部的机能。

3.腰酸背痛：左右摇腿

久坐容易引起腰酸背痛、坐骨神经痛、足麻等，不妨每隔两小时，左右摇动双腿五分钟，可改善下肢血液循环，舒缓膝部和腰部的僵硬；或者伸伸懒腰，松弛一下脊柱，畅通呼吸；或者站着把脚伸直，把脚尖往上往内翘，使脚部经络感觉酸痛，脚部的循环就能得到改善。

4.眼睛酸涩：眼部按摩

电脑族用眼过度，使得眼睛出现酸涩、容易流泪、疲劳、过敏、怕光、视力减退等问题，可常按摩左右眉头（攒竹穴）、眉毛中点（鱼腰穴）、眉尾（丝竹穴）、下眼眶中点（承泣穴）、内眼角（睛明穴）。常吃有益眼睛的食物，如杏、柿子、油桃、莴苣、桑葚汁、黑豆浆、菠菜、芥蓝菜、胡萝卜、芒果、哈密瓜、橘子、金橘等。

保精行气，让春宵一刻真正值千金

大医智慧

房中之法十余家，或与补救伤损，或以攻治众病，或以采阴益阳，或以增年延寿，其大要在于还精补脑之一事耳。此法乃真人口口相传，本不书也。人复不可都绝阴阳，阴阳不交，则坐致壅阏之病，故幽闭怨旷，多病而不寿也。任情肆意，又损年命。唯有得其节宣之和，可以不损。

——引自《抱朴子·释滞》

精彩解读

中医并不是禁欲主义，对于性生活，中医没有说"不"，但必须适度不能过度。中医认为，"房中之事，能生人，能煞人。譬如水火，知用之者，可以养生；不能用之者，立可尸之矣"。性生活应本于自然之道，避免损伤，这是养生延寿必不可少的内容。

葛洪提出了保精行气的房事养生观，认为应当避免两个极端，一是纵欲不节。纵情恣欲，施泄无度，更会耗竭真精，损身殒命。二是"绝阴阳"。"绝阴阳"即强制性地自我抑制性欲需求，断绝房事。他认为，为了保精而断绝房事对健康反而有害，因为"绝阴阳"违背了人的生理需求，会造成壅闭之病，使人短寿夭折。所以，房事养生的要诀在于得其节宣之和，既不能禁欲，又不能纵欲，应保持有节制的和谐美满的性生活。这一观点无疑是十分正确的。

房事养生的一个重要环节是房事适度。这包括两个方面：

1."欲不可禁"

性欲是人类正常的生理需求，性行为是人类正常的生理行为，所谓情欲性事，人皆有之。《礼记·礼运》谓："饮食男女，人之大欲存焉。"把性欲和食欲并举，说明了其是不可抗拒的自然法则。健全协调的性生活对成年男女来说，是促进双方身心健康、保持性器官正常生理活动所必需的条件之一，也是繁衍下一代的基础。而禁欲则违背了人的生理和心理特点，也违背了自然界的客观规律，并会引起许多疾病。

实践证明，幽居的女子，未婚的旷夫，独身丧偶的男女，很多心身疾病的发病率都较高，且寿命较短。如妇女经前期紧张症、乳房小叶增生及月经不调等疾病，所欲不遂往往是潜在的或难以启齿的原因之一。而男子长期禁欲，不仅会造成诸多心理方面的障碍，也容易使精液郁积，导致前列腺局部肿胀充血，引起性功能紊乱，或诱发前列腺病变。

> **小贴士**
>
> 对女子来讲，健康的性生活能调整月经周期，改善卵巢功能，提高自身的免疫能力。由于男子的精液中含有一种抗菌物质胞浆素，能抑制细菌的生长，故有正常性生活的女性，丈夫的精液有规律地通过阴道进入子宫及输卵管等部位，可以起到预防和减少阴道炎、子宫内膜炎、输卵管炎等妇科疾病的发生。

另外，满意的性生活还具有消除紧张情绪，保持人体健美等作用。性生活状况良好的女性，体内性激素分泌旺盛，血液循环加速，其皮肤就显得润滑细腻，指甲发亮有弹性，头发也乌黑润泽，可延缓整个人体的衰老进程。

2."欲不可纵"

性生活是人类的天性和生理规律，但不加节制，必然要耗伤精气，对人体健康不利，故房事养生特别强调欲不可纵，当节欲保精。《千金要方·养性·房中补益》曾指出："人年四十以下多有放恣，四十以上即顿觉气力一时衰退。衰退既至，众病蜂起，久而不治，遂至不救。"肾藏精，为先天之本，淫欲过度，最易损伤肾精。

临床上房事过度的人，常常出现腰酸膝软，头晕耳鸣，健忘乏力，男子阳痿滑精，女子月经不调等病症，还可直接或间接地引起某些疾病的复发或加重。

根据现代医学研究，精液是精子、前列腺液和性激素等的混合液。精子和性激素是睾丸产生的，过频射精，睾丸负担加重，日久会引起睾丸萎缩而加速衰老。前列腺液具有重要的生物活性和生理作用，大量的损失会给心血管、呼吸、消化、神经等系统的功能带来不利的影响。

房事养生的另一个重要方面是注意房事禁忌。主要有以下几点：

1.情志不调时不宜行房

根据现代研究，当人处于情绪不佳或精神过度紧张时，会抑制性激素的分泌，阻碍血液流向性器官，使男子阴茎不能即刻勃起，女子出现性欲低下等。同时由于心情不好，意念不能高度集中，性反应、性兴奋便不易激发，也影响了性生活的质量。

2.身心劳倦时不宜行房

性生活可以说是一种全身性的活动过程，行房时内脏组织的气血运行加速，活动量增大，需要消耗一定的体力。而长途跋涉，或负重劳作，或剧烈运动以后，体内的气血已受到不同程度的耗损，此时强力入房，必然更伤精气，变生诸病。

3.不可"醉以入房"

酒精是刺激性很强的物质，易引起性器官充血兴奋，使人失去自制力，而导致房事过度，使肾精耗散过多。所以古人反复告诫，"醉不可以接房，醉饱交接，小者面黯咳喘，大者伤绝脏脉损命"。现代医学认为，长期"醉以入房"，会使人体免疫系统的调节功能适应性减弱。临床所见阳痿、早泄、月经不调等病，常与酒后房事有关。

4.不可病期行房

患病之人，气血不足，阴阳失调，脏腑功能衰弱，若病中行房，可损伤正气，加重病情。特别是病后康复阶段，更应忌房事，否则会因房劳而导致旧病复发，重者使病情恶化，危及生命，中医谓之"女劳复"。

此外，房事养生还包括注意房事卫生等内容。行房前，男女双方应注意性器官的清洁。男性应清洗阴茎、阴囊，清除皮肤皱褶里的污垢。女性外阴部与肛门接近，易受污染，且汗腺、皮脂腺丰富，分泌物较多，也要彻底清洗。另外，行房前要养成洗手的习惯，以免因房事中的爱抚引起女性尿路感染。女性在房事后应立即排尿，清洗外阴。

健康锦囊

中医认为，人体与周围环境是一个整体。自然界与人体是相通的。因此，随自然界的气候变化，房事养生也应不同。

因此，房事养生应当根据四季气候不同做出相应调节。春季，阳气上升，万物欣欣向荣。此时，房事次数应当较冬季有所增加，这样才能有助于机体各部分组织器官的代谢活动，增强生命的活力。

夏季，各种植物繁荣茂盛，人们也应该心情愉快，使体内阳气不受任何阻碍地向外宣通发泄。所以夏季房事亦应是随其意愿，不过度约束，使机体在"阳气浮长"之际，保持苗壮旺盛之势。需要注意的是，燥热天气，人体脏腑功能相对减弱，暑邪易侵犯人体阳气，此时房事应适当减少。

秋季，天气转凉，薄地黄生，人也该宁神静志，收敛精气。此时性生活应加以收敛，克制欲望，减少性生活的次数，使体内的阳气不再过多地向外发泄。

冬季，百虫蛰伏，禽兽潜踪，阳气藏封。此时，人们对性生活要加以严格控制，尽可能减少性生活的频率。如果恣意纵欲，就会导致气弱肾虚，难免致病。此外，在暴风雨雷击之时，奇寒异热之中，最好停止性生活。这是因为上述种种气候异常会干扰夫妻双方情绪，导致脏腑功能紊乱。

行气的最高境界是达到胎息状态

大医智慧

故行气或可以治百病，或可以入瘟疫，或可以禁蛇虎，或可以止疮血，或可以居水中，或可以辟饥渴，或可以延年命，其大要者，胎息而已。

——引自《抱朴子》

精彩解读

行气即今日之气功。葛洪在《抱朴子内篇》总结出历代气功家练功的基本方法，并身体力行，加以实践。他指出，行气的要妙在于胎息。在气功锻炼中经过长期坚持不懈的练习，就能逐渐达到胎息状态。

那么，什么叫胎息呢？这是指炼气达到相当深的程度，此际神入气中，气包神外，打成一片，鼻息微微，若有若无，而大脉齐通，遍身舒适，如胎儿在母腹中，只有内气潜行。《释滞》说："得胎息者，能不以鼻门嘘吸，如在胞胎之中，则道成矣。"即呼吸之息氤氲布满身中，一开一阖，遍体七窍与之相应，而鼻口反不觉气之出入，直到呼吸全止，开阖俱停的太定境界。

葛洪认为，魏晋道教中流传的行气法虽有多种，但以胎息为代表。据当时的气功理论，认为婴儿初生时以脐和母体相连，故脐是人体的生身受命之处，所以练功便把真气聚于人的脐下二寸，谓之气沉丹田。更进一步，又模仿胎儿以脐呼吸，如在胞胎之中，这是道教返元归根的思想。道士以为人能返回婴儿的先天呼吸，真气自然旺盛，便能与道合为一体，体真成仙了。胎息法在今天看来还是一种上乘气功，即现代气功中的"体呼吸"法。

葛洪详细地阐述了这种气功循序渐进的修炼方法："初学行气，鼻中引气而闭之，阴以心数至一百二十，乃以口微吐之，及引之，皆不欲令己耳闻其气出入之声，常令入多出少，以鸿毛著鼻口之上，吐气而鸿毛不动为候。渐习转增其心数，久久可以至千。至千则老者更少，日还一日矣。"并强调练功应选择合适的时刻："夫行气当以生气之时，勿以死气之时也。故曰仙人服六气，此之谓也。一日一夜有十二时，其从半夜至日中六时为生气，从日中至夜半六时为死气。死气之时，行气无益也。"（《释滞》）

这种以吐纳行气、数息闭气、锻炼呼吸机能为特点的静功法，于汉晋时期十分流行。葛洪的从祖葛玄、老师郑隐皆精此道，《释滞》记"予从祖仙公，每大醉及夏天盛热，辄入深渊之底，一日许乃出者，正以能闭气胎息故耳。"《登涉》谓"郑君（郑隐）言但习闭气至千息，久则能居水中一日许。"

同时，葛洪还介绍了以胎息法行气时的注意事项，例如：行气当以生气之时，勿以死气之时；练功前要节制食欲，"不欲多食，及食生菜肥鲜之物，令人气强难闭。"还要保持和谐的情绪和开阔的心胸，要安静少躁，"又禁恚怒，多恚怒则气乱，既不得溢，或令人发亥，故鲜有能为者也。"（《释滞》）这些宝贵的经验之谈，至今仍被练功者奉为必须遵循的法则。

在葛洪所述的众多气法中，最引人注目的是"禁法"。禁法具有种种超常的特异功能，这与我国古代人体科学的关系至为紧要。那么，这一类的功夫是怎样练成的呢？在《登涉》中有这样一段记载："末入山，当预止于家，先学作禁法。思日月及朱雀、玄武、青龙、白虎，以卫其身，乃行到山林草木中，左取三口气闭之，以吹山草中，意思念此代赤色如云雾，弥满数十里中。若有从人，无多少皆令罗列，以气吹之，虽践蛇，蛇不敢动，亦略不逢见蛇也。若或见蛇，因向日左取三气闭之，以舌柱天，以手捻都关，又闭天门，塞地户，因以物抑蛇头而手蒙之，画地作狱以盛之，亦可捉弄也，虽绕头颈，不敢吃人也。自不解禁，吐气以吹之，亦终不得复出狱去也。若他人为蛇所中，左取三口气以吹之，即愈不复痛。若相去十数里者，亦可遥为作气，呼彼姓字，男祝我左手，女祝我右手，彼亦愈也。"这是专门对付蛇及蛇伤的禁法。

《杂应》篇中又有一种"入瘟疫秘禁法"："思其身为五玉。五玉者，随四时之色，春色青，夏赤，四季月黄，秋白，冬黑。又思冠金巾，思心如炎火，大如斗，则无所畏也。又一法，思其发散以被身，一发端，有一大星缀之。又思作七星北斗，以魁覆其头，以罡指前。又思五藏之气，从两目中出，周身如云雾，肝青气，肺白气，脾黄气，肾黑气，心赤气，五色纷错，则可与疫病者同床也。"

以上所述禁法，值得重视研究。从修炼的过程来看，是相当具体切实的，并没有什么神秘的色彩。至于能否有那样的功能和效力，还有待验证。

健康锦囊

中医学中的整体观念、辨证论治、阴阳五行、子午流注、四气五味、升降浮沉等，在气功中也同样起着重要的理论指导作用。即使是从现代医学的角度来看，气功对于防病抗衰，保持身体健康也有着不可忽视的重要价值。

首先，练习气功能够发挥练功人的主观能动性，主动寻求健康。历来的治疗方式基本上都是医生给患者进行检查、诊断和治疗，患者总是处于被动接受状态。而气功疗法则是患者通过亲自练功，自己为自己治病。此外，气功疗法要求练功人修养心性，强调自我精神调节，改善情绪，培养意志，塑造良好的性格，有益于提高心理健康水平。

其次，练习气功能够达到呼吸、形体、心理锻炼的有机结合。呼吸、体势、意念三类锻炼方法，也称作练功的三要素，其中意念的锻炼实质是一种心理锻炼，但不同于普通的心理疗法。体势的锻炼更重要的是对形体、体力的锻炼，即所谓的"外练筋骨皮"。气功锻炼有多种呼吸方法，主要是用来吸引注意力帮助入静的一种手段。练功时将心理、姿势、呼吸的锻炼有机地结合在一起，相辅相成，共同发挥作用。

气功是一种自我心身锻炼方法，即精神与形体同练。长期练习自然可以起到陶冶性情的作用，在一定程度上改变人的性格。气功锻炼时所产生的效应对全身各系统组织、器官及心理都有调整作用，而不是只对一个内脏、一个系统起作用。

穷览坟索，收捡奇方——《肘后备急方》名方选录

大医智慧

抱朴子丹阳葛稚川曰：余既穷览坟索，以著述余暇，兼综术数，省仲景、元化、刘戴、秘要、金匮、绿秩、黄素方，近将千卷。患者混杂烦重，有求难得，故周法华夏九州之中，收拾奇异，捃拾遗秩，选而集之，使种类殊分，缓急易简，凡为百卷，名曰《玉函》。

——引自《葛仙翁〈肘后备急方〉序》

精彩解读

《肘后备急方》原名《肘后救卒方》，简称《肘后方》，是葛洪在广泛进行调查研究搜集的基础上，结合自己多年积累的医药实践经验写出的一部方书。该书主要记述各种急性病症或某些慢性病急性发作的治疗方药、针灸、外治等法，并略记个别病的病因、症状等。书中对天花、恙虫病、脚气病以及恙螨等的描述都属于首创，尤其是倡用狂犬脑组织治疗狂犬病，被认为是中国免疫思想的萌芽。

下面，我们选择了一些现代仍广泛应用的实效方子介绍给大家，以供学习与参考：

1.救卒中恶死方

【症状】患者突然昏厥如死，有的先有病痛，有的正常睡卧时忽然昏厥不醒。

【处方】让二人用衣服堵塞患者的嘴，然后向患者的两耳内吹气，吹累了换人继续吹。也可以用竹筒吹，将竹筒放置在患者肩上，侧身保持距离，不要挨在患者的身上。

2.求卒尸厥死方

【症状】患者突然厥死而脉搏还跳动，听患者耳中如呼啸声而大腿内侧温暖。

【处方】方一：用管吹患者左耳中，使劲吹三次，再吹右耳三次，患者苏醒。方二：捣干菖蒲为末，用一枣核大小放在患者舌下。方三：灸患者鼻人中七壮，再灸阴囊下一寸百壮。如果是妇女，灸两乳房中间。

3.救卒心痛方

【症状】突然心痛。

【处方】方一：桂末或干姜末，既可合用又可单用，温酒服适量，隔一会儿再服，共服六七次，病愈。方二：生油半合，温服，病愈。方三：黄连八两，用水七升煮至一升五合，去渣，温服五合，每日三次。

4.治心腹俱痛方

【症状】心腹俱胀痛，气短憋气闷欲死，或已经气绝。

【处方】方一：取栀子十四枚，豉七合，用水二升，先煮取一升二合，绞汁去渣，纳入栀子，再煎至八合，又绞去渣，服半升。如果病不愈，将剩下的药尽服。方二：桂二两，切细末，用水一升二合煮取八合，去渣，一次服下。若没有桂，也可以用干姜。

5.治食中诸毒方

（1）中蜀椒毒：可多饮桂枝汤汁或凉水一二升，同时多食大蒜，即可治愈。注意切不可饮服热物，否则有生命危险。

（2）中马肝毒：取牡鼠屎十四枚，其形状两头尖，用水和匀饮服。如未解，可再服。

（3）食六畜鸟兽中毒：饮服豆豉汁数升，有良效。（各种动物的肝脏都不能轻易食用，尤其是自死的动物，切勿食用。）

（4）食鱼中毒：煎煮橘皮取浓汁，饮服。或服冬瓜汁。

（5）食鲈鱼肝中毒：取芦根锉碎，以水煎煮取汁，饮服一二升，有良效。

（6）食菌类中毒：挖一土坑，加水搅成土浆，饮服二三升。

6.治卒饮酒大醉诸病方

（1）饮酒醉后头痛：刮取生竹皮五两，以水八升煎煮得五升，去渣，然后合入鸡蛋五枚，调搅和匀，再煎至沸，得二三升，一次服尽。

（2）饮酒后引起下痢不止：取龙骨饮服，亦可捣末服用。

（3）连月饮酒导致咽喉腐烂，舌上生疮：取大麻子一升捣为细末，黄檗末二两，以蜂蜜和为丸，服用。

（4）饮酒引起体内积热，逐渐发黄：鸡蛋七枚，用苦酒浸泡，密封于容器内，沉入井底二宿，取出一次吞服二枚，逐渐痊愈。

（5）连日饮酒大醉，酒毒烦闷不堪：蔓青菜及少量米，煮熟去渣，等凉后饮服，则有良效。

健康锦囊

喝水过多会引起水中毒，这是由于人体内盐分丢失的缘故。血液中的盐丢失过多，吸水能力就会降低，水分就会通过细胞膜进入细胞内，使细胞水肿，人就会出现头晕、眼花等"水中毒"的症状，严重者还会出现昏迷、抽搐甚至危及生命。

预防水中毒的发生，应该注意：

1.少量多饮

一般每天喝8杯水较为适合，且要分几次喝。一次性饮水过多，即使没有水中毒，大量的水积聚在胃肠中，使人胸腹感到胀满，也不利健康。

2.未渴先饮

如果发现口渴，实际上你的体内已出现脱水状况，所以不应等到口渴时才饮水。

3.喝水不要喝得太快太急

喝水太快太急，无形中会把带着的很多空气一起吞咽，容易引起打嗝或是腹部胀气。如果是肠胃虚弱的人，喝水更应该一口一口慢慢喝。

4.水温30℃以下最好

一般建议以30℃以下的温开水最好，比较符合肠胃道的生理机能，不会过于刺激肠胃道造成血管收缩或刺激蠕动。

第五章

陶弘景：养性延命遵古法，导引食诚顺天求

名医简介

　　陶弘景，生于公元456年，卒于公元536年，字通明，号华阳隐居，南朝齐、梁时期的道教思想家、医药家、炼丹家、文学家，卒谥贞白先生。陶弘景是世医出身，祖父及父亲皆习医术，且有武功。他自幼聪慧，约十岁时即读葛洪《神仙传》，深受影响，三十六岁辞官隐居句容茅山，并遍历诸有名大山，访求仙药。当时，他深受梁武帝萧衍的信任，虽则梁武帝多次赠官他不受，但梁武帝有关国家大事都要向他咨询，人称之为"山中宰相"。陶弘景一生著书很多，约二百二十三篇。其中关于医药学的有《本草经集注》七卷，《补阙肘后百一方》三卷，《梦书》一卷，《效验施用药方》五卷，《服食草木杂药法》一卷，《断谷秘方》一卷，《消除三尺要法》一卷，《服气导引》一卷，《养性延命录》二卷，《人间却灾患法》一卷，《集药诀》一卷等。其中绝大多数均已散失。

常练"六字行气功"，调养五脏，百病不生

大医智慧

　　内气有一，吐气有六。内气一者，谓吸也；吐气六者，谓吹、呼、唏、呵、嘘、呬，皆出气也。凡人之息，一呼一吸，元有此数。欲为长息吐气之法，时寒可吹，温可呼，委曲治病，吹以去热，呼以去风，唏以去烦，呵以下气，嘘以散滞，呬以解极……凡病之来，不离于五脏，事须识相。若不识者，勿为之耳。心藏病者，体有冷热，呼吸二气出之；肺藏病者，胸膈胀满，嘘出之；脾藏病者，体上游风习习，身痒疼闷，唏气出之。肝藏病者，眼疼，愁忧不乐，呵气出之。

——引自《养性延命录》

精彩解读

　　六字功是一种吐故纳新的功法，它是通过"吹"、"呼"、"唏"、"呵"、"嘘"、"呬"六个字的不同发音口形，唇齿喉舌的用力不同，以牵动脏腑经络气血的运行。陶弘景在《养性延命录》中对"六字功"有详细的介绍，他认为按照"六字功"进行呼吸调适，可以养

五脏、治百病。其方法如下：

1. "吹"字功

在人体器官中，"吹"对应肾，常练习此功，可以补肾气，对腰膝酸软、盗汗遗精、阳痿早泄、子宫虚寒等肾经疾患有很好的疗效。

练习方法：舌向里，微上翘，气由两边出。足跟着力，五趾抓地，足心空起，两臂自体侧提起，绕长强、肾腧向前划弧并经体前抬至锁骨平，两臂撑圆如抱球，两手指尖相对。身体下蹲，两臂随之下落，呼气尽时两手落于膝盖上部。下蹲时要做到身体正直。呼气尽，随吸气之势慢慢站起，两臂自然下落垂于身体两侧。共做6次，调息。

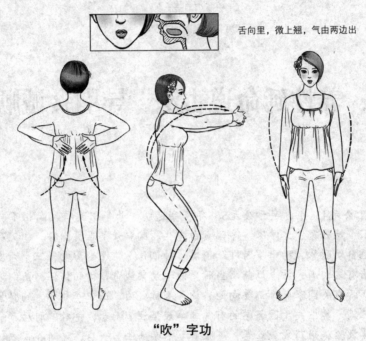

舌向里，微上翘，气由两边出

"吹"字功

2. "呼"字功

在人体器官中，"呼"对应脾，常练习此功，可以培养脾气，对腹胀、腹泻、四肢疲乏、食欲不振、肌肉萎缩、皮肤水肿等脾经疾患有很好的疗效。

撮口如管状，唇圆如筒，舌放平，向上微卷，用力前伸

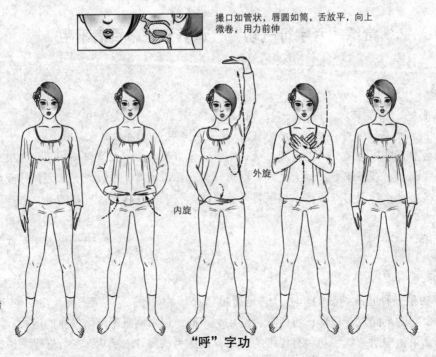

外旋

内旋

足大拇指
轻轻点地

"呼"字功

练习方法：撮口如管状，唇圆如筒，舌放平，向上微卷，用力前伸。足大拇指轻轻点地，两手自小腹前抬起，手心朝上，至脐部，左手外旋上托至头顶，同时右手内旋下按至小腹前。呼气尽吸气时，左臂内旋变为掌心向里，从面前下落，同时右臂回旋掌心向里上穿，两手在胸前交叉，左手在外，右手在里，两手内旋下按至腹前，自然垂于体侧。再以同样要领，右手上托，左手下按，做第二次。如此交替共做6次为一遍，调息。

3. "唏"字功

在人体器官中，"唏"对应三焦，常练习此功，可理三焦之气。对由于三焦气机失调所致的耳鸣、耳聋、腋下肿痛、齿痛、喉痹症、胸腹胀闷、小便不利等症有很好的疗效。

练习方法：两唇微启，舌平伸而微有缩意，舌尖向下，用力向外呼气。足第四、五趾点地。两手自体侧抬起如捧物状，过腹至两乳平，两臂外旋翻转手心向外，并向头部托举，两手心转向上，指尖相对。吸气时五指分开，由头部循身体两侧缓缓落下，并以意引气至足四趾端。重复6次，调息。

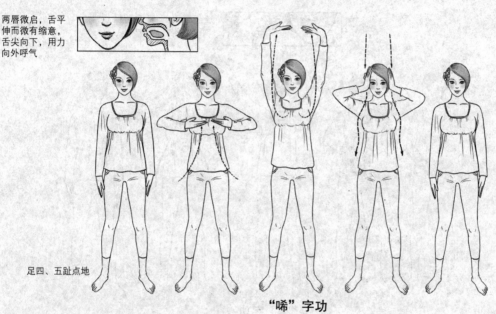

两唇微启，舌平伸而微有缩意，舌尖向下，用力向外呼气

足四、五趾点地

"唏"字功

4. "呵"字功

在人体器官中，"呵"对应心，常练习此功，可以补心气，对心神不宁、心悸怔忡、失眠多梦、健忘、口舌糜烂等症有一定疗效。

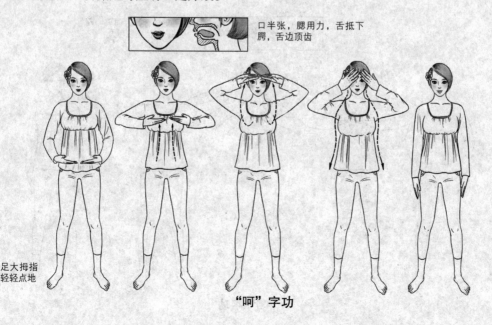

口半张，腮用力，舌抵下腭，舌边顶齿

足大拇指轻轻点地

"呵"字功

练习方法：练功时，足大拇指轻轻点地；两手掌心向里由小腹前抬起，经体前至胸部两乳中间位置向外翻掌，上托至眼部。呼气尽吸气时，翻转手心向面部，经面前、胸腹缓缓下落，垂于体侧，再行第二次吐字。应注意念"呵"字时口形为口半张，腮用力，舌抵下腭，舌边顶齿。连做6次，然后调息。

5. "嘘"字功

在人体器官中，"嘘"对应肝，常练习此功，可以平肝气，对肝郁或肝阳上亢所致的目疾、头痛以及肝风内动引起的面肌抽搐、口眼歪斜等有一定疗效。

练习方法：两手相叠于丹田，男左手在下，女相反；两瞳着力，足大拇指稍用力，提肛缩肾。当念"嘘"字时，上下唇微合，舌向前伸而内抽，牙齿横向用力。两手自小腹前缓缓抬起，手背相对，经胁肋至与肩平，两臂如鸟张翼向上、向左右分开，手心斜向上。两眼反观内照，随呼气之势尽力瞪圆。呼气尽吸气时，屈臂两手经面前、胸腹前缓缓下落，垂于体侧。吸气尽后，稍事休息，再念"嘘"字，并连做6次。

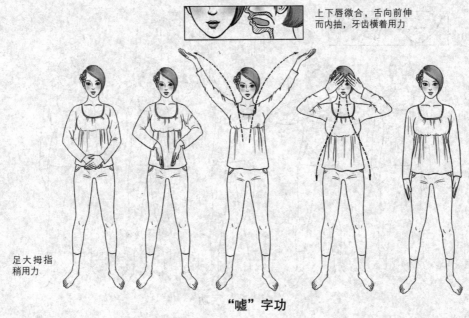

上下唇微合，舌向前伸而内抽，牙齿横着用力

足大拇指稍用力

"嘘"字功

6. "呬"字功

在人体器官中，"呬"对应肺，常练习此功，可以补肺气，对于肺病咳嗽、喘息等症有一定疗效。

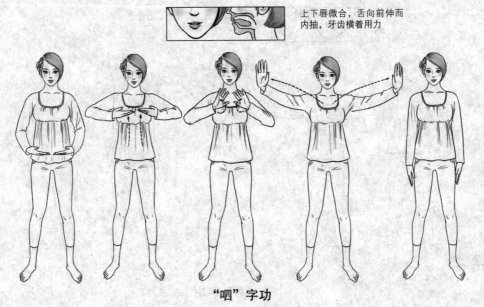

上下唇微合，舌向前伸而内抽，牙齿横着用力

"呬"字功

练习方法：两唇微向后收，上下齿相对，舌尖微出，由齿缝向外发音。两手从小腹前抬起，逐渐转掌心向上，至两乳平，两臂外旋，翻转手心向外成立掌，指尖对喉，然后左右展臂宽胸推掌如鸟张翼。呼气尽，随吸气之势两臂自然下落垂于体侧，重复6次，调息。

这套功法简便易行效果好，做一遍大约只需10~15分钟。若能持之以恒，定能收到不错的效果。

健康锦囊

音乐可以陶冶情操，也可以养生治病，这在中国由来已久，很早以前《黄帝内经》就探讨了音乐与人体生理、病理、养生益寿及防病治病的关系。天有五音，人有五脏；天有六律，人有六腑，《黄帝内经》中便记述了"宫、商、角、徵、羽"这五种不同的音阶，并进一步将它落实到五脏，就出现了"脾在音为宫，肺在音为商，肝在音为角，心在音为徵，肾在音为羽"。所以在我国古代就有"以戏代药"的疗法，即用音乐治疗病痛。

听音乐是简单有效的养生法，所以，我们在闲暇之时不妨多听听音乐，在享受艺术的同时也换来健康的身心。比如：

无法入睡时，可选一些轻松、舒缓的摇篮曲、小夜曲等。

疲劳时，可选一些轻松欢快的乐曲、舞曲等。

情绪焦躁不安时，可以选一些抒情优美、深沉含蓄的乐曲。

忧郁时，可以选一些欢快的、热情奔放的乐曲、舞曲等。

灰心丧气时，可以选一些欢快的、热情奔放的乐曲。

音乐虽然可以陶冶一个人的情操，抚慰一个人的灵魂，使人忘记疲劳与烦恼，还能引起情感上的共鸣，达到养生的目的。但听音乐要注意以下几点：

第一，听音乐要适时适地。

在早晚起床或就寝时，可以用养生音乐作为背景音乐；亦可在闭目养神时静心体味音乐。在欣赏音乐时，最好离开音响设备2米左右，并且置身于音响的正前方，这样可以比较好地接收音乐声波且左右均衡，对听觉最有利。

第二，音量一定要适当。

如果声音大到脏腑有感觉的话，人的耳朵会吃不消的。所以，应以最佳听觉感受来收听音乐。

第三，睡眠音乐一定要慎重选择。

睡眠音乐要注意旋律的美感，最好选择音量、节奏、情绪渐缓的曲子，这样可使催眠的效果更好。睡眠音乐应在入睡前播放，播放时间酌情而定，长短不拘，但音量一定要适中，不要戴着耳机入眠。

热手摩身体，最简便的肌肤保养窍门

大医智慧

又法摩手令热，以摩面，从上至下，去邪气，令人面上有光彩。又法摩手令热，摩身体，从上至下，名曰乾浴，令人胜风寒、时气热、头痛、百病皆除。夜欲卧时，常以两手揩摩身体，名曰乾浴，辟风邪。峻坐，以左手托头，仰，右手向上尽势托，以身并手振动三，右手托头振动亦三，除人睡闷。平旦日未出前，面向南峻坐，两手托楔，尽势振动三，令人面有光泽生。

——引自《养性延命录》

精彩解读

按摩又称推拿，就是用于在人体皮肤、肌肉、穴位上施行各种手法，达到美容、保健、治病、健身益寿的目的。按摩能通畅气血，去淤化滞，调节身体机能，还能促使面部皮肤营养得以改善，及时去除衰老萎缩的细胞，增加皮肤的光泽和肌肉的弹性，进而延展和消除晦暗与皱纹，达到康复面容的目的。

陶弘景在《养性延命录》中说道："摩手令热以摩面，从上至下，驱邪气，令人面上有光彩。"并详细介绍了通过按摩来保养肌肤的方法，后人将这些方法不断发展，形成了下面这套按摩护肤法：

1.面部按摩

按摩面部主要是在颜面及五官的皮肤上施用适当的手法，以达到润泽皮肤、除皱 斑、保持弹性、明目醒神的目的。

仰卧位：

（1）用食、中二指以快速轻柔的运法或抹法在全颜面操作5分钟。操作顺序为从下向上、从外向里，具体顺序可按：下颏（此前可连及颈部皮肤一起操作）→两颌→口周→两面颊→两颧→鼻周→两颞→两眼周→额。

（2）用轻快的一指禅推法分别在嘴角周围、鼻唇沟、两眼外眦周围、额等皱纹多发部位操作5分钟。操作方向与皱纹方向相垂直。只可自下向上单一方向操作，不可往返。

（3）用大鱼际揉法在两侧颜面部操作3分钟。

（4）用食、中两指腹在颜面部轻轻拍打1~2分钟。操作顺序仍自下向上，自外向里。

小贴士

按摩最好早晚各一次，每次以20分钟为宜，另外还要持之以恒，因为用按摩来保健和美容不是一天两天就有效的，必须积以时日，才逐渐显示出效果来，所以应该有信心和恒心。

2.眼部按摩

经常按摩眼部，不仅可以增强眼睛的神韵，减少眼周围的皱纹，防止眼睛皮肤松弛，起到良好的美容效果，还可防止各种眼病。同时，也能使脸部肌肉变得柔软，表情显得生动。

仰卧位：

（1）用两拇指面从两眉头向两旁分推至眉梢7~10次。

（2）医者两手互相搓摩至热，熨目3~5遍。

（3）用两拇指轻压眼球30秒后，快速抬起，反复2~3遍（按压后感到舒适而无眼球疼痛及视物不清为度）。

（4）点按睛明、攒竹、鱼腰、丝竹空、太阳、承泣、瞳子髎、印堂、合谷各穴半分钟。

（5）用中指面在两眼眶做轻柔的向外旋转推法10~20次（推时不宜触及上、下眼睑）。

3.颈部按摩

颈部按摩对颈部的骨组织及关节、肌肉及韧带、皮肤及皮下组织都有积极的保健作用。通过手法调整椎间关系，可减少不合理的软骨受压从而推迟软骨的退变，延缓骨赘的形成或发展；通过手法缓解肌肉韧带的痉挛，可减轻疼痛，使颈椎的内外平衡趋于一致，达到防病、治病的目的；通过手法控制颈部的脂肪堆积及皱纹早现，可达到推迟衰老，显得颈项修长健美的目的。

坐位：

（1）用振法或指揉法在颈后部及颈两侧操作5分钟。

（2）用一指禅推法或指揉法在颈后棘突间及两侧肌肉处操作5分钟。

（3）用拿法在颈部的后及两侧各操作3~5遍。在拿颈两侧时，不可按压两侧颈动脉，以免引起头部缺血。

（4）点按风池、肩井、天宗、曲池穴各半分钟。

（5）分别将头颈向两侧斜扳各2~3次。一手压肩部，一手压头侧面，两手向相反方向用力按压。

（6）用轻搓法在颈部两侧操作3~5次。

仰卧位：

（1）用一指禅推法在颈前方操作3~5分钟。操作顺序为：从颌下起沿喉甲状软骨→环状软骨→胸肌上。施用手法时要轻快柔和，不可粗暴。一般操作后受术者应感觉喉部轻爽。

（2）用较轻的拿法在喉及气管部往返操作2~3次。

（3）按天突穴半分钟，继而轻揉20次。

健康锦囊

按摩虽然操作起来很方便，但也需要一些基础的知识，按摩之前先要了解以下注意事项：

（1）按摩者的双手应保持清洁、温暖、指甲应修剪，指上不戴任何装饰品，以免损伤被按摩者的皮肤。

（2）为了按摩顺利进行，取得良好的效果，按摩者的体位应便于操作，被按摩者的肌肉应充分放松。

（3）全身按摩时应注意操作方向，要顺着血液和淋巴液回流的方向。

（4）按摩时，要注意顺序，用力要由轻到重，再逐渐减轻而结束。

（5）按摩的禁忌证：急性软组织损伤早期不能按摩患部；各种急性传染病；各种恶性肿瘤的局部；各种溃疡性皮肤病；烧、烫伤；各种感染、化脓性疾病及结核性关节炎；月经期、妊娠期妇女的腹部；严重的心肺功能不全；各种血液病，如血小板减少、血友病、白血病；骨折及关节脱位；胃及十二指肠溃疡急性穿孔；年老体衰的危重病人、经不起按摩者。

食欲少而数，不欲顿多难销——陶弘景论"食诫"

大医智慧

故人不要夜食，食毕但当行中庭，如数里可佳。饱食即卧生百病，不消成积聚也。食欲少而数，不欲顿多难销。常如饱中饥、饥中饱。故养性者，先饥乃食，先渴而饮。恐觉饥乃食，食必多；盛渴乃饮，饮必过。食毕当行，行毕使人以粉摩腹数百过，大益也。

——引自《养性延命录》

精彩解读

陶弘景对于饮食养生极为重视，在其所著《养性延命录》中，专门有一篇《食诫篇》，除此之外，其他如《教诫篇》、《杂诫篇》等，也都涉及饮食问题。下面，我们就对陶弘景的饮食观进行详细解读。

陶弘景曾经指出"始而胎气充实，生而乳食有余，长而滋味不足，壮而声色有节者，强而寿。始而胎气虚耗，生而乳食不足，长而滋味有余，壮而声色自放者，弱而夭"。这段话颇为历代医家所重视，其意思是说，人们如果先天禀赋优厚，小时乳食充足，长大能够控制饮食，壮年时能节制房事，不放纵情欲，这样的人身体就强壮，自然可以长寿。倘若先天禀赋单薄，小时乳食不足，长大后天天大吃大喝，壮年时肆意行房，放纵情欲，势必使人羸弱多病而夭折短命。

陶弘景是主张节制饮食的，尤其反对过于饮食。他曾明确写道："所食愈少，心愈开，年愈益；所食愈多，心愈塞，年愈损焉。"陶弘景认为少食即限制食量可以长寿，而经常饱食必然减损年寿。陶弘景此说非常正确，并且为后人的科学实验所证明。

当然，在此也提醒大家，限食一定要适当，并非越少越好，要吃七八成饱，以保证足够的营养。如果因限制饮食而导致营养不良，引起体质下降，就会起相反的作用。

陶弘景又说：养性之道，不欲饱食便卧及终日久坐，皆损寿也。人食毕当行步踌躇，有所修为快也。故流水不腐，户枢不蠹，以其劳动故也。故人不要夜食，食毕当行步中庭如数里可佳。食欲少而数，不欲顿多难消，常如饱中饥，饥中饱。故善养性者，先饥乃食，先渴而饮。恐觉饥乃食，食必多盛渴乃饮，饮必过。食毕当行，行毕使人以粉摩腹数百过，大益也。这些都是养生的经验之谈，饮食可以少食多餐，不可少餐多食。应当先饥而食，先渴而饮，防止因过于饥渴而使饮食过量。尤其是夜晚不可饱食，以防止深夜发生急性胰腺炎之类的病症。饭后应当摩腹、散步，不可立即睡卧，防止造成积食不化。

陶弘景认为，饮食最好是热吃，尽量少吃生冷之物。他说："凡食，皆热胜于生冷，少胜于多。""凡食，欲得恒温暖。"并且指出，食物的温度要适宜。既不可过热，也不可过冷，要做到热食勿"灼唇"，冷食勿"痛齿"。陶弘景又说："久饥不得饱食，饱食成癖病。饱食夜卧失覆（没有盖好被子），多霍乱死。时病新瘥，勿食生鱼，成痢不止……新病差不用食生枣、羊肉、生菜，损颜色，终身不复。"这就说明，久饥之后不可骤然饱食，否则更容易损伤肠胃；饱食后寝卧一定要盖好被子，不可受凉，否则易患上吐下泻一类霍乱病；大病初愈不可嗜食生冷及肥腻之物，否则容易引起旧病复发，甚至酿成新的疾病。

陶弘景还说："饮酒不欲多，多即吐，吐不佳。醉卧不可当风，亦不可用扇，皆损人。"饮酒一定要适量，酒少饮能行气活血，可谓有益，多饮则造成酒精中毒，非常有害。醉卧当风容易造成中风偏瘫，不可不慎。陶弘景特别指出："醉饱交接，小者令人面皯，咳嗽，不幸伤绝脏脉，损命。"这就是说，醉饱之后不可过性生活，醉饱行房不仅严重摧残身体，损伤寿命，而且对优生优育也很不利。

健康锦囊

以下几种蔬菜吃法是非常不健康的，需要引起大家注意：

1.经常在餐前吃西红柿

西红柿应该在餐后再吃。这样，可使胃酸和食物混合大大降低酸度，避免胃内压力升高引起胃扩张。

2.胡萝卜与萝卜混合做成泥酱

不要把胡萝卜与萝卜一起磨成泥酱。因为，胡萝卜中含有能够破坏维生素C的酵素，会把萝卜中的维生素C完全破坏掉。

3.香菇过度清洗或用水浸泡

香菇中含有麦角淄醇，在接受阳光照射后会转变为维生素D。但如果在吃前过度清洗或用水浸泡，就会损失很多营养成分。煮蘑菇时也不能用铁锅或铜锅，以免造成营养损失。

4.过量食用胡萝卜素

虽然胡萝卜素对人体十分有益，但也要注意适量食用。过多饮用以胡萝卜或西红柿做成的蔬菜果汁，都有可能引起胡萝卜血症，使面部和手部皮肤变成橙黄色，出现食欲不振、精神状态不稳定、烦躁不安，甚至睡眠不踏实，还伴有夜惊、啼哭、说梦话等表现。

5.吃没用沸水焯过的苦瓜

苦瓜中的草酸会妨碍食物中的钙吸收。因此，在吃之前应先把苦瓜放在沸水中焯一下，去除草酸，需要补充大量钙的人不能吃太多的苦瓜。

6.过多食用菠菜

菠菜中含有大量草酸，不宜过多食用。草酸在人体内会与钙和锌生成草酸钙和草酸锌，影响钙和锌在肠道的吸收，容易引起缺钙、缺锌，导致骨骼、牙齿发育不良，还会影响智力发育。

7.吃未炒熟的豆芽菜

豆芽质嫩鲜美，营养丰富，但食用时一定要炒熟。不然，食用后会出现恶心、呕吐、腹泻、头晕等不适反应。

8.韭菜做熟后存放过久

韭菜隔夜变成毒。韭菜最好现做现吃，不能久放。如果存放过久，其中大量的硝酸盐会转变成亚硝酸盐，引起毒性反应。另外，消化不良者也不能吃韭菜。

9.把绿叶蔬菜长时间焖煮着吃

绿叶蔬菜在烹调时不宜长时间地焖煮。不然，绿叶蔬菜中的硝酸盐将会转变成亚硝酸盐，容易引发食物中毒。

沐浴得法，健康百倍——陶弘景的五点沐浴建议

大医智慧

沐浴无常不吉，夫妇同浴不吉。新沐浴及醉饱、远行归还大疲倦，并不可行房室之事，生病，切慎之……新沐浴了，不得露头当风，不幸得大风刺风疾……新沐浴讫，勿当风湿语，勿以湿头卧，使人患头风、眩闷、发秃、面肿、齿痛、耳聋。湿衣及汗衣皆不可著久，令发疮及患风。

——引自《养性延命录》

精彩解读

洗澡不仅可以清洁皮肤，促进血液循环、新陈代谢，有利于消除乳酸等导致疲劳的废物，还能改善睡眠。因此，可以说洗澡属于一种文明习惯。但是，你是否知道洗澡也有学问，如果洗澡的方式不对，也会影响身体的健康。

经常洗澡对健康大有裨益：

（1）洗澡可以洗掉污垢，促进排汗，进而保证皮肤有效地调节体温。

（2）洗澡可以洗掉皮肤表面孔穴、缝隙里的堵塞物，有利于皮肤呼吸功能的发挥。

（3）洗澡可使皮肤和肌肉的血液循环加快，使皮肤的各个部分获得更多的营养。

（4）另外，血液循环加速可促进新陈代谢，消除乳酸等使人感到疲倦的物质和其他废物，从而消除人的疲劳和解除肌肉的疼痛。适度的浴水对皮肤神经有安抚镇定的作用，有助于止痒、止痛和缓解其他的不适感。

《养性延命录》包括的范围特别广，几乎所有与养生延寿有关的方面都有所涉及，其中不乏关于洗澡的论述。在书中，陶弘景指出了一些洗澡禁忌，概括起来包括以下几点：

（1）沐浴要有规律，没有规律会对身体有害。

（2）不可夫妇同浴。

（3）刚洗完澡不可行房。

（4）刚洗完澡，不能露头当风吹，否则会造成"风疾"。

（5）刚洗完澡，不可湿头睡觉，否则会"使人患头风、眩闷、发秃、面肿、齿痛、耳聋"。

陶弘景在书中所阐述的关于洗澡的论述非常有道理，直到今天仍然有着积极的指导意

义。除此之外，在洗澡过程中我们还要注意以下几点：

（1）冬天时皮肤的温度比洗澡水的温度低，突然而来的热水会让心脏承受过大的负荷，所以洗澡前应先用热水冲冲脚，待脚部温暖后再洗身体，让身体逐渐适应，以免引起头部及全身皮肤血管骤然扩张，大量血液集中到皮肤表面，导致心、脑急剧缺血，产生头晕、胸闷等不适症状。

（2）洗澡时水温不可过高，以37~40℃为宜。

（3）洗澡时，因为汗液不断排出，洗澡时间过长容易使人感到疲倦乏力，甚至引发休克，所以沐浴时间不要超过15分钟，泡澡时间也以15~20分钟为宜。

（4）入浴前先做5~10分钟的暖身运动。

（5）洗澡前用棉球堵住外耳道，以免污水进入耳道，引起中耳炎。

小贴士

如果洗澡过勤，将皮肤最外面的角质层伤害，其保护皮肤的作用就会失去，皮肤细胞内的水分更容易蒸发掉，皮肤就会干燥。因此每周洗澡2~3次是比较合适的。

（6）以下情况不应立即洗澡：

①饱餐后和饥饿时：饱餐后洗澡，全身表皮血管被热水刺激扩张，会使较多的血液流向体表，使腹腔血液供应相对减少，影响消化吸收，引起低血糖，甚至虚脱、昏倒。

②饮酒过后：酒精会抑制肝脏活动，酒后洗澡时，体内的葡萄糖消耗会增多，容易发生头晕、眼花、全身无力，严重时还可能发生低血糖昏迷。

③劳动过后应休息片刻再洗澡，否则容易引起心脏、脑部供血不足，甚至发生晕厥。

④血压过低时：洗澡时较高的水温会使血管扩张，患有低血压者易出现暂时性脑供血不足，发生虚脱。

健康锦囊

冬天不必每天洗澡。如果对于某些人来说，天天洗澡的习惯不容易改变的话，就要特别注意洗澡的方法。

（1）水温在37~40℃为宜。水温过高，皮肤表面的油脂更易破坏，毛细血管扩张，加剧皮肤干燥的程度，给皮肤带来损伤，同时，还会增加心脏负担。

（2）如果皮肤不是很油的话，选择中性的浴液和香皂为好，但不必天天用，隔两三天用一次即可。而且，浴液在身体上停留时间不宜过长，一定要冲洗干净，否则会伤害皮肤。

（3）洗完澡后，全身涂抹润肤露，可以锁住皮肤表面水分，缓解干燥瘙痒。

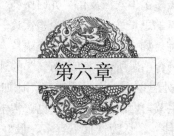

第六章

孙思邈：每天一点小功法，一生健康永相随

名医简介

孙思邈，唐代伟大的医药学家，杰出的养生学专家，被后世尊称为"药王"。他从18岁起行医，百余年，救人无数。其著作《千金方》、《千金翼方》为我国古代医药学的经典，其中《千金方》专辟"食疗篇"，是现存最早的营养学专论。修身养性之道是孙思邈在中国医学中最杰出的贡献。他认为，每个人只要重视养生保健，就能做到"正气存内，邪不可干"，防止出现"神疲心易役，气弱病来侵"的情况。他指出，一个人能否健康长寿，绝不是"命里注定"，其主动权其实掌握在自己手中。只要个人保健有方、养生有道，就能长命百岁。孙思邈身体力行，养生有道，年逾百岁之上，是我国历代医药学家中的老寿星。

节护精气，"啬"者长生——孙思邈的养生总论

大医智慧

凡人不终眉寿或致夭殁者，皆由不自爱惜，竭情尽意，邀名射利，聚毒攻神，内伤骨髓，外敷筋肉，血气将亡经络便壅，皮里空疏，惟如蠹疾。正气日衰，邪气日盛，不异举沧波以注爝火，秃华岳而断涓流。语其易也，又甚于此。

——引自《千金翼方》

精彩解读

孙思邈的养生思想大体为两点：一为"不肯低头适卿相"，二为"坚持一个'啬'字"。前者主要是从养心的角度来说的，其核心理念是"养生首重在养心，而养心莫善于寡欲"，认为养生要摒弃私心杂念，不要慕求浮荣，不要患得患失，要有"不为利回，不为义疚"的精神。后者主要是从日常修养的角度来说的，下面为大家详细介绍一下。

孙思邈认为，人的精神气血有限，必须处处注意摄养爱护，要尽量减少对它的消耗。他的这一思想是在《老子》"五色令人目盲，五音令人耳聋，五味令人口爽，驰骋田猎令人心发狂"的启示下，认识到如果对声色犬马这类嗜好不知道节制，必然会耗伤精神气血，进而"损年寿"。孙思邈主"啬"的养生思想，实际上也是宗法老子"治人事天其若啬"的观点。《韩

非子·解老篇》说："书之所谓治人者，适动静之节，省思虑之费也。所谓事天者，不极聪明之力，不尽智识之任。苟极尽，则费神多，费神多，则盲聋悖狂之祸至，是以啬之。"孙思邈深通其微言要旨，故重视保护精神气血，从而郑重提出"人之寿夭，在于搏节（即节约）"的告诫。

孙思邈论述养生有"十个大要"，即"一曰啬神，二曰爱气，三曰养形，四曰导引，五曰言论，六曰饮食，七曰房室（事），八曰反俗，九曰医药，十曰禁忌"。其中，除啬神、爱气、养形、禁忌等都明显寓有啬的思想外，其余言论、饮食、房事等内容也可以从《养性篇》的全面论述中归纳出其主要精神。如"众人大言而我小语，众人多繁而我小记"，即在言论时念念不忘一个"啬"字，这正符合中医所说"言多伤气"的理论。

有关饮食、房事的问题，孙思邈也同样强调搏节，比如："非其食不食。非其食者，所谓猪豚、鸡鱼、蒜鲙、生肉、生菜、白酒、大酢大咸也。常学淡食。"他主张饮食"常宜轻清甜淡之物，大小麦面粳米等为佳"，认为饮食不宜多，最好在"不饥不饱之间"，提倡饱中饥、饥中饱的饮食法。他还列举所见闻的事实，用以证明饮食宜从俭啬，提出鲙酱可延年而珍馐能损寿之论。如说："关中土地，俗好俭啬，厨膳肴羞，不过菹酱而已，其人少病而寿。江南岭表，其处饶足，海陆鲑肴，无所不备，土俗多病而民早夭。北方士子，游宦至彼，遇其丰赡，以为福祐所臻，是以尊卑长幼，咨口食啖，夜常醉饱，四体热闷，赤露眠卧，宿食不消，未逾期月，大小皆病……以至于死。凡如此者，比肩皆是，惟云不习水土，不知病之所由，静言思之，可为太息者也。"虽然孙思邈所倡导的饮食主张，有不少内容是与现代营养学相抵触的，但这是他在饮食方面的长寿秘诀，又是调查观察的社会实录，应当引起我们的深思。另外，孙思邈论述"房室"，同样突出一个"啬"字，他提倡节欲，力主秘啬精气。如他引述彭祖之说："上士别床，中士异被，服药百裹，不如独卧。"

孙思邈养生方法中有许多注意事项，如防止六个"久"（久立、久行、久坐、久卧、久视、久听）；提出十个"莫"（莫强食、莫强酒、莫强举重、莫忧思、莫大怒、莫悲愁、莫大惧、莫跳踉、莫多言、莫大笑）；倡导十二个"少"（少思、少念、少欲、少事、少语、少笑、少愁、少乐、少喜、少怒、少好、少恶）；反对十二个"多"（即与十二少相反的事）等。所有这些，总的指导思想是要将精气神的损耗降到最低限度，就是把一个"啬"字全面贯彻和具体实施到生活的各个方面。

忧愁易伤身而娱乐可健身，这是人所共知的常识，孙思邈却认为不管喜怒哀乐，一概以少为佳，"多笑则伤脏，多乐则意溢"，"忍怒以全阴，抑喜以养阳"。他对心理与生理、病理各个环节之间的密切关系，有颇为深切的了解，所以主张什么事都不能太过，过则必有所伤，"凡言伤者，亦不即觉也，谓久则损寿耳"。孙氏对于养生之道，可谓探究入微，而其关键仍在"啬"字上下工夫。

顺时而食，五脏俱养——孙思邈的食养十二论

大医智慧

正月，肾气受病，肺脏气微。宜减咸酸、增辛味，助肾补肺，安养胃气。勿冒冰冻，勿极温暖，早起夜卧，以缓形神。勿食生葱，损人津血。

……

十二月，土气旺相，水气不行。宜减甘增苦，补心助肺，调理肾脏。勿冒霜露，勿泄津液及汗。勿食葵，化为水病。勿食薤，多发痼疾。勿食龟鳖。

——引自《孙思邈摄生论》

精彩解读

俗话说："药补不如食补。"饮食养生首先指的是应用食物的营养来防治疾病，促进健康长寿的。药王孙思邈对食养极为注重，他指出："安神之本，必资于食。"只有吃得好，才能强身防病。他不仅在《千金方》中设有"食治篇"，而且还专门写了一篇《摄生论》，来探讨一年当中每个月的饮食宜忌。下面，我们就为大家详细解读一下孙思邈的饮食养生法。

1.孙思邈正月饮食要点

正月是一年的第一个月，天地的生气都逐渐开始复苏，因此称之为"发阳"。孙思邈在其《摄生论》中说，正月肾气受病，因此肺气会显得很微弱，这个时候应该少吃一些咸、酸的食物，多吃些辛辣的食物，这样才可以助肾补肺，安养胃气。

另外，春季为万物生发之始，阳气发越之季，故应少食油腻之物，以免助阳外泄，否则肝木生发太过，则克伤脾土。孙思邈在《千金方》中也说："春七十二日，省酸增甘，以养脾气"。强调正月饮食也应少吃酸味，多吃甜味，以养脾脏之气。可选择韭菜、香椿、百合、茼蒿、荠菜、豌豆苗、春笋、山药、藕、萝卜、荸荠、甘蔗、芋头等。

2.孙思邈二月饮食要点

孙思邈在《摄养论》中指出，人在二月里肾气微弱，肝气旺盛，因此在饮食方面最好戒酸增辛，这样才能达到助肾补肝的目的。孙思邈还强调，二月不宜多吃黄花菜、陈醋及腌菜，否则会生痼疾；也要少食蒜，因为蒜辛辣，易使人气壅、胸闷，火毒内蕴，痹阻不通。还不能吃葵花子、鸡子等，否则会导致血气滞留；也不要吃兔肉、狸肉等，否则会令人神魂不安。

中国传统的中医调养认为，二月养生应注意补肾养肝，可选食一些科学的养肝补肾食品，如鸡肝、鸭血、猪肝、菠菜、木耳、首乌等，都是补益肝肾的上好食品，可适当多食。

3.孙思邈三月饮食要点

孙思邈认为，三月肾气逐渐转息，心情渐渐临近，木气旺，故应减少食用甘味食物，多食辛味食物，可补益精气，使身体安康。在三月里，尤其不能吃黄花菜、陈醋及菹等，否则会发藏痼，起瘟疫；同时也不能吃生葵花，生葵花多湿多热，有毒，生食会生疮，或导致腹胀作泄。各种动物的脾、鸡子等，也都不可以吃。

三月，气候还比较寒冷，人体为御寒是要消耗一定能量来维持基础体温的，营养调养还是应以高热量饮食为主，除谷类制品外，还应选用黄豆、芝麻、花生、核桃等食物，以及时补充身体所需的能量。同时，三月还需要补充优质的蛋白质食品，如鸡蛋、鱼类、虾、牛肉、鸡肉、兔肉和豆制品等。这些食物中都含有丰富的蛋氨酸，而蛋氨酸具有增强人体耐寒能力的功能。

4.孙思邈四月饮食要点

孙思邈在其《摄养论》中认为："四月，肝脏已病，心火渐壮。宜增酸减苦，补肾强肝，调养胃气，固密精，益筋骨……"这段话的意思也就是说，在四月夏季，应通过饮食对肝肾脾胃进行补益，以达到养护心脏的目的。由于此时天气逐渐转暖，人着衣单薄，故应谨防外感，患病后不可轻易运用发汗之剂，以免汗多伤心。在饮食方面，《摄养论》中认为，四月忌吃生蒜，否则会令人多涕唾，发痰水；忌吃雏鸡肉，否则会令人生痈疽，逆元气；另外鳝鱼也不能吃，吃后损害健康。

5.孙思邈五月饮食要点

孙思邈的《摄养论》中认为，到了五月，人的肝脏开始转平，而心火转旺，此时在饮食调养方面要注意减少酸味食物，多食苦味食物，因为苦味入心，可泻心火，如苦瓜、莴笋、丝瓜、苦菜、芹菜、菊花、百合、荷叶等。另外，咖啡、巧克力等，也都是比较适合在这个季节吃的食物，可达到益肝补肾、增强食欲、促进消化和清凉去火的作用。

6.孙思邈六月饮食要点

《摄生论》中认为，六月肝气微弱，而脾气旺盛，此时调养应节制饮食。饮食应适当减苦增咸，少食肥腻食品。此时，阴气内伏，暑毒外蒸，因此调养时要注意不要用冷水洗手足，不要对风睡觉，不要夜里纳凉，睡觉时也要盖好腹部，以免着凉，引起暴泄疾患。在饮食方面，要以温软食物为主，切记不要吃得太饱，可适当进食小米粥，对脾胃有益。

7.孙思邈七月饮食要点

孙思邈的《摄养论》中认为，到了七月，人的肝、心二脏少气，而肺气却很旺盛，要注意多食咸性食物，少食辛辣食物，这样才可以助气补筋，滋养脾胃。《摄生论》中还认为，七月不宜吃茱萸，否则会导致气壅；不宜多吃猪肉，否则会损人神气。

在高温时期，养生要顺应夏季阳盛于外的特点，注意保护阳气，着眼于一个"长"字。饮食调养，宜清淡，不宜肥甘厚味，同时注意多食杂粮以寒其体，不多食热性食物，以免助热。还要注意，少食冷食瓜果，否则会损伤脾胃；而厚味肥腻之品也要少食，以免化热生风，激发疗疮之疾。

此外，七月天热，人出汗较多，因此随汗液流失的钾离子也比较多，因此要注意补充钾，如各种新鲜蔬菜和水果，蔬菜包括大葱、芹菜、毛豆等，水果则包括草莓、杏、荔枝、桃、李子等；茶叶中也含有较多的钾，故热天多饮茶，既可消暑，又能补钾，是一举两得的养生调养方法。

8.孙思邈八月饮食要点

《摄养论》认为，八月宜少吃苦味食品，适当进食辛味食品，以助筋补血，调养心肝脾胃。同时，注意少食葱、蒜，以免伤及神气，使魂魄不安；不食猪肚，否则易致咳嗽；不食雏鸡肉，否则会伤神气。

另外，八月金秋燥气当令，易伤津液，故饮食应多以滋阴润肺为宜。《饮膳正要》中说："秋气燥，宜食麻以润其燥，禁寒饮"。还有人主张八月宜食生地粥，可以滋阴润燥。总之，八月时节，可适当进食芝麻、糯米、粳米、蜂蜜、枇杷、菠萝、乳品等柔润食物，以益胃生津。

9.孙思邈九月饮食要点

《摄养论》中认为，进入九月，人的阳气已衰，而阴气大盛，因此饮食方面宜减苦而增甘，以补益肝肾，滋养滋味，助生元气。

九月入秋，气候开始凉爽，饮食原则应以"甘平为主"，即多吃一些有益于清肝作用的食物，少食酸性及苦味食物。中医认为，秋季多吃酸苦食物，则克脾，易引起五脏不调；而多食甘平类的食物，则可增强脾胃的活动，使肝脾活动协调。这类食物诸如茭白、南瓜、莲子、桂圆、黑芝麻、红枣、核桃等，都是九月宜食的食物。茭白可降低血脂，解热毒，利二便；南瓜可润肺益气；莲子则可益脾养心，开胃安神；桂圆能治贫血、神经衰弱；黑芝麻则可补肺助脾，润肠通便；等等。注意不食姜蒜，否则会损人神气；不食葵花子，否则会化为水病；不食狗肉，宜伤身；等等。

10.孙思邈十月饮食要点

十月，已经开始入冬，此时人的心、肺都逐渐气弱，而肾气则逐渐开始强盛，因此孙思邈的《摄养论》中认为，十月在饮食调养方面应注意少食辛辣食物而多吃苦味食物，以安养肾脏，强壮筋骨。

为避免血液黏稠，十月还应多食保护心脑血管的食品，如丹参、山楂、黑木耳、芹菜、红心萝卜、苦瓜、玉米、荞麦等。同时这个季节还宜多吃温补性食物和益肾食品，如羊肉、牛肉、鸡肉、狗肉、鹿茸等，以滋阴养肾。

11.孙思邈十一月饮食要点

《摄生论》中认为，进入十一月份后，人的肾脏正旺，而心、肺开始衰微，因此此时调养，应注意补心养肺，多食对心、肺有补益功效的食物，如苦味食物，但要注意少食咸味食物，对心、肺不利。

从中医养生学的角度看，十一月已经进入"进补"的大好时节。按照传统的中医理论，十一月的滋补通常需补气、补血、补阴和补阳。补气食品主要指具有益气健脾功效的食物，如大米、糯米、花生、山药、胡萝卜、豆浆、鸡肉等；补血食品主要指对血虚证者有补益作用的食品，如动物肝脏、龙眼肉、荔枝肉、桑葚、黑木耳、胡萝卜、猪肉、海参、鱼类等，都有一定的补血作用；补阳食品主要指具有补阳助火、增强性功能的食物，如狗肉、羊肉、虾类、鹿肉、核桃仁、韭菜、枸杞子、鳝鱼、淡菜等；补阴食品主要指具有滋养阴液、生津润燥功效的食品，如银耳、木耳、牛奶、鸡蛋、葡萄、白菜等。同时注意不食螺蚌蟹鳖，否则会损人元气，长尸虫；不食经夏醋，否则会发头风，成水病；不食生菜，以免致人心痛。

12.孙思邈十二月饮食宜忌

进入十二月，一年中最冷的季节，身体调养也更加重要。孙思邈的《摄养论》中认为，十二月，人的土气较胜，而水气衰弱，故应增补水气，少甘多苦，以补心助肺，调理肾脏。

在十二月调养应以增加热能为主，比如适当多摄入一些富含碳水化合物和脂肪的食物。当然，蛋白质也不可缺，应多食一些以优质蛋白质为主的食物，如瘦肉、鸡蛋、鱼类、乳类、豆类及其制品等。尽管冬天蔬菜较少，但也应适当进食，比如甘薯、马铃薯、圆白菜、萝卜、黄豆芽、绿豆芽、油菜等。同时，还应注意多食一些富含钾、钙、钠、铁等元素的食物，如虾米、虾皮、芝麻酱、猪肝、香蕉等，以保证身体所需的营养平衡。另外，《摄养论》中指出，十二月的饮食应注意不食葵花子，否则会化为水病；不食薤，否则会生发痼疾；鼋鳖也不宜食用。

健康锦囊

冬季是各种疾病的多发季节，因此，保健就显得至关重要，喝粥是既方便又有营养的选择。下面介绍几种可防病御寒的保健粥。

（1）腊八粥：取粳米和各种豆类、干果、坚果同煮。豆类中含有很多优质植物蛋白，干果则浓缩了鲜果中的营养物质，坚果含有丰富的蛋白质、维生素E和多种微量元素，可提高人体免疫力、延缓衰老。

（2）鸡肉皮蛋粥：鸡肉200克，皮蛋2个，粳米200~300克，姜、葱、盐等调味品适量。先将鸡肉切成小块，加水煲成浓汁，用浓汁与粳米同煮。待粥将熟时加入切好的皮蛋和煲好的鸡肉，加适量的调味品。它有补益气血、滋养五脏、开胃生津的作用，适用于气血亏损的人。

（3）羊肉粥：选精羊肉200克，切片，粳米或糯米200克左右，姜、葱、盐适量，同煮成羊肉粥，早晚均可食用。此粥可益气养肾、暖脾护胃。

（4）决明子粥：炒决明子（中药店有售）10克，大米60克，冰糖少量。先将决明子加水煎煮取汁适量，然后用其汁和大米同煮，成粥后加入冰糖即可。该粥清肝、明目、通便，对于目赤红肿、高血压、高血脂、习惯性便秘等症有显著效果。

（5）桂圆粟米粥：桂圆肉15克，粟米100~200克。将桂圆肉洗净与粟米同煮。先用大火煮开，再用文火熬成粥。桂圆肉性味甘温，能补益心脾，养血安神。适合中老年人食用。

（6）山药栗子粥：山药15~30克，栗子50克，大枣数枚，粳米100克。栗子去壳后，与山药、大枣、粳米同煮成粥。山药性味甘平，能补脾胃、益肺肾，尤其适用于脾肾气虚者；但一次不宜多食，否则容易导致消化不良。

长生之要，其在房中——孙思邈的房中养生术

大医智慧

抱朴子曰：或问所谓伤之者，岂色欲之间乎？答曰：亦何独斯哉！然长生之要，其在房中，上士知之，可以延年除病，其次不以自伐。若年当少壮，而知还阴丹以补脑，采七益于长

俗者，不服药物，不失一二百岁也。但不得仙耳，不得其术者。古人方之于凌杯以盛汤，羽苞之蓄火。

——引自《备急千金要方》

精彩解读

精既是生命的基础，又是充养身体、维持人体正常生命活动的基本物质。孙思邈目睹世人沉溺于声色犬马导致"身枯于留连之中，气绝于绮纨之际"而"少百岁之人"。因此，极力主张节欲，并实行房中养生术，认为"苟能节宣其宜适，抑扬其通塞者，可以增寿"。

孙思邈的房中养生术主要包括以下几个方面：

1.行房有度

孙思邈不主张禁欲，认为"男不可无女，女不可无男。无女则意动，意动则神劳，神劳则损寿"。但对于年过六十而有数旬不得交合，意中平平者，自可闭固也。对于正处在生育期的男女，孙思邈则要求行房有度，其频率为："人年二十（20~29岁，其余类推）者，四日一泄；三十者，八日一泄；四十者，十六日一泄；五十者，二十日一泄；六十者，闭精勿泄。若体力犹壮者，一月一泄。凡人气力自有强盛过人者，亦不可抑忍，久而不泄，致生痈疽。"

2.合房有术

从养生角度来讲，夫妻合房要讲究适当的方法，这样不仅能使双方得到性的满足，增进感情和家庭和睦，而且有助于彼此身心健康，延年益寿。孙思邈房中术要求：同房前"必须先徐徐嬉戏，使神和意感良久，乃可令得阴气。阴气推之，须臾自强。所谓弱而纳迎，坚急出之，进退欲令疏迟，情动而止。不可高自投掷，颠倒五脏，伤绝精脉，生致百病。但数交而慎密者，诸病皆愈，年寿日益，去仙不远矣……能百接而不施泻者，长生矣"。

对于一般达不到以上要求的人，孙思邈提出数交而一泄的房中养生法，认为此法能使"精气随长，不能使人虚也。若不数交，交而即泄，则不得益。泄之精气自然生长，但迟微，不如数交接不泄之速也"。其具体方法是：一月数交者，可施泄2次。这样一年施泄24次。

3.房中导引

房中导引是夫妻同房时保健身心的养生方法，共有5种：

（1）采气法：交合时"裸接勿动，使良久气上面热，以口相对引取女气而吞之，可疏疏进退，意动便止，缓息眠目。偃卧导引，身体更强"。

（2）吐纳法：交合时，"常以鼻多纳气，口微吐气，自多益矣。交合毕蒸热，是得气也"。

（3）还精补脑法：交合时，"凡欲施泄者，当闭口张目，闭气，握固两手，左右上下缩鼻取气，又缩下部及吸腹，小偃脊臀，急以左手中食两指抑屏翳穴，长吐气并琢齿千遍，则精上补脑，使人长生，若精妄出则损神也"。

（4）存想法

①"先与女嬉，饮玉浆，使夫妻感动，以左手握持，思存丹田中有赤气，内黄外白，变为日月，徘徊丹田中，俱入泥垣，两半合成一团，闭气深纳勿出入，但上下徐徐咽气。情动欲出，急退之。此非上士有智者，不能行也。其丹田在脐下三寸。泥垣者，在头中对两目直入内思，作日月想，合径三寸许，两半放形而一，谓日月相翕者也。虽出入仍思念，所作者勿废，佳也。"

②交合时，"深纳勿动，精思脐中赤色大如鸡子形，乃徐徐出入，情动乃退，一日一夕可数十为定，令人益寿。男女各息意共存思之，可猛念之"。此"男女俱仙之道"。

（5）施泄后按摩导引法：交合毕，"以菖蒲末三分，白果粉敷摩令燥，既使强盛，又湿疮不生也"。

4.婚育有时

适时婚育，不仅是年轻夫妇养生保健的一项重要措施，而且对后代的智力和健康年寿有很大的影响。孙思邈认为："孕育太早或童孺擅气，生子愚痴或短寿。"主张婚嫁必须在20岁以后，求子者当"以生气时，夜半后乃施泄……一（得子）必寿而贤明高爵也"。又"夜半合阴阳生子，上寿贤明；夜半后合会生子，中寿聪明智慧；鸡鸣合会生子，下寿克父母"。

5.提倡独宿

古人将独宿作为节制房事的重要措施之一。孙思邈引用彭祖的话说："上士别床，中士异被，服药百裹，不如独卧"。《枕上记》也分别有"秋冬固阳事，独卧是守真"、"艾火漫烧身，争如独自卧"。

6.房事禁忌

要想健康长寿，除了节制房事、掌握房中术之外，还必须懂得房事禁忌，以预防损上加损。具体包括以下几个方面：

（1）酒后禁欲：酒后入房，房事中难以自制，必欲竭其精而后快，致使恣欲无虞，肾精耗散过多，对五脏均有所害，引起早衰。孙思邈说："醉不可以接房。醉饱交接，小者面黯咳嗽，大者伤脏损命"。此外，酒醉入房若有子，对受孕和胎养有严重影响。

（2）七情劳伤禁欲：孙思邈说："人有所怒，气血未定，因以交合，令人发痈疽……远行疲乏来入房，为五劳虚损，少子。"因此，凡"大喜大悲"，"皆不可合阴阳"。

（3）已病和新瘥者禁欲：患病者身体虚弱，气血不足，阴阳失调。若行房则损伤机体，加重病情。如果病中行房受孕，则对母体和胎儿的发育危害更大。

（4）气候异常不宜入房：异常气候，指奇寒异热之中，暴雨雷击之时。环境变化可以影响人体脏腑的生理功能。如气候适宜，环境舒爽，对房事有利；气候剧变，超出了人体的调节功能，就会打破人体阴阳平衡，导致气血逆乱。同时，气燥的变化对夫妇双方的情绪也都有直接影响，此时行房受孕，对父母和胎儿的发育均有害无益。

（5）暮无行房：暮为阴中之阳，阳气于浊阴之中初孕未萌，故当节护而勿伤，使人体保持"阳密乃固"的健康状态。为了做到这一点，孙思邈提出"暮常护气"，尤其强调暮无行房，并将之作为终身大忌。

（6）老人需防膏火：60岁以上老人，"凡觉阳事辄盛，必谨而抑之，不可纵心竭意以自贼也。若一度制得，则一度火灭，一度增油。若不能制，纵情施泄，即使膏火将灭，更去其油，可不深自防"。

（7）妇女房中保健：孙思邈指出："妇人月事未绝而与交合，令人成病……妊娠一月，足厥阴脉养……不为力事，寝必安静，无今恐畏……妊娠二月名始膏，无食辛躁，居必静处，男子勿劳……妇人产后百日以来，极须殷勤，忧畏勿纵心犯触及即便行房。若有所犯，必身反强直，犹如角弓张，名曰褥风……凡产后满百日，乃可合会，不尔至死，虚羸百病滋长，慎之。"

健康锦囊

性冷淡学名阴冷，系指缺乏性欲、对性生活没兴趣，甚至漠然、厌恶的一种症状，多因情绪抑郁、恐惧、性生活不协调或卵巢机能不足，肾上腺皮质和脑垂体等内分泌腺功能失调所致。中医认为此病多为劳损胞络、子宫虚损、冷邪沉于阴部而引起。治疗以补肾壮阳为主，除可请有经验的医生进行心理治疗和性生活指导外，还可以选用以下食疗方：

1.附片炖猪腰

取制附片6克、猪腰2个，洗净切开去掉白膜，切碎共炖，食盐调味，饮汤食腰。每天1次，连用10天。

2.苁蓉胡桃猪腰

取肉苁蓉15克（洗净切片）、胡桃仁15克、猪腰2个，刮猪腰，去掉白色肾盂，洗净装药，扎紧，煮熟食用。每日1次，连服半月。

3.米酒蒸子鸡

取未啼公鸡1只，糯米酒500克，将鸡去毛及内脏，洗净切成核桃大的块、加葱2段、生姜2

片、花椒5粒及糯米酒，蒸熟食用。

4.黑豆炖狗肉

取黑豆50克、狗肉300克，将黑豆与狗肉洗净后同放锅内，加清水、葱、姜、蒜、胡椒各适量，烧开后改为文火煮烂，加盐少许，即可食用。

5.韭菜拌虾肉

取生大虾肉250克，先将虾肉用油炸熟，再炒韭菜250克，加盐适量，同虾肉拌吃。

6.苁蓉羊肉粥

取肉苁蓉20克，洗净切薄片，精羊肉150~250克，大米100克，共煮粥食用。

7.苁蓉海狗肾酒

取肉苁蓉50克，人参15克、海狗肾1具，海狗肾酒浸后切片，用1000克米酒或白酒浸泡一月后饮用，每晚睡前饮一小杯。

导引行气，千岁不死——孙思邈导引按摩养生法

大医智慧

孙思邈将导引、按摩作为一种重要的养生长寿方法，并认为健康人"每日必须调气补泻，按摩导引为佳"。如在精神心理养生的基础上，"兼以导引，行气不已，亦可得长生，千岁不死"。对于老年人来说，孙氏认为"非但老人须知服食将息节度，极须知调身按摩，摇动肢节，导引行气"。常人"小有不好，即按摩捋捺，令百节通利，泄其邪气"。

——引自《药王孙思邈养生长寿术》

精彩解读

"导引"是一项以肢体运动为主、配合呼吸吐纳的养生方式，源于上古的舞蹈动作。春秋战国时期，出现了"熊经"、"鸟伸"等术势。如《庄子·刻意篇》里记载："吹呴呼吸，吐故纳新，熊经鸟伸，为寿而已。此导引之士，养形之人彭祖寿考者之所以好也。"马王堆三号汉墓出土《导引图》的40多种姿势，便是先秦导引术的总结。导引作为一种独具特色的养生方法，历代皆有发展，代表流派如周代王子乔始创的《赤松子导引法》、唐代高僧鉴真所创的《鉴真吐纳术》、宋代高僧广渡始创的《广渡导引术》和清代曹廷栋创设的《老人导引法》等。

孙思邈在《千金方》中记录了很多导引法，其中有些是总结前人经验，有些来源于自己的亲身实践，这些方法大多将导引与按摩相结合，故人们又将其总称为"导引按摩法"。下面，我们就为大家详细介绍其中一种流传最为广泛的"天竺国按摩法"。

> **小贴士**
>
> 天竺国按摩法最早见于唐代孙思邈的《备急千金要方》，名为"天竺国按摩"。宋代《云笈七签》、《圣济总录》和明代《遵生八笺》等均收录本法，但名称与基本内容略有出入。本法虽名为"天竺"，但观其内容，各节操练动作与中国古代导引法似同出一源，并无明显异国色彩，显为托名。

天竺国按摩法是一套包括18节的保健功法。主要通过一系列导引动作，达到理气活血、疏通经络、祛病强身之效。本功法具体操练方法如下：

（1）站或坐式，两手交替互握，并摩擦扭捏，如洗手状。本节主要活动上肢，尤以腕、指关节为主。

（2）两手十指交叉，按向胸部，然后翻掌向前，再覆掌向胸，反复进行。本节主要活动上肢和肩、胸部。

（3）站式，两手相握，按向一侧小腿，左右交替进行。本节主要拉伸腰背和腿后侧。

（4）坐式，两手重叠，按于一侧腿上，身体慢慢向另一侧扭转，左右交替进行。本节主要转动腰背。

（5）两手如拉硬弓状，左右交替。本节主要运动上肢，强壮肩背及胸部。

（6）两手握拳，左右交替向前击出。本节意同上节，但运动肌群不同。

（7）单手如托石上举，左右交替。本节意同第五、六节，但运动肌群不同。

（8）两手握拳，左右手同时向后摆动，以拉开胸部。

（9）坐式，上身如排山般向左右两侧后方交替倾斜。本节主要拉伸腰胁。

（10）坐式，两手抱头，俯身贴近腿上，然后使头身向左右交替扭转，以抽引两胁。

（11）站立，两手按地，俯身弯背（同时曲肘），然后使身躯向上挺举（同时伸肘）。本节主要活动肩背，强壮腰脊。

（12）两手左右轮流反捶背上。本节可活动上肢各关节，强壮背脊。

（13）坐式，两脚交替前伸。

（14）站立，两手着地，转头向左右两侧交替怒目后视，称之为"虎视法"。本节主要活动颈项，并可增进视力。

（15）站立，身躯后仰再挺直为一次，连做3次。

（16）两手紧紧交叉，同时以一脚踏手中，然后放开手脚；再叉手，以另一脚踏手中，两脚交替进行。

（17）起立，两脚轮流向前后空踏步。

（18）坐式，伸两脚，一手钩住对侧脚置另一腿膝上，以另一手按压同侧腿膝。本节主要开胯兼活动四肢。

本功法适用于中老年人养生保健或多种慢性病患者的自我调摄，尤适用于软组织劳损和肢体关节等病变的治疗，如颈椎病、肩周炎、腰肌劳损、风湿性关节炎、类风湿性关节炎、坐骨神经痛、脊椎增生、椎间盘突出症等。如属全身性疾病，则以全套操练为宜；如局部病变，则可有针对性地选练几节。如颈项疾病，可选练第十、十四节等；胸胁疾病，可选练第二、六、九、十节等；肩臂疾病，可选练第一、五、六、七、十二节等；腰腿疾病，可选练第三、四、九、十五、十六、十七、十八节等。

注意事项如下：

（1）本功法操练时，动作幅度应由小渐大，每节操练次数除注明者外，一般由少渐多。整个操练过程应量力而行，不可用力过猛。高血压、心脏病或肝硬化等患者尤宜谨慎。

（2）本功法主要适用于慢性病或无病者养生保健。一般急性病或慢性病急性发作期间则不宜应用。

（3）本功法不宜于空腹或饱食后即练，至少在食后半小时方可行之。

健康锦囊

拍打运动是一种很好的肌肉按摩方法，可以舒通全身的经络气血，促进血液循环，提高新陈代谢，调节大脑神经系统，活络全身的肌肉筋骨，减肥塑身。方法很简单，手掌伸直并拢，两手或一手都可以，轻轻拍打身体各部，除了五官颈项以及二阴外，全身上下都可以依序拍打，手法要轻重适当，以微痛为原则。这种健身法最大的好处就是没有任何时间的局限性，随时随地可以做。

事实上，拍打在生活中随处可见，当然我们也要有意识地利用拍打来进行保健。举几个简单的例子：你在开车时如果犯困打瞌睡，这是很危险的，可以找地方停下来，用手掌拍打头部10分钟，马上就会精神百倍；坐的时间较长后，腰腿酸痛不适，会用拳头捶捶腰，拍拍腿；

走路时间较长时，双下肢酸胀不适，就用双手拍打揉搓，等等，这些都是最简单的"拍打运动"，效果都很好。

摇摇头，扭扭腰，健康到——孙思邈气功内养十三式

大医智慧

　　古法即在每日早起、日间和临睡时于无风温暖处做梳头、练气、叩齿、漱口、咽津、浴面、鸣鼓等功法动作，长期做具有练精养气，健脑醒神的作用，可健身益智，固齿美容，预防和延缓衰老。

——引自《药王孙思邈养生长寿术》

精彩解读

　　说到气功，可能很多人都会想到武侠小说或电影中那种高深玄妙的功夫，或者想到胸口碎大石之类的一些表演者。然而，事实上气功最确切的定义是：通过姿势、呼吸和意念活动的锻炼来增强身心功能，达到修养心性、强身健体、防病治病、延年益寿的一种身心锻炼方法。那么，气功内养又是什么呢？就是通过气功修炼活动，达到内炼精气神以强壮内脏，增强健康，延年益寿。

　　孙思邈有很多养生著作，如《卫生歌》、《养生铭》、《保生铭》、《枕上记》等，都介绍了一些气功内养方法，但由于比较零散，不便于学习，于是后人加以归纳整理，总结了一套适合于各类人群的日常保健功法，命名为"孙思邈养生十三法"，其方法如下：

1.发常梳

　　将手掌互搓36下令掌心发热，然后由前额开始扫上去，经后脑扫回颈部。早晚各做10次。头部有很多重要的穴位，经常做这个动作，可以明目祛风，防止头痛、耳鸣、白发和脱发。

2.目常运

　　（1）合眼，然后用力睁开眼，眼珠打圈，望向左、上、右、下四方；再合眼，然后用力睁开眼，眼珠打圈，望向右、上、左、下四方。重复3次。

　　（2）搓手36下，将发热的掌心敷上眼部。

　　这个动作可以强化视力，纠正近视和弱视。

3.齿常叩

　　口微微合上，上下排牙齿互叩，无须太用力，但牙齿互叩时须发出声响。轻轻松松地慢慢做36下。这个动作可以通上下腭经络，帮助保持头脑清醒，加强肠胃吸收，防止蛀牙。

4.漱玉津（玉津即津液、口水）

　　（1）口微微合上，将舌头伸出牙齿外，由上面开始，向左慢慢转动，一共转12圈，然后将口水吞下去。之后再由上面开始，反方向再做一下。

　　（2）口微微合上，这次舌头不在牙齿外边，而在口腔里，围绕上下腭转动。左转12圈后吞口水，然后反方向做一次。吞口水时，尽量想象将口水带到下丹田。

　　从现代科学角度分析，口水含有大量酵素，能调和激素分泌，因此经常做些动作，可以强健肠胃，延年益寿。

5.耳常鼓

　　（1）手掌掩双耳，用力向内压，然后放手，应该有"扑"的一声。重复做10下。

　　（2）双掌掩耳，将耳朵反折，双手食指压住中指，以食指用力弹后脑风池穴10下，"扑扑"有声。每天临睡前做，可以增强记忆和听觉。

6.面常洗

（1）搓手36下，暖手以后上下扫面。

（2）暖手后双手掌同时在两侧脸颊上画圈。

这个动作经常做，可以令脸色红润有光泽，同时不会有皱纹。

7.头常摇

双手叉腰，闭目，垂下头，缓缓向右扭动，直至恢复原位为一次，共做6次。反方向重复。经常做可以令头脑灵活，防止颈椎增生。不过，注意要慢慢做，否则会头晕。

8.腰常摆

身体和双手有韵律地摆动。当身体扭向左时，右手在前，左手在后，在前的右手轻轻拍打小腹，在后的左手轻轻拍打命门穴。反方向重复。最少做50下，做够100下更好。此动作可以强化肠胃、固肾气，防止消化不良、胃痛、腰痛。

9.腹常揉

搓手36下，手暖后两手交叉，围绕肚脐顺时针方向揉，当自己的身体是一个时钟。揉的范围由小到大，做36下。可以帮助消化、吸收，消除腹部鼓胀。

10.撮谷道（即提肛）

吸气时提肛，即将肛门的肌肉收紧。闭气，维持数秒，直至不能忍受，然后呼气放松。这动作无论何时都可以练习。最好是每天早晚各做20~30下。

11.膝常扭

双脚并排，膝部紧贴，人微微下蹲，双手按膝，向左右扭动，各做20下。此动作可以强化膝头关节，所谓"人老腿先老，肾亏膝先软"，要想延年益寿，应由双脚做起。

12.常散步

挺直胸膛，轻松地散步。最好心无杂念，尽情欣赏沿途景色。民间有个说法，"饭后走一走，活到九十九"，虽然有点夸张，不过，散步确实是有益的运动。

13.脚常搓

（1）右手搓左脚，左手搓右脚。由脚跟向上至脚趾，再向下搓回脚跟为一下，共做36下。

（2）两手大拇指轮流搓脚心涌泉穴，共做100下。

常做这两个动作，可以治失眠、降血压、消除头痛。脚底集中了全身器官的反射区，经常搓脚可以强化各器官，对身体有益。

日日散步行气，活筋健脾长精神——孙思邈散步养生四法

大医智慧

早饭吃毕，摩热双掌，趁热左右向摩腹36圈。然后，外出缓行五六十步，午饭后，同上摩腹，外出缓行一二百步，步役缓和，勿令气急。然后，上床仰卧，自然松展四肢，但不能入睡。片刻，待心平气定，便起身正坐，量情服饵或其他。此外，每食毕以手摩面，散步后，使人以粉摩腰上数百遍，饭后摩腹散步，可以运动脾土，帮助消化，能固后天之本，可旺精气之源。

——引自《千金翼方》

精彩解读

在当今文明世界，散步不失为一种有效的健身延年方法。专家认为，散步是最容易长期坚持，而且也是锻炼效果最佳的运动，它被西方一些医疗专家称之为"焕发青春的妙方"。散

步不像其他运动项目那样，容易使人感到疲劳和厌倦，而散步后会使人感到轻松自如，会给人带来新的活力，使人精神倍增，并感到一种乐趣。

在中国古代，养生家们就很重视散步养生。他们认为，"人老腿先老"，散步是防止衰老的一种方法。至今，人们非常信奉"饭后百步走，活到九十九"。孙思邈对散步养生的作用也非常重视，他认为饭后散步能消食行气，平时散步能运动筋骨，强健腰膝；愉悦心情，流畅气血。散步养生可采取以下几种方式：

1.饭后散步

早饭吃毕，摩热双掌，趁热左右向摩腹36圈。然后，外出缓行五六十步，午饭后，同上摩腹，外出缓行一二百步，步役缓和，勿令气急。然后，上床仰卧，自然松展四肢，但不能入睡。片刻，待心平气定，便起身正坐，量情服饵或其他。此外，每食毕以手摩面，散步后，使人以粉摩腰上数百遍，饭后摩腹散步，可以运动脾土，帮助消化，能固后天之本，可旺精气之源。所以，孙思邈在《卫生歌》、《保生铭》、《枕上记》等养生著述中，反复强调食后摩腹行步以将息之，并将二者结合在一起，在散步过程中同时摩腹。

2.功后散步

孙思邈常于练完气功后散步行气，并要求功后散步，不能在潮湿处进行，以免耗气伤身。若外边地面潮湿，可在室内进行。此外，功后散步要注意方向，以东西走向为宜。

3.平时散步

天气晴和之日，尤其是春暖花开之时，根据气候冷热和体力情况，出门行走二三里或二三百步，量力而行，不要使人感到少气乏力，喘促不已。如此从容行来，可以运动筋骨，活跃气血，愉悦心神。

4.携友散步

亲故邻里相访互问时，不宜居室闷坐或闲聊无味，宜一起出门游行，谈笑欢乐，观览风光。但应量力而行，累则就地寻座，不可强忍过劳，谈笑亦宜欢适得度。如此，既可防病健身，亦能舒怀畅志，长人精神。

健康锦囊

下面介绍几种寓健身、健美于娱乐消遣之中的反常步行健身法：

1.倒退步行法

这是一种新兴的健身法，即双手反剪、倒退行走法，一次走数十米，坚持不停。此法在平地或楼梯上均可施行。逆步退行走能使腰椎、踝关节、膝关节周围的肌肉、韧带等得到锻炼，促进血液循环，防治腰腿痛。

2.跳跃步行法

双脚并拢、双臂摆动，进行原地跳或行进跳。适当地跳跃能消除一身疲惫和紧张，中老年人与青少年一起跳，更有利于健身、健美。跳跃可健身、健脑。

3.四肢行走法

指双手、双足着地爬行。此法男女老幼皆宜。对防治心血管系统疾病及脊椎、腰部疾病有良好疗效。

4.赤脚行走法

这是一种健足防病的锻炼方法，能提高大脑皮质的调节功能，并可预防流感。

5.倒立爬行法

双手着地，双脚朝上，靠墙或依附横空的绳索慢慢移动。倒立慢行2~3分钟，能改善血液循环，增强内脏功能，调节肌肉的收缩和放松，有健身之效。

6.快速行进法

又叫"小跑步"法。即跨步时一只脚迅速着地，另一只脚又向前抬起。能促进消化系统或呼吸系统，以及慢性关节炎等病的康复。

第七章

钱乙：小儿护理要仔细，百草良药把病医

名医简介

钱乙，字仲阳，祖籍浙江钱塘，后祖父北迁，遂为东平郓州（今山东郓城县）人。北宋医学家，约生于宋明道元年（公元1032年），卒于政和三年（公元1113年），以儿科著名，著有《伤寒论发微》、《婴孺论》、《小儿药证直诀》，其中《小儿药证直诀》第一次系统地总结了对小儿的辨证施治法，使儿科自此发展成为一门独立的学科。后人视之为儿科的经典著作，把钱乙尊称为"儿科之圣"、"幼科之鼻祖"。钱乙在实践中认识到，小儿的生理特点是"脏腑柔弱"、"五脏六腑，成而未全，全而未壮"。其病理特征是"易虚易产，易寒易热"，在诊断上，他主张从面部和眼部诊察小儿的五脏疾病，如左腮赤者为肝热，右腮为肺，目内无光者为肾虚，等等。在处方用药方面，力戒妄攻、误下与峻补，主张"柔润"的原则。在日常小儿护理方面，也应根据小儿的生理特征，提高小儿的身体免疫力，预防疾病的发生。

孩子生病不表达，父母就得早观察

大医智慧

左腮为肝，右腮为肺，额上为心，鼻为脾，颏为肾。赤者，热也，随证治之……赤者，心热，导赤散主之……（眼睛）淡红者，心虚热，生犀散主之。青者，肝热，泻青丸主之。浅淡者补之。黄者，脾热，泻黄散主之。无精光者，肾虚，地黄丸主之。

——引自《小儿药证直诀》

精彩解读

钱乙在行医过程中认识到儿童的病最难诊治，他说："脉难以消息求，证不可言语取者，襁褓之婴，孩提之童，尤甚焉。"儿童脏腑柔弱，易虚易实，易寒易热，用药稍有不当，就可能使病情复杂化；另外，儿童的语言表达能力欠缺，大多数时候不能清晰地描述自己的病情，凭问诊了解情况非常难，只能靠观察。

儿科自古被称为哑科，而父母和孩子接触的时间最多，关系最密切，所以孩子早期生病时有赖家长的仔细观察。

一般来说，孩子早期生病的信号可从面相、精神、饮食等多方面发现。

1.看孩子的面色

孩子鼻根有青筋，多为积滞。有些孩子虽然年龄不大，但鼻根部却"青筋暴露"，这种情况说明其可能患有积滞或惊风之证。这类孩子多有食欲不佳、腹胀、大便不调、俯卧睡眠、夜睡不安、手脚心热、出汗、咬牙等症状。父母可帮孩子按摩四缝穴，达到消积导滞的目的。

孩子脸色土黄时，多是脾胃虚弱。脸色土黄的孩子一般有懒动、偏食、厌食、大便不调等症状，父母应注意给孩子健益脾胃，而捏脊可以督一身之气、调理脏腑、疏通经络，对于改善孩子脾胃有很好的效果。

孩子脸部多白斑，多是脾胃虚弱的缘故。孩子脸部出现淡白色的粗糙斑块，许多家长或医生会误认为这是一种"癣"，其实对于儿童来讲多是由于脾胃虚弱所致。

孩子脸部以红润有光泽为主，可是有些儿童却脸色整体发白无光泽。此类患儿多有出汗、虚胖、大便稀等症状，这也主要是肺脾气虚所致，应从健脾补肺上给孩子治疗。

2.看孩子的舌苔

这里，我们根据钱乙书中所述，做了一个表格，可以让大家更清晰、直观地认识孩子的舌苔与相应的身体状况。

舌苔异常预示的问题及其应对措施

舌苔状况	说明的问题	应对措施
舌苔较厚	孩子的舌苔如果是厚厚的一层，表明孩子的肠胃有积食	让孩子注意保持大便通畅，多让孩子吃些蔬菜和水果，以帮助调理肠胃。而且要少食甜腻厚味的食品，避免导致腹胀或食欲减退
没有舌苔	说明孩子抵抗力较差、体质弱、食欲不好、消化力差、因此容易患感冒、支气管炎或腹泻等疾病	父母要多带孩子参加一些户外活动，增强机体抵抗力，同时还要注意科学合理地膳食，使孩子能够均衡、全面地摄取所需营养
舌苔发白	说明孩子体内可能有寒，而且通常伴有身寒肢冷、手足不温等现象	让孩子注意保暖，多让孩子食用偏温的食物，例如，清淡的牛肉汤、羊肉汤、红萝卜、洋葱等；也可以吃一些如苹果、蜜橘之类性偏温的水果
舌苔呈黄色	表明孩子体有食火	需要调理孩子的饮食结构，让孩子多吃清淡食物，不要多吃油腻的食品，同时一定要让孩子多喝水，如菊花水、绿豆汤等

3.听孩子的哭声

一般来说，孩子哭闹有三种原因。一是本能地哭。本能地哭通常是孩子，特别是三岁以下的宝宝睡醒之后的"工作"，嗓音不嘶不哑，有节奏并充满力量。此时，宝宝呼吸正常，面色红润，无痛苦表情，精神和饮食也没有异常。这种哭对宝宝的肺泡膨胀和呼吸肌的运动很有好处，父母可轻轻拍拍小宝宝，和宝宝说说话，或将宝宝抱起来逗玩，宝宝的哭声会慢慢停止。

二是无病哭闹。宝宝哭闹还可能是要求没有得到满足时向爸爸妈妈发出的信号，包括：肚子饿了、尿布湿了、口渴了、撒娇，等等。

三是有病哭闹。宝宝患病了当然也会哭，病症不同，哭声往往也不一样。

口腔炎、鹅口疮、口腔溃疡等引起的哭泣往往是边吃奶边哭，有时还会拒绝吃奶。

肠套叠等外科急症往往会使宝宝突然啼哭，哭声紧迫，声调高亢，脸色苍白，表情痛苦，有时伴有出汗、呕吐、便血等症状，且隔几分钟又再哭。这时，需要马上将宝宝送医院。

　　功能性腹痛引起的哭泣多发生在傍晚，宝宝烦躁不安，严重时哭声剧烈，但几分钟后可能停止。这可能是腹中有了空气所致。

　　急性喉炎也能引起哭泣，但哭声往往嘶哑。

　　胸部有疾时会引起宝宝尖声短促的哭闹，并伴有两眼发呆。

　　颅脑有疾时会引起宝宝尖叫，并伴有喷射状呕吐。

4.看孩子的睡眠

　　入睡后撩衣蹬被，并伴有两颧及口唇发红、口渴喜饮或手足心发热等症状，中医认为是阴虚肺热所致。

　　入睡后面朝下，屁股高抬，并伴有口腔溃疡、烦躁、惊恐不安等症状，中医认为是"心经热则伏卧"。这常常是小儿患各种急性热病后余热未净所致。

　　入睡后翻来覆去，反复折腾，常伴有口臭气促、腹部胀满、口干、口唇发红、舌苔黄厚、大便干燥等症状。中医认为这是胃有宿食的缘故，治疗原则应以消食导滞为主。

　　睡眠时哭闹不停，时常摇头，用手抓耳，有时还伴有发烧，可能是小儿患有外耳道炎、湿疹或是中耳炎。

　　入睡后四肢抖动，一惊一乍，则多是白天过于疲劳或精神受了过强的刺激所引起的。

　　入睡后用手去搔抓屁股，而肛门周围又见有白线头样小虫爬动，可见于蛲虫病。

　　熟睡时，特别是仰卧睡眠时，鼾声不止、张口呼吸，这是因为增殖体、扁桃体肥大影响呼吸所致。

　　所以，细心的父母要及时发现孩子睡态的异常，防止疾病的发生。

5.查看孩子的大小便

　　对此，我们可以参见下表：

小儿大小便异常所预示的问题

大小便状况	所预示的问题
小便次数多，量少，小便时哭闹疼痛	可能尿道有炎症
小便金黄色或橘黄色	可能受B族维生素、黄连素痢特灵等药物的影响
小便啤酒色或尿色发红，为血尿	多见于肾炎，本病多见于3~8岁的孩子，2岁以下少见，有的新生儿可由于尿酸盐结晶把尿布染红，不算病态
小便棕黄色或浓茶色，黄色沾在便盆上，泡沫也发黄	多见于黄疸型肝炎
小便乳白混浊	如加热后变清则为正常现象，加热后变得更混浊则不正常
小便放置片刻有白色沉淀	如果孩子一切正常，尿检查除盐类结晶外，无其他异常，不属病态，多喝水，少吃蔬菜水果等含无机盐多的食物，沉淀即会消失
大便灰白色，同时孩子的白眼珠和皮肤黄色	能为胆道梗阻或胆汁黏稠或肝炎
大便黑色	可能是胃或肠道上部出血或用防治贫血的铁剂药物所致
大便带鲜红血丝	可能是大便干燥，肛门周围皮肤破裂
大便小豆汤样	可能为出血性小肠炎，这种情况多发生于早产儿

大便淡黄色、呈糊状，外观油润，内含较多的奶瓣和脂肪小滴，漂在水面上，大便量和排便次数都多	为脂肪消化不良
大便黄褐色稀水样，有奶瓣，有刺鼻的臭鸡蛋味	为蛋白质消化不良
大便蛋花汤样，泡沫多，酸味重，量多	为碳水化合物消化不良
大便次数多，量少，绿色或黄绿色，带有透明丝状黏液，孩子有饥饿表现	为奶量不足，饥饿所致

6.看孩子的精神状况

一般来说，健康的孩子精神饱满、两眼有神、容易适应环境，而生病的孩子情绪往往也会出现异常：烦躁不安、面色发红、口唇干燥，表示发热；目光呆滞、两眼直视、两手握拳，常是惊厥预兆；哭声无力或一声不哭，往往提示疾病严重。

孩子年龄小，很多时候不能清楚地表达自己的意思，这就需要父母平时多观察孩子，知道孩子为什么哭、为什么痛、为什么脸色苍白、为什么舌苔发白等，从生活的点点滴滴关心帮助孩子，保证他们的健康。

健康锦囊

在中医名著《黄帝内经》中有这样的记载"五脏化液，心为汗，肺为涕，肝为泪，脾为涎，肾为唾"。也就是说，如果一个人出汗异常可以从心脏上找毛病，鼻涕多了要看肺是不是出现了问题，眼泪不正常要从肝上找根源，口水和唾沫多了就要从脾肾上找原因。

在生活中，很多小孩子特别爱流口水，如果年龄很小那也算是正常现象，但是假如已经七八岁了还在流口水，就说明孩子脾虚，因为脾是主肉的。因为脾虚，所以嘴角不紧，不能抑制口水外流，这时候家长就要抓紧时间给孩子补脾。

孩子口水多了不行，那么口水少了是不是就健康呢？答案是否定的，如果孩子的嘴里总是干干的，就说明孩子的津液不足，这是内燥的表现。这时候家长应该让孩子多喝水，多吃酸味的食物和水果，苹果、梨、葡萄等都是不错的选择，只要水分多就可以了。

另外，如果孩子的唾液特别多、很黏稠，而且口中还伴有苦味，则说明是脾热，这时候妈妈一定不要让孩子吃辛辣的食物，牛羊肉也要尽量少吃，但可以让孩子吃一些清脾热的药物，如栀子、连翘等。

孩子进补辨虚实，蛮补无异于"拔苗助长"

大医智慧

更当别虚实证。假如肺病又见肝证，切牙多呵欠者，易治，肝虚不能胜肺故也。若目直、大补母，实则泻子……热证疏利或解化后，无虚证，勿温补，热必随生。

——引自《小儿药证直诀》

精彩解读

钱乙结合小儿得病后"易虚易实，易寒易热"的病理特点，强调以"柔润"为原则，顾护小儿正气，侧重小儿脾胃和肾脏的调养，反对"痛击"、"蛮补"。

然而，现在的家长却对此一无所知，一旦孩子生病了就给孩子大补特补，恨不得把全天下所有的补品都拿过来。曾有这样一个故事：一位年轻的妈妈因为两岁的孩子经常生病，就用一枝东北人参炖鸡，想让孩子补一补。没想到，孩子吃下去3小时后就大哭大闹，还出现呕吐和出鼻血症状，送到医院才知道孩子是人参中毒，抢救了半天才捡回一条命。

一棵小树，因为它长不高就拼命给它施肥，那么它可能连生命都会受到威胁；一粒种子因为它不能很快发芽就不停地给它浇水，那么它可能因涝而亡；同样，一个孩子因为体弱、厌食、长不高等原因就给他进补，那么他原本健康的身体可能由此改写。

一些家长往往过于迷信补品保健强身、防病治病的作用，擅自给孩子服用滋补品，殊不知，有很多时候，进补反而会让本来健康的孩子出现性早熟等问题。

中医所说的"补"是对"虚"而言的，对于身体健康的儿童来说，则没有进补的必要。

每个孩子都有自己的生长规律，"蛮补"的效果无异于"拔苗助长"。此外还有一些家长平时也喜欢给孩子补营养，对处于生长期的儿童来说，只要吃得科学，补得合理，就有利于机体和智力的成长发育。但现在的儿童却存在着补之过甚的问题，大部分家长还不知道儿童"过补"易产生一系列儿童病症。

1.补钙过多易患低血压

缺钙的儿童应该在医生指导下合理补钙，不宜补得过多。因为医学研究认为，儿童过多补钙易患低血压，并使他们日后有患心脏病的危险。

2.补锌过多易出现锌中毒

儿童补锌必须有医生的检查指导，才能确保安全。因为补锌过量会造成锌中毒，其表现为食欲减退、上腹疼痛、精神不振，甚至造成急性肾衰竭。

3.过多吃糖易生"儿童嗜糖精神烦躁症"

此症表现为情绪不稳定，爱哭闹，好发脾气，易冲动，睡眠差，常在梦中惊醒，注意力不集中，学习成绩下降，面色苍白，抵抗力降低，易患感冒、肺炎等病。此外还会引起腹泻腹胀、厌食、呕吐、消化不良、水肿、肥胖症、糖尿病、心血管疾病、龋齿等。

小贴士

儿童忌饮过浓的茶。浓茶会影响胃酸分泌，刺激胃黏膜，引起胃功能失调，还会妨碍肠道对铁质的吸收，引起缺铁性贫血，特别是儿童肠道发育还不十分健全，饮浓茶则更有害。

4.过多吃鸡蛋易致腹泻和维生素D缺乏症

鸡蛋营养丰富，但并不是吃得越多越好。其实儿童每天吃一个鸡蛋就足够了，过量肠胃便难以负担，导致消化吸收功能的障碍，引起消化不良与营养不良。此外，鸡蛋还有发酵特性，如儿童皮肤生疮化脓，吃了鸡蛋会使化脓加剧。一两岁的儿童，体内各器官都很娇嫩、脆弱，尤其是消化器官，更经不起刺激。

5.补参过多影响身心健康

身体健康的儿童如果滥服人参会削弱机体免疫力，降低抗病能力，容易感染疾病，并出现兴奋、激动、易怒、烦躁、失眠等神经系统亢奋的症状。同时，由于人参具有促进人体性腺激素分泌的效能，又可导致儿童性早熟和引起性骚乱，可严重影响儿童的身心健康。儿童如服参过量，还能引起大脑皮层神经中枢的麻痹，使心脏收缩力减弱，血压和血糖降低，严重危及儿童生命。

6.补鱼肝油过多易得高钙血症

鱼肝油内含丰富的维生素D和维生素A。如果儿童过量食用维生素D，儿童的机体钙吸收增加会导致高钙血症，这种症状的表现是不想吃东西，表情淡漠，皮肤干燥，多饮多尿，体重明显减轻。

健康锦囊

有如下情况的小儿可以考虑进补：

（1）4周岁以上体虚的小儿；

（2）呼吸道反复感染，包括经常感冒咳嗽、多次罹患支气管炎、肺炎的患儿；

（3）支气管哮喘反复发作的患儿；

（4）形瘦面黄、食欲不振、身材矮小、大便溏薄的患儿；

（5）患有过敏性疾病、汗症、遗尿和生长发育迟缓的患儿；

（6）患急性病或慢性病后体质虚弱，如患过肾病、心肌炎之后的小儿。

让孩子吃好、喝好、玩好，巩固先天之本

大医智慧

小儿在母腹中，乃生骨气，五脏六腑，成而未全。自生之后，即长骨脉，五脏六腑之神智也……十周则小蒸毕也。计三百二十日生骨气，乃全而未壮也……师曰：不汗而热者，发其汗，大吐者，微下，不可余治。是以小儿须变蒸。

——引自《小儿药证直诀》

精彩解读

钱乙认识到孩子的生理特点是"脏腑柔弱"、"五脏六腑，成而未全，全而未壮"。所以，在日常护理方面，钱乙提醒家长要采用适当的方法来增强孩子的体质，以预防疾病的发生。一般来说，对于先天体质好的孩子，我们只需继续维护即可，而对于那些先天体质弱的孩子来说，在起跑线上就已经落后了，如果父母再不通过后天的努力来弥补，那孩子就永远不会像先天体质好的孩子那样健康成长。为此，父母应做好以下几点：

1.努力让孩子吃好

有统计显示，全国青少年中的"小胖墩"和"豆芽菜"都在逐年增多，这两种现象都是因营养不良造成的。

孩子在十岁之前，身体与智力发育快，身高、体重增长迅速，如果因为饮食不合理导致孩子营养不良，不但会影响孩子的生长发育，还会影响孩子的智力、情绪和性格，而这些将终生"陪伴"孩子，影响孩子成年后的生存质量。所以，父母要在孩子生长发育过程中，保证孩子饮食合理、均衡。

此外，还有一点是需要注意的，有的孩子尽管被家长非常尽心地照顾，可还是长不好，这种情况多见于先天不足、常常生病的孩子。这些孩子一生病就吃药，吃药后胃口被破坏了，不愿意吃饭；而不愿意吃饭的孩子抵抗力就会下降，更容易生病，生病后又要吃药。这种反复使孩子的身体陷入了恶性循环，其根本原因是药物破坏了孩子的胃口，影响了胃、肠对食物的消化、吸收，所以家长必须学会保护和调理孩子胃、肠的方法，这也是保证孩子气血充足、身体强健的重要方面。

为了孩子的健康成长，做父母的要了解一些营养知识，了解孩子该吃什么、不该吃什么，合理地为孩子安排一日三餐。

2.努力让孩子睡好

睡眠是健康的保证。孩子睡得足、睡得好，才能有一个健康的身体。中医有句话叫"胃不和则卧不安"，即为此意。胃、肠消化功能不好，对人体造成的直接影响就是气血不足，而气血不足又会造成身体虚弱，所以睡眠质量的好坏，直接反映了身体的强壮与虚弱。而且对孩子来说，它还直接影响到性格、情绪和智力。现代社会有心理疾病的孩子越来越多，这些都与睡眠时间不足、质量不好有直接或间接的关系，这一点请家长们一定要注意，不要小看睡眠，不要占用睡眠时间让孩子去学习那些将来并不一定会用得上的知识。只有保证孩子的充足睡

眠，才能保证孩子的身体健康和心理健康，才能保证孩子的智力不受损伤。

所以，父母要多关心孩子，帮孩子盖好被子别受凉，平时多给孩子按摩，疏通经络等，这样孩子的睡眠质量一定会提高。

3.努力让孩子玩好

孩子一般都爱玩爱动，但父母却怕孩子磕着累着，或者怕影响孩子的学习，就剥夺了孩子玩耍、运动的时间。

其实，运动不但能带给孩子强壮的体魄，同时还能发展孩子的智力，消除大脑的疲劳，让孩子拥有开朗、坚强的性格，而且也是培养孩子高情商的最佳途径。所以，家长千万不要轻视玩耍及锻炼对孩子生长发育所起的作用，它比你想象的要重要得多。当你剥夺孩子锻炼、玩耍的时间而让他去做习题、上补习班的时候，你其实是在做"捡了芝麻丢西瓜"的不明智的事情，因为你让孩子错过了心脏、肺、骨骼等发育的最佳时期。这种对孩子身体所犯下的错误，是以后用什么方法也弥补不了的，对孩子造成的伤害是长久的。

如果所有的父母都听从钱乙的建议，按照上面说的去做，让孩子吃好、睡好、玩好，那么很快就会发现原先弱不禁风的孩子变得健康强壮起来。

健康锦囊

大家都知道孩子在吃饱的时候不能剧烈运动，否则会引起消化不良，但有些家长认为，空腹运动能让孩子感到更饥饿，在运动之后就可以吃下很多东西，其实这样的想法也是错误的。

医学研究发现，人体在运动的过程中，体内的血糖被大量消耗，如果这个时候处于空腹状态，没有任何食物给身体提供糖分，血糖浓度就会迅速降低，脑部供养不足，出现头晕、眼前发黑和心慌等症状，一不小心就会昏倒，发生危险。

一般来说，在孩子运动时，家长应当注意以下几点：

（1）运动前如果孩子感动饥饿，应适当给孩子补充营养，大概是孩子平时饭量的一半或者更少一些就可以，补充之后等孩子消化一会儿再投入运动。

（2）运动中，孩子一旦有身体不舒服的感觉，要立刻停止。

（3）孩子运动后不要让他大量进食，只要正常吃饭就可以补充失去的能量。因为孩子在做完运动之后，虽然处于饥饿的状态，但胃的消化功能比平时弱，如果在这时候猛吃东西，很容易引起胃胀、肚子疼，严重的还会出现急性胃炎。

寒气伤肾百病生，远离寒湿护根本

大医智慧

冬月肾旺又盛寒，病多归肾变黑。又当辨春脓，夏黑陷，秋斑子，冬疹子，亦不顺也，虽重病犹十活四五。黑者无问何时，十难救一。其候或寒战噤牙，或身黄肿紫，宜急以百祥丸下之。复恶寒不已，身冷出汗，耳反热者，死病也。何以然？肾气大旺，脾虚不能制故也。下后身热气温，欲饮水者可治，以脾土胜肾，寒去而温热也。

——引自《小儿药证直诀》

精彩解读

孩子是纯阳之体，无论什么季节，孩子的手都应该是温暖的，如果孩子的手脚总是冰凉，舌苔发白，就说明孩子体内寒湿重。钱乙说孩子身体内寒湿重，会影响生长发育，而且体质极弱，易生疾病。所以，要想孩子健康苗壮地成长，就必须祛除孩子体内的寒湿。

造成孩子体内寒湿过重的因素主要有：经常使用抗生素；常喝冷饮，吃凉的东西；孩子总爱在空调房里，很少出去活动；睡觉时不老实，喜欢蹬被子，胳膊老放在外边……

体内寒湿过重是孩子健康的最大拦路虎，所以做家长的要在日常生活中树立正确的观念，帮助孩子减少寒气的侵入。

1.别让孩子光脚走路

现在很多孩子动不动就肚子痛、拉稀，究其原因主要和孩子喜欢光脚走路有关。现在大多家庭铺有木板地、大理石地砖，进门时都要换鞋，但有些孩子没养成习惯，进门把鞋一脱就光脚走在地板上。中医自古就有"寒从脚下起"的说法，父母要注意让孩子养成换鞋的习惯，千万别让其光脚走路，这样可以避免寒气入侵到孩子体内。

2.顺天而行，不给孩子吃反季节食物

现在，孩子大都是独生子女，对待家里独一无二的宝贝，做父母的往往是宠爱有加，于是凡是孩子爱喝的、爱吃的，家长就不分季节往家里买。有个7岁的小男孩，在冬天里想吃西瓜，家长二话不说便买了回来，孩子当时是高兴了，可第二天便开始腹泻，捂着肚子喊难受。中医认为，温热为阳，寒凉为阴，只有将食物的温热寒凉因时因地加以运用，才能让人体在任何时候都能做到阴阳平衡，不会生病。如果逆天而行，不分季节、区域地给孩子乱吃一通，那么这种"爱"孩子的方式，会毁掉孩子的健康，毁掉孩子的一生。

3.睡觉时给孩子盖好被子

有些孩子睡觉时喜欢把肩膀露在外边，殊不知这样寒气很容易从背部入侵。一个6岁的孩子，鼻炎、哮喘总是治不好。究其原因是睡觉时肩膀经常放在外面，致使肩膀受凉。肩膀是身体12条经络的源头，肩膀经常受凉的孩子身体往往不是太好，易患感冒、咳嗽、慢性鼻炎等。所以，父母要在孩子睡觉时帮其盖好被子，别让孩子的肩膀露出来。如果是婴幼儿，那父母就应给孩子睡睡袋，既省事又不会让孩子受凉。

4.不在冬天带孩子去游泳

有些家长不知道如何维护孩子健康，喜欢在冬天带孩子去游泳。从运动的角度看，游泳能扩张胸部，对胸肺有一些用处，但我们不得不看到这一点：冬天，外界气温低，而游泳时人体体内温度会升高，毛孔也会随之张开，那么这时候，大量的水湿、寒气会通过毛孔渗入体内。中医强调天人合一，也就是说人应该顺应自然，该夏天做的事情最好不要在冬天做，所以父母最好不要在冬天带孩子去游泳。

5.避免让孩子淋雨

许多小孩子喜欢下雨天在外面跑，而父母认为孩子身体很强壮，足以经受这么一点小雨，对此也完全不在意。其实淋雨会在头顶和身上其他受寒的部位留下寒气，经常淋雨的孩子，头顶多半会生成一层厚厚软软的"脂肪"，这些脂肪就是寒气物质。等身体哪一天休息够了，血气上升就会开始释放这些寒气，由于长时间累积了大量的寒气，身体需要借助不断地打喷嚏、流鼻水的方式将之排除，这时又会由于频繁的打喷嚏、流鼻水而被医生认定为过敏性鼻炎。由此可见，放任孩子淋雨实在不是明智之举。

健康锦囊

小儿健康，贵在预防，父母如果平时做好防病保健工作，减少和病源接触的机会，能够大大降低孩子发病的频率。

例如，呼吸道感染是儿科门诊最常见的问题，其预防之道要从日常生活做起。首先要保持环境卫生，常洗手。在感冒流行期，避免不必要地出入公共场所，若不得不出去也应戴口罩以减少飞沫传染。此外，均衡的饮食，充足的睡眠，以及适当的运动也能增强孩子对疾病的抵抗力。除了常规预防注射外，还可以考虑注射一些疫苗如B型嗜血杆菌疫苗、肺炎链球菌疫苗以及流行性感冒疫苗，以预防这些疾病。

造成腹泻、呕吐的原因很多，大部分是因为病毒感染引起的，因此预防之道要从良好的

生活习惯做起。首先要养成良好的洗手习惯，这是预防所有肠胃炎的不二法门，尤其在喂食小儿前，切记一定要洗手。戴口罩出入公共场所对预防由飞沫传染的肠胃炎也有帮助。另外，开水一定要煮沸，不吃未煮熟的肉类和蛋类，以预防细菌性肠胃炎。

对于皮肤疾病来说，平时应给予小儿适当的清洁，避免使用太刺激的清洁用品。维持适当的温、湿度环境，冬天要注意皮肤保湿，预防皮肤干燥瘙痒，夏天穿着轻薄吸汗的衣物，以免产生痱子。居家环境应安装纱窗、纱门，使用蚊帐、防蚊液等，避免被蚊虫叮咬。外出时使用衣帽遮阳或使用防晒乳液，以避免晒伤。另外要常洗手以及修剪过长的指甲，以免孩子因瘙痒抓破皮而导致细菌感染。

黄帝不言小儿疾，钱氏良方笑庸医——钱乙治小儿验方九例

大医智慧

医之为艺诚难矣，而治小儿为尤难。自六岁以下，黄帝不载其说，始有《颅囟经》，以占寿夭然小儿脉微难见，医为持脉，又多惊啼，而不得其审，其难二也。脉既难凭，必资外证……余尝致思于此，又目见庸医妄施方药而杀之者，十常四五，良可哀也……上卷脉证治法，中卷记尝所治病，下卷诸方，而书以全。于是古今治小儿之法，不可以加矣。

——引自《小儿药证直诀》

精彩解读

钱乙所著《小儿药证直诀》共分三卷，其中下卷为"诸方"，记载了120多张方剂，详细地说明各种方药用途。

下面，我们就选择一些至今仍然广泛应用的方子介绍给大家，仅供学习与参考：

1.地黄丸

【组成】熟地黄八钱，山萸肉、干山药各四钱，泽泻、牡丹皮、白茯苓（去皮）各三钱。

【用法】上为末，炼蜜丸，如梧子大，空心，温水化下三丸。

【功效】治肾怯失音，囟开不合，神不足，目中白睛多，面色㿠白等。

2.白术散

【组成】人参二钱五分，白茯苓五钱，白术（炒）五钱，藿香叶五钱，木香二钱，甘草一钱，葛根五钱（渴者加至一两）。

【用法】上哎咀，每服三钱，水煎，热甚发渴，去木香。

【功效】治脾胃久虚，呕吐泄泻，频作不止，精液苦竭，烦渴躁，但欲饮水，乳食不进，羸瘦困劣，因而失治，变成惊痫，不论阴阳虚实，并宜服。

3.甘桔汤

【组成】桔梗二两，甘草一两。

【用法】上为粗末，每服二钱，水一盏，煎至七分，去滓，食后温服。加荆芥、防风，名如圣汤。热甚加羌活、黄芩、升麻。

【功效】治小儿肺热，手掐眉目鼻面。

4.当归汤

【组成】当归、白芍药、人参各一分，甘草（炙）半分，桔梗、陈皮（不去白）各一分。

【用法】上为细末，水煎半钱，时时少与服。又有热痛，亦啼叫不止，夜发，面赤唇焦，小便黄赤，与三黄丸，人参汤下。

【功效】治小儿夜啼者，脏寒而腹痛也。面青手冷，不吮乳者是也。

5.安虫丸

【组成】干漆（杵碎炒烟尽）三分，雄黄、巴豆霜一钱。

【用法】上为细末，面糊丸，黍米大，量儿大小与服，取东行石榴根煎汤下，痛者煎苦楝根汤下，或芜荑汤下五七丸至三二十丸，发时服。

【功效】治上、中二焦虚，或胃寒虫动及痛。

6.治囟开不合、鼻塞不通方

【组成】天南星一个。

小贴士

家庭应常备的小儿中药：

小儿咽扁冲剂：适于小儿发热，并口舌生疮，咳嗽痰黄，伴咽炎、喉炎、扁桃体炎等肺胃实热症状。

小儿感冒冲剂：适于小儿感染风热，引起的发热、咳嗽、流涕鼻塞、痰黏痰多，或患流行性感冒。

小儿消积止咳口服液：适于小儿因积食引起咳嗽、喉痰鸣、腹胀如鼓、不思饮食、口中有酸臭气味等。

脾可欣：适于小儿患上非感染性腹泻、体弱面白、大便次数增多、便稀并气味臭秽，含有不消化食物，或有时成蛋花汤样，伴有腹胀、睡眠不宁等症。

7.乌药散

【组成】天台乌药、香附子（破用白者）、高良姜、赤芍药。

【用法】上各等份为末，每服一钱，水一盏，同煎六分，温服。如心腹疼痛，入酒煎。水泻，米饮调下。无时。

【功效】治乳母冷热不和及心腹时痛，或水泻，或乳不好。

8.泻白散（又名泻肺散）

【组成】地骨皮、桑白皮（炒）各一两，甘草（炙）一钱。

【用法】上锉散，入粳米一撮，水二小盏，煎七分，食前服。

【功效】治小儿肺盛气急喘嗽。

9.止汗散

【组成】蒲扇灰。

【用法】上用故蒲扇灰，如无扇，只将故蒲烧灰研细，每服一二钱，温酒调下，无时。

【功效】喜汗，浓衣卧而额汗出。（治六阳虚汗，上至顶，不过胸也，不须治之）。

健康锦囊

钱乙深知儿童的病理特征是"易虚易实，易寒易热"，所以钱乙在处方用药方面，力戒妄攻、误下与峻补，主张"柔润"的原则。另外，钱乙告诫家长，在给孩子喂药时，一定要知道一些用药的注意事项，以免伤及孩子娇嫩的脏腑。

归纳起来，主要有以下3点：

1.不能用糖给孩子解苦

孩子一般都怕药苦而拒绝服用，尤其是一些中药，父母为了让孩子顺利喝下，就在药里放点糖，或者喝完药后就让孩子喝糖水，其实，加糖后的药剂在降低了苦味的同时也降低了药效。这是因为，中药的化学成分一般都比较复杂，一些味苦的中药都具有特殊的疗效。糖特别是红糖中多含有较多的铁、钙等元素，一旦与中药里的蛋白质和鞣质等成分结合后，就会发生化学反应，使药液中的一些有效成分凝固变性，这样就从一定程度上影响了药效。

2.不可用果汁、牛奶、茶水送服药物

给孩子服西药时忌用果汁。这是因为果汁中含有酸性物质，能使药物提前分解，或使药衣提前溶化，不利于肠胃的吸收。而一些碱性药品更不能用果汁送服，因为二者中的酸碱中和会使药效大减。

此外，牛奶中含蛋白质、脂肪酸较多，易在药片周围形成一层薄膜将药物包裹起来，从而影响机体对药物的吸收。

茶叶中含有咖啡因、茶碱、鞣酸、硅酸等，如与药中成分发生反应，会使药物失效或产生不良后果。

3.不能给孩子服用成人药

小儿体内各组织器官未完全发育好，生理功能尚未成熟，解毒功能也较差，家长切不可图方便、省钱，而将大人的药给孩子服用，否则，会产生严重的不良后果。

第八章

刘完素：老幼青壮养有法，三消诸病治有方

名医简介

刘完素，字守真，别号守真子，自号通玄处士，约生活于1110—1209年，因长年居于河间（今河北省河间县），人称"河间先生"或"刘河间"。他自幼聪慧，因母病，三次延医不至，不幸病逝，遂立志学医。他围绕《内经》病机十九条，倡伤寒火热病机理论，主寒凉攻邪，疗效颇著，于大定、明昌年间（1161—1195年）名气大盛，金彦宗曾三次征聘，坚辞不就，章宗爱其淳素，特赐号为"高尚先生"。随着刘完素的创新理论广泛流传，师从者甚多，最终形成明显的寒凉攻邪医风，成为金元时期一个重要学术流派"寒凉派"，又被称为"河间学派"。刘完素一生著述较多，主要有《黄帝素问宣明论方》、《素问玄机原病式》、《素问病机气宜保命集》、《内经运气要旨论》、《伤寒直格》、《伤寒标本心法类萃》、《三消论》、《素问药注》、《医方精要》等，后人多把刘完素的主要著作统编成《河间六书》、《河间十书》等。

"养、治、保、延"四位一体，益寿延年保一生平安

大医智慧

六岁至十六岁者，和气如春，日渐滋长，内无思想之患，外无爱慕之劳，血气未成，不胜寒暑，和之违也。肤腠疏薄，易受感冒，和之伤也。父母爱之，食饮过伤，其治之道：节饮食，适寒暑，宜防微杜渐，行巡尉之法，用养性之药，以全其真……七十岁至百岁者，和气如冬，五脏空洞，犹蜕之蝉，精神浮荡，筋骨沮弛，和之违也。触物易伤，衣饮浓薄，和之伤也，大寒震栗，大暑煎爝。其治之道：餐精华，处奥庭，行相传之道，燮理阴阳，周流和气，宜延年之药，以全其真。夫如是则调御中节，治疗得宜，阴阳协和，荣卫流畅，凡厥有生，同跻寿域矣乎。

——引自《素问病机气宜保命集》

精彩解读

养生，不是一朝一夕的事情，不是一蹴而就的事情。没有持之以恒的精神，没有未雨绸缪

的打算，在年高岁晚，身体素质大幅下降的情况下，希望能够亡羊补牢，这是不切实际的，养生只能而且必须从少年起，从"未病"起，为身体打好健康的基础，提高自身与病魔抗衡的实力，才能事半功倍，健康长寿。

在人的一生中，各种因素都会影响最终寿限，因此，养生必须贯穿人生的始终。中国古代养生家非常重视整体养生法。刘完素就提出了人一生"养、治、保、延"的摄生思想。刘完素在《素问病机气宜保命集》中指出："人欲抗御早衰，尽终天年，应从小入手，苟能注重摄养，可收防微杜渐之功。"他根据人生各个时期的身体状况，采取相应的养真保命措施，提出了少年宜养、青壮年宜治、老年宜保、耄年宜延四位一体的综合益寿法。

1.少年宜养

刘完素认为："六岁至十六岁，和气如春，日渐滋长。"也就是说少年如春，生机旺盛，成长迅速。但由于"少年血气未成，不胜寒暑，和之伤也，父母爱之，食欲过伤"，意思是少年时期，脏腑娇嫩，气血未充，加之少不更事，寒暖不能自调，饮食不能自节，再加上父母溺爱，难免发生饮食过量的情况，所以少年时期的疾病特点多是"外感六淫"和"内伤饮食"。为此，刘完素提出"其治之道，节饮食，适寒暑，宜防微杜渐，用养性之药，以全其真"。

2.青壮年宜治

人的成年时期是一生中的兴旺阶段，对于"二十岁至五十岁"的青壮年，刘完素认为"和气如夏，精神鼎盛"，各方面的发育已经成熟，脏腑组织功能活动也处于较高的水平。但刘完素又提醒道，青壮年往往"内有思想之患，外有爱慕之劳，血气方刚，不畏寒暑……劳伤筋骨，冒犯八邪……以酒为浆，醉以入房。"意思是人至青壮年，虽然机体壮盛，但如果喜怒无节、劳累过度、不避外邪、肆意饮酒、醉以入房，就会引起体内阴阳气血的失调、脏腑功能的紊乱，损精耗气，导致早衰。为此，他提出"其治之道，辨八邪，分劳佚……宜治病之药，当减其毒，以全其真"。即在青壮年时期应注意外避八邪，内调精神，劳逸有度，饮食有节，惜精爱气，以防疾病的发生。如果不慎患病，用药治病也须顾及真气，不宜用过于猛烈有毒副作用的药品，以达到祛疾全真，保命益寿的目的。

3.老年宜保

对于"五十岁至七十岁"的老年人，由于此时"和气如秋，精耗血衰，血气凝泣"，人体脏腑组织功能下降，机体开始衰退，"形体伤惫……百骸疏漏，风邪易乘，和之伤也，风雨晦明"，"饮食迟进"，"思虑无穷"，以致气血运行受阻，精、气、神都呈现出衰弱现象。为此，刘完素提出"其治之道，顺神养精，调腑和脏，行内恤外护，宜保命之药，以全其真"。推究其意，即要在饮食起居方面注意内养精、气、神，以抚恤疲惫衰老的躯体；外护皮、肤、骨，以避免风雨晦明之邪的侵袭。对于疾病的治疗更应慎用攻伐之品，宜用养真保命之药，以求全真益寿。

4.耄年宜延

对于"七十岁至百岁"的耄耋之人，由于此时"和气如冬，五脏空洞，犹蜕之蝉，精神浮荡，筋骨沮弛"，呈现出一派风烛残年、噤若寒蝉的生机闭残的现象，由于脏腑空虚，精神浮散，机体对内外环境的适应能力明显下降，导致"触物易伤，衣饮厚薄，和之伤也，大寒震栗，大暑煎燔"。为此，刘完素提出"其治之道，餐精华，处奥庭，变理阴阳，周流和气，宜延年之药，以全其真"。他主张高年之人，饮食要精细而富有营养，居处要幽静而安全，调息精气，酌服益寿之药，协调阴阳，则可使高岁之人尽享天年。

呼吸调元气，像轻舟那样自由遨游

大医智慧

　　故曰：精有主，气有元，呼吸元气，合于自然，此之谓也。智者明乎此理，吹嘘呼吸，吐故纳新，熊经鸟伸，导引按跷，所以调其气也。平气定息，握固凝想，神宫内视，五脏昭彻，所以守其气也。法则天地，顺理阴阳，交媾坎离，济用水火，所以交其气也。

——引自《素问病机气宜保命集》

精彩解读

　　中国的养生是以呼吸为主，肢体运动为辅。深长匀细地慢呼吸，可以降低人体基础代谢率和器官耗氧量，久而久之，有助于提高体质和延长寿命。张完素在《素问病机气宜保命集》中指出：精有主，气有元，吹嘘呼吸，吐故纳新，是一种有利于健康的呼吸调气法，可以让人体中的元气得到补充，从而精力更加充沛。

　　人的呼吸形式分为胸式呼吸和腹式呼吸两种。其中，胸式呼吸不利于肺部的健康。这是因为在胸式呼吸时只有肺的上半部肺泡在工作，占全肺4/5的中下肺叶的肺泡却在"休息"。这样长年累月地下去，中下肺叶得不到锻炼，长期废用，易使肺叶老化。腹式深呼吸弥补了胸式呼吸的缺陷，是健肺的好方法。做腹式深呼吸运动，可使机体获得充足的氧，也能满足大脑对氧的需求，使人精力充沛。

　　腹式呼吸运动对胃肠道是极好的调节。许多中老年人大腹便便，极易引起心脑血管病、糖尿病等，使健康受损，缩短寿命。如坚持做腹式深呼吸，既可锻炼腹肌，消除堆积在腹部的脂肪，又能防范多种代谢性疾病的发生。

　　我国古代医学家很早就认识到腹式呼吸有祛病延年的奇功，并创造了"吐纳"、"龟息"、"气沉丹田"、"胎息"等健身方法。

　　现代医学也证实了正确的深腹式呼吸方法不仅对人体健康有益，而且还能治病养颜。深腹式呼吸能够起到消除疲劳的作用。疲劳通常是精力不足和氧气缺乏所致，这时需要做深深的吸气运动来补充氧气。将两手交叉在小腹前呈水平姿势，手掌向上，然后吸气，双手缓慢地向上举至下颚。手掌转动向下，交叉的双手重新慢慢放下，并用唇尖呼气，发"f"声10次。

　　深腹式呼吸能够有效缓解头痛。氧气不足常常引起头痛病。吸气时双肩抬起，然后缓慢地呼气，双肩下垂，或采用双唇闭合法：呼气时双唇轻轻闭合，通过嘴唇的阻力呼出空气，连续10次。

　　深腹式呼吸能够减轻胃病的症状。胃痛常跟人的情绪和饮食有关。吸气时身体仰卧、腿蜷曲，然后用手臂将膝盖尽量向身体方向拉紧。呼气，同时伸出双臂和双腿，连续做10次。

　　深腹式呼吸还能够治疗便秘。便秘起因常常是身体和精神高度负荷，心情紧张或饮食不当。呼气时仰卧、屈膝将臀部和腹部举起5秒钟，在缓慢放下的同时进行吸气，反复做10次。

　　此外，深腹式呼吸对于治疗痛经也有一定的效果。痛经是由激素调节不正常引起的。吸气时仰卧、屈膝，就能感觉到有一股热气输入背部、腿部、脚部和腹部中。呼气时，释放出疼痛和不适，每次约两分钟。

　　要想让腹式呼吸更好地发挥它的积极作用，也需要掌握一定的技巧：

　　在锻炼深腹式呼吸的初期，切忌急于求成地去追求呼吸的深长细缓，不要过于注意自己的呼吸，防止出现胸闷气短、呼吸不畅、憋气等不良反应。

　　不能机械地去任意延长呼气时间而缩短吸气时间，防止出现肺换气过度而易致头昏、头痛、疲乏等症状，甚至发生呼吸性碱中毒或酸中毒。

　　做呼吸法锻炼应遵守自然舒适的原则，并尽可能在医生指导下进行。

健康锦囊

下面，再为大家介绍几种有利于健康的呼吸养生法：

1.消除紧张的呼吸法

7秒钟吸气，8秒钟吐气，以每分钟呼吸4次的速度，两分钟后，紧张感就会烟消云散。这种方法不限时间、场合，也无需放下手边的工作。练习几次后，当紧张状况发生时，你会自然而然地使用这种呼吸方式。

2.缓解忧郁的呼吸法

以手指塞住任一个鼻孔，用鼻吸气5~7秒，屏息5~7秒，最后用口缓缓吐气10~14秒。这样循环5~10分钟。

3.消除焦虑的呼吸法

用鼻猛吸气，接着大口吸气，然后大口吐气。如此循环5分钟。

4.减少失眠的呼吸法

快速用鼻孔吸入大量空气，再用口慢吐如丝，尽量悠闲吐气。如此循环调息，至每分钟呼吸5~6次（正常呼吸每分钟约18次）。这种方式有助于入睡。

5.消除疲劳的呼吸法

用鼻吸气5~7秒，屏息5~7秒，再以口吐气至一半时，以口猛吸气至腹部后慢慢吐气，如此循环。

治疗糖尿病，关键在于怎么吃

大医智慧

故济众云：三消渴者，皆由久嗜咸物，恣食炙腻，饮酒过度，亦有年少服金石丸散，积久石热结于胸中，下焦虚热，血气不能制石热，燥甚于胃，故渴而引饮。

——引自《三消论》

精彩解读

消渴病，相当于现代医学的糖尿病，它是一个善于潜伏的杀手，很容易让人对它掉以轻心，经常悄无声息地前来袭击我们的身体。刘完素认为，造成糖尿病的根本原因在于饮食不当，如"久嗜咸物，恣食炙腻，饮酒过度"，导致"燥甚于胃"。因此，糖尿病的治疗也以饮食治疗最为重要。合理的饮食搭配，能有效预防糖尿病和缓解糖尿病症状，把好身体健康这道大门。

糖尿病滋生的病根在于饮食，人们要想远离糖尿病，必须建立合理的膳食结构，从根上保证身体的健康。比如不暴饮暴食，生活有规律，吃饭要细嚼慢咽，多吃蔬菜，尽可能不在短时间内吃含葡萄糖、蔗糖量大的食品，这样可以防止血糖在短时间内快速上升，对保护胰腺功能有帮助。更不要吃过量的抗生素，以免诱发糖尿病。

糖尿病患者要控制食糖，并非完全不食糖，关键要选用血糖生成指数比较低的食物，同时要供给充足的膳食纤维，即多吃含糖量低的水果与蔬菜，如没有出现肾功能异常，可适当食用一些肉、鱼、虾、豆制品等。要控制脂肪摄入量，每日10~20克，还要注意限制盐的摄取，每日不要超过6克，通过摄取蔬菜，来保证充足的维生素和矿物质的供应。糖尿病患者也不宜饮酒，还应合理安排每日三餐，定时定量，早、中、晚餐能量按25%、40%、35%的比例分配。每日总热量按每千克体重为25~40千卡热量计算，糖类约占60%，蛋白质占15%，脂肪占25%。

对于糖尿病患者，我们给大家推荐以下两种养生食谱：

1.苦瓜烧豆腐

【原料】苦瓜150克，水豆腐100克，植物油、食盐适量。

【做法】苦瓜去子切薄片，入锅炒至八成熟，加入豆腐、食盐，烧至熟透食用。

【功效】清热、利尿、降糖。

2.香菇烧豆腐

【原料】嫩豆腐250克，香菇100克，盐、酱油、味精、香油各适量。

【做法】豆腐洗净切成小块。在沙锅内放入豆腐、香菇、盐和清水。中火煮沸改文火炖15分钟，加入酱油、味精，淋上香油即可食用。适量服食，不宜过热。

【功效】清热益胃，活血益气。豆腐味甘性凉，益气和中，生津润燥，清热解毒；香菇有益气活血、理气化痰之功。此方对烦热、消谷善饥兼见淤血型糖尿病患者尤为适宜。

健康锦囊

俗话说："良医治未病。"糖尿病的预防也非常关键，首先应当遵循以下饮食原则：

（1）避免肥胖，维持理想且合适的体重。

（2）定时定量，每餐饮食按照计划分量进食，不可任意增减。

（3）少吃油煎、炸、油酥及猪皮、鸡皮、鸭皮等含油脂高的食物。

（4）烹调多采用清蒸、水煮、凉拌、涮、烤、烧、炖、卤等方式。不可太咸，食盐摄入量6克以下为宜。

（5）饮食不可太咸，少吃胆固醇含量高的食物，例如腰花、肝、肾等动物内脏类食物。

（6）烹调宜用植物性油脂。

（7）配合长期性且适当的运动、药物、饮食的控制。

（8）经常选用纤维含量高的食物，如未加工的蔬果等。

（9）含淀粉多的食物及中西式点心均应按计划的分量食用，不可随意吃，以免过量摄取。

（10）少吃精制糖类的食物，如炼乳、蜜饯等。

（11）多食苦瓜或苦瓜茶，苦瓜降糖更安全、无任何副作用，糖尿病预防和控制要比治疗简单得多。

阴阳调和，五脏俱荣——刘完素推荐的补养良方

大医智慧

诸寒收引，皆属于肾。肾者，少阴也，少阴者，至阴也，至者，为极也。少阴者，冬脉所旺，居北而属水，为寒，为归藏，为周密。寒中收引拘缩，寒之用也……阴阳停则和，偏则病。如阳气暴绝，阴气独胜，则为寒证，阴气暴绝，阳气独胜，则为热证。经曰：阳胜阴虚，汗之而死，阴胜阳虚，下之而死。

——引自《黄帝素问宣明论方》

精彩解读

中医认为，"虚者补之"。适当进补对人体或脏器在受到损伤或发生病变的情况下，具有某种程度的代偿和增益作用。刘完素认为，进补就是一种得用药物来调和阴阳，以达到身心健康目的的一种方法。在他的《黄帝素问宣明论方》中记录了很多进补的方子，我们选择几种介绍给大家：

1.内固丹

【组成】肉苁蓉（酒浸）、茴香（炒）各一两，破故纸、胡芦巴（炒）、巴戟（去心）、黑附子（炮）、川楝子、胡桃仁（面炒）各四两。

【用法】上为末，研胡桃仁为膏，余药末和匀，酒、面糊为丸，如桐子大，每服十丸至三十丸，温酒、盐汤下，食前。虚者加至五六十丸。

【功效】补养肾气，调和脾脏。寿高者常服，筋骨劲健，浑如壮士。此药明目补肾乌发，进美食，空心。

2.金丹

【组成】龙骨（水飞）、菟丝子各一两，破故纸、韭子、泽泻、牡蛎各半两，麝香少许。

【用法】上为末，酒面糊为丸，如桐子大，每服三十丸，温酒下，空心食前，日三服。

【功效】治男子本脏虚冷，夜梦鬼交者。

3.调中丸

【组成】青皮、红皮各一两，大黄二两，牵牛三两。

【用法】上为细末，滴水和丸，如桐子大，每服三二十丸，温水下，空心食前。

【功效】治脾胃虚，止呕吐，宽利胸膈。

4.水中金丹

【组成】阳起石（研）、木香、乳香（研）、青盐各二分，茴香（炒）、骨碎补（炒）、杜仲（去皮，生姜汁炙丝尽）各半两，白龙骨（紧者，捶碎，绢袋盛，大豆蒸熟，取出，焙干）一两，黄犬肾（酒一升，煮熟，切作片子，焙，入白茯苓一两，与肾为末）一对。

【用法】上为细末，酒、面糊和丸，如皂子大，每服二丸，温酒下，空心。忌房事。

【功效】治元脏气虚不足，梦寐阴人，走失精气。

5.丁香附子散

【组成】附子一两，母丁香四十九个，生姜半斤（取自然汁半碗）。

【用法】上用附子孔四十九，以丁香置上而填内，将生姜汁用文武火熬尽，又用大萝卜一个，取一穴子，入附子，又填内，将萝卜盖之，又用文武桑柴火烧，香熟为度。取出，切附子作片子，焙干，捣为细末。每服一钱，米汤一盏调下，日进三服。

【功效】治脾胃虚弱，胸膈痞结，吐逆不止。

6.何首乌丸

【组成】何首乌半斤，肉苁蓉六两，牛膝四两。

【用法】上将何首乌半斤，用枣一层隔何首乌，甑内蒸枣软用，切、焙，同为末，枣肉和丸，如桐子大，每服五七丸，嚼马楝子服，酒送，食前，一服加一丸，日三服。至四十丸即止，却减丸数。

【功效】治男子元脏虚损，填精，发白再黑。

7.煨肾丸

【组成】川楝子、马楝花、破故纸、胡芦巴、茴香（炒）各等份。

【组成】上除茴香外，四味酒浸，同为末，煮面糊为丸，如桐子大，每服十丸至二十丸，温酒下，空心食前。

【组成】治男子腰膝痛，夜多小便者。

8.神仙楮实丸

【组成】楮实子（涮去泥，微炒）一升，官桂（去皮）四两，牛膝（酒浸三日）半斤，干姜（炮）三两。

【用法】上为末，酒、面糊为丸，如桐子大，每服二十丸，温酒，空心食前，盐汤亦得。

【功效】治积冷气冲心胸及背，有蛔虫疼痛，痔癣气块，心腹胀满，两肋气急，食不消化，上逆气奔于心，并疝气下坠，饮食不得，吐水呕逆，上气咳嗽，眼花少力，心虚健忘等疾。坐则思睡，起则头眩，男子冷气，腰痛膝痛，冷痹风顽，阴汗盗汗，夜多小便，泄痢，阳道衰弱，妇人月水不通，小便冷痛，赤白带下，一切冷疾，无问大小。能明目，益力轻身，补髓益精。

莫名病变，自有奇方妙治——刘完素治各类疑难杂病良方

大医智慧

《素问》云：痛痒、疮疡、痈疽、疡疹、瘤气、结核，怫郁甚者，皆热。五脏不和，九窍不通，六腑不和，留结为痈。近于火气，微热则痒，热甚则痛，附近则灼而为疮，皆火之用也。人之疮肿，因内热外虚所生也。为风湿之所乘，则生疮肿。然肺主气，候于皮毛，脾主肌肉，气虚则肤腠开，为风湿所乘，脾气温而内热，即生疮也。肿者，皆由寒热毒瓦斯客于经络，使血涩而不通，壅结成肿。风邪内作，即无头无根。气血相搏作者，即有头有根。热壅盛，则为脓赤。核肿，则风气流结也。疮以痛痒，痛则为实，痒则为虚，非谓虚寒也，正谓热之微甚也。

——引自《黄帝素问宣明论方》

精彩解读

中医学有疑难杂症的说法，指的是生活中一些尚未探明病因，治疗起来比较复杂的病症。从某种程度上来说，这种疑难杂症也是相对而言的，对于高明的医生来说，所遇到的疑难杂症就少，而对于那么庸医和无作为的医生，任何病症都可以说是疑难杂症。当然，刘完素此处所说的是痛痒、疮疡、痈疽、疡疹、瘤气、结核、怫郁等一些在当时医疗条件下，理论认识比较欠缺的病症，对于这类病症的治疗，大多是一些多年积累下的经验方。在《黄帝素问宣明论方》中，刘完素就专门列出"杂病"一门，记录了许多验方，下面我们选择一些介绍给大家：

1.如意散

【组成】吴茱萸、牛蒡子、荆芥各一分，牡蛎半两，轻粉半钱，信砒二钱。

【用法】上为细末，研匀，每临卧，抄一钱，油调，遍身搓摩上一半。如后有痒不止，更少许涂之股髀之间，闻香悉愈。

【功效】治疥癣无时痛痒，愈发有时，不问久新者。

2.芙蓉膏

【组成】料炭灰、桑柴灰、荞麦点灰（上灰用热汤淋，取一升，熬至五分）各半升，独角仙（不用角）一个，红娘子（不去翅足）半钱，糯米四十九粒，锻石（风化者）一两。

【用法】上为末，将前项灰汁调如面糊相似，在瓷合子内，于土底埋五七日，取出使用。取瘢痕，厴内刺破，用细竹签子点之，放药，用湿纸揞药，再点至三。上见瘢痕时，冷水淋洗。忌姜、醋、鱼、马肉。

【功效】治遍满头面大小诸厴子者。

3.铅白霜散

【组成】铅白霜二钱，铜绿二钱，白矾（指大许）一块。

【用法】上为末，以翎羽扫疮上，以温浆水漱之。

【功效】治大小人口疮，牙齿腐蚀，气臭出血者。

4.麝香散

【组成】上好咸土（不以多少），麝香（真好者少许）。

【用法】上土热汤淋，取汁，去滓，用清汁，银石器中熬干，刮下，再与麝香同研匀，掺于疮上，以纸贴。

【功效】治大小人口齿腐蚀出血，断根宣烂者。

5.五香汤

【组成】沉香、木香、鸡舌香各一两，熏陆香、麝香各三钱，连翘一两半。

【用法】上研为细末，每服二钱，水一盏，煎至六分，不拘时服。

【功效】治一切恶疮、瘰疬、结核无头尾，及诸疮肿。

6.圣力散

【组成】草乌头、白芨、白蔹、木鳖子（去皮）、地龙、金毛狗脊各二钱半，麝香三钱，黄丹少许。

【用法】上为细末，用针针到生肉痛者，用药。黄水出为度。

【功效】治诸疔疮肿。

7.穿山甲散

【组成】穿山甲、木鳖子、乌龙角（皆烧存性）各等份。

【用法】上为末，每服一钱半，空心，热酒调下。至中午疮破，脓血便行。

【功效】治一切通气破疮肿。行脓血如神。

8.守瘿丸

【组成】通草二两，杏仁（去皮尖，研）一大合，牛蒡子（出油）一合，吴射干、昆布（去咸）、诃黎勒、海藻（去咸）各四两。

【用法】上为末，炼蜜为丸，如弹子大，含化，咽津下，日进三服。

【功效】治瘿瘤结硬。

9.桃花散

【组成】白芨、白蔹、黄柏、黄连、乳香（别研）、麝香（别研）、黄丹各等份。

【用法】上为细末，掺于疮上。三二日生肌肉满。

【功效】治一切疮。生肌药。

10.胆矾丸

【组成】土马综（烧存性）、石马综（烧存性）、半夏各一两，生姜一两，胡桃十个，真胆矾半两，川五倍子一两。

【用法】上为末，和作一块，绢袋子盛，如弹子大，热酒、水各少许，浸下药汁，淋洗头发一月。

【功效】治男子年少而鬓发斑白。

11.铁脚丸

【组成】皂角（不以多少，去皮，去壳子，炙）。

【用法】上为末，酒、面糊为丸，如桐子大，每服三十丸，酒下。

【功效】治大小便不通。

12.金圣散

【组成】地胆（去足翅，微炒）半两，滑石一两，朱砂半钱。

【用法】上为末，每服二钱，用苦杖酒调下，食前服。

【功效】治小肠膀胱气痛不可忍者。

13.葵子散

【组成】葵子、茯苓（去黑皮）各等份。

【用法】上为末，每服四钱，水一盏，煎二沸，食前服。

【功效】治小便不通。

14.败毒散

【组成】大黄、黄药子、紫河车、赤芍药、甘草各等份。

【用法】上为末，每服一钱，如发热，冷水下，如发寒，煎生姜、栝蒌汤乘热调下。此药偏治妇人。

【功效】治男子往来寒热，妇人产后骨蒸血运。

15.补真丹

【组成】黑附子（煨）一两，阳起石（火烧，酒淬）三钱，海马二钱，乳香、雄黄（为衣）、血竭各三钱，石莲子（去壳、皮、心）、黑锡（炒，去砂子）半两，石燕子（烧，以醋淬），麝香（一分）。

【用法】上为细末，面糊为丸，每服二十丸，用五香汤空心下。

【功效】兴阳固肾补虚，治男子元藏虚冷。

第九章

张从正：根治疮痫肿痛，身边处处是良方

名医简介

张从正，字子和，号戴人，金代睢州考城（河南省兰考县）人，因久居宛丘（今河南淮阳一带），故亦有张宛丘之称。约生活于公元1158—1228年。其幼承家学，随父习医，青年时任过军医，晚年曾在太医院供职。其学远则取法于《素问》、《难经》、《伤寒论》，近则私淑于刘完素。临床用药偏于寒凉，自述用河间辛凉之剂四十余年，论治消渴亦宗刘完素之学，而倡"三消当从火断说"，但其又不尽同于刘完素。鉴于当时嗜补之习颇盛，凡治疾病，不问虚实，滥投温补，以致邪气滞留，为害甚烈，因而大倡攻邪论，主张"先论攻其邪，邪去而元气自复"，治病以汗吐下三法为主要手段，丰富和发展了《内经》的有关理论及方法，被后世尊为攻邪派的宗师，并跻身"金元四大家"之列，又称为"攻下派"的代表。张从正著作《儒门事亲》一书，共十五卷，所载内容包括了内、外、妇、儿、五官、针灸等各科，集中反映了其独到的学术思想和丰富的临床经验。除此之外，尚有《心镜别集》、《张氏经验方》、《张子和治病撮要》等传世。

痔疮、肛漏、肛裂，张从正给您推荐痔漏四方

大医智慧

夫痔漏肿痛，《内经》曰：因而大饱，筋脉横解，肠澼为痔。痔而不愈，变而为漏，同治湿法而治之。可先用导水丸、禹功散；泻讫，次服枳壳丸、木香槟榔丸；更加以葵羹、菠菜、猪羊血等，通利肠胃。大忌房室，鸡、鱼、酒、醋等物勿食之。

——引自《儒门事亲》

精彩解读

痔漏是痔疮、肛漏、肛裂、肛周脓肿等肛周疾病的统称，发病机理是直肠末端的黏膜下层和肛管，肛缘壁皮下静脉血回流障碍，形成曲张、淤积，慢性炎症刺激组织细胞，形成像静脉瘤样团块组织。按发生部位可分为内痔、外痔和混合痔三种；按轻重程度可分为轻、中、重三度。

造成痔漏、肛周疾病的原因很多，一是饮食原因，饮食不节，过多食用辛辣等刺激性食物；二是长期便秘，大便不畅，久泻，久痢等；三是长期负重运行，久坐，久站等；四是女性妊娠、分娩，肝硬化疾病等。痔漏肛周疾病虽说不是危及生命的重病、大病，但给人们带来了极大的痛苦，长期及反复性感染，还会严重影响人们的身心健康。

对于本病，金元四大家之一张从正有导水丸、禹功散、枳壳丸、木香槟榔丸四个方子进行调治，他表示："痔而不愈，变而为漏，同治湿法而治之。可先用导水丸、禹功散；泻讫，次服枳壳丸、木香槟榔丸。"这四个方子在其专著《儒门事亲》中都有记载，下面介绍给大家：

1.导水丸

【组成】大黄二两，黄芩二两，滑石四两，黑牵牛（另取头末）四两。

【用法】上为细末，滴水丸梧桐子大。每服五十丸，或加至百丸，临卧温水下。

2.禹功散

【组成】黑牵牛（头末）四两，茴香（炒，或加木香一两）一两。

【用法】上为细末。以生姜自然汁调一二钱，临卧服。

3.枳壳丸

【组成】商枳壳（麸炒）一两，牵牛（头末）四两。

【用法】上为细末，水丸如桐子大。每服三十丸，食前，温酒或生姜汤下。

4.木香槟榔丸

【组成】木香、槟榔、青皮、陈皮、广术（烧）、黄连（麸炒）各一两，黄柏、大黄各三两，香附子（炒）、牵牛各四两。

【用法】上为细末，水丸如小豆大。每服三十丸，食后，生姜汤送下。

除了服用汤药之外，张从正认为食疗及日常保健也很重要，他认为："葵羹、菠菜、猪羊血等，通利肠胃。大忌房室，鸡、鱼、酒、醋等物勿食之。"

健康锦囊

对治痔漏，民间也有许多奇效方，选录几则，仅供大家学习与参考：

（1）痔漏疼痛：用田螺一枚，针刺破后，加入白矾末，埋藏一夜，取出，以螺内汁水涂患处，立能止痛。

（2）痔漏肿痛：用荆芥煮汤，每日洗痛处。

（3）肠风痔漏、脱肛泻血，长期不愈。用草祛、贯众（去土）各等份为末。每服三钱，空腹服，温酒送下。此方名"如圣散"。

（4）痈前痔漏的治疗便方。用水煮白棘根汁洗搽。

（5）治痔漏脱肛。用丝瓜烧灰、多年石灰、雄黄各五钱，共研为末，以猪胆、鸡蛋清及香油调药敷贴，直至脱肠收上。

（6）痈疽痔漏。用蛴螬研末敷涂。每天一次。

（7）年久痔漏。用乌龟二三个，煮取肉，加茴香、葱酱，常吃，忌食糟、醋等热物。

（8）诸毒痔漏，久不结痂。用生姜连皮切成大片，涂白矾末，炙焦，研细，敷患处。

藏用丸内服，阳起石散，解除背痈之痛

大医智慧

夫背疽初发，便可用藏用丸、玉烛散，大作剂料，下脏腑一二十行；次以针于肿处乱刺血出，如此者三；后以阳起石散敷之。不可便服内托散，内犯官桂，更用酒煎。男子以背为阳，更以热投热，无乃太热乎？如疮少愈，或疮口未合，疮痂未敛，风痒时作，可服内托散，以辟风邪耳！

——引自《儒门事亲》

精彩解读

背疽，又称为"背痈"，是指发生于背部的感染性疾患，因患者用手反搭，可触摸到病灶，故名"搭背"，俗称"背花"，又称"搭手"，现代医学统称化脓性感染。

现代医学认为，背痈的发病原因是由于抗病能力低下，糖尿病日久失治，金黄色葡萄球菌乘虚侵入毛囊，沿皮下脂肪柱蔓延至皮下组织，受感染的毛囊与皮质腺相互融合，进而形成痈毒。

祖国医学认为，是因湿热内生、肾水亏损、阴虚火盛、内蕴火毒、荣卫不从、逆于肉理，素体阴虚、过食厚味，阳气清浮、热盛则肉腐成脓。

背痈的典型症状是，未溃者背部病灶处红肿高大，质地较硬、边缘清楚、疼痛剧烈、壮热畏寒、口渴、心烦、恶心呕吐、神志恍惚、软弱无力、食后即吐、咳嗽、胸痛。已溃者先渗黄白稠脓；次流桃花色脓，再出淡红色水液，有热象，疼痛随脓出而减，四周硬块渐消，腐肉日脱、新肉渐出。

对于背痈的治疗，张从正认为："夫背疮初发，便可用藏用丸、玉烛散，大作剂料，下脏腑一、二十行；次以针于肿痛处乱刺血出，如此者三；后以阳起石散敷之。不可便服内托散，内犯官桂，更用酒煎。男子以背为阳，更以热投热，无乃太热乎？如疮少愈，或疮口未合，疮痂未敛，风痒时作，可服内托散，以辟风邪耳！"张从正所说几个方子，在《儒门事亲》中都有记载，下面介绍给大家：

1.藏用丸

【组成】大黄、黄芩各二两，滑石、黑牵牛各四两。

【用法】上为末，水丸，桐子大。每服五七十丸，食后温水下。

2.玉烛散

【组成】四物汤、承气汤、朴硝各等份。

【用法】水煎，去滓，食前服之。

3.阳起石散

【组成】阳起石（烧）。

【用法】上研末。新水调涂肿痛处。

4.内托散

【组成】大黄、牡蛎各半两，甘草三钱，栝蒌二个。

【用法】上为末，水一大盏，煎三五沸。去滓，露冷服。

健康锦囊

对于背痈的防治，在日常生活中可从以下几个方面着手：

1.坚持运动

虽然背很疼，但还是要坚持运动，只不过需要小心一点。这样疼痛的部位就可以保持血液畅通，这是使受损伤的部位康复的先决条件。

2.冷敷

将冰块包裹在一条潮湿的浴巾或毛巾之中，然后将之敷在疼痛的部位上，每隔2小时重复一次。这种治疗方法对急性剧痛有较好的疗效，冷敷可以促进血液循环，从而使肌肉放松，消除痉挛。

3.热敷

对于慢性的背部疼痛，热敷比冷敷疗效更佳。你可以在洗澡时，利用淋浴喷头喷出的热水，将其对准疼痛部位;如果你家中有浴缸，也可泡个热水澡，这些都是治疗慢性背痛的妙方。此外，你也可使用红外线灯来照射患处，它也可以促进局部的血液循环，从而缓解和消除背痛。

4.床上治疗

虽然运动是缓解背痛的最好方法，但在静卧时，通过一些小工具，也可以缓解疼痛。你可以采取下列方法：在平卧时把两脚翘高，小腿平放并用几个垫子垫高，在颈下垫上一块卷起来的毛巾，在腋窝下面垫上一个折叠起来的被单，这种姿势有助于缓解背部肌肉的紧张感。

5.按摩

对于缓解背部的疼痛，可采用从轻到重的按摩方法。你可以用一个网球沿着疼痛部位滚动，这样就能使肌肉得到放松。按摩可以激活皮肤感受器，立即给神经系统发出消除疼痛的信号。此外，使用含有薰衣草精华的按摩油按摩患部，也可以收到异曲同工的效果。

6.正确呼吸

正确呼吸法，也是自动地放松背部肌肉的妙方。自然的深吸气和深呼气有助于缓解和消除背部疼痛。深呼吸时，将手放在肚子上，通过肚子的起伏来感觉呼吸的深度，当感觉背部肌肉有伸拉且稍有疼痛的感觉就可以了。

7.切勿长时间卧床

因背痛而卧床休息的时间最好不要超过2天。长时间卧床只能使背痛变得更加严重，背部肌肉会变得更加僵硬，使人体力衰退，精神不振。最好的方法是尽快重新恢复正常的活动，使一天的生活规律化。

8.注意保养软组织

身体中的软组织，也就是医学上说的结缔组织，对于机体的新陈代谢有着重要的作用，它负责将养分输送给骨骼、肌肉和椎间盘，所以结缔组织的好坏，对于背部的健康也有着重要的作用。在日常生活中要多饮水、多吃富含维生素的食物，因为这样可以加速代谢废物的排出，从而有助于保持结缔组织的健康。其次，还要注意避免过多酸性食物的摄入，如肉类、酒精和糖，因为它们会使结缔组织变得没有弹性并容易引发炎症。

口疮酸痛难受，不妨用酸浆水洗一洗

大医智慧

夫大人小儿口疮唇紧，用酸浆水洗去白痂，临困点绿袍散。如或不愈，贴赴筵散。又不愈，贴铅白霜散则愈。

——引自《儒门事亲》

精彩解读

口疮，现代医学称之为"口腔溃疡"，是发生在口腔黏膜上的表浅性溃疡，大小可从米粒至黄豆大小、成圆形或卵圆形，溃疡面为凹、周围充血。溃疡具有周期性、复发性及自限性等特点，好发于唇、颊、舌缘等。病因及致病机制仍不明确。诱因可能是局部创伤、精神紧张、食物、药物、激素水平改变及维生素或微量元素缺乏。系统性疾病、遗传、免疫及微生物在其发生、发展中可能起重要作用。治疗主要以局部治疗为主，严重者需全身治疗。

对于口疮的治疗，张从正有很多种方法，其中最常用的则是酸浆水。酸浆水的做法其实很简单，我们自己在家里就可以完成：用包菜或生菜都可以，先烧沸水，用少许面粉放入凉水中搅匀，倒入沸水中，然后将切洗好的菜放入水中，不用再煮，连菜带汤盛入容器中。每天勤搅动即可。到次日如果还不酸，可以用生黄瓜或生的西红柿切成大片放进去，继续搅动，一般来说就成功了。

当然，如果酸浆水不起作用，还可以用绿袍散、赴筵散、铅白霜散等，下面为大家一一介绍：

1.绿袍散

【组成】薄荷叶（去老梗）五钱，荆介穗五钱，青黛二钱半，元明粉二钱半，硼砂二钱半，百草煎三钱，甘草三钱。

【用法】上锉，烤干为末，元明粉、硼砂二味在乳钵内细杵，同前药末再杵匀。

2.赴筵散

【组成】五倍子、密陀僧各等份。

【用法】上为细末。先入浆水漱过，干贴。

3.铅白霜散

【组成】铅白霜、干胭脂、寒水石各等份，脑子、轻粉各少许。

【用法】上为末。掺之。

健康锦囊

口腔溃疡在很大程度上与个人体质有关，因此要想完全避免其发生可能性不大，但如果尽量避免诱发因素，仍可降低发生率。

具体措施是：

（1）注意口腔卫生，避免损伤口腔黏膜，避免辛辣性食物和局部刺激。

（2）保持心情舒畅，乐观开朗，避免紧张和焦虑。

（3）保证充足的睡眠时间，避免过度疲劳。

（4）注意生活规律性和营养均衡性，养成规律的排便习惯，防止便秘。

牙齿被虫蛀，灯烧巴豆熏牙窝

大医智慧

夫风蛀牙疼久不愈者，用针插巴豆一枚，于灯焰上燎，烟未尽急存性，于牙窝根盘上熏之则愈。

——引自《儒门事亲》

精彩解读

蛀牙，也有人叫它虫牙，学名龋齿。其主要形成原因是牙菌斑。牙菌斑是牙齿表面的一层几乎无色的薄膜，含有造成龋齿的细菌。每次进食后，牙菌斑中的这些细菌会和食物中的糖分或淀粉发生化学作用，产生腐蚀牙齿的酸性物质。久而久之，牙齿的珐琅质便会破坏，形成比较脆弱的小蛀斑，若继续恶化则会形成牙洞，即蛀牙。所以，蛀牙是从小蛀斑发展而来的，不是真的有蛀虫或什么其他虫子，而是牙齿被逐渐腐蚀的结果。

蛀牙在严重情况下，会导致牙齿的坏死和脱落。蛀牙也就是牙齿出现腐烂现象。蛀牙很大程度上受我们生活方式的影响，如我们吃什么食物，我们是否注意牙齿健康，我们的饮用水和牙膏中是否含有氟化物，这些因素都决定了我们是否会患上蛀牙。是否易生蛀牙也受遗传因素的影响。

对于蛀牙的治疗，张从正为我们推荐了一个小方法：用针插一枚巴豆，在灯焰上燎烧，烟未尽急存性，置于牙窝根盘上熏一熏就好了。这里我们还得解释一个概念——存性。所谓"存性"，又叫"烧存性"，是一种中药炮制的方法，即把药烧至外部焦黑，里面焦黄为度，使药物表面部分炭化，里层部分还能尝出原有的气味。

除了张从正的方法之外，我国历代医书中都记载了一些治蛀牙的小方法，下面介绍给大家：

（1）韭茶根泥：用韭菜根10个，川椒20粒，香油少许，其捣如泥，敷病牙侧面修补好的蛀牙颊上。据称"数次即可愈也"。适用于龋齿疼痛。（引自《千金方》）

（2）茄类方：秋茄花，干品烧灰，涂痛处；或用茄根捣汁，频涂之；或用茄蒂烧灰掺之，或茄蒂灰加细辛等份，掺加龋齿上。以上均用黄茄（皮色黄者）。据称有"立效"。功效止龋齿疼痛。适用于龋齿痛。（引自《海上名方》）

（3）薏仁桔梗粉：用薏苡仁，桔梗生研末，点龋齿洞，并可服食。（引自《永类方》）

健康锦囊

当然，中医主张"未病先防"，治疗方法再简单、再有效都不如不得病。因此，张从正还提醒大家要注意预防蛀牙。从现代的角度来说，防蛀牙要注意以下两点：

1.正确刷牙

这是去除牙菌斑的有效方法。先选购一支刷毛细软、毛端圆钝并富有弹性的保健牙刷，再选购一支含有氟化钠的单氟牙膏或兼含有单氟磷酸钠的双氟牙膏。牙膏中的氟化物能增强牙面结构、促进矿化，提高抗酸能力并能抑制牙菌斑。正确刷牙的要点是：刷毛与牙面约呈45度，顺着牙缝竖刷。上牙往下，下牙往上，咬合面前后来回刷。而不是拉锯式的横刷，那样会损伤牙齿和牙龈。每次刷牙3分钟，早晚各刷一次，并持之以恒。

2.合理饮食

这一点主要是提醒喜欢甜食的人，甜食中含有大量的糖和淀粉，尤其是黏性大的甜食易黏附在牙面上，为牙菌斑中的致龋菌提供充足的养分，经代谢后产生的有机酸致龋性很强。因此，要少吃甜食，尤其不要在睡前吃，睡前饮食后要刷牙。此外，日常饮食不要偏食。膳食成分应包括五谷杂粮、豆类及豆制品、奶及奶制品、鱼肉蛋禽和蔬菜瓜果。

疮疖瘤肿无药医，心法"祝由"把病疗

大医智慧

夫大人疮疖，小儿赤瘤，肿发之时，疼痛不止。《内经》曰：夫诸痛痒疮疡，皆生于心火。可用一咒法禁之。法者，是心法。

——引自《儒门事亲》

精彩解读

心理疗法实际上不是现在才有的，也不是从西方传入的，早在中国古代就有，我们称之为"祝由"。"祝"者，咒也，"由"者，病之缘由也，"祝由"即向神灵祝说患病的缘由并祈祷神灵加持。祝由疗法，就是以符咒禁禳为主，配合其他方式来治疗疾病的一种方法。

祝由疗法的历史源远流长，在《素问·移精变气论》中就有将其用于治疗疾病的明确记载："黄帝问曰：余闻古之治病，惟其移精变气，可祝由而已。今世治病，毒药治其内，针石治其外，或愈或不愈，何也？岐伯对曰：往古人居禽兽之间，动作以避寒，阴居以避暑，内无眷慕之累，外无伸宦之形，此恬淡之世，邪不能深入也。故毒药不能治其内，针石不能治其外，故可移精祝由而已。"由此可知，早在《内经》时代，祝由疗法就已经形成了一个独特的、疗效显著的方法，流行于民间。

事实上，祝由疗法属心理治疗范畴，既非药物、针石疗法，亦非向鬼神求医，而是一种通过语言、行为等方式对患者进行精神的转移调节，以调整逆乱气血，从而达到祛除病因的心理疗法。它渗透着心理治疗的分析引导、疏泄劝慰、说服教育、支持保证、暗示转移等方法，也囊括了中医意疗法的意示入眠、语言开导、移情易性、暗示解惑等疗法。

在张从正的《儒门事亲》中，就有一个利用祝由治疗疮疖瘤肿的方法，其原文如下：

"夫大人疮疖，小儿赤瘤，肿发之时，疼痛不止。《内经》曰：夫诸痛痒疮疡，皆生于心火。可用一咒法禁之。法者，是心法。咒曰：

"龙鬼流兮诸毒肿，痈疮脓血甚被痛。

"忘心称意大悲咒，三唾毒肿随手消。

"上一气念咒三遍，望日月灯火取气一口，吹在疮肿丹瘤之上，右手在疮上虚收虚撮三次，左手不动，每一气念三遍，虚收虚撮三次，百无禁忌。如用之时心正为是。此法得于祖母韩氏。相传一百余年，用之救人，百发百中。若不食荤酒之人，其法更灵。病疮肿者，大忌鸡、猪、鱼、兔，发热动风之物。此法不得轻侮，无药处可用之。"

健康锦囊

在此，我们为大家推荐一种心理放松疗法，每天抽出一点时间来锻炼，可以使人心旷神怡、精神百倍，此法尤其适合紧张焦虑的上班族。

（1）练习者以舒适的姿势靠在沙发或躺椅上。

（2）闭目。

（3）将注意力集中到头部，咬紧牙关，使两边面颊感到很紧，然后将牙关松开，咬牙的肌肉就会产生松弛感。逐次将头部肌肉都放松下来。

（4）把注意力转移到颈部，先尽量使脖子的肌肉紧张，感到酸、痛、紧后，把脖子的肌肉全部放松，觉得轻松为度。

（5）将注意力集中到两手上，用力紧握，直至手发麻、酸痛时止，然后两手开始逐渐松开，放到自己觉得舒服的位置，并保持放松状态。

（6）把注意力转向胸部，开始深吸气，憋一两分钟，缓缓把气吐出来；再吸气，反复几次，让胸部感觉松畅。

以此类推，将注意力集中在肩部、腹部、腿部，逐次放松。最终，全身处于轻松状态，保持一两分钟。每日照此操作两遍，持之以恒，可使心情及身体获得放松，睡前做一遍则有利于入眠。

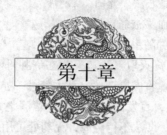

第十章

李东垣：后天之本不可伤，养胃健脾有良方

名医简介

李杲，字明之，真定（今河北省正定）人，生于1180年，卒于1251年，晚年自号"东垣老人"，故世人多称之为"李东垣"。李杲20多岁时，他的母亲患病，请了许多医生前来，治疗无效，也就糊里糊涂地病死了。这件事对他的触动极大，从此便立志学医。他听说易州的张元素的名声很大，便携重金前去拜师学医。在张元素的指点下，他对《内经》、《难经》等中医经典著作深入研究，并通过长期的临床实践，最终提出"内伤脾胃，百病由生"的观点，并形成了独具一格的脾胃内伤学说，从而成为中医"脾胃学说"的创始人，并跻身于"金元四大家"之列。由于在五行当中，脾胃属于土，因此他的学说也被称作"补土派"。李杲著有《脾胃论》、《内外伤辨惑论》、《兰室秘藏》、《活法机要》、《医学发明》、《东垣试效方》等。其中，《脾胃论》对后世医家关于脾胃病及以脾胃为主的治疗方法有着重要的影响，起到了指导作用。

脾胃若伤，百病由生——李东垣的日常调摄养生观

大医智慧

安于淡薄，少思寡欲，省语以养气，不妄作劳以养形，虚心以维神，寿夭得失，安之于数，得丧既轻，血气自然谐和，邪无所容，病安增剧？苟能持此，亦庶几于道，可谓得其真趣矣……气乃神之祖，精乃气之子。气者，精神之根蒂也。大矣哉！积气以成精，积精以全神，必清必静，御之以道，可以为天人矣。有道者能之，予何人哉，切宜省言而已。

——引自《脾胃论》

精彩解读

李东垣晚年自称东垣老人，是我国金元时期四大名医之一，是著名的医学家，也是养生学家。他在所著的《脾胃论》中提出如下观点："内伤脾胃，百病由生"。即许多疾病的根源，都在于饮食不利，损伤脾胃之气，使之不能运化水谷精微来营养经脉，滋养脏腑和护身抗病。因此，避免脾胃损伤，是维护人体健康长寿的关键。

"胃主受纳，脾主运化"，即强调脾胃在人体调养中的重要性。因饮食水谷全靠脾胃的作用，才能转化为人体加以利用的营养物质。因此，人的饮食必须营养合理，饮食调和，脾胃消化吸收功能正常，身体才能健壮。

"食助药力，药不妨食"，即食物与药物，应相互起到协调作用，必须要有合适的食物来滋养脾胃，才能使药物发挥疗效。否则若脾胃功能不好或伤及脾胃，即使最好的药物，也难起到应有的作用。因此，"用药时时顾及保护脾胃，治疗则处处兼顾脾胃。"

除此之外，李东垣关于日常生活诸方面的摄养方法也是围绕调脾胃和养元气这个原则而制定的，内容多而且很具体。例如：

1.要节劳

即注意劳逸结合。李东垣提出"不妄作劳以养形"。他认为过度的劳作会伤耗元气，损害健康，因此要避免过劳。这是针对当时人们深受繁重劳役之苦这一现实情况提出来的。身体弱的人不耐劳，过劳就会出现气短疲乏现象，这就是过劳伤气的一个例证。当然现在应当辩证地看待这个问题，正确的方法是既不过劳，也不过逸。

2.要预防外邪侵袭

李东垣认为，外来的邪气如风、寒、暑、湿、燥、火等都能损伤脾胃，导致疾病。因此在日常生活中一定要慎起居、适寒温，防止外邪侵袭。其具体方法如下：

（1）遇到天气突然变化，转冷或起风下雨雪等，应当避其邪气，居于暖温之地。如在外突然遇到寒流气温下降，而衣服单薄而不能御寒，在这种情况下要努力振作起来，鼓起全身的劲，就能有效地抵御寒邪。

（2）如穿衣单薄，因而感到气短不连续的，应当赶快增加衣服，并转移到无风温暖的处所。如还气短，就须用沸水一碗，以其热蒸气熏口鼻防治。这个方法对于因为住处较高或天寒阴湿所引起的气短都很有效。如因穿着较厚或居处不通风而引起气短，就应当减少衣服，并到通风的地方去，当然要记住用手摩擦周身汗孔令其闭合，以免受风邪入侵。如大热天居处寒凉而引起气短的，应多到户外活动，见见阳光。

（3）风寒之邪总是从汗孔而入。因此预防风寒感冒的方法之一是不要汗出当风，特别是淋浴后汗孔开启，津津汗出，此时当风最易感冒风寒，要先摩擦汗孔使其闭合才可当风，这样就不会感冒了。

3.要保证良好的睡眠

睡眠也是养生的重要方面。一般睡眠不安稳有四种常见的原因：一是被子太厚太热，以致周身出汗，这时应当适当减少被褥，并将汗擦干，才能安睡；二是被褥太薄，冷而不安，此时加盖被褥以保暖，必能安然入睡；三是肚中饥肠辘辘无法入睡，当少吃些东西再睡；四是吃得太饱以致寝卧不安，则应稍事活动，或散步，或坐会儿，待食消胀除，再行入寝。

4.省言

李东垣的养生方法中，还有一种比较特殊但简而易行的方法，叫做"省言"，就是少说废话。李东垣根据他自身的体验，认为多语能伤气，少言能养气。李东垣一生诊务繁忙，愈到老年，病人愈多，接诊既多，言语更繁，以致感到中气不足，究其原因之一，便是语多伤气。于是李东垣就有意识地避免多说话，以省言作为养气养生的重要手段。为了身体力行，李东垣撰写《省言箴》一篇作为座右铭，既以励己，又以示人。《箴》曰：

"气乃神之祖，精乃气之子，气者，精神之根蒂也，大矣哉!积气以成精，积精以全神，必清必静，御之以道，可以为天人矣。有道者能之。予何人哉，切宜省言而已矣。"

大意是气是人的根本，也是精和神的基础。养生之道在于养气，积气可以成精，积精可以全神，有道行之人清静虚无，才能做到这一点。我是一个普通的人，不能脱离凡尘，只要能做到少说废话，对于保气养生也就足够了。

综观李东垣先生的养生之道，完全建立在医学生理的基础上，从远嗜欲，节饮食，到适寒温及日常生活细节的调摄，都贯彻了重脾胃保元气这样一种医学思想，其方法既无气功导引的深奥，也无灵丹仙药的玄虚，而是实实在在为普通人所设，因而人人都可做到，其可贵之处也正在这里。

吃饭有讲究，养脾胃益健康——李东垣的饮食护脾养胃法

大医智慧

《四十九难》曰：饮食劳倦则伤脾。又云：饮食自倍，肠胃乃伤。肠为痔。夫脾者，行胃津液，磨胃中之谷，主五味也。胃既伤，则饮食不化，口不知味，四肢倦困，心腹痞满，兀兀欲吐而恶食，或为飧泄，或为肠，此胃伤脾亦伤明矣。大抵伤饮伤食，其治不同。伤饮者，无形之气也。宜发汗，利小便，以导其湿。伤食者，有形之物也。轻则消化，或损其谷，此最为妙也，重则方可吐下。今立数方，区分类析，以列于后。

——引自《脾胃论》

精彩解读

李东垣是个养脾胃大家，认为有胃气则生，无胃气则死，自然在他的脾胃养生论中有一套饮食理论一直在影响着后来人，不管是医学界人士还是普通老百姓。

他认为饮食劳倦则伤脾，又云："饮食自倍，肠胃乃伤。"他提倡饮食不能过饱，否则会伤脾胃。现代医学研究表明：经常饮食过饱，不仅会使消化系统长期负荷过度，导致内脏器官过早衰老和免疫功能下降，而且过剩的热量还会引起体内脂肪沉积，引发"富贵病"和"文明病"。人的进食方式应该像"羊吃草"那样，饿了就吃点，每次吃不多，胃肠总保持不饥不饿不饱的状态。我国著名营养学家李瑞芬教授总结的秘诀是："一日多餐，餐餐不饱，饿了就吃，吃得很少。"只有这样，才能延缓衰老，延年益寿。

另外，李东垣特别强调人要多吃五谷杂粮，尤其是豆类，他曾说过："白粥、粳米、绿豆、小豆之类，皆淡渗利小便。"现代医学认为五谷杂粮里面含有大量的膳食纤维，可帮助肠道蠕动，排除毒素，预防便秘。在这里要提醒大家的是吃五谷杂粮要以新鲜者为好，一方面新鲜粗粮营养物质含量较丰富，另一方面新鲜粗粮不易被黄曲霉素所污染。久置的粗粮易霉变，不但不能防癌，其中的黄曲霉素还有可能诱发肝癌。

李东垣还告诫人们吃饭不要过咸，他说："忌大咸，助火邪而泻肾水真阴，及大辛味，蒜、五辣、醋、大料物、官桂、干姜之类，皆伤元气。"清淡饮食似乎大家都知道，但在这里要强调的是清淡饮食的前提条件：食物应该多样化，主食以谷类为主；多吃蔬菜水果；经常吃奶类、豆类和适量的鱼、禽、蛋、瘦肉。只有这样，才能保证饮食中的蛋白质、脂肪等营养素满足人体基本的需要。在此基础上，再提倡清淡少盐，对脂肪和食盐的摄入量加以控制，才能真正地促进健康。

最后李东垣提倡人们不要喝太多的酒，他说："夫酒者大热有毒，气味俱阳，乃无形之物也。"现代医学认为长期嗜酒会引发多种疾病，如高血压、糖尿病、胃炎、胆囊炎，甚至导致人的智力下降。

健康锦囊

脾功能不佳者，可尝试使用以下养脾四法：

（1）醒脾法：以糖醋少许拌食生蒜泥10克，有醒脾健胃的功效。

（2）健脾法：用莲子、白扁豆、薏仁米煮粥食，或用银耳、百合、糯米煮粥，服后可健脾祛湿。

（3）护脾法：仰卧于床，以脐为中心，沿顺时针方向用手掌旋转按摩20次，可使食欲增

加、气血畅通。

（4）暖脾法：用较厚的纱布袋，装炒热的食盐100克，置于脐上三横指处，有温中散寒止痛的功效。

脾胃积热劳损，可喝李东垣的补中益气汤

大医智慧

脾胃之气下流，使谷气不得升浮，是春生之令不行，则无阳以护其营卫，则不任风寒，乃生寒热，此皆脾胃之气不足所致也。然而与外感风寒所得之证，颇同而实异，内伤脾胃，乃伤其气，外感风寒，乃伤其形；伤其外为有余，有余者泻之，伤其内为不足，不足者补之。内伤不足之病，苟误认作外感有余之病，而反泻之，则虚其虚也。实实虚虚，如此死者，医杀之耳！然则奈何？惟当以辛甘温之剂，补其中而升其阳，甘寒以泻其火则愈矣。经曰：劳者温之，损者温之。又云：温能除大热，大忌苦寒之药，损其脾胃。脾胃之证，始得则热中，今立治始得之证。

——引自《脾胃论》

精彩解读

中医认为，气是维持人体生命活动的基本物质。古时判断一个人的生死，常常摸一摸这个人嘴里还有没有气，有气则生，无气则死，故而有了"人活着就是一口气"之说。而气的来源主要有两个，一个是肺从自然界吸入的清气，另一个则是脾胃所化生的水谷精微之气。李东垣提出"内伤脾胃，百病由生"之论，即一个人如果脾胃不好，阳气就会不足，各种疾病也就随之而来。

李东垣作为"补土派"的代表人物，以"人以脾胃中元气为本"的原则，结合当时人们由于饮食不节、起居不时、寒温失所导致的胃气亏乏的现状，创制了调理脾胃的代表方剂——补中益气汤。方药组成如下：

【组成】黄芪（病甚，劳役热者一钱）、甘草（炙）各五分，人参（去节，有嗽去之）三分，当归身（酒焙干，或日干）三分，橘皮（不去白）二至三分，升麻二至三分，柴胡二至三分，白术三分。

【用法】上药切碎，都作一服，水二盏，煎至一盏，量气弱气盛，临病斟酌水盏大小，去渣，食远，稍热服。

【功用】补中益气，升阳举陷。

【主治】脾胃气虚，少气懒言，四肢无力，困倦少食，饮食乏味，不耐劳累，动则气短；或气虚发热，气高而喘，身热而烦，渴喜热饮，其脉洪大，按之无力，皮肤不任风寒，而生寒热头痛；或气虚下陷，久泻脱肛。

对于补中益气汤，当代国医大师张镜人先生颇有研究，他指出：方中黄芪补中益气、升阳固表为君；人参、白术、甘草甘温益气，补益脾胃为臣；陈皮调理气机，当归补血和营为佐；升麻、柴胡协同参、芪升举清阳为使。综合全方，一则补气健脾，使后天生化有源，脾胃气虚诸证自可痊愈；一则升提中气，恢复中焦升降之功能，使下脱、下垂之证自复其位。

健康锦囊

现代社会，人们的生活节奏普遍加快，许多人不能按时吃饭，因此肠胃经常出问题，找个时间给自己补补脾胃，是解决问题的根本。除了李东垣的补中益气汤之外，这里再为您介绍一种补脾胃的佳品——十宝粥。十宝粥的原料既是食品又是药品，具有补脾胃、益肺肾、强身

体、抗病毒、抗衰老及延年益寿的作用。其制作方法如下：

【原料】茯苓50克，枸杞子20克，党参25克，松子仁20克，葛根50克，玉米2个，山药50克，冬菇6朵，银耳20克，粳米20克。

【制法】将山药先用水浸透，葛根用水洗净，取出晾干。茯苓、党参用水冲洗后，把党参横切成小段。银耳用水泡开，去蒂后撕成瓣状。玉米洗净，每个横切成五段。冬菇泡发后，去蒂切薄片。枸杞子、松子仁用水冲洗，晾干。粳米浸泡后洗净，备用。将葛根、茯苓、党参三味药放入药袋。取沙锅一个，加适量水（约15碗），放入药袋、山药、玉米，用大火煮开。水开后，用文火熬1小时，取出药袋（去药渣不用）及玉米。再放入银耳、枸杞子、冬菇、粳米。等水开后，用文火熬1小时（期间多搅动，防止粘锅）。煮至粥浓稠，放入玉米粒、松子仁，再煮沸5~10分钟，加调料，美味的十宝粥就做成了。

寒热温凉皆可伤，补虚益损选对方——李东垣治脾胃虚损四方

大医智慧

《内经》说内伤者，其气口脉反大于人迎一倍二倍三倍，分经用药……若依分经用药，其所伤之物，寒热温凉，生硬葬软，所伤不一，难立定一法，只随所伤之物不同，各立治法，临时加减用之……更有或先饮酒，而后伤寒冷之食，及伤热食、冷水与水，如此不等，皆当验其节次所伤之物，约量寒热之剂分数，各各对证与之，无不取效。自忖所定药方，未敢便谓能尽药性之理，姑用指迷辩惑耳！

——引自《兰室秘藏》

精彩解读

中医认为，脾气主升，能把饮食中的精气、津液上输于肺，然后再输布于其他脏腑以化生血气。我们通常所说的脾有益气作用的"气"，就是代表人体机能的动力，而这种动力的产生，则有赖于脾发挥正常的运化能力。如果脾虚，就不能行气，反而引起气滞腹胀。

在中医理论中，脾胃虚损可以分为脾胃气虚、脾胃阳虚、胃阴虚三大类型，其症状分为别为：

（1）脾胃气虚：饮食减少，食后腹胀，肢体浮肿，大便溏泻，体倦无力，气短懒言，面色萎黄，舌质淡，苔白，脉细弱。脾气下陷，则出现脱肛、阴挺、胃下垂等症。常因病后，或因饮食不节，内伤脾胃所致。如果脾不统血，还可出现便血、崩漏、皮下出血等。

（2）脾胃阳虚：饮食减少，口泛清水，腹中冷痛，喜温欲按，四肢不温，久泻，久痢。妇女白带清稀，小腹冷痛。舌质淡，苔白，脉沉迟无力。此由脾胃气虚继续发展，或过食生冷，或过服寒凉泻下药，损伤脾胃之阳气所致。

（3）胃阴虚：口燥咽干，不思饮食，低热，盗汗，手足心热，大便干，舌质红，少苔或无苔，脉细数。此多因热病之后津液损伤所致。

在《兰室秘藏》中，李东垣针对不同类型的脾胃虚损制定了相应的方子，下面我们就来一一认识一下：

1.三黄枳术丸

【组成】枳实（麸炒）五钱，黄连（去须，酒洗）、大黄（湿纸裹煨）、神曲（炒）、橘皮、白术各一两，黄芩二两。

【用法】上为极细末，汤浸（食正）饼为丸，如绿豆一倍大，每服五十丸，白汤下，临时量所伤多少，加减服之。

【功效】治伤肉湿面辛辣味厚之物，填塞闷乱不快。

2.巴豆三棱丸

【组成】巴豆霜五分，木香二钱，升麻、柴胡各三钱，草豆蔻（面裹煨热，用仁）、香附子（炒）各五钱，神曲（炒黄色）、石三棱（去皮，煨）、京三棱（煨）各一两。

【用法】上为细末，汤浸（食正）饼为丸，如绿豆一倍大，每服一二十九，温白汤下。量所伤多少，加减服之。

【功效】治伤风冷硬物，心腹满闷疼痛。

3.白术丸

【组成】白矾（枯）三钱，黄芩五钱，橘皮七钱，神曲（炒黄色）、半夏（汤洗七次）、白术各一两，枳实（麸炒黄色）一两一钱。

【用法】上为极细末，汤浸（食正）饼为丸，如绿豆大，每服三五十丸，白汤下。素食多用干姜，故加黄芩以泻之。

【功效】治伤豆粉湿面油腻之物。

4.草豆蔻丸

【组成】炒盐五分，干生姜、青皮、橘皮各二钱，麦蘖面（炒黄色）、生黄芩（冬月不用）、半夏（汤洗七次）、神曲（炒）各五钱，草豆蔻（面裹煨，去皮取仁）、白术各一两，枳实（麸炒）二两。

【用法】上为极细末，汤浸（食正）饼为丸，如绿豆大，每服五十丸，白汤下。

【功效】治秋冬伤寒冷物，胃脘当心而痛，上支两胁，咽膈不通。

健康锦囊

一些日常的食物也有很好的补气作用，平时可适量吃一些。

1.马铃薯

马铃薯味甘、性平，能够补气健脾，宜于脾虚体弱，食欲不振，消化不良。不过我们要注意发芽的马铃薯芽与皮有毒，不能食用。

2.香菇

香菇味甘、性平，宜于脾胃虚弱，食欲不振，倦怠乏力。但香菇属于发物，如果得了麻疹和皮肤病、过敏性疾病就要忌口。

3.鸡肉

鸡肉味甘、性温，能补中益气，补精添髓。宜于脾胃虚弱，疲乏，纳食不香，慢性泄泻。

4.兔肉

兔肉味甘、性凉，补中益气，凉血解毒。宜于脾虚食少，血热便血，胃热呕吐反胃，肠燥便秘。不过兔肉性凉，所以容易拉肚子的人要少吃。

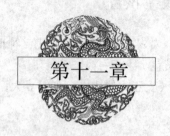

第十一章

邹铉：老人以食养寿，长命百岁病不生

名医简介

邹铉，字冰壑，号敬直老人，约生活于1237—1320年前后，福建泰宁县人，曾任元代中都（今北京市）总管（相当于明清知府一级的地方官员）。邹铉是中国元代著名的医药学家、养生学家。晚年，他总结出自己一生的经验体会，在订正、完善宋人陈直所撰《养老奉亲书》一卷的基础上，扩编增补其二、三、四卷，重新定名为《寿亲养老新书》。该书内容颇为详尽，大凡老人应当如何保养、饮食调治、服用哪些药物，直到如何照顾老人，可以说是应有尽有。

八大益气食疗方，让老人天天身轻体健精神爽

大医智慧

牛乳最宜老人。性平，补血脉，益心，长肌肉，令人身体康强润泽，面目光悦，志不衰。故为人子者，常须供之，以为常食。或为乳饼，或作断乳等，恒使恣意充足为度，此物胜肉远矣。

——引自《寿亲养老新书》

精彩解读

人体的衰老原理如同一架机器，使用时间越长，磨损程度越大，就越需要维修。人上了年纪，体虚阳衰是必然，这时候就需要一些饮食上的补养。在《寿亲养老新书》中，专门有一节来讲老年人补心益气食疗方，这些方子都是经过数百年的验证的。下面，我们就来一一介绍给大家：

1.牛乳方

【原料】牛乳五升，荜茇末一两。

【用法】上件药入银器内。以水三升，和乳合煎取三升，后入瓷合中。每于食前暖一小盏服之。

【功效】可给老人补虚益气。

2.猪肚方

【原料】猪肚（洗，如食法）二枚，人参（去芦）半两，干姜（炮制，锉）二钱，椒（去目，不开口者。微炒）二钱，葱白（去须，切）七茎，糯米二合。

【用法】上件捣为末。入米合和相得，入猪肚内，缝合，勿令泄气。以水五升于铫内，微火煮令烂熟。空腹服，放温服之。次，暖酒一中盏饮之。

【功效】可为老人补虚羸乏气力。

3.以药水饮牛，取乳服食方

【原料】钟乳（上好者，细研）一斤，人参（去芦头）三两，甘草（炙微赤，锉）五两，干地黄三两，黄芪（锉）二两，杜仲（去皱皮用）三两，肉苁蓉六两，白茯苓五两，麦门冬（去心）四两，薯蓣六两，石斛（去根，锉）二两。

【用法】上药为末。以水三斗，先煮粟米七升为粥，放盆内，（用药一两）搅，令匀。少和冷水，与渴牛饮之，令足。不足，更饮之一日。饮时，患渴，不饮清水，平旦取牛乳服之。生、熟任意。牛，须三岁以上、七岁以下，纯黄色者，为上，余色，为下。其乳常令犊子饮之。若犊子不饮者，其乳动气，不堪服也。慎蒜猪鱼、生冷、陈臭。其乳牛清洁养之，洗刷、饮饲须如法，用心看之。

【功效】适用于老人养老。

4.枸杞煎方

【原料】生枸杞根（细锉，一斗，以水五斗，煮取一斗五升，澄清），白羊脊骨（一具，锉碎）。

【用法】上件药，以微火煎取五升，去滓，取入瓷合中。每服一合。与酒一少盏，合暖，每于食前温服。

【功效】老人频遭病，虚羸不可平复，最宜服。

5.煮羊头方

【原料】白羊头蹄（草火烧令黄色，刮去灰尘）一副，胡椒半两，荜茇半两，干姜半两，葱白（切）半升，豆豉半斤。

【用法】上件药，先以水煮羊头蹄半熟，纳药，更煮令烂，去骨。空腹适性食之。日食一具，满七具即止。禁生、冷、醋、滑、五辛、陈臭、猪、鸡等七日。

【功效】适用于老人五劳七伤虚损。

6.煎猪肪方

【原料】猪肪（未中水者）半斤。

【用法】上入葱白一茎于铫内，煎令葱黄即止。候冷暖如身体，空腹频服之，令尽，暖盖覆卧。至日晡后，乃白粥调糜。过三日后，宜服羊肝羹。

【功效】老人大虚羸困极，宜服。

7.羊肝羹方

【原料】羊肝（去筋膜，细切）一具，羊脊（月寅）肉（细切）二条，枸杞根（锉，以水一斗五升，煮取四升，去滓）五斤，蘼末半两。

【用法】上用枸杞汁煮前羊肝等，令烂。入豉一小盏，葱白七茎（切），以五味调和作羹，空腹食之。后三日，慎食如上法。

【功效】补虚益损。

8.油面糒方

【原料】生胡麻油一斤，浙粳米泔清一斤。

【用法】上二味，以微火煎，尽泔清乃止，出贮之。取合盐汤二合，将和面作馎饦，煮令熟。入五味食之。

【功效】食治老人补虚劳。

健康锦囊

很多人把能吃能喝作为健康长寿的标准去追求，认为吃得越好就越长寿，越健康，越聪明。为此，"送礼送健康"已成为当今社会的时尚和潮流。不管是单位还是个人，也不管是逢年还是过节，只要是探亲访友、慰问职工、看望病人、孝敬老人或者大摆宴席，无不挑"营养"的东西买，挑贵重的东西送，以为越高级、越珍稀、越出名、越"补"，越能给人带来健康。

其实，这是对健康的误解。"《经》曰：天地，万物之盗；人，万物之盗。人，所以盗万物为资养之法。其水陆之物为饮食者，不啻千品，其五色、五味、冷热、补泻之性，亦皆禀于阴阳五行，与药无殊。"翻开中国几千年的历史，在历代封建王朝中，请问有哪一位皇帝吃得不好？山珍海味，无所不有，可以说他们吃尽人间精华。但是，到头来真正健康长寿的皇帝寥寥无几。就拿现在来说，也有不少人生活条件很好，正当青春年华、事业有成的时候，却偏偏得了不治之症，过早离开人世，这不能不令人反思。

随着历史的发展和社会的进步，健康专家们经过长期的研究和探索，终于揭开了疾病、健康和长寿的奥秘。

根据人体"元素平衡医学"的观点：健康长寿秘诀=体内元素平衡，生病=体内元素平衡失调，治病=补充和调节体内元素平衡。过去皇帝吃得那么好，为什么仍没有几个长寿者呢？其实，只要用元素平衡医学的理论分析，就不难发现原因在于他们偏食、精食。各种食物都含有不同成分的微量元素，如果一个人长期吃同一种食物，那么这种食物含有的微量元素在这个人的身体中越积越多，造成过剩，而他不喜欢吃的五谷杂粮中含有的微量元素在他的体内就越来越少，造成体内元素平衡失调，从而引发各种各样的疾病，甚至导致死亡。

经研究发现，人体微量元素过多或过少所引发的疾病都有着一定的规律性。例如，人体缺钙容易引起骨质疏松、抽筋、腰腿痛、骨折等；缺锌容易引起生长发育迟缓、个子矮小、智力差、免疫力低下、性器官发育不良等；缺锰，容易引起高血压、肝炎、肝癌、衰老等；铅高容易引起智力低下、反应迟钝、死胎、流产、不孕等；镍高容易引起鼻咽癌、肺癌等；钾高容易引起子宫癌、乳腺癌等。

因此，饮食必须根据自己身体的需求和微量元素的高低，有目的、有选择地挑选适合自己身体需要的食品或保健品，不能盲目乱吃，否则会适得其反，甚至还会致命。

老人喝粥，多福多寿——邹铉的粥养良方

大医智慧

诸山蔬可作粥者，皆只如菜粥法。《礼记·内则》言："子事父母，妇事舅姑，进盥授巾之后，问所欲而敬进之，以饘饪酏为先。"饘，厚粥，酏，薄粥也。故此编详述《怀山录》中，诸药糜法，陆放翁云："平旦粥后就枕，粥在腹中，暖而宜睡，天下第一乐也。"

——引自《寿亲养老新书》

精彩解读

我国有句俗话："老人喝粥，多福多寿。"从古至今，很多老年人都把这句话当做养生名言，人老了，消化系统衰退了，适当喝粥的确有利于消化。在国内著名的长寿之乡广西巴马和江苏如皋，喝粥早已成为当地人万古不变的养生妙招。许多老人通过早晚喝粥，甚至治好了胃痛、失眠和便秘的毛病。

邹铉是粥养的坚决拥护者，他认为早晨是喝粥的最佳时段，因为此时是胃经值班的时

间，喝粥最养胃。在《寿亲养老新书》中，他介绍了一些滋补粥的方子，最适合老年人食用。下面，我们为大家一一介绍。

（1）地黄粥：切地黄二合，候汤沸与米同下铛，先取酥二合，蜜一合，同炒令香熟，别贮之，候粥欲熟，乃下同煮取熟。

（2）胡麻粥：乌油麻，去皮蒸一炊，曝干更炒令香熟，每用白粳米一升，胡麻半升，如常煮粥法为之，临熟加糖蜜任意，极香甘，胡麻多治之，临时取用。

（3）乳粥：牛羊乳皆可，先淅细粳米，令精细，控令极干，乃煎乳令沸，一依用水法，乃投米煮之，候熟即挹置碗中，每碗下真酥半两置粥上，令自熔如油，遍覆粥上，食时旋搅，美无比。

（4）薯蓣粥：薯蓣生山者佳，圃种者无味，取去皮，细石上磨如糊，每碗粥用薯蓣一合，以酥二合，蜜一合，同炒令凝，以匙揉碎，粥欲熟，投搅令匀，乃出。

（5）栗粥：小栗去壳，切如米粒，每粳米一升，栗肉二合，同米煮，更无他法。

（6）百合粥：生百合一升，切蜜一两，同水窨熟，投欲熟粥中，每碗用三合。

（7）枸杞子粥：枸杞子生研，挼取汁，每一碗粥可用汁一盏，加少熟蜜，同煮。

（8）马眼粥

①新黑豆一斗，净淘入大釜中，如常用水煮，令熟，擗取汁，再入釜以熟，麻油浸之，豆上油深四指，密盖之，慢火煮，直候露出豆，即以匙拌转，更煮直令沥尽油即住，每粥一釜可下熟豆三五碗，欲熟入，拌匀食之。

②白米二升，别煮令熟，大颗黑豆一升，先以薄灰汁煮豆令熟，漉出豆，却以清水烧沸，依前入豆再煮，透出灰气，漉出，却以砂糖六两，用水两碗化，滤过入盐二两、酱三两，只用水取酱汁，同煮熟。

（9）桃仁（杏仁）粥：桃仁、杏仁皆可为粥，生去皮尖，略炒令香，细研，水绞取浓汁，随意入粥中煮，临时加酥蜜亦可。

健康锦囊

随着年龄的增长，老人的基础代谢水平逐渐下降，过量饮食很容易增加心脏负担。因此老人要特别注意适量饮食，尤其要注意对富含脂肪的食物的摄入，这有利于避免高血脂等心血管疾病。

适量饮食还得注意营养的搭配。首先是多吃粗粮，以保证膳食纤维的供给。其次是多吃鱼肉、豆制品，以保证蛋白质的及时补充。切不要误认为老年人蛋白质越少越好，素食习惯对健康不利。再次是饭菜要咸甜适中。过咸容易引发高血压、心脏病，过甜会引发糖尿病，都不利于健康。最后是进补要适当。现在市面上有各种各样的补品，老人适当地服用一些补品有助于补充身体所需，但补充过量就会适得其反。还有睡前切忌吃补品，否则会增加血液黏度，高血压、高血脂、脑卒中这类心血管疾病就要找上门来了。

除此之外，有些老人爱喝酒，这样的习惯很不好。喝酒会加重心脏负担，诱发心肌梗死，不如多喝牛奶、酸奶或者豆浆，不仅可以补钙，还对老人的便秘、高血压有辅助治疗作用，这才是老人健康的法宝。

老人善治药者，不如善治食——耳聋耳鸣五大食疗方

大医智慧

缘老人之性，皆厌于药而喜于食，以食治疾，胜于用药。况是老人之疾，慎于吐痢，尤宜用食以治之。凡老人有患，宜先食治；食治未愈，然后命药，此养老人之大法也。是以善治

病者，不如善慎疾；善治药者，不如善治食。

——引自《寿亲养老新书》

精彩解读

耳鸣是指耳内有鸣响的听幻觉，或如蝉声，或如潮声，或大或小，妨碍正常听觉；耳聋是指听力减退，甚至失听。耳鸣日久，可发展成耳聋。耳鸣耳聋是老年人临床常见疾病，常同时出现。据有关资料统计，我国老年人听力障碍者约占老年人口的50%左右。

老年性耳聋通常有以下几种表现：

（1）当别人说话时他们常打岔，如别人说"飞机"，他们说"穿衣"，别人说"虫子"，他们说"笼子"，常常出现很多笑话，使老年人感到十分尴尬。

（2）在家中看电视、听收音机时常将声音开得很大，但此时其他的人却无法忍受。

（3）由于耳聋，他们常常不愿意与人交往，当别人有说有笑时，他们常常独自离开或者睁大眼睛发愣。

（4）由于缺乏与人交往的机会，他们的性格变得越来越孤僻、古怪，身心受到一定影响，易发生老年痴呆症。

随着老龄人口的增长，对老年性耳聋的预防已是燃眉之急，要想进入老龄仍保持耳聪目明，首先要有一个健康的身心，要创造一个良好的生活环境，每天都以愉快的心情去面对一切，此外还要注意饮食、起居，减少脂类食物，戒除烟酒，适当进行体育锻炼，多与他人交往，多动脑，多动手，这样可以延缓衰老的到来。当然，我们也可以用一用邹铉推荐的食治耳聋方。

1.磁石猪肾羹方

【组成】磁石（杵碎，水淘去赤汁，用绵裹）一斤，猪肾（去脂膜，细切）一对。

【用法】上以水五升，煮磁石，取二升。去磁石，投肾调和。以葱豉、姜、椒做羹，空腹食之。做粥及入酒并得。磁石常留起，依前法用之。

【功效】此方可养肾脏、强骨气，适用于老人久患耳聋。

2.鹿肾粥方

【组成】鹿肾（去脂膜，切）一对，粳米三合。

【用法】上于豉汁中相和，煮做粥。入五味，如法调和，空腹食之。做羹及做酒并得。

【功效】适用于老人肾气虚损，耳聋。

3.乌鸡膏粥方

【组成】乌鸡脂一两，粳米三合。

【用法】上相和，煮粥。入五味调和，空腹食之。乌鸡脂和酒饮，亦佳。

【功效】适用于老人五脏气壅耳聋。

4.鲤鱼脑髓粥方

【组成】鲤鱼脑髓二两，粳米三合。

【用法】上煮粥。以五味调和，空腹服之。

【功效】适用于老人耳聋不瘥。

5.猪肾粥方

【组成】猪肾（去膜，细切）一两，葱白（去须，切）二茎，人参（去芦头）一分，防风（去芦头）一分，粳米二合，薤白（去须）七茎。

【用法】上件药末。并米、葱、薤白，着水锅中煮。候粥临熟，拨开中心，下肾，莫搅动，慢火更煮良久。入五味，空腹服之。

【功效】适用于老人肾藏气惫、耳聋。

健康锦囊

老年人中患有高脂血症的人，出现老年性耳聋的概率明显高于血脂正常者。降低血脂就有助于防治老年性耳聋。为此老年人在生活上应注意多吃一些能降低血脂的食物，比如大蒜、洋葱、海带、玉米、茄子、豆类、奶类、鱼类等。

节制饮食。医学研究证实，老年人合理地节制自己的饮食，不仅可以长寿，而且能够延缓老年性耳聋的发生。

多吃含铁丰富的食物。补充一定的铁质可以扩张微血管，软化红细胞，保证耳部的血液供应，能有效地防止听力的减退。老年人在生活中要多吃点黑木耳、动物肝脏、瘦肉、菠菜等含铁量丰富的食物。

多吃含锌和维生素D的食物。老年性耳聋还与人体内维生素D缺乏有关。因此，老年人还应多吃一些含锌和含维生素D的食物，如萝卜、蘑菇、木耳、瘦肉和绿色蔬菜等。

食养阴，饮养阳，保健药酒是良方

大医智慧

凡饮，养阳气也，凡食，养阴气也，天产动物，地产植物，阴阳禀质，气味浑全。饮和食德，节适而无过，则入于口，达于脾胃，入于鼻，藏于心肺，气味相成，阴阳和调，神乃自生……食治诸方，不特老人用之，少壮者对证疗病，皆可通用，负阴抱阳，有生所同，食味和调，百疾不生，保生永年，其功则一。

——引自《寿亲养老新书》

精彩解读

酒有多种，其性味、功效大同小异。一般而论，酒性温而味辛，温者能祛寒，辛者能发散，所以酒能疏通经脉、行气活血、温阳祛寒，能疏肝解郁、宣情畅意。又因为酒为谷物酿造之精华，故还能补益肠胃。此外，酒还能杀虫驱邪、辟恶逐秽。

酒与药物的结合是饮酒养生的一大进步。酒与药的结合产生了全新的酒品——保健酒。保健酒的主要特点是在酿造过程中加入了药材，主要以养生健体为主，有保健强身的作用，其用药讲究配伍，根据其功能可分为补气、补血、滋阴、补阳和气血双补等类型。在邹铉的《寿亲养老新书》中，便记录了许多保健药酒方，下面为大家介绍几种：

1.天门冬酒

醇酒一斗，六月六日曲末一升，好糯米五升做饭，天门冬煎五升，米须淘讫晒干，取天门冬汁浸，先将酒浸曲，如常法，候炒饭适寒温。用煎和饮，令相入投之，春夏七日，勤看勿令热，秋冬十日熟。

2.山药酒

（1）用薯蓣于砂盆中细研，然后下于铫中，先以酥一大匙，熬令香，次旋添酒一盏，搅令匀，空心饮之，可补虚损，益颜色。

（2）生薯药半斤，刮去皮，以刀切碎，研令细烂，于铛中着酒，酒沸下薯，不得搅，待熟，着盐、葱白，更添酒，空腹饮，三二盏妙。此方可治下焦虚冷，小便数，瘦损无力。

3.菖蒲酒

（1）菖蒲，捣绞取汁五斗，糯米五斗，炊熟，细曲五斤，捣碎相拌令匀，入瓷器密盖三七日即开，每温服一中盏，日三。此方可通血脉，调荣卫，主风痹，治骨立痿黄，医所不治者，服一剂，经百日，颜色丰足，气力倍常，耳目聪明，行及奔马，发白更黑，齿落再生，昼夜有光，延年益寿。久服得与神通。

（2）菖蒲三斤，薄切，日中晒令极干，以绢囊盛之，玄水一斗清者（玄水者酒也），悬此菖蒲密封闭一百日，出视之如绿菜色，以一斗熟黍米内中，封十四日，间出饮酒，则三十六种风有不治者悉效。

（3）菖蒲（细饎蒸熟）一斗，生术（去皮细剉）一斗。二味都入绢袋盛，用清酒五斗，入不漏瓮中盛，密封，春冬二七，秋夏一七日取开。每温饮一盏，日三，令人不老，强健，面色光泽，精神。

4.菊花酒

取菊花五升，生地黄五升，枸杞子根五斤。此三味皆捣碎，以水一石，煮出汁五斗，炊糯米五斗，细曲碎令匀，入瓮内密封，候熟澄清，每温服一盏。此方壮筋骨，补髓，延年益寿，耐老。

5.紫苏子酒

取紫苏子（微炒）一升，清酒三斗。紫苏子捣碎，以生绢袋盛，纳于酒中，浸三宿，少少饮之。《日华子》云："苏子主调中，益五脏，下气，补虚，肥健人，润心肺，消痰气。"

6.枸杞子酒

取枸杞子（干者捣）五升，生地黄（切）三升，大麻子（捣碎）五升。先捞麻子令熟，摊去热气，入地黄、枸杞子，相和得所，纳生绢袋中，以酒五斗浸之，密封，春夏七日，秋冬二七日，取服多少任意，令体中微有酒力，醺醺为妙。此方可明目驻颜，轻身不老，坚筋骨，耐寒暑，疗虚羸，黄瘦不能食，服不过两剂，必得肥充，无所禁断。

7.苏合香酒

用十分好醇酒浸苏合香丸（有脑子者炙去脑子），每夜将五丸浸一宿，次早温服一杯，除百病，辟四时寒邪不正之气，旧酒尤佳。

8.猪颐酒方

用酒三升将猪颐（三具，细切）、青州枣（三十枚）浸泡。若冬三五日。春夏一二日。密封头，以布绞去滓。空心，温，任性渐服之。极验。忌咸热。可治老人气急，喘息不得，坐卧不安。

9.羊羔酒

米一石，如常法浸浆，肥羊肉七斤，曲十四两，诸曲皆可。将羊肉切作四方块，烂煮。杏仁一斤同煮，留汁七斗许，拌米饭曲，更用木香一两，同酝，不得犯水。十日熟，味极甘滑。

10.雪花酒

羊精脊肉一斤，去掉筋膜，用温水浸洗，切成薄片，用上好的酒一升将肉煮烂，然后再细切，研成膏，另外用羊骨髓三两，肾窠脂一两，放银锅内熔作油，去滓，却入先研肉膏内，并且将其研匀，再入龙脑少许拌和，倾入瓷瓯内，候冷，每用时取出，切作薄片，入酒杯中，以温酒浸饮之，龙脑候极温方入，如无脑，入木香少许，亦佳，二味各入少许尤佳。

11.荼蘼酒

好酒一斗，用木香一块，以酒一杯，于砂盆内约磨下半钱许，用细绢滤入瓶，密封包。临饮取荼蘼（也作酴釄）百英，浮沉酒面，人不能辨，查花和露红小蓓取十个，去枝叶，用生纱袋盛挂于瓶口，近酒面一寸许，密封瓶口，三两日可饮，或以汤柑皮，旋滴汁数点，于酒盏内亦佳。

此酒色香味三绝，宜奉老人清兴，酴釄本酒名也，世所开花，元以其颜色似之，故取其名。《唐书·百官志》中记载："良酝着令供酴釄酒，今人或取花以为枕囊。"故黄山谷诗云："名字因壶酒，风流付枕帏。"

健康锦囊

近现代以来，保健酒得到了空前发展，但也有一些波折，药酒、保健酒逐渐分化。特别是保健酒，在《保健食品管理办法》出台后终于取得了合法的身份，与药酒完全分离。1981年，劲牌公司开始涉足保健酒领域，并第一次明确提出了"保健酒"的概念，严格区分了药酒与保健酒。

近年来，人们运用科研方法对某些药酒进行了实验研究和临床观察，证实药酒确有其独特的功效。

其中的虫草酒是以冬虫夏草为主要原料，辅以肉苁蓉、人参、枸杞子、何首乌等名贵药材，采用青稞酒精制而成，具有益气生精、滋阴壮阳、调养血脉、振奋精神、延年益寿之功效。实验表明，虫草酒能明显改善微循环，显著缩短血液更新时间和平均滞留时间，饮用虫草酒能改善人体的血液流变性，即对血液流速可有显著的加快作用，从而改善血液循环，改善组织灌注，有利于向组织输送更多的氧气和营养物质，亦有利于清除和输送组织中的有害物质。内外调和、气血和畅是延年益寿的一个重要条件。严重威胁中老年人的心、脑、肾血管病，多源于"血不活，有淤滞"。虫草酒具有畅通血流、消散淤滞的功效，也为中老年的保健提供了理论依据。

酒系谷类和曲酿而成的流质，其气彪悍，质清，具有治病强身的功效，而中药一般多系天然之品，毒副作用少。酒药结合配制的药酒，介于食药之间，有病可以医病，无病可以防病健身。

值得注意的是，由于药酒是用酒精浸泡而成的，所以有些人就不适合饮用。如病情严重者、发烧者，或处于机能亢奋状态的人都应避免，其中包括患有出血性疾病、发炎、支气管炎、肝炎、肺结核、口腔炎、高血压、各种癌症等疾病的人，都不宜饮用。

老年人按摩养生，离不开肾腧、涌泉二大穴

大医智慧

其穴（涌泉）在足心之上，湿气皆从此入，日夕之间常以两足赤肉，更次用一手握指，一手摩擦，数目多时，觉足心热，即将脚趾略略动转，倦则少歇，或令人擦之亦得。终不若自擦为佳。

临卧时坐于床，垂足，解衣闭气，舌柱上颚，目视顶，仍提缩谷道，以手摩擦两肾腧穴各一百二十次，以多为妙，毕即卧。如是三十年，极得力。

——引自《寿亲养老新书》

精彩解读

在《寿亲养老新书》中，大多数是食养之法，只提到了两则按摩之法，一个是"擦涌泉穴"，一个是"擦肾腧穴"。为什么单单提到了这两个穴位呢？自然是因为它们的保健功效不容忽视。下面，我们就来一一介绍。

涌泉穴位于足底，是肾经的首穴。中医认为：肾是主管生长发育和生殖的重要脏器，肾精充足就能发育正常，耳聪目明，头脑清醒，思维敏捷，头发乌亮，性功能强盛。反之，若肾虚精少，则记忆减退，腰膝酸软，行走艰难，性能力低下，未老先衰。因此，经常按摩此穴，有增精益髓、补肾壮阳、强筋壮骨之功，并能治疗多种疾病，如昏厥、头痛、中暑、偏瘫、耳鸣、肾炎等。

在《寿亲养老新书》中，邹铉介绍了养生家陈书林的一段话："先公每夜常自擦至数千，所以晚年步履轻便，仆性懒，每卧时，只令人擦至睡熟，即止亦觉得力。"他还指出，涌泉穴"在足心之上，湿气皆从此入，日夕之间常以两足赤肉，更次用一手握指，一手摩擦，数目多时，觉足心热，即将脚趾略略动转，倦则少歇，或令人擦之亦得。终不若自擦为佳"。

除了擦涌泉之外，邹铉还力倡擦肾腧穴养生法。他同样引用养生家陈书林的事例："陈书林云：'余司药市仓部，轮羌诸军请米受筹，乡人张成之为司农丞监史同坐，时冬严寒，余一二刻间两起便溺，问曰，何频数若此。答曰，天寒自应如是。张云，某不问冬夏只早晚两次。余谂之曰，有导引之术乎。曰然。余曰，且夕当北面，因暇专往，叩请荷。其口授曰，某先为李文定公家婿，妻弟少年遇人有所得，遂教小诀，临卧时坐于床，垂足，解衣闭气，舌柱上颚，目视顶，仍提缩谷道，以手摩擦两肾腧穴各一百二十次，以多为妙，毕即卧。如是三十年，极得力。归禀老人，老人行之旬日，云，真是奇妙。亦与亲旧中笃信者数人言之，皆得效。今以告修炼之士云。'"

事实上，肾腧穴是补肾的要穴。《黄帝内经·六节藏象论》中有："肾者，主蛰，封藏之本，精之处也。"肾是人体最重要的脏腑之一，为先天之本，但很容易受到损伤，其中包括长期久坐、频繁抽烟、性生活频繁、生活无规律等各种因素，而揉肾腧穴正是保持肾健康的常用方法之一。

肾腧穴位于人的腰部，在与肚脐同一水平线的脊椎左右两侧两指宽处，按摩它对于腰痛、肾脏疾病、高血压、低血压、耳鸣、精力减退等都有保健治疗效果。由于肾主人体水液，喜暖怕寒，按揉肾腧穴正好有助于温补肾阳，具体做法是：双掌摩擦至热后，将掌心贴于肾腧穴，如此反复3~5分钟；或者直接用手指按揉肾腧穴，至出现酸胀感，且腰部微微发热。

除此之外，肾腧穴还可以缓解大脑疲劳。脑力劳动者大多养成了在网上、电话里解决事情的习惯，不喜欢运动，在中医理论中，久坐不动会导致阳气相对不足，进而出现乏力、疲劳等各种不适，所以，建议长期从事脑力劳动而又少运动的人，平时多按摩后腰的肾腧穴，有强肾之效，可以缓解以上症状。当然，此方法适合所有人，不仅用脑多、不爱动的人应常做，它对于中老年人的养生也大有帮助。

健康锦囊

中医认为，老年人生病主要是因为阴阳失衡，也就是五脏六腑不如年轻时协调了。所以，只要让五脏六腑都正常工作，那么疾病入侵的机会也就减少了。有没有什么简单有效的方法可以调节人体的阴阳平衡呢？大家不妨试试金鸡独立健身法。

操作方法：将两眼微闭，两手自然放在身体两侧，任意抬起一只脚，试试能站立几分钟，注意关键是不能将眼睛睁开。

操作原理：闭上眼睛就不再是靠双眼和参照物之间的协调来调节自己的平衡，而是调动大脑神经来对身体各个器官的平衡进行调节。人的脚上有六条重要的经络通过。通过脚的调节，虚弱的经络就会感到酸痛，同时得到锻炼，经络对应的脏腑和它循行的部位也就相应得到了调节。

操作效果：这种方法可以使意念集中，将人体的气血引向足底，对于高血压、糖尿病、腰椎病都有立竿见影的疗效，还可以治疗小脑萎缩，并可预防美尼尔、痛风等许多病症。对于足寒症更是效果奇特。因为是治本的方法，所以可以提高人体的免疫力。

金鸡独立能够使心和身体各器官逐渐平衡，而身心的平衡是解决一切问题的根本，所以，老年朋友们，赶紧用金鸡独立来"站"胜疾病这个敌人吧。

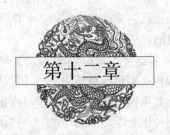

第十二章

朱震亨：把"滋阴"贯穿于一生的健康计划之中

名医简介

朱震亨，字彦修，婺州义乌人，因其家住义乌丹溪镇，故世称丹溪翁或朱丹溪，他生于公元1281年，卒于1358年，享年87岁，早年习儒，研究理学，后弃儒学医，广泛吸收了刘完素、李东垣和张从正的学说和经验，融会自己的心得，力倡"阳常有余，阴常不足"之说，申明人体阴气、元精的重要性，用药治病以养阴为特色，成为"滋阴派"的创始人。朱震亨不仅是一位著名的医学家，而且也是一位名副其实的养生家，他医术高明、医德高尚，每治一病，必告知病后调理和养生之法，听其教诲者每能尽享天年。他在益寿方面亦倡导养阴益寿的学术思想，对中医的延缓衰老学说做出了重要贡献。著有《格致余论》、《局方发挥》、《丹溪心法》、《金匮钩玄》等书，在中国传统养生史上占有重要地位。

阳常有余，阴常不足——时刻警惕"阴不足"的信号

大医智慧

人受天地之气以生，天之阳气为气，地之阴气为血，故气常有余，血常不足。何以言之？天地为万物之父母。天，大也，为阳，而运于地之外；地居天之中，为阴，天之大气举之。日，实也，亦属阳，而运于月之外；月，缺也，属阴，禀日之光以为明者也。人身之阴气，其消长视月之盈缺，故人之生也，男子十六岁而精通，女子十四岁而经行。是有形之后，犹有待于乳哺水谷以养，阴气始成，而可与阳气为配，以能成人而为人之父母。古人必近三十、二十而后嫁娶，可见阴气之难于成，而古人之善于摄养也。

——引自《格致余论·阳有余阴不足论》

精彩解读

"阳常有余、阴常不足"是朱丹溪对人体阴阳认识的基本观点，也是丹溪学术思想最中心的内容，在中国传统养生史上占有重要地位。此观点是他运用"天人相应"的理论，通过分析天地、日月的状况，人体生命发生发展的过程和生理特点以及情欲无涯的一般倾向而得出的结论。

朱丹溪认为，世界万物都有阴阳的两面，天为阳，地为阴，日为阳，月为阴。天大于地，太阳始终如一，而月亮却有阴晴圆缺，从这个自然界来说，就是"阳盛阴衰"的体现，人是自然界的一部分，当然也存在着这种状况。

朱丹溪还认为，在人的生命过程中，只有青壮年时期阴精相对充盛，但青壮年时期在人生之中十分短促，故人之一生多处于阳有余阴不足的状态。阴气难成，因为只有在男十六女十四精成经通后阴气才形成，阴气易亏，"四十阴气自半"，男六十四、女四十九，便精绝经断，从这个时候开始，人的阴精也就越来越少，所以，"阴气之成，止供给得三十年之视听言动已先亏矣"，这是时间上相对的"阴不足"。

不仅如此，人还往往受到外界诸多因素的影响，如相火妄动可引起疾病，而情欲过度，色欲过度，饮食厚味，都可引起相火妄动，损耗阴精。《色欲箴》中指出："醺彼者，徇情纵欲，惟恐不及……阳既太过，阴必重伤，精血难继，于身有损……血气几何？而不自惜！我之所生，翻为我贼。"这是从量的对比上理解"阴不足"。丹溪感叹，"中古以下，世风日偷，资禀日薄"的社会风气，强调无涯情欲的"阳"与难成易亏的生殖物质的"阴"，存在着这种难以平衡的"供求"关系。

以下几个症状都是阴虚的表现，我们要对其提高警惕，及时把握消耗的度。

1.爱吃味道浓的东西

现在社会上有越来越多的"吃辣一族"，很多人没有辣椒就吃不下饭。这在中医上怎么解释呢？一般有两个原因：一是人的脾胃功能越来越弱了，对味道的感觉也越来越弱，所以要用味浓的东西来把自己的肾精调出来，帮助自己调元气上来，以助运化，说明元气已经大伤，肾精已经不足。另外一个原因就是，现代人压力太大，心情太郁闷，而味厚的东西有通窜力，吃辣椒和大蒜能让人心胸里的淤滞散开一些。总而言之，我们只要爱吃味道浓的东西，就表示身体虚了。

2.老年人小便时头部打激灵

小孩和老人小便时有一个现象，就是有时头部会打一下激灵。但是老人的打激灵和小孩的打激灵是不一样的。小孩子是肾气不足以用，肾气、肾精还没有完全调出来，所以小便时气一往下走，下边一用力，上边就有点空，就会激灵一下；而老人是肾气不足了，气血虚，所以下边一使劲，上边也就空了。所以，小便时一定要咬住后槽牙，以收敛住自己的肾气，不让它外泄。

3.下午5~7点发低烧

有些人认为发高烧不好，实际上发高烧反而是气血充足的表现，只有气血特别足，才有可能发高烧。小孩子动不动体温就可以达到很高的热度，是因为小孩子的气血特别足。人到成年之后发高烧的可能性就不大了，所以，发低烧实际上是气血水平很低的表现，特别在下午5~7点的时候发低烧，这实际上是肾气大伤了。

4.成年人胸无大志，容易满足现状

在日常生活中，有些人刚刚三四十岁就已经没有什么远大的志向了，只想多赚钱维持生计，再比别人过得好一点就可以了，这实际上是肾精不足的表现。中医理论认为，肾不仅可以主"仁、义、礼、智、信"中的"智"，还可以主志气的"志"，肾的神就是"志"。一个人的志气大不大、智力高不高，实际上都跟肾精足不足有关。小孩子肾精充足，所以他们的志气就特别高远。而人到老年，很多人会说，我活着就行了，什么也不求了，这其实就表明他的精气快绝了。

5.坐着时总是不自觉地抖腿

有些人坐着的时候总是不自觉地抖腿，你也许会认为这是个很不好的毛病，是没有修养的表现，其实这说明这个人的肾精不足。中国古代相书上说"男抖穷"，意思是男人如果坐在那儿没事就抖腿，就说明他肾精不足。肾精不足就会影响到他的思维；思维有问题，做事肯定就有问题；做事有问题，就不会成功；做事总是不成功，就会导致他的穷困。

6.年纪轻轻头发就白了

走在大街上我们会发现，好多人年轻轻的就已经有了白头发，这是怎么回事呢？中医认为，发为肾之华。华，就像花朵一样，头发是肾的外现，是肾的花朵。头发的根在肾，如果你的头发花白了，就说明你的肾精不足，也就是肾虚了，这时候就要补肾气了。

7.眼睛总是迎风流泪

很多人都有迎风流泪的毛病，但因不影响生活，也就不太在意。在中医里，肝对应泪，如果总是迎风流泪的话，那就说明肝有问题了。肝在中医里属厥阴，迎风流泪就说明厥阴不收敛，长时间下去，就会造成肝阴虚，所以遇到这种情况要及时调理，以免延误病情。

8.春天了手脚还是冰凉的

有很多人到了春季手脚还是冰凉的，这主要是由于人体在冬天精气养得不足造成的。我们知道，春季是万物生发的季节，连树枝都长出来了，人的身体也处于生发的阶段，但是人体肾经循行的路线是很长的，人的手脚又处于身体的末端，如果冬天肾藏得不够的话，那么供给身体生发的力量就少了，精气到不了四肢，就会出现四肢冰冷的症状。这时候，就需要我们补肾了。

9.成年人还总流口水

我们知道，小孩子特别爱流口水，中医认为，涎从脾来，脾液为"涎"，也就是口水。脾属于后天，小孩脾胃发育尚弱，因此爱流口水。但是如果成年人还总是流口水，那就是脾虚的象了，需要对身体进行调养。

10.睡觉时总出汗

睡觉爱出汗在医学上称为"盗汗"。中医认为，汗为心液，盗汗多由于气阴两虚，不能收敛固摄汗液而引起，若盗汗日久不愈，则更加耗伤气阴而危害身体健康。尤其是中青年人群，面临工作、家庭压力较大，体力、精力透支明显，极有可能导致人体植物性神经紊乱，若在日常生活中不注意补"阴"，则必然受到盗汗症的"垂青"。

以上所说的这些现象，都是阴不足的表现，都是在警告我们要对身体状态做出改变，否则情况就会进一步恶化，疾病也就会乘虚而入了。

健康锦囊

产后女性，食物补阴有着不可代替的作用，可根据自己的需要进行食补，比如补肾阴，有乌鸡、鳖甲、龟板、枸杞子。更重要的是，要做到生活规律、心情舒畅、积极参加户外锻炼。

朱丹溪特别推荐下面两款滋阴粥，有助于产后女性恢复原来的健康活力和青春靓丽。

1.养血补津粥

适合于面色灰暗、虚劳燥咳、心悸、脾虚的阴虚者。

主要成分：红花10克，当归10克，丹参15克，糯米100克。

2.滋阴补气粥

适用于气短、体虚、神经衰弱、目昏不明的阴虚者。

主要成分：猪肘600克，枸杞子18克，人参10克，生姜15克，白糖5克。

除了产后女性需要滋阴外，阴虚性缺铁症的女性也要着重滋阴。下面两款滋补粥能有效改善女性阴虚性缺铁症。

1.益气养阴粥

适用于身倦、乏力、气短等，如疲劳综合征、贫血。

主要成分：黄芪20克，山药10克，黄精20克，白芍10克，优质大米100克。

2.养血补阴粥

适用于面色苍白、舌质淡红、脉细无力、手足麻痛、心烦易怒、月经不调者。

主要成分：何首乌20克，肉苁蓉15克，北沙参15克，桑叶3克，莲子肉10克，优质大米

100克。

朱丹溪教给我们的养阴智慧——顺四时而养阴

大医智慧

肾水常借肺金为母，以补助其不足，故《内经》谆谆然滋其化源也。古人以夏月必独宿而淡味，兢兢业业于爱谨，保养金水二脏，正嫌火土之旺尔。《内经》又曰：藏精者，春不病温。十月属亥，十一月属子，正大气潜伏闭藏，以养其本然之真，而为来春升动发生之本。若于此时，不恣欲以自戕，至春升之际，根本壮实，气不轻浮，焉有温热之病？夫夏月火土之旺，冬月大气之伏，此论一年之虚耳。

——引自《格致余论·阳有余阴不足论》

精彩解读

津液对人体如此重要，所以，对于极易出现阴虚的现代人来说，一定要注意随时随地养护自己的津液，这样才能健康快乐地度过生命中的每一天。一年中有春、夏、秋、冬四个季节，每个季节的气候都不一样，对人体的影响也就不一样，所以，滋阴、养阴的方法也要因时而异、顺四时而变。下面就向大家分别介绍一下春、夏、秋、冬四季的津液养生之道，供大家参考。

1.春季

根据中国传统节气的说法，从立春开始到立夏前为"春三月"，此时"阳气上升"，天气逐渐变暖，自然界进入"万物生发"的季节。春季风多且干燥，人们很容易因此出现各种上火症状，继而出现其他健康隐患。因此，春季要注意清热养阴祛火。

具体来说，应常吞口中津液，并保证水分的足量摄入；多吃一些益气养阴的食品，如胡萝卜、豆腐、莲藕、荸荠、百合、银耳、蘑菇、鸭蛋等；多吃具有清理胃肠湿热功效的低脂肪、高纤维素、高矿物质的食物，如新鲜的荠菜、韭菜、芹菜、菠菜和香椿等；另外，绿豆芽、黄豆芽、黑豆芽、蚕豆芽、豌豆芽等豆类食品对肝气疏通、健脾和胃有较大的益处，日常可以坚持食用。另外，还可以熬些胡萝卜粥、山药粥、菊花粥、枸杞粥、番茄鸡蛋汤食用，同样能达到春季养肝的目的。

2.夏季

夏季天气炎热，出汗多，所以人们最易受暑湿之邪的伤害，也就是人特别容易在这时候耗气伤阴，而且病程绵延难愈，这也正是人在夏季感冒或拉肚子、痢疾的时候总是时好时坏、难以痊愈的原因所在。那我们要如何养阴呢？

首先要保津，就是要养护自己的津液，如多喝一些菊花茶、黄芪茶，这些茶都有清头、明目、除烦、消暑的作用；多吃西瓜，西瓜95%是水分，中医更是把西瓜看做"天然的白虎汤"，大有清热解暑、保肝利尿的作用，也有补充电解质的效果；适当多吃酸味食物，如番茄、柠檬、草莓、乌梅、葡萄、山楂、菠萝、芒果、猕猴桃之类，它们的酸味能敛汗止泻祛湿，可预防流汗过多而耗气伤阴，又能生津解渴，健胃消食。若在菜肴中加点醋，醋酸还可杀菌消毒防止胃肠道疾病发生。

其次要养阴熄火。夏季人体散热大大减少，所以要少吃高脂肪、高热量的食物，应清淡饮食、适当节食。如多吃含糖分少的生菜、黄瓜、苦瓜、丝瓜以及野菜等；少食烹、炸、煎、炒的油腻菜；多吃清淡的汤菜，如传统豆腐汤、豆芽汤、丝瓜汤、紫菜汤、豌豆黄瓜汤等，既补充了水分、盐分和营养，还有利尿、排除废物毒物的作用。

最后要造凉。"阴"总是与冷和凉连在一起的。盛夏我们必须创造阴凉环境呵护人体的

"阴"本，以维持阴平阳秘。所以，如果觉得天气太热了就开开空调、电扇，只要注意温度不太低、不长时间吹就可以了；节假日到山中、郊外避暑也很不错；有时间还可以去游泳，游泳不仅可带走体内过多的热量，有降温除暑之效，还可消耗过剩营养，降低血脂血糖，减少脂肪储存，有强身健美之功。

总之，炎炎夏日人要学会养阴护液、避暑养生。阴不衰，阳难亢，即使环境似火，体内依然阴阳平衡，脏腑调达，气血和谐，神情旺盛，人自然就身心健康了!

3.秋季

秋季气候处于"阳消阴长"的过渡阶段。秋分之后，雨水渐少，秋燥便成为主要气候，也极容易耗损津液，所以，秋季养阴也是非常重要的。

首先要早睡早起，收神"蓄阴"，保持人体阴阳调和。

其次饮食要清润，宜吃清热生津、养阴润肺的食物，如梨、番茄、时令瓜果和新鲜蔬菜以及蜂蜜、乳品等；少吃辛辣、燥热之品和动物肝脏；早餐多吃一些适合自己的粥，如百合红枣糯米粥滋阴养胃，扁豆粥健脾和中，生姜粥御寒止呕，胡桃粥润肺防燥，菊花粥明目养神，山楂粥化痰消食，山药粥健脾固肠，甘菊枸杞粥滋补肝肾。

再次要适量运动，以达到内敛"护阴"的效果。但切忌剧烈运动，以免过度消耗体力，耗伤阴津。所以，不论跑步、爬山、练功，都应以温和平缓的动作或中低运动量为宜，身有微热、小汗即止，只要坚持不懈，收效甚佳。

最后要适当秋冻，以增强机体的抗寒防病能力。即使晚秋穿衣也要有所控制，以免过早多穿衣而导致体热多汗，汗液蒸发致阳气外泄。但秋季气候冷暖多变，因此，秋冻应根据自身情况适度掌握，如果当添衣时不添衣，勉强挨冻，就违背"秋冻"健身之本意了。

4.冬季

冬季阴长阳消，顺应这个趋势养阴，效果最佳。这好比一株干渴的鲜花，春夏养阴犹如中午浇花，浇下去的水分会被蒸发掉一大半，而秋冬养阴就好比傍晚浇花，同样多的水分不但不会被蒸发，还可兼得晨露的滋养。但冬季天气寒冷，当以固护阴精为本，宜少泄津液。故冬"去寒就温"，预防寒冷侵袭是必要的。但不可暴暖，尤忌厚衣重装，向火醉酒，烘烤腹背，暴暖大汗，这样反而会损耗津液伤身。

冬天要多吃养阴之品，包括水生植物如水稻、藕等；越冬植物如大白菜、萝卜；背阴处生的植物，如冬菇、蘑菇；冬季成熟的食物，如冬梨、冬枣。冬天要多喝井水、地下水养阴；吃体温偏低的动物如水鸭和鱼等等。

再就是护阴。汗出过多就会损人体之"阴"，因此，防止汗过多是护阴之关键，在冬季锻炼身体，要防止运动过度，避免大汗淋漓。

节房事，晚婚育，养阴护精之大道

大医智慧

惟人之生，与天地参。坤道成女，乾道成男。配为夫妇，生育攸寄。血气方刚，惟其时矣。成之以时，接之以时。父子之亲，其要在兹。眷彼昧者，徇情恣欲。惟恐不及，济以燥毒。气阳血阴，人身之神。阴平阳秘，我体长春。血气几何？而不自惜！我之所生，翻为我贼。女之耽兮，其欲实多。闺房之肃，门庭之和。士之耽兮，其家自废。既伤厥德，此身亦瘁。远彼帷薄，放心乃收。饮食甘美，身安病瘳。

——引自《格致余论·色欲箴》

精彩解读

人的精液是"阴精"的最高浓缩，而阴精是难成易亏的，所以房事若不节制，精液输出过多，就要导致物质短缺，"肾阴虚"便由此而来。所以，朱丹溪在他的《色欲箴》中严厉而中肯地陈述了纵情纵欲的害处："眷彼昧者，徇情纵欲，惟恐不及，济以燥毒……血气几何？而不自惜！我之所生，翻为我贼。"

朱丹溪极力反对房事过度或纵情纵欲。一个人的气血能有多少？不知道珍惜保养，反而为了一时的快活而给自己的身体造成长久的危害，以致在壮年的时候就显出衰老的势态，年纪虽轻，而阴精流逝，身体已经枯朽不堪了。即使在现代，这样的情况也屡见不鲜。很多人面对色欲的诱惑不能自拔，甚至以此为乐、以此为荣，导致纵欲过度，未老先衰，上不能孝敬父母，下不能养育子女，毁坏了身体，疏远了家庭，断送了事业，可以说是有百害而无一利。

所以，朱丹溪告诉人们要养阴保精，节制房事，但这并非古人说的"动而不泄"。我们知道动而不泄会使前列腺长期处于充血状态，久而久之就会发生慢性无菌性前列腺炎，引起性功能障碍。

节制房事也不是说"绝阴阳"，即强制性地自我抑制性欲需求，断绝房事。男女相需犹如天地相合，一阴一阳谓之道，偏阴偏阳谓之疾。"绝阴阳"违背自然规律和人的生理需求，会造成壅闭之病，使人短寿夭折。

房事养生的要诀在于得其节宣之和，既不能纵欲，又不能禁欲，真正做到静心节欲以养阴，顺天时避虚而保精。为此，在《格致余论》中，朱丹溪还提出了"四虚"之戒，这"四虚"除我们已经提到的四季养阴之外，还包括时令、环境、疾病对性健康的影响。

1.气候与房事养生

行房事切忌选择气候不良时，以前古人就说在月亮的晦朔弦望，以及大风、大雨、雷电霹雳、大寒大暑、地震等恶劣气候环境下，不可行房。这些气候环境超出了人体调节功能所能承受的限度，必然会破坏人体阴阳平衡的节律，使人心情恐惧、身体寒热，从而导致脏腑功能的紊乱。

2.环境与房事养生

房事要在良好的环境下进行，如果居处不洁，周围环境有噪声，甚至惊吓声，或居处离公共场所很近，易引起心理上的负担。特别是那种突然出现的惊吓声，很容易引起男子性功能障碍，也会使女子性欲淡漠。

3.疾病与房事养生

病期慎行房事。患病之人，气血不足，阴阳失调，脏腑功能衰弱，若病中行房，可损伤正气，加重病情。病后康复阶段，更应忌房事，否则会因房劳而导致旧病复发，重者使病情恶化，危及生命，中医谓之"女劳复"。

晚婚对优生优育有很大好处。晋代《小品方》说："古时妇人病易治者，嫁晚，肾气立，少病，不甚伤故也。今时嫁早，肾根未立而产，伤肾故也。是以今世少妇，有病难治也。早嫁早经产，虽无病亦夭也。"认为早婚妇女患病后较晚婚妇女难治。

朱丹溪也强调晚婚。他在《色欲箴》中说："惟人之生，与天地参，坤道成女，乾道成男，配为夫妇，生育攸寄，血气方刚，惟其时矣。"男女过早结婚会影响身体发育和健康，应该在身体发育健全后再结婚。

健康锦囊

男子过早结婚，虽然生殖系统已经发育成熟，但整个身体尚较幼稚，阴精尚未充实，容易出现相火妄动。年轻人自控能力差，易出现性交过度，阴虚精亏，有损健康。如能等年龄稍长，自控能力增强，思考问题较全面，有了婚后责任感就不至于肆意纵欲，阴精自保，为健康长寿打下基础。

从生理上说，性腺、生殖器、心脏、肾脏等其他重要器官，一般要到23~25岁才发育到完全成熟的程度。如果过早结婚，对女性的身体及胎儿的发育均有不利影响。因为一般骨骼要到23岁后才能完全钙化，青年女性自身就需要充足的营养继续促进骨骼的发育，如果怀孕，胎儿更需要母亲供给大量的营养物质。这样一来，不仅会影响母亲的自身发育，对胎儿的发育和健康也会产生直接影响。

调护气血，补虚疗损——朱丹溪推荐的滋补方十例

大医智慧

丹溪书并无补损专条，诸补阴药兼见于各症之下，杨氏类集于此，又取燥热兴阳诸方混于其间，殊不知丹溪之补乃滋阴益血之药，与燥烈壮阳之剂其意天壤悬隔，欲并去之而用者既久，今明白疏出，俾观者知其旨而自采择焉。

——引自《丹溪医集》

精彩解读

虚证是对人体正气虚弱、不足为主所产生的各种虚弱证候的总称。虚证反映人体正气虚弱、不足而邪气并不明显。

人体正气包括阳气、阴液、精、血、津液、营、卫等，故阳虚、阴虚、气虚、血虚、津液亏虚、精髓亏虚、营虚、卫气虚等，都属于虚证的范畴。根据正气虚损的程度不同，临床又有不足、亏虚、虚弱、虚衰、亡脱之类模糊定量描述。

朱丹溪认为，虚证的形成，可以由先天禀赋不足所导致，但主要是由后天失调和疾病耗损所产生。如饮食失调，后天之本不固；七情劳倦，内伤脏腑气血；房事过度，耗伤肾脏元真之气；或久病失治误治，损伤正气等，均可成为虚证。

各种虚证的表现极不一致，很难用几个症状全面概括，各脏腑虚证的表现也各不相同。临床一般是以久病、势缓者多虚证，耗损过多者多虚证，体质素弱者多虚证。以下补虚益损方为《丹溪先生心法》中选录：

1.大补丸

【组成】川黄柏（炒褐色）适量。

【用法】上以水丸服。气虚以补气药下，血虚以补血药下，并不单用。

【功效】去肾经火，燥下焦湿，治筋骨软。

2.五补汤

【组成】莲肉（去心）、枸杞、山药（炒）、锁阳各等份。

【用法】上为细末，沸汤调服。加酥油少许，白汤点服。

【功效】可补心、肝、脾、肺、肾。

3.补天丸

【组成】紫河车适量。

【用法】紫河车洗净，用布绞干，同前补肾丸捣细，焙碾末，酒米糊丸。夏加五味子半两。

【功效】治气血俱虚甚者，以此补之，多与补肾丸并行。若治虚劳发热者，又当以骨蒸药佐之。

4.十全大补汤

【组成】人参、肉桂、川芎、地黄、茯苓、白术、甘草、黄芪、当归、白芍各等份。

【用法】上锉。水煎，姜三片，枣一个。

【功效】治男子妇人诸虚不足，五劳七伤。

5.无比山药丸

【组成】赤石脂、茯苓各一两，山药三两，苁蓉（酒浸）四两，巴戟（去心）、牛膝（酒浸）、泽泻各一两，山茱萸肉一两，五味二两，杜仲（炒去丝）、菟丝子、熟地黄各三两。

【用法】上为末，炼蜜丸梧子大。每服五十丸，空心温酒下。

【功效】治诸虚百损，五劳七伤，机体消瘦，肤燥脉弱。

6.补阴丸一

【组成】侧柏、黄柏、乌药叶各二两，龟板（酒炙）五两，苦参三两，黄连半两，冬加干姜，夏加缩砂。

【用法】上为末，地黄膏丸，梧子大。

【功效】补阴。

7.补阴丸二

【组成】下甲二两，黄柏一两。

【用法】上细切地黄，酒蒸熟，擂细丸。

【功效】补阴。

8.补阴丸三

【组成】龟板（酒炙）二两，黄柏七钱半，知母半两，人参三钱，牛膝一两。

【用法】上为末，酒糊丸。

【功效】补阴。

9.补肾丸

【组成】干姜二钱，炒黄柏、龟板（酒炙）各一两半，牛膝一两，陈皮半两。

【用法】上为末，姜汁和丸，或酒糊丸，每服七十丸，白汤下。

【功效】治痿厥之重者，汤使与大补丸同。此冬令之正药，春夏去干姜。

10.肉苁蓉丸

【组成】山茱萸一两，苁蓉（酒浸）二两，楮实、枸杞、地肤子、狗脊（去毛）、五味、覆盆子、菟丝子、山药、故纸炒、远志（去心）、石菖蒲、萆薢、杜仲（去皮，炒）、熟苄、石斛（去根）、白茯苓、牛膝（酒浸）、泽泻、柏子仁（炒）各一两。

【用法】上为末，酒糊丸，梧子大，每服六七十丸，空心，温酒下。

【功效】壮元气，养精神。

健康锦囊

阿胶含有丰富的动物胶、氮、明胶蛋白、钙、硫等矿物质和多种氨基酸，具有补血止血、滋阴润肺等功效，特别在补血方面的作用更加突出，在治疗各种原因的出血、贫血、眩晕、心悸等症状方面更是效果卓著。

阿胶能养颜主要在于它有补血之功，女性气血充足，表现在容貌上，也才能面若桃花、莹润有光泽。但是当今社会节奏的加快，竞争压力的加剧，很多女性过早地出现月经不调、痛经、肌肤暗淡无光、脸上长色斑等衰老迹象。只有从内部调理开始，通过补血理气，调整营养平衡来塑造靓丽女人。而补血理血的首选之食就是阿胶，因为阿胶能从根本上解决气血不足的问题，同时改善血红细胞的新陈代谢，加强真皮细胞的保水功能，实现女人自内而外的美丽。

下面介绍一种"阿胶粥"，阴虚体质的人可用于日常养阴补阴：

材料：阿胶30克，糯米30~50克。

制法：将阿胶捣碎，炒，令黄炎止，然后将糯米熬成粥；临熟时将阿胶末倒入搅匀即可，晨起或晚睡前食用。

不过，需要提醒大家的是，我们在使用阿胶时，不要服用刚熬制的新阿胶，而是应该在阴干处放三年方可食用；要在确认阿胶是真品后才可食用，以防服用以假乱真的阿胶引起身体不适。

养心护肾，平衡阴阳，解决自汗、盗汗之疾

大医智慧

　　心之所藏，在内者为血，发外者为汗，盖汗乃心之液，而自汗之证，未有不由心肾俱机会而得之者。故阴虚阴必凑，发热而自汗，阳虚阴必乘，发厥而自汗，故阴阳偏胜所致也。

　　盗汗者，谓睡百汗出也，不睡则不能汗出，方其睡熟也，溱溱然出焉，觉则止而不复出矣，非若自汗而自出也。杂病盗汗，责其阳虚，与伤寒盗汗非比之，亦是以虚所致，宜敛心气、益肾水，使阴阳调和，水火升降，其汗自止。

——引自《丹溪心法》

精彩解读

　　一般情况下，正常的出汗，是人体的生理现象，但是由于阴阳失调、腠理不固，而致汗液外泄失常的情况，则属于一种病理现象了。其中，不因外界环境因素的影响，而白昼时时汗出，动辄益甚者，称为自汗；寐中汗出，醒来自止者，称为盗汗，亦称为寝汗。

　　早在2000多年前的《黄帝内经》中即对汗的生理及病理有了一定的认识，明确指出汗液为人体津液的一种，并与血液有密切关系，所谓血汗同源。故血液耗伤的人，不可再发其汗。并明确指出生理性的出汗与气温高低及衣着厚薄有密切关系。朱丹溪也对自汗、盗汗的病理属性做了概括，认为自汗属气虚、血虚、湿、阳虚、痰；盗汗属血虚、阴虚，均忌用生姜。在治疗方法上，亦主张辨证施治，"敛心气，益肾水，使阴阳调和，水火升降，其汗自止。"以下诸方为朱丹溪治自汗、盗汗验方，选录于此，仅供参考：

1.玉屏风散

　　【组成】防风、黄芪各一两，白术二两。

　　【用法】上药每服三钱，水一盏半，姜三片，煎服。

　　【功效】治自汗。

2.大补黄芪汤

　　【组成】黄芪（蜜炙）、防风、川芎、山茱萸肉、当归、白术（炒）、肉桂、甘草（炙）、五味、人参各一两，白茯苓一两半，熟地黄二两，肉苁蓉三两。

　　【用法】上药每服五钱，姜三片，枣一枚，水煎服。

　　【功效】治自汗，虚弱之人可服。

3.调卫汤

　　【组成】麻黄根、黄芪各一钱，羌活七分，生甘草、归梢、生黄芩、半夏各五分，麦门冬、生地黄各三分，猪苓二分，苏木、红花各二分，五味七个。

　　【用法】上作一服，水煎热服。

　　【功效】治湿胜自汗，补卫气虚弱，表虚不任风寒。

4.黄芪六一汤

　　【组成】黄芪六两，甘草一两。

　　【用法】上各用蜜炙十数次，出火毒，每服一两，水煎。

　　【功效】治盗汗。

5.麦煎散

　　【组成】知母、石膏、甘草（炙）、滑石、地骨皮、赤芍、葶苈、杏仁（炒，去皮

尖）、人参、白茯苓、麻黄根。

【用法】上为末。每服一钱，煎浮麦汤调下。

【功效】主治荣卫不调，夜多盗汗，四肢烦疼，肌肉消瘦。

健康锦囊

以下食疗方为民间治自汗、盗汗常用良方，选录于此，仅供参考：

（1）黑豆腐皮汤：黑豆50克，豆腐皮50克，同煮汤，加适量油、盐调味食用。有滋养补虚、止汗功效，可治自汗过多及阴虚盗汗等症。

（2）泥鳅汤：用泥鳅120克，热水洗去黏液，剖腹去除肠脏，用油煎至金黄色，加水2碗煮至半碗，放入精盐少许调味，饮汤吃肉，每天1次，小儿则分次饮汤，不吃鱼。连服3~5天。有补气益阴之效。适用于盗汗者食用，民间常用治疗小儿盗汗，功效显著。

（3）糯米煲猪肚：每次用糯米500克，猪肚1个，把米放入猪肚内，用线结扎，加水适量，共煲1小时，调味后吃肚喝汤，再将糯米晒干捣碎，分10次煮粥食用，每天1次。有补中益气、敛阴止汗等功效。适用治疗盗汗、自汗。

（4）枇杷叶糯米粽：每次用糯米250克，用水浸泡10小时，新鲜枇杷叶若干，洗净去毛后包粽，蒸熟服食，每天1次，连服4~5天。有补中益气、暖脾和胃、止汗的功效。适用于自汗、盗汗、产后多汗等出汗异常疾患者服食。

（5）人参莲肉汤：白人参10克，莲子（去心）10枚，用适量水泡发后加冰糖30克蒸1小时即可食用。人参可留待次日再加莲子用同样方法蒸熟食用，可连用3次。有补气益脾作用，适用于病后体虚、脾虚消瘦、疲倦、自汗、泄泻等症。

食物排毒有妙法，朱氏"倒仓"最便捷

大医智慧

《经》曰：肠胃为市，以其无物不有，而谷为最多，故谓之仓，若积谷之室也。倒者，倾去积旧而涤濯，使之洁净也。胃居中，属土，喜容受而不能自运者也。人之饮食，遇适口之物，宁无过量而伤积之乎？七情之偏，五味之厚，宁无伤于冲和之德乎？糟粕之余，停痰淤血，互相纠缠，日积月深，郁结成聚，甚者如核桃之瓤，诸般奇形之虫，中宫不清矣，土德不和矣。诚于中形于外，发为痈疽，为劳瘵，为蛊胀，为癞疾，为无名奇病。先哲制为万病丸、温白丸等剂，攻补兼施，寒热并用，期中病情，非不工巧，然不若倒仓之为便捷也。

——引自《格致余论·倒仓论》

精彩解读

有时候，我们会觉得整日疲惫不堪，还伴随着头痛、便秘、记忆衰退、抑郁、失眠、超重、面色枯黄、皱纹增多等症状，其实，造成这一切的元凶就是毒素。朱丹溪早在600多年前就认识到了这一点，所以他创制了"倒仓法"。

所谓"倒仓法"，就是催吐、泻下法。"仓"指人体胃、肠，"倒"是倾倒，即催上吐、促下泻。奇特的是，朱丹溪不用常规有毒副作用的药物来"倒仓"，而是选用营养丰富的大量纯牛肉汁来达到排毒的目的。

有位姓林的先生，咳嗽很长时间了，每次在咳的时候还会咳出血来，经常发烧，日轻夜重，人也消瘦得很严重，为此林先生四处求医问药，亲朋好友给的偏方也试了无数，但均不见效。后来听人说朱丹溪非常厉害，林先生便抱着试试看的心情找到了朱丹溪。

一番望闻问切后，朱丹溪开出了方子：买黄牡牛肉二十斤，其中必须要有一两斤的肥肉，然后用长流水煮牛肉至糜烂，滤掉渣滓，把汁放入锅中继续熬煮至琥珀色即可；取熬成的肉汤喝，每次一碗，过一会儿再饮，连续喝上十几碗后进入一个不透风的屋子内休息，如果觉得渴就把自己的尿接一两碗喝。接着睡一两天，觉得很饿的时候就喝粥，如此清淡饮食半个月即可，以后5年忌食牛肉。

开完方子后，朱丹溪嘱咐咐林先生的家人一定要买黄牛，因为黄色属土，入脾胃。林先生一家人半信半疑，但为了治好病也别无选择，便照着朱丹溪教的法子一五一十地做了，上吐下泻后，林先生感觉轻松了许多，半个月后身体居然康复了，第二年还得一子。

朱丹溪的倒仓排毒法，也正是我们现在所说的食物排毒。下面为大家推荐几种有益于清除体内毒素的食物：

1.常饮鲜果、鲜菜汁（不经炒煮）

如芹菜汁、胡萝卜汁、黄瓜汁等，这些鲜果、鲜菜汁是体内"清洁剂"，它们能解除体内堆积的毒素和废物。当大量的鲜果汁和鲜菜汁进入人体消化系统后，会使血液呈碱性，把积存在细胞中的毒素溶解，由排泄系统排出体外。

2.常吃海带

海带胶质能促进体内的放射性物质排出人体，从而减少放射物质在人体内的积聚，降低放射性疾病的发生率。

3.常喝绿豆汤

绿豆汤能帮助排除体内的毒物，促进机体的正常代谢。

4.常吃猪血汤

猪血汤的血浆蛋白，经过人体胃酸和消化液中的酶分解后，会产生一种解毒和滑肠作用的物质，与侵入胃肠的粉尘、有害金属微粒发生化学反应，变为不易被人体吸收的废物。

5.常吃黑木耳和菌类植物

据研究，黑木耳和菌类植物有良好的抗癌作用，并且能清洁血液和解毒，经常食用能有效地清除体内污染物质。

健康锦囊

人体有一套很好的排毒系统，只要我们懂得正确的排毒方法就可以收到很好的排毒效果。我们可以根据身体的不同部位进行有针对性的排毒措施。

1.肺部排毒

肺脏是最易积存毒素的器官之一，每天的呼吸将约8000升空气送入肺中，空气中漂浮的细菌、病毒、粉尘等有害物质也随之进入到肺脏。不但肺会受到伤害，有毒物质还能潜入血液循环"株连全身"。

排毒措施：此时可借助咳嗽清除肺部的毒素，早上在空气清新的地方或雨后练习深呼吸，深吸气时先缓缓抬起双臂，然后突然咳嗽，同时迅速垂下双臂使气流从口鼻喷出，将痰液咳出。如此反复多遍，每天坚持这样做，能使肺保持清洁，这样可以帮助肺脏排毒。此外，还可以多吃黑木耳，因为黑木耳含有的植物胶质有较强的吸附力，可以清肺、清洁血液，经常食用还可以有效清除体内污染物质。

2.肾脏排毒

肾脏是排毒的重要器官，它过滤血液中的毒素和蛋白质分解后产生的废料，通过尿液排出体外。

排毒措施：不要憋尿。尿液中毒素很多，若不及时排出，会被重新吸收，危害全身健康。充分饮水可以稀释毒素的浓度，而且促进肾脏新陈代谢，将更多的毒素排出体外。但水不等于甜饮料，甜饮料喝多了会使身体摄取大量的糖分和热量，对身体没有好处。特别建议每天清晨空腹喝一杯温水。此外还要多吃黄瓜、樱桃等有助于肾脏排毒的蔬果。

3.大肠排毒

食物残余在细菌的发酵和腐败作用下形成粪便，此过程会产生吲哚等有毒物质，再加上随食物或空气进入人体的有毒物质，需要尽快排出体外。

排毒措施：饮水冲洗肠道。肠道中的粪便毒素甚多，如硫化氢、吲哚、粪臭素，若不及时排出，会被机体重新吸收，损害人体的健康。因此应保持大便通畅。清晨起床后至少要喝200毫升水，多活动活动，能起到清刷胃肠的作用，使得大小便排出，清除毒素。以天然食品取代精加工食物，新鲜水果是强力净化食物，菠萝、木瓜、奇异果、梨都是不错的选择。此外，粪便之所以会留在人体内就是因为肠道的蠕动不够，如果平时多吃富含纤维的食物，比如糙米、蔬菜、水果等，都能增加肠道蠕动，减少便秘的发生。

4.肝脏排毒

肝脏是人体最大的解毒器官，各种毒素经过肝脏的一系列化学反应后，变成无毒或低毒物质。

排毒措施：体育锻炼。体育锻炼是顶级的排毒运动，通过把压力施加到肝脏等解毒器官上，改善器官的紧张状态，加快其血液循环，促进排毒。多吃苦瓜，苦味食品一般都具有解毒功能，苦瓜中有一种蛋白质能增加免疫细胞活性，清除体内有毒物质。

5.皮肤排毒

皮肤是人体最大的排毒器官，皮肤上的汗腺和皮脂腺，能够通过出汗等方式排除其他器官难以排出的毒素。

排毒措施：每周至少进行一次使身体多汗的有氧运动。每周最好还要洗一次蒸汽浴或桑拿浴，能加快新陈代谢、排毒养颜。蒸桑拿时要注意饮水，浴前喝一杯水可帮助加速排毒，浴后喝一杯水能补充水分，同时排出剩下的毒素。

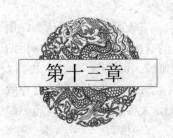

第十三章

李时珍：一草一木皆良药，健康就在本草中

名医简介

李时珍，字东璧，晚年自号濒湖山人，湖北蕲州（今湖北省黄冈市蕲春县蕲州镇）人，生于明武宗正德十三年（公元1518年），卒于神宗万历二十二年（公元1593年）。李时珍是我国伟大的医学家、药物学家，参考历代有关医药及其学术书籍八百余种，结合自身经验和调查研究，历时二十七年编成《本草纲目》一书，是我国明朝时代药物学的总结性巨著。《本草纲目》蕴藏着众多抗衰老知识，收录了抗衰老方剂285则，涉及衰老性病症211种，为抗衰老开辟了一条简便、实用、安全、有效的途径。此外，李时珍在人体生命科学方面也很有建树，著有《濒湖脉学》，首次明确提出"脑为元神之府"、经脉为"内景隧道"、命门在"两肾之间"的学说。

大补元气靠人参，五脏安乐定气神

大医智慧

人参，亦名黄参、血参、人衔、鬼盖、神草、土精、地精、海腴、皱面还丹。味甘、微寒，无毒。能补五脏，安神定惊，除邪气，明目益智，久服可轻身长寿。

——引自《本草纲目》

精彩解读

人参是举世闻名的珍贵药材，中医认为它是能长精力、大补元气的要药，更认为多年生的野山参药用价值最高。据《本草纲目》记载：人参，亦名黄参、血参、人衔、鬼盖、神草、土精、地精、海腴、皱面还丹。味甘、微寒，无毒。能补五脏，安神定惊，除邪气，明目益智，久服可轻身长寿。故男女一切虚证，阴阳气血诸不足均可应用，为虚劳内伤第一要药。既能单用，又常与其他药物配伍。

中国食用人参的历史悠久，具体的食用方法也很有讲究，主要包括以下几种：

（1）炖服：将人参切成2厘米薄片，放入瓷碗内，加满水，封密碗口，放置于锅内蒸炖4~5小时即可服用。

（2）嚼食：以2~3片人参含于口中细嚼，生津提神，甘凉可口，是最简单的服用方法。

（3）磨粉：将人参磨成细粉，每天吞服，用量视个人体质而定，一般每次1~1.5克。

（4）冲茶：将人参切成薄片，放在碗内或杯中，用开水冲泡，闷盖5分后即可服用。

（5）泡酒：将整根人参切成薄片装入瓶内用50~60度的白酒浸泡，每日酌情服用。

（6）炖煮食品：人参在食用时常常伴有一定的苦味，如果将人参和瘦肉、小鸡、鱼等一起烹炖，可消除苦味，滋补强身。

这里，我们详细为大家介绍一下人参酒。中医认为，用人参泡制的酒能增强大脑皮质兴奋过程的强度和灵活性，强壮人的身体，增强对多种致病因子的抗病力。定时饮用适量人参酒可以改善食欲和睡眠，并能降低血糖，可抗毒、抗癌，提高人体对缺氧的耐受能力等作用。

由此可见，人参酒能够大补元气、对各种虚证都有疗效。脾虚的人就适合喝一点人参酒保养身体。另外有下列虚证的人，人参酒也是对症良药。如经常腹泻、气喘、失眠多梦、惊悸、健忘、面色萎黄、神疲乏力、气短懒言、久病气虚、心慌、出虚汗、食欲不振、容易感冒等等。

人参酒的滋补效果很好，所以阳气旺者反而不宜服用，否则容易出现燥热、口干、咽喉肿痛、流鼻血等。而且每次饮用时，应当控制量，每次不要超过20毫升。

人参酒的具体配制方法如下：

【材料】人参30克，白酒1200毫升。

【制法】将人参整根或者切片，炝水洗后泡入白酒中，室温遮光下浸泡3~5天（切片者）、2周（鲜参）或3~4周（干参）即可以饮用。之后倒入砂锅内，在微火上煮，将酒煮至500~700毫升时，将酒倒入瓶内；将其密封，冷却，存放备用。

【备注】每瓶药酒中应不多于1根参，以免浓度过高。以淡淡的黄色、淡苦味为适合。

因为人参属于比较贵重的药材，当药味不明显后，还可以将人参捞出，分次煮掉食用，以免浪费。配制人参酒时，用鲜参和干参均可，大小粗细亦无要求，只要无发霉、变质、虫蛀即可，表面有泥土者须洗净。

除此之外，体虚的人可以用人参煮粥，方法为：用人参3克，切成片后加水炖开，再将大米适量放入，煮成稀粥，熟后调入适量蜂蜜或白糖服食，可益气养血，健脾开胃，适用于消化功能较差的慢性胃肠病患者和年老体虚者。

健康锦囊

虽然人参是一种极为珍贵的药材，但"是药三分毒"，在使用上还是要引起注意的，具体来说，在使用人参之前，须了解以下禁忌：

（1）人参不可滥用。人参是一种补气药，如没有气虚的病症而随便服用，是不适宜的。体质壮实的人，并无虚弱现象，则不必进服补药，妄用本品。如误用或多用，反而导致闭气，出现胸闷腹胀等症。有些人认为人参是一种补品，以为吃了对身体总有好处，这是错误的想法。无论是红参或是生晒参在食用过程中一定要循序渐进，不可操之过急，过量服食。另外，一定要注意季节变化，一般来说，秋冬季节天气凉爽，进食比较好；而夏季天气炎热，则不宜食用。

（2）服用人参后忌吃萝卜（含红萝卜、白萝卜和绿萝卜）和各种海味。古医书讲萝卜"下大气，消谷"。现代研究认为萝卜消食利尿，与古代观点相同，人参大补元气是其最主要的功能。这两者，一个大补气，一个大下气，正好抵消。故有此一忌。

（3）忌饮茶。服人参后，不可饮茶，免使人参的作用受损。

（4）无论是煎服还是炖服，忌用五金炊具。

（5）人参忌与葡萄同吃，同吃时营养会受损，因为葡萄中含有鞣酸，极易与人参中的蛋白质结合生成沉淀，影响吸收而降低药效。

枸杞有神力，滋肝补肾去火气

大医智慧

枸杞，又枸忌、枸棘、苦杞、甜菜、天精、地骨、地辅、地节、地仙、却暑、羊乳、仙人杖、西王母杖。味苦、寒，无毒。补精气诸不足，易颜色，变白，明目安神，令人长寿。

——引自《本草纲目》

精彩解读

肾是人的根，为先天之本，是一身之主宰。肾主水，这个水是灌溉全身的，当水不足时，就如大地缺水一样，土地会干燥，生命会枯萎。脏器也是一样，如果缺少了水的滋润、润滑，就易摩擦生热，最典型的是肝脏，肝脏属木，最需要水的浇灌，而一旦缺水，干就燥，肝火非常明显。所以防止上火我们就要注意滋肝补肾。

李时珍认为，枸杞具有滋补肝肾、益精明目的作用。他在《本草纲目》中写道："枸杞，又枸忌、枸棘、苦杞、甜菜、天精、地骨、地辅、地节、地仙、却暑、羊乳、仙人杖、西王母杖。味苦、寒，无毒。补精气诸不足，易颜色，变白，明目安神，令人长寿。"

关于枸杞，还有个非常有趣的故事：

相传，盛唐时期，丝绸之路上的一队西域商人，傍晚在客栈住宿，见有少女斥责鞭打一老者。商人上前责问："你何故这般打骂老人？"那女子道："我责罚自己曾孙，与你何干？"闻者皆大吃一惊，一问才知此女竟已三百多岁，老汉受责打是因为不愿意服用草药，弄得未老先衰，两眼昏花。商人惊奇不已，于是恭敬地鞠躬请教。这种草药就是枸杞，后来，枸杞传入中东和西方，被誉为"东方神草"。

据《本草纲目》记载，枸杞还可以治"肾经虚损，眼目昏花，或云翳遮睛"，并且提出了补肾明目的"四神丸"，其制法为：枸杞子一斤，好酒润透。分为四份：一份用蜀椒一两炒，一份用小茴香一两炒，一份用芝麻一两炒，一份用川楝肉一两炒。炒后拣出枸杞，加熟地黄、白术、白茯苓各一两，共研为末，加炼蜜做成丸子，每天服适量。如今，一般的中药店都可以买到四神丸，不过你要是去买的话，注意看一下成分，因为中药里还有破故纸、肉豆蔻、五味子、吴茱萸组成的"四神丸"，用来治肾泻脾泻。不要混淆了。

如果觉得麻烦，其实嚼食枸杞也行。每天晚上取十几粒放入口中咀嚼，长期食用，可以养颜明目，延年益寿。还可以泡茶喝：取枸杞15粒，泡于茶中，碧茶红果，色香俱佳，清香醇和，生津止渴，坚持饮用，益肝补肾。另外，煮八宝粥放入适量枸杞，和胃补肾，滋肝活血，最适合老人食用。炖肉时，出锅前10分钟放入枸杞30粒，身瘦体弱者食之最宜。枸杞在做菜、煲汤时均可适量使用，有食补之功。

枸杞因其性平，适合各类人群服用。但是，任何滋补品都不要过量食用，枸杞子也不例外。一般来说，健康的成年人每天吃20克左右的枸杞比较合适。

健康锦囊

枸杞酒是中国传统家庭里常备的养生酒，用枸杞泡酒，常饮可以筋骨强健，延年益寿。现代科学研究认为枸杞有效成分为枸杞多糖，这种成分具有增强机体免疫力、抗肿和抗老的作用，另外还有明显的降血脂、降血糖、耐缺氧、耐疲劳等作用。

下面，我们为大家详细介绍一下枸杞酒的具体制法：

【材料】枸杞子、白酒。

【制法】选取成熟枸杞，挑除发霉变质的劣质果和其他杂物。用清水快洗去除灰尘等杂质，然后在太阳下曝晒至干备用。将晒好的枸杞碾碎，露出种子。将碾碎的枸杞放入容器内，再注入白酒，一般比例为每1000克白酒加300克枸杞，搅匀封口放在阴凉干燥的地方，开始时每2~3天搅动1次，7天后，每2天搅动1次，浸泡2周后即可过滤。将泡制好的酒缓缓地通过绢布或纱布（需用4层）滤入另一个容器内。最后将枸杞用力挤压至无酒液滤出时将其扔掉。把过滤好的酒液放置7天后进行2次过滤，绢布需用2层，纱布需用6~8层；如上所述缓缓过滤，这时得到的液体应为橙色透明的液体，置于阴凉处静静地密闭放置30天。

润肠通便秘，麻子仁小药建大功

大医智慧

　　大便秘，小便数。用麻子仁二升，芍药半斤，厚朴一尺，大黄、枳实各一斤，杏仁一升，一起熬研，加炼蜜和成丸子，如梧子大。每服十丸浆水送下。一天服三次。此方名"麻仁丸"。

——引自《本草纲目》

精彩解读

　　现在便秘已经成为越来越多人的"小毛病"，虽然小，却让人烦恼。它不仅使体内毒素无法排出，而且使得肌肤颜色灰暗，出现色斑、痘痘等，是健康、美丽的隐形杀手！便秘可以发生在人生的任何一个年龄段，它与我们的饮食不均衡、运动不足、压力过大、生活不规律等有着密不可分的关系。

　　人体的肠壁并不是光滑的，而是有褶皱的，我们每天所吃食物的残渣就会一点一点地积存在这些褶皱里，如果食物残渣在大肠中移动过慢，使便体变得又干又硬，增加了排便的困难，就形成了便秘。一旦便秘，粪便堆积在肠道中，会产生相当多的毒素，这些毒素通过血液循环到达人体的各个部位，导致面色晦暗无光、皮肤粗糙、毛孔粗大、痤疮、腹胀腹痛、口臭、痛经、月经不调、肥胖、心情烦躁等症状，更严重的还会导致结肠癌。

　　要治便秘，去中药店抓点麻子仁就行。据《本草纲目》记载，麻子仁可以润肠通便，滋养补虚，适用于邪热伤阴，或素体火旺，津枯肠燥所致的大便秘结，脘腹胀满，恶心欲呕等。原方是这样记述的："大便秘，小便数。用麻子仁二升，芍药半斤，厚朴一尺，大黄、枳实各一斤，杏仁一升，一起熬研，加炼蜜和成丸子，如梧子大。每服十丸浆水送下。一天服三次。此方名'麻仁丸'。"麻仁丸是我国中医用来治疗便秘的一个良方，不过你若是觉得这个方子用起来太复杂，不妨还是用食疗的方法。喝一碗麻子仁粥。其方如下：

　　【材料】麻子仁20克，大米100克，白糖适量。

　　【制法】将麻子仁择净，放入锅中，加清水适量，浸泡5~10分钟后，水煎取汁，加大米煮粥，待熟时调入白糖，再煮一二沸即成，每日1剂，连续3~5天。

　　除了麻子仁，无花果、蕨菜、红薯、蜂蜜等都可以促进排便。《本草纲目》中说："无花果开胃、止泻痢，治五痔、咽喉痛……蜂蜜清热、补中、解毒、润燥、止痛。"

　　不过还应当提醒大家注意的是，便秘主要分为两类：热秘和虚秘，虚秘又分为气虚和血虚。热秘是由体内热毒引起的，需要润肠来通便。而气虚则是大肠传导无力，血虚则因津枯不能滋润大肠。乍一看症状差不多，但病因往往不同。因此对于体内毒素，切忌不可"一泻了之"。用食物泻法来清肠就比较安全而没有副作用了。

　　便秘确实给人们带来了很大的痛苦，但只要我们注意生活习惯，一样可以避免。例如，不要久坐，不要吃过咸的食物，经常运动，多喝水，多吃蔬菜和水果等。

健康锦囊

　　远离便秘，日常保健不可少，具体来说须做到如下几点：

1.养成良好的排便习惯

每日定时上厕所，可以养成稳定的生物钟，并防止粪便累积变硬；如果实在解不出来，也要尝试练习催生便意，久而久之自然会成习惯。在时间上，通常早上较易排便，只要起床后喝杯水就能刺激肠胃蠕动；但若要赶着上班或只有晚上才能放松，亦可另外安排饮水及如厕时间。另外，边上厕所边看书报、有便意时还硬憋的坏习惯也要改掉。排便时，尽可能放轻松，不要用力硬挤，先做二三次深呼吸再略使劲，排便自然顺畅。

2.每日适当活动

每天适当进行规律的运动，可有效防治便秘。能增强体适能及肌力的快走、慢跑、游泳、登山等有氧运动，是便秘患者的最佳选择；但若条件不允许，多走路或做些简单体操也有助于刺激肠胃蠕动。每天早上起床后，可先做5分钟甩手、弯腰、屈膝的体操，促进便意。上班坐办公室，可趁机做些伸展体操；回家洗澡时，可在浴缸内做1~2分钟的左右扭腰；睡觉前，则可平躺于地板上，做些仰卧起坐、抬身挺腰、屈膝压腹的运动。

3.生活规律

避开压力，避免熬夜，养成早睡早起、定时上床的习惯，并改善焦虑状况，像是在工作之余以嗜好来舒解压力，尽量保持好心情，均有助平衡自律神经，让肠胃通畅。

4.进行按摩

疲累时，两手握拳轻轻敲打后腰，可缓解腰酸背痛又能刺激肠胃蠕动。洗澡时，也可以一边淋浴、一边用手在腹部按摩；如果再用莲蓬头以温水冲洗肛门约两分钟，还能舒缓肛门括约肌，让排便更轻松。睡觉前按摩腹部，则可帮助次晨排便，其方法是将双手摩擦生热，伸入衣服内，以肚脐为中心，两手掌轻轻压揉腹部，依顺时针画圆一百下。

5.饮食要清淡

平日多喝水，白开水最好，也可以泡一些清热去火的绿茶、排毒排油腻的花草茶以及养胃的茉莉花茶。平时，饮食也要注意，不要吃太油腻粘肠道的食物，例如很油腻的火锅，很油腻的肥肉等。

宁可多日啖无肉，不可一日食无豆

大医智慧

豇豆，味甘、咸、平、无毒，理中益气，补肾健胃。治吐逆泄痢、小便频数。

豌豆，味甘、微辛、平、无毒。主治消渴、吐逆，止泄痢，利小便，不乳汁，消痈肿痘疮。

——引自《本草纲目》

精彩解读

有人把豆类与豆制品称为"人类的健康之友"，这一点也不夸张，我国传统饮食讲究"五谷宜为养，失豆则不良"，意思是说五谷是有营养的，但没有豆子就会失去平衡。现代营养学也证明，每天坚持食用豆类食品，人体就可以减少脂肪含量，增加免疫力，降低患病的概率。李时珍在《本草纲目》中对各种豆类及豆制品有详细介绍，其中关于豆腐，他写道：豆腐，益气和中、生津润燥、清热解毒、消温止痢、治赤眼、解硫磺、解酒毒。

现代科技揭示大豆蛋白能降低人体血胆固醇含量，可减少患心脏病的危险。美国伊利诺伊大学营养专家对数十名血胆固醇高的男性进行了试验，将他们通常的蛋白质摄入量的一半用大豆蛋白替代，结果发现受试者血胆固醇含量平均下降11.5%。豆制品中含有的大豆蛋白能大大降低人体血液中低密度脂蛋白的含量，因而有利于心脏的健康。

豆类的营养价值非常高，因此，很多营养学家呼吁，用豆类食品代替一定量的肉类等动物性食品，是解决现代人群营养不良和营养过剩双重负担的最好办法。

豆子的种类非常多，每种所含的营养成分和食疗作用都各不相同。下面，我们根据《本草纲目》的记载，结合现代医学研究，为大家介绍几种：

1. 豇豆

豇豆也就是我们所说的长豆角。它除了有健脾和胃的作用外，最重要的是能够补肾。李时珍曾称赞它能够"理中益气，补肾健胃，和五脏，调营卫，生精髓"。所谓"营卫"，就是中医所说的营卫二气，调整好了，可充分保证人的睡眠质量。此外，多吃豇豆还能治疗呕吐、打嗝等不适。小孩食积、气胀的时候，用生豇豆适量，细嚼后咽下，可以起到一定的缓解作用。

2. 毛豆

毛豆是未成熟的黄豆，营养丰富而且老少咸宜。毛豆含有的植物性蛋白质，营养价值足以与动物蛋白质媲美。毛豆中的皂素能排除血管壁上的脂肪，并能减少血液里胆固醇的含量。所以，常吃毛豆可使血脂降低，有利于健康。

3. 豆腐

常吃豆腐渣对防治糖尿病有益。因为豆腐渣中含有丰富的膳食纤维，常吃豆腐渣可使食物中的糖附着在膳食纤维上，使其吸收变慢，血糖含量相应降低。同时，膳食纤维本身还具有抑制胰高血糖素分泌的作用，亦可使血糖浓度降低。但因豆腐中含嘌呤较多，所以患嘌呤代谢失常的病人和血尿酸浓度增高的患者应慎食。

4. 蚕豆

蚕豆，又叫胡豆，蚕豆性味甘平，特别适合脾虚腹泻者食用。蚕豆还可以作为低热量食物，对需要减肥，以及患高血脂、高血压和心血管系统疾病的人而言，是一种良好的食品。但蚕豆不可生吃，也不可多吃，以防腹胀。

5. 芸豆

芸豆又叫菜豆，味甘平、性温，有温中下气、利肠胃、止呃逆、益肾补元气等功效。

芸豆是一种难得的高钾、高镁、低钠食品，尤其适合心脏病、动脉硬化、高血脂、低血钾症和忌盐患者食用。吃芸豆对皮肤、头发大有好处，可以提高肌肤的新陈代谢，促进机体排毒，令肌肤常葆青春。想减肥者多吃芸豆一定会达到轻身的目的。但必须煮熟、煮透，否则会引起中毒。

6. 豌豆

中医认为，豌豆性味甘平，有补中益气、利小便的功效，是脱肛、慢性腹泻、子宫脱垂等中气不足症状的食疗佳品。中医典籍《日用本草》中有豌豆"煮食下乳汁"的记载，因此，哺乳期女性多吃点豌豆可增加奶量。此外，豌豆含有丰富的维生素A原，食用后可在体内转化为维生素A，有润肤的作用，皮肤干燥者应该多吃。但豌豆吃多了容易腹胀，消化不良者不宜大量食用。

日常生活中，只要每餐都吃些豆类食物，食足两周，人体便可增加纤维的吸收，减少体内脂肪，增强身体免疫力，降低患病（特别是癌症）的概率。

健康锦囊

以下黄豆食疗方为民间历代常用良方，选录于此，仅供参考：

（1）黄豆一把，加干芫荽 3 克，或加葱白三根，白萝卜三片，水煎温服，可防治感冒。

（2）黄豆适量，放水中浸软，加白矾少许共捣烂如泥，外敷患处，治疖肿疔疮。

（3）黄豆皮，烧炭研末，每服10克，一日两次，开水送服，治腹泻。

（4）黄豆皮120克，水煎分三次服，治大便秘结或习惯性便秘。

（5）黄豆100克，浮小麦50克，大枣 5 枚，水煎服，治体虚自汗、盗汗。

（6）地龙胡椒豆：地龙60克，白胡椒30克，黄豆500克，清水2000毫升同煎，煎至水干后，晒干黄豆食用，每次食20~30粒，每日二次，有祛风、镇静、止痉作用，可用于癫痫病的辅助治疗。

（7）黄豆150~200克，海藻、海带各30克，同煮汤，用食盐或白糖调味食用。有清热、降压、散结、软坚作用，适用于高血压、单纯性甲状腺肿、慢性颈淋巴结炎等症。注意：体弱、胃寒怕冷及大便溏稀者忌食。

（8）黄豆猪肝汤：黄豆100克煮至皮裂豆熟时，加入猪肝100克（切片）煮熟分三次服食，连服三周，可治贫血，面色萎黄，夜盲，营养不良等症。

南瓜补血又排毒，高血压、糖尿病全部望风而逃

大医智慧

南瓜，又名倭瓜、番瓜、麦瓜、饭瓜。性温味甘，入脾、胃经。具有补中益气、消炎止痛、化痰排脓、解毒杀虫功能，生肝气、益肝血、保胎。

——引自《本草纲目》

精彩解读

据《本草纲目》记载，南瓜性温味甘，入脾、胃经，具有补中益气、消炎止痛、化痰止咳、解毒杀虫的功能。南瓜可以用于气虚乏力、肋间神经痛、疟疾、痢疾、支气管哮喘等症，还可驱蛔虫、治烫伤、解鸦片毒。现代营养学也认为，南瓜的营养成分较全，营养价值较高。不仅含有丰富的糖类和淀粉，更含有丰富的维生素，如胡萝卜素、维生素B1、维生素B2、维生素C，矿物质，人体必需的8种氨基酸和组氨酸，可溶性纤维，叶黄素和铁、锌等微量元素，这些物质不仅对维护机体的生理功能有重要作用，其中含量较高的铁、钴，更有较强的补血作用。

一般来说，嫩南瓜维生素含量丰富，老南瓜则糖类及微量元素含量较高；南瓜嫩茎叶和花含丰富的维生素和纤维素，用来做菜别有风味；其种子——南瓜子还能食用或榨油；南瓜还含有大量的亚麻油酸、软脂酸、硬脂酸等甘油酸，均为优质油脂，可以预防血管硬化。因此，南瓜的各个部分不仅能食用，还有一定的药用价值。

南瓜粥是我们平时日常吃的粥类，其具体的做法如下：

材料：大米，南瓜，糖。

制法：南瓜切2厘米小块，大米淘洗干净，浸泡一会。锅中加入适量清水，然后把南瓜和大米一同放入；烧开后转小火煮40分钟。出锅时把南瓜碾碎即可食用。

国内外研究表明，南瓜不仅营养丰富，而且长期食用还具有保健和防病治病的功能。据资料显示，南瓜自身含有的特殊营养成分可增强机体免疫力，防止血管动脉硬化，具有防癌、美容和减肥作用，在国际上已被视为特效保健蔬菜，可有效防治高血压及肝脏病变。不过，其驱虫作用主要在瓜子，治疗糖尿病作用主要在嫩南瓜、嫩茎叶与花。防治高血压、冠心病、中风可炒南瓜子吃，每日用量以20~30克为宜。

下面，为大家介绍一款"南瓜盅蒸肉"，具有补益肝肾、降低血脂的作用，适合中老年人食用。其制作方法为：

【材料】南瓜一个，冬菇300克，洋葱200克，猪肉馅200克，料酒、盐、鸡精、酱油、胡椒粉、白糖、葱、姜、蒜、豆豉、淀粉各适量。

【做法】

（1）将南瓜洗净从顶部切开，取出瓜瓤待用。

（2）将洋葱洗净切成丁，葱、姜、蒜洗净切成末。

（3）将猪肉馅加入料酒、盐、酱油、胡椒粉、白糖、葱、姜、蒜、洋葱、豆豉、鸡精、淀粉拌匀，放入南瓜盅里，用瓜顶盖住，上笼蒸30分钟即可。

健康锦囊

高血压是中老年人的一种常见病，患者除了应坚持药物治疗外，经常用中药泡茶饮用也能起到很好的辅助治疗作用。

（1）杜仲降压茶：杜仲具有良好的降血压、降血脂、抵消药物副作用、提高机体免疫力、防止肌肉骨骼老化等作用。杜仲茶在舒张血管的同时还可以改善血管的弹性，使硬化的血管恢复原有的弹性，从而恢复血压的自我调节机制，达到降低血压的目的。

（2）罗布麻茶：罗布麻茶的降压原理是通过罗布麻中的天然有效成分，来提高心脏和血管的功能，降低血脂，提高血压的抗氧化能力从而达到降血压的目的。

（3）荷叶茶：中医实践表明，荷叶的浸剂和煎剂具有扩张血管、清热解暑及降血压之效。同时，荷叶还是减脂去肥之良药。治疗高血压的饮用方法是：用鲜荷叶半张洗净切碎，加适量的水，煮沸放凉后代茶饮用。

（4）槐花茶：将槐树生长的花蕾摘下晾干后，用开水浸泡后当茶饮用，每天饮用数次，对高血压患者具有独特的治疗效果。同时，槐花还有收缩血管、止血等功效。

（5）首乌茶：首乌具有降血脂、减少血栓形成之功效。血脂增高者常饮用首乌茶疗效十分明显。其制作方法为取制首乌20~30克，加水煎煮30分钟后，待温凉后当茶饮用，每天一剂。

（6）葛根茶：葛根具有改善脑部血液循环之效，对因高血压引起的头痛、眩晕、耳鸣及腰酸腿痛等症状有较好的缓解功效。经常饮用葛根茶对治疗高血压具有明显的作用，其制作方法为将葛根洗净切成薄片，每天30克，加水煮沸后当茶饮用。

（7）决明子茶：中药决明子具有降血压、降血脂、清肝明目等功效。经常饮用决明子茶可治疗高血压。用15~20克决明子泡水，每天数次代茶饮用，不啻为治疗高血压、头晕目眩、视物不清之妙品。

（8）桑寄生茶：中草药桑寄生为补肾补血要剂。中医临床表明，用桑寄生煎汤代茶，对治疗高血压具有明显的辅助疗效。桑寄生茶的制作方法是，取桑寄生干品15克，煎煮15分钟后饮用，每天早晚各一次。

（9）玉米须茶：玉米须不仅具有很好的降血压之功效，而且也具有止泻、止血、利尿和养胃之疗效。泡茶饮用每天数次，每次25~30克。在临床上应用玉米须治疗因肾炎引起的水肿和高血压，疗效尤为明显。

荷叶入诗又入药，清热祛火少不了

大医智慧

牙齿疼痛。用荷叶蒂七个，加浓醋一碗，煎成半碗，去渣，熬成膏，时时擦牙，有效。

——引自《本草纲目》

精彩解读

"小荷才露尖尖角，早有蜻蜓立上头"，古诗中随处可见咏荷的诗句。这种可供观赏的本草既入诗画，也是一味良药。《本草纲目》中记载："牙齿疼痛。用荷叶蒂七个，加浓醋一碗，煎成半碗，去渣，熬成膏，时时擦牙，有效。"可见其具有清热祛火的疗效。

中医认为，荷叶味苦，性平，归肝、脾、胃经，有清热解暑、生发清阳、凉血止血的功用，鲜品、干品均可入药，常用于治疗暑热烦渴、暑湿泄泻、脾虚泄泻以及血热引起的各种出血症。而荷叶的祛火功能让它成为当之无愧的养心佳品。

荷叶入馔可制作出时令佳肴，如取鲜嫩碧绿的荷叶，用开水略烫后，用来包鸡、包肉，蒸后食用，清香可口可增食欲。荷叶也常用来制作夏季解暑饮料，比如荷叶粥，取新鲜荷叶一张，洗净煎汤，再用荷叶汤与大米或绿豆共同煮成稀粥，可加少许冰糖、碧绿馨香、清爽可口、解暑生津。荷叶粥对暑热、头晕脑涨、胸闷烦渴、小便短赤等症有效。

荷叶具有降血压、降血脂、减肥的功效，因此，高血压、高血脂、肥胖症患者，除了经常喝点荷叶粥外，还可以每日单用荷叶9克或鲜荷叶30克左右，煎汤代茶饮，如果再放点山楂、决明子同饮，则有更好的减肥、降脂、降压之效。

取荷叶适量，洗净，加水煮半小时，冷却后用来洗澡，不仅可以防治痱子，而且具有润肤美容的作用。

荷全身都是宝。除了荷叶，果实莲子有补脾益肾、养心安神的作用，可煮粥食用；莲子心具有清心安神的作用；藕具有清热生津、凉血散淤的作用，藕粉是老人、幼儿、产妇的滋补食品，开胃健脾，容易消化；藕节具有止血消淤的作用，常用于治疗吐血、咯血、衄血、崩漏等，可取鲜品30~60克，捣烂后用温开水或黄酒送服；莲蓬具有化淤止血的作用，可用于治疗崩漏、尿血等出血症，取5~9克，煎服；莲须具有固肾涩精的作用，可用于治疗遗精、尿频等，3~5克代茶饮或煎服；荷梗具有通气宽胸、和胃安胎、通乳的作用，常用于妊娠呕吐、胎动不安、乳汁不通等，9~15克代茶饮或煎服。

健康锦囊

以下三款荷叶食疗方，保健功效各有妙处，欢迎大家选用：

（1）清暑荷叶饮：荷叶15克，金银花10克，竹叶心6克。沸水浸泡，代茶饮。本方荷叶清热祛暑，金银花、竹叶心清热除烦。用于暑热烦渴。

（2）荷叶饭：荷叶15克，陈皮6克，粳米150克。用粳米加水煮饭，待米近熟时，在饭上放荷叶、陈皮，蒸至饭熟。本方用粳米益脾养胃，荷叶开胃升清，陈皮健胃理气。用于脾胃不和，少食腹泻。

（3）生地荷叶饮：生地30克，荷叶半张。生地煎水取汁，荷叶捣烂绞汁或煎水取汁，两汁混合饮用。用于血热吐血、衄血、便血等。

美容养颜用珍珠，珍重圆明显神奇

大医智慧

珍，珍重也；珠，圆明也。生南海，采老蚌剖珠充贡。无毒。主手足皮肤逆胪，镇心坠痰止泄。为粉点目中，主肤翳障膜，用绵裹塞耳主聋，敷面令润泽好颜色。

——引自《本草纲目》

精彩解读

珍珠的美容作用在历代人们的使用中被证实为真实有效，并有众多文字记载。三国时的医书《名医别录》、梁代的《本草经集》、唐代的《海药本草》、宋代的《开宝本草》、清代的《雷公药性赋》等19种医药典籍，都对珍珠的疗效有明确的记载。其中，李时珍在《本草纲目》中写道："珍，珍重也；珠，圆明也。生南海，采老蚌剖珠充贡。无毒。主手足皮肤逆胪，镇心坠痰止泄。为粉点目中，主肤翳障膜，用绵裹塞耳主聋，敷面令润泽好颜色。"从历代人们对珍珠的美容功效的重视可以看出：珍珠粉具有的独特美容功效，是其经久不衰的一个重要原因。

珍珠为什么能美容呢？因为它是由海贝或河蚌用自己分泌的有机物将偶然进入的小沙砾包裹而成的。其中含有碳酸钙、亮氨酸、甘氨酸、蛋氨酸、丙氨酸、谷氨酸、天冬氨酸及一些微量元素铅、铜、镁、锌、锰、钠、硒等。珍珠含有的微量元素中：硒有抗衰老作用；锌是多种酶的组成成分，参与体内的免疫机制和新陈代谢，直接影响人体生理活动。据现代医学分析，珍珠的营养成分被人体吸收以后，能促进人体内酶的活力，调节血液的酸碱度，使细胞的生命力增强，从而延缓细胞的衰老，使皮肤皱纹减少，起到延年益寿和美容的目的。

下面介绍几种用珍珠美容的方法：

1.敷面祛斑

首先，找个空美容瓶或一只小杯，先倒一些珍珠粉在容器里，再配以少量牛奶混合调匀。为了使敷在面上的珍珠粉不至于脱落，可在其中加一点蜂蜜，量不要太多。然后，用温水清洗面部，将调好的珍珠粉混合物均匀地敷在脸上，雀斑处多按摩一会儿。20分钟之后用温水洗掉，每晚临睡前做最好。

2.治过敏、祛痘

将4克珍珠粉与鸡蛋清搅和均匀，涂在脸上，尽量涂厚一点。15~20分钟后洗掉，可治过敏，并能祛痘。

3.珍珠营养霜

用温水清洁面部，然后倒适量珍珠粉与日常用的护肤品充分调和，均匀抹在脸上，轻轻按摩即可。这样可以在面部形成一层保护性滋润层，营养皮肤，隔离外界刺激，自然增白。

4.珍珠润肤水

临睡前彻底清洁皮肤，将0.3克珍珠粉与润肤水调和，轻拍于面上。可提供肌肤充足的养分，使皮肤得到完全放松的休息。

5.珍珠香蕉面膜

将一条剥了皮的香蕉捣烂，然后加入2匙奶油、2匙浓茶水和0.3克珍珠粉，调匀后涂抹于面部，10~20分钟后用清水洗净。可消除皱纹，保持肌肤光泽。

6.珍珠芦荟面膜

将2匙芦荟汁、2匙面粉和1.5克珍珠粉搅拌成糊状，然后均匀涂于脸上、颈部，当开始干燥时，再涂第二层，20分钟后用清水洗净。能防止皮肤松弛，延缓皮肤衰老。

健康锦囊

珍珠以它的温馨、雅洁、瑰丽，一向为人们钟爱，被誉为珠宝皇后。珍珠的成分是含有机制的碳酸钙，化学稳定性差，可溶于酸、碱中，日常生活中不适宜接触香水、油、盐、酒精、发乳、醋和脏物；更不能接触香蕉水等有机溶剂；夏天人体流汗多，也不宜戴珍珠项链，不用的时候用柔软微湿的干净棉布擦拭干净风干保存，不可用任何清洁剂清洗；不可在太阳下暴晒或烘烤；收藏时不能与樟脑丸放在一起。珍珠的硬度较低，佩戴久了的白色珍珠会泛黄，使光泽变差，可用1%~1.5%的双氧水漂白，要注意不可漂过了头，否则会失去光泽。

目前市场上有许多假珍珠，下面我们就再为大家介绍一些用肉眼识别珍珠的方法，主要有以下五点：

（1）磨擦：两颗珍珠互相轻轻磨擦，会有粗糙的感觉，而假珍珠则产生滑动感觉。（一般不建议两颗珍珠进行摩擦，珍珠的表层很薄及脆弱，以免破坏珍珠的表皮。）

（2）钻孔：观察钻孔是否鲜明清晰，假珠的钻孔有颜料积聚。

（3）颜色：每一颗珍珠的颜色都略有不同，除了本身色彩之外还带有伴色，但假珠每一颗的颜色都相同，而且只有本色，没有伴色。一般来说，珍珠主要是白色、黄色和黑色。

（4）冰凉感：珍珠放在手上有冰凉的感觉，假珠则没有。

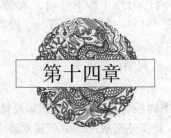

第十四章

傅青主：调经治带有妙方，不孕产后不烦心

名医简介

　　傅青主本名傅山，字青竹，后改字青主，别号公它、公之它、朱衣道人、石道人、啬庐、侨黄、侨松等，阳曲（今山西省太原市尖草坪区向阳镇西村）人。生活于明末清初（1607—1684年），是我国著名的学者，医学、哲学、儒学、佛学、诗歌、书法、绘画、金石、武术、考据等无所不通，并被认为是明末清初保持民族气节的典范人物，与顾炎武、黄宗羲、王夫之、李颙、颜元一起被梁启超称为"清初六大师"。传世医书有《傅青主女科》、《傅青主男科》、《傅氏幼科》等，对后世有一定影响，特别是《傅青主女科》，更是清代主要传世之妇产科专著，其内容体例及所用方药，与其他妇科书都大不相同。全书分为：带下、血崩、鬼胎、调经、种子、妊娠、小产、难产、正产、产后等。每一病分为几个类型，每一类型先有理论，后列方药。在论述中，先叙述一般人对这个病症的理解，然后提出自己的意见，加以辨析。

傅青主妙方五剂，对治"赤青黄白黑"五大带下病

大医智慧

　　夫带下俱是湿症。而以"带"名者，因带脉不能约束而有此病，故以名之。盖带脉通於任、督，任、督病而带脉始病。带脉者，所以约束胞胎之系也。带脉无力，则难以提系，必然胞胎不固，故曰带弱则胎易坠，带伤则胎不牢。然而带脉之伤，非独跌闪挫气已也，或行房而放纵，或饮酒而颠狂，虽无疼痛之苦，而有暗耗之害，则气不能化经水，而反变为带病矣。

　　　　　　　　　　　　　　　　　　　　——引自《傅青主女科》

精彩解读

　　女性带下绵绵不断，量多腥臭，色泽异常，并伴有全身症状者，称"带下病"，其中症见从阴道流出白色液体，或经血漏下挟有白色液体，淋沥不断，质稀如水者，称之为"白带"，另外还有"黄带"、"黑带"、"赤带"、"青带"等。对于不同的症状，傅青主有不同的方剂进行调治，下面我们一一介绍：

1.傅青主白带病治验

傅青主指出，"妇人有终年累月下流白物，如涕如唾，不能禁止，甚则臭秽者"便是白带。他认为，白带是由于"湿盛而火衰，肝郁而气弱，则脾土受伤，湿土之气下陷，是以脾精不守，不能化荣血以为经水"造成的，故在治疗上当大补脾胃之气，稍佐以舒肝之品，使风木不闭塞于地中。处方用"完带汤"。其方如下：

【组成】白术（土炒）一两，山药（炒）一两，人参二钱，白芍（炒）五钱，车前子（酒炒）三钱，苍术（制）三钱，甘草一钱，陈皮五分，黑芥穗五分，柴胡六分。

【用法】水煎服。

【用量】二剂轻，四剂止，六剂则白带痊愈。

2.傅青主青带病治验

傅青主指出："妇人有带下而色青者，甚则绿如绿豆汁，稠黏不断，其气腥臭，所谓青带也。"他认为，青带是由于肝经湿热造成的，"肝属木，木色属青，带下流如绿豆汁，明明是肝木之病矣。"在治疗上，他主张解肝木之火，利膀胱之水，方用加减逍遥散。其方如下：

【组成】茯苓五钱，白芍（酒炒）五钱，甘草（生用）五钱，柴胡一钱，茵陈三钱，陈皮一钱，栀子（炒）三钱。

【用法】水煎服。

【用量】二剂而色淡，四剂而青绿之带绝，不必过剂矣。

3.傅青主黄带病治验

傅青主指出，黄带的症状表现为：妇人有带下而色黄者，宛如黄茶浓汁，其气腥秽。他认为，黄带是由于任脉湿热造成的，"带脉横生，通于任脉，任脉直上走于唇齿，唇齿之间，原有不断之泉下贯于任脉以化精，使任脉无热气之绕，则口中之津液尽化为精，以入於肾矣。惟有热邪存于下焦之间，则津液不能化精，而反化湿也。夫湿者，土之气，实水之侵；热者，火之气，实木之生。水色本黑，火色本红，今湿与热合，欲化红而不能，欲返黑而不得，煎熬成汁，因变为黄色矣。"在治疗上，主张补任脉之虚，清肾火之炎，方用易黄汤。其方如下：

【组成】山药（炒）一两，芡实（炒）一两，炒黄柏（盐水炒）二钱，车前子（酒炒）一钱，白果（碎）十枚。

【用法】水煎。

【用量】连服四剂，无不痊愈。

4.傅青主黑带病治验

傅青主指出，女性黑带病的症状表现为：带下而色黑者，甚则如黑豆汁，其气亦腥，腹中疼痛，小便时如刀刺，阴门必发肿，面色必发红，日久必黄瘦，饮食必兼人，口中必热渴，饮以凉水，少觉宽快。他认为，黑带是由于患者体内火热之极而造成的，故在治疗上当以祛火为主，方用利火汤。其方如下：

【组成】大黄三钱，白术（土炒）五钱，茯苓三钱，车前子（酒炒）三钱，王不留行三钱，黄连三钱，栀子（炒）三钱，知母二钱，石膏（煅）五钱，刘寄奴三钱。

【用法】水煎服。

【用量】一剂小便疼止而通利，二剂黑带变为白，三剂白亦少减，再三剂痊愈矣。

【注意事项】病愈后当节饮食，戒辛热之物，调养脾土。若恃有此方，病发即服，必伤元气矣，慎之！

5.傅青主赤带病治验

傅青主指出，赤带的主要症状表现为：妇人带下而色红者，似血非血，淋沥不断。他认为，赤带也是湿病，"湿是土之气，宜见黄白之色，今不见黄白而见赤者，火热故也"。对于本病，他认为当以清肝火而扶脾气为治，方用清肝止淋汤。其方如下：

【组成】白芍（醋炒）一两，当归（酒洗）一两，生地（酒炒）五钱，阿胶（白面炒）三钱，粉丹皮三钱，黄柏二钱，牛膝二钱，香附（酒炒）一钱，红枣十个，小黑豆一两。

【用法】水煎服。

【用量】一剂少止，二剂又少止，四剂痊愈，十剂不再发。

健康锦囊

在正常情况下，妇女都有少量白带。妇女怀孕后，体内雌激素随妊娠的进展而增多，而雌激素能促进子宫内膜腺体分泌，因而黏液量增加。白带随之增加，妊娠期白带增多若属于正常情况，则应为无臭味，无色透明，像蛋清样。妊娠期白带增多应采取以下措施。

（1）保持外阴清洁，每天用温开水清洗外阴2~3次。

（2）为了防止交叉感染，必须准备专用的水盆及浴巾，以清洗外阴。

（3）勤换内衣、内裤，洗净的衣裤不要放在阴暗角落晾干，应放在太阳底下曝晒。

（4）大便后，要从前面向后面揩拭，避免将肛门周围的残留大便或脏物带入阴道内。

（5）加强营养，多吃富含蛋白质、维生素、矿物质的食物，如瘦肉、蛋类、蔬菜、水果等，以增强体质。

月经失调分多种，辨清症状再施方

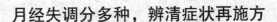

大医智慧

妇人有先期经来者，其经甚多，人以为血热之极也，谁知是肾中水火太旺乎！夫火太旺则血热，水太旺则血多，此有余之病，非不足之症也，似宜不药有喜。但过于有余，则子宫太热，亦难受孕，更恐有烁干男精之虑，过者损之，谓非既济之道乎！然而火不可任其有余，而水断不可使之不足。治之法但少清其热，不必泄其水也。

——引自《傅青主女科》

精彩解读

月经失调也称月经不调，为妇科常见病，表现为月经的周期、经期、经量、经色、经质等发生异常，或是月经前、经期时的腹痛及全身症状以及经断前后出现明显症状的疾病。在《傅青主女科》中，傅青主对各种类型的月经失调都给出了相应的解决方案。

1.月经先期

傅青主将月经先期分为两种情况，一种是经量很多，一种是经量极少，他认为前者是由于肾中水火太旺造成的，只要稍清其热即可，方用清经散；后者是由于肾中火旺而阴水亏造成的，治法以补水即可，方用两地汤。其两方如下：

（1）清经散

【组成】丹皮三钱，地骨皮五钱，白芍（酒炒）三钱，大熟地（九蒸）三钱，青蒿二钱，白茯苓一钱，黄柏（盐水浸炒）五分。

【用法】水煎服。

【用量】二剂而火自平。

（2）两地汤

【组成】大生地（酒炒）一两，元参一两，白芍药（酒炒）五钱，麦冬肉五钱，地骨皮三钱，阿胶三钱。

【用法】水煎服。

【用量】四剂而经调矣。

2.月经后期

傅青主指出，女性月经也分多少，来少为血寒而不足，来多为血寒而有余，虽然经多者为有余，但血既出则亦为不足，故治法皆宜为补中温散，方用温经摄血汤。其方如下：

【组成】大熟地（九蒸）一两，白芍（酒炒）一两，川芎（酒洗）五钱，白术（土炒）五钱，柴胡五分，五味子三分，续断一钱，肉桂（去粗，研）五分。

【用法】水煎服。

【用量】三剂而经调矣。

【加减】倘元气不足，加人参一二钱亦可。

3.月经先后无定期

傅青主认为，女性经来断续，或前或后无定期，是由于肝气郁结造成的。因此，治疗只需舒肝即可，方用定经汤。其方如下：

【组成】菟丝子（酒炒）一两，白芍（酒炒）一两，当归（酒洗）一两，大熟地（九蒸）五钱，山药（炒）五钱，白茯苓三钱，芥穗（炒黑）二钱，柴胡五分。

【用法】水煎服。

【用量】二剂而经水净，四剂而经期定矣。

【加减】有外感者宜加苏叶一钱，有内伤者宜加神曲二钱（炒），有因肉食积滞者再加东山楂肉二钱（炒），临症须酌用之。若肝气郁抑又当以逍遥散为主，有热加栀炭、丹皮即加味逍遥散。

4.经前腹痛

傅青主认为，女性经前腹痛是热极而火不化造成的，"夫肝属木，其中有火，舒则通畅，郁则不扬，经欲行而肝不应，则抑拂其气而疼生。"然而，在治疗上，他并不主张大泄肝炎，而是要补肝血，泄肝郁，方用宣郁通经汤。其方为：

【组成】白芍（酒炒）五钱，当归（酒洗）五钱，丹皮五钱，山栀子（炒）三钱，白芥子（炒研）二钱，柴胡一钱，香附（酒炒）一钱，川郁金（醋炒）一钱，黄芩（酒炒）一钱，生甘草一钱。

【用法】水煎。

【用量】连服四剂，下月断不先腹疼而后行经矣。

5.经后腹痛

傅青主认为，女性经后腹痛是由肾气之涸造成的，他说："肾水一虚则水不能生木，而肝木必克脾土，木土相争，则气必逆，故尔作疼。"在治疗上，他主张以舒肝气为主，兼顾补肾之味。方用调肝汤。其方如下：

【组成】山药（炒）五钱，阿胶（白面炒）三钱，当归（酒洗）三钱，白芍（酒炒）三钱，山萸肉（蒸熟）三钱，巴戟（盐水浸）一钱，甘草一钱。

【用法】水煎服。

【注意事项】经前经后腹痛此方极妙，不可加减。若有别症亦宜此方为主，另加药味治之。原方不可减去一味。

6.月经量多

傅青主认为，女性月经量多是血虚而不归经造成的，故当以大补血而引之归经为治，方用加减四物汤。其方如下：

【组成】大熟地（九蒸）一两，白芍（酒炒）三钱，当归（酒洗）五钱，川芎（酒洗）二钱，白术（土炒）五钱，黑芥穗三钱，山萸（蒸）三钱，续断一钱，甘草一钱。

【用法】水煎服。

【用量】四剂而血归经矣。十剂之后，加人参三钱，再服十剂，下月行经，适可而止矣。

7.闭经

所谓闭经，就是年纪尚轻而经水已断。傅青主认为，此症为心肝脾气之郁造成的，故治法"必须散心肝脾之郁，而大补其肾水，仍大补其心肝脾之气"，方用益经汤。其方如下：

【组成】大熟地（九蒸）一两，白术（土炒）一两，山药（炒）五钱，当归（酒洗）五钱，白芍（酒炒）三钱，生枣仁（捣碎）三钱，丹皮二钱，沙参三钱，柴胡一钱，杜仲（炒黑）一钱，人参二钱。

【用法】水煎。

【用量】连服八剂而经通矣，服三十剂而经不再闭，兼可受孕。

健康锦囊

月经正常来潮是成熟女性身体健康的重要标志。许多妇女发生月经失调后，只是从子宫发育不全、急慢性盆腔炎、子宫肌瘤等妇科疾病去考虑，而忽视了在子宫之外去找原因。岂不知，许多不良习惯因素也可能导致月经失调。

1.情绪异常

长期的精神压抑、生闷气或遭受重大精神刺激和心理创伤，都可导致月经失调或痛经、闭经。这是因为月经是卵巢分泌的激素刺激子宫内膜后形成的，卵巢分泌激素又受脑下垂体和下丘脑释放激素的控制，所以无论是卵巢、脑下垂体，还是下丘脑的功能发生异常，都会影响到月经。

2.起居无度

据研究，妇女经期受寒冷刺激，会使盆腔内的血管过分收缩，可引起月经过少，甚至闭经。因此，妇女日常生活应有规律，避免劳累过度，尤其是经期要防寒避湿。

3.过度节食

有关专家研究表明，少女的脂肪至少占体重的17%，方可发生月经初潮，体内脂肪至少达到体重的22%，才能维持正常的月经周期。过度节食，由于机体能量摄入不足，造成体内大量脂肪和蛋白质被耗用，致使雌激素合成障碍而明显缺乏，影响月经来潮，甚至经量稀少或闭经，因此，追求身材苗条的女性，切不可盲目节食。

4.嗜好酒烟

烟雾中的某些成分和酒精可以干扰与月经有关的生理过程，引起月经不调。在吸烟和过量饮酒的女性中，有25%~32%的人因月经不调而到医院诊治。每天吸烟1包以上或饮高度白酒100毫克以上的女性中，月经不调者是不吸烟喝酒妇女的3倍。故妇女应不吸烟，少饮酒。

长期不孕，看看傅青主开的方子

大医智慧

妇人有瘦怯身躯，久不孕育，一交男子，即卧病终朝。人以为气虚之故，谁知是血虚之故乎。或谓血藏于肝，精涵于肾，交感乃泄肾之精，与血虚何与？殊不知肝气不开，则精不能泄，肾精既泄，则肝气亦不能舒。以肾为肝之母，母既泄精，不能分润以养其子，则木燥乏水，而火且暗动以铄精，则肾愈虚矣……此等之妇，偏易动火。然此火因贪欲而出于肝木之中，又是偏燥之火，绝非真火也。且不交合则已，交合又偏易走泄，此阴虚火旺不能受孕。

——引自《傅青主女科》

精彩解读

女性生殖系统不孕症是指婚后同居，有正常性生活，未避孕达1年以上而未能怀孕者。可以说，在现实生活中造成不孕的原因是多种多样的，傅青主经过大量的临床研究，将这些原因分为了几大类，并针对不同的类别寻找出内在的根源，从而对症施治给出解决方案。

1.身瘦不孕

现实生活中有一些女性，身体极其瘦怯，久不能孕育，一交男子便即卧病终朝。傅青主认为，这种情况是由血虚造成的，他指出：肝气不开，则精不能泄，肾精既泄，则肝气亦不能舒。以肾为肝之母，母既泄精，不能分润以养其子，则木燥乏水，而火且暗动以铄精，则肾愈虚矣。因此，治法必大补肾水而平肝木，方用养精种玉汤。其方如下：

【组成】大熟地（九蒸）一两，当归（酒洗）五钱，白芍（酒洗）五钱，山萸肉（蒸熟）五钱。

【用法】水煎服。

【用量】三月便可身健受孕。

【注意事项】服此者果能节欲三月，心静神清，自无不孕之理。否则不过身体健壮而已，勿咎方之不灵也。

2.胸满不思食不孕

在现实生活中，有的女性不思饮食，胸膈满闷，终日倦怠思睡，一经房事，呻吟不已。这种情况下造成的不孕，傅青主认为其根源在于肾气不足，故治以补肾气为主，同时兼补脾胃之品，方用并提汤。其方如下：

【组成】人熟地（九蒸）一两，巴戟（盐水浸）一两，白术（土炒）一两，人参五钱，黄芪（生用）五钱，山萸肉（蒸）三钱，枸杞二钱，柴胡五分。

【用法】水煎服。

【用量】三月而肾气大旺。再服一月，未有不能受孕者。

3.下部冰冷不孕

在现实生活中，有的妇人下身冰冷，非火不暖，交感之际，阴中绝无温热之气。由此造成的不孕，傅青主认为根源在于胞胎寒极。他指出："夫寒冰之地，不生草木；重阴之渊，不长鱼龙。今胞胎既寒，何能受孕……胞胎之寒凉，乃心肾二火之衰微也。"因此，对治此症，他认为只需补心肾二火即可，方用温胞饮。其方如下：

【组成】白术（土炒）一两，巴戟（盐水浸）一两，人参二钱，杜仲（炒黑）三钱，菟丝子（酒浸炒）三钱，山药（炒）三钱，芡实（炒）三钱，肉桂（去粗，研）三钱，附子（制）三分，补骨脂（盐水炒）二钱。

【用法】水煎服。

【用量】一月而胞胎热。若改汤为丸，朝夕吞服，尤能摄精，亦可。

【注意事项】今之种子者多喜服热药，不知此方特为胞胎寒者设，若胞胎有热则不宜服。慎之。

4.少腹急迫不孕

妇人少腹之间自觉有紧迫之状。急而不舒，不能生育。傅青主认为，此是带脉拘急造成的，而带脉之急源于腰脐之气不利，腰脐之气不利源于脾胃之气不足。因此，必须大补其脾胃之气与血，这样一来，腰脐可利，带脉可宽，其孕自至。方用宽带汤。其方如下：

【组成】白术（土炒）一两，巴戟（酒浸）五钱，补骨脂（盐水炒）一钱，人参三钱，麦冬（去心）三钱，杜仲（炒黑）三钱，大熟地（九蒸）五钱，肉苁蓉（洗净）三钱，白芍（酒炒）三钱，当归（酒洗）二钱，五味（炒）三分，建莲子（不去心）二十粒。

【用法】水煎服。

【用量】四剂少腹无紧迫之状，服一月即受胎。

5.忌妒不孕

在现实生活中，有的女性因怀抱素恶而不能生子，傅青主认为这是由于肝气郁结造成的。他说："夫妇人之有子也，必然心脉流利而滑，脾脉舒徐而和，肾脉旺大而鼓指，始称喜脉。未有三部脉郁而能生子者也。若三部脉郁，肝气必因之而更郁，肝气郁则心肾之脉必致郁之极而莫解。盖子母相依，郁必不喜，喜必不郁也。"因此，治法必解四经之郁，以开胞胎之门。方用开郁种玉汤。其方如下：

【组成】白芍（酒炒）一两，香附（酒炒）三钱，当归（酒洗）五钱，白术（土炒）五钱，丹皮（酒洗）三钱，茯苓（去皮）三钱，花粉二钱。

【用法】水煎服。

【用量】一月则郁结之气开，郁开则无非喜气之盈腹，而嫉妒之心亦可以一易，自然两相合好，结胎于顷刻之间矣。

【加减】若怀娠而仍然忌妒，必致血郁堕胎。即幸不堕胎，生子多不能成。方加解妒合煎之，可保无虞，必须变其性情始效。解妒饮：黍、谷各九十粒，麦（生用）、小黑豆各四十九粒（豆炒熟），高粱五十粒。

6.肥胖不孕

傅青主认为，女性身体肥胖，痰涎甚多，不能受孕，主要是因为湿盛造成的，故治法必须以泄水化痰为主，同时急补脾胃之气，方用加味补中益气汤。其方如下：

【组成】人参三钱，黄芪（生用）三钱，柴胡一钱，当归（酒洗）三钱，白术（土炒）一两，升麻四分，陈皮五分，茯苓五钱，半夏（制）三钱。

【用法】水煎服。

【用量】八剂痰涎尽消，再十剂水湿利，子宫涸出，易于受精而成孕矣。

【加减】再十剂后方加杜仲一钱半（炒断丝），续断钱半（炒），必受孕矣。

7.骨蒸夜热不孕

妇人有骨蒸夜热，遍体火焦，口干舌燥，咳嗽吐沫，难于生子者。傅青主认为，这主要是由于骨髓内热造成的。故治法必须清骨中之热。然而骨热是由于水亏，所以必补肾之阴。方用清骨滋肾汤。其方如下：

【组成】地骨皮（酒洗）一两，丹皮五钱，沙参五钱，麦冬（去心）五钱，元参（酒洗）五钱，五味子（炒，研）五分，白术（土炒）三钱，石斛二钱。

【用法】水煎。

【用量】连服三十剂而骨热解，再服六十剂自受孕。

【注意事项】治骨髓热所以不用熟地，方极善。用者万勿加减。凡峻药病去七分即止，不必拘泥三十剂、六十剂之数。三元生人不一，余类推。

8.腰酸腹胀不孕

妇人有腰酸背痛，胸满腹胀，倦怠欲卧，百计求嗣不能如愿。傅青主认为，这是由于任督之困造成的，"夫任脉行于前，督脉行于后，然皆从带脉之上下而行也。故任脉虚则带脉坠于前，督脉虚则带脉坠于后，虽胞胎受精亦必小产。况任督之脉既虚，而疝瘕之症必起。疝瘕碍胞胎而外障，则胞胎缩于疝瘕之内，往往精施而不能受。虽饵以玉燕，亦何益哉！"因此，治法必须先去其疝瘕之病，而补其任督之脉，则提挚天地，把握阴阳，呼吸精气，包裹成形。方用升带汤。其方如下：

【组成】白术（土炒）一两，人参三钱，沙参五钱，肉桂（去粗，研）一钱，荸荠粉三钱，鳖甲（炒）三钱，茯苓三钱，半夏（制）一钱，神曲（炒）一钱。

【用法】水煎。

【用量】连服三十剂，而任督之气旺。再服三十剂，而疝瘕之症除。

【加减】此方为有疝瘕而设，故用沙参、荸荠粉，鳖甲以破坚理气。若无疝瘕，去此三味加杜仲一钱半（炒黑）、泽泻一钱半（炒），甘枸杞二钱，三味服之，腰酸腹胀自除矣。鳖甲破气，不可误服。

9.便涩腹胀足水肿不孕

妇人有小水艰涩，腹胀脚肿，不能受孕者。傅青主认为，这是由于膀胱之气不化造成的，他指出："然水湿之气必走膀胱，而膀胱不能自化，必得肾气相通，始能化水，以出阴器。倘膀胱无肾气之通，则膀胱之气化不行，水湿之气必且渗入胞胎之中，而成汪洋之势矣。汪洋之田，又何能生物也哉？"因此，治疗必须壮肾气以分消胞胎之湿，益肾火以达化膀胱之水。方用化水种子汤。其方如下：

【组成】巴戟（盐水浸）一两，白术（土炒）一两，茯苓五钱，人参三钱，菟丝子（酒炒）五钱，芡实（炒）五钱，车前（酒炒）二钱，肉桂（去粗，研）一钱。

【用法】水煎服。

【用量】二剂膀胱之气化，四剂难涩之症除，又十剂虚胀脚肿之病形消。再服六十剂，肾气大旺，胞胎温暖易于受胎而生育矣。

【加减】便涩、腹胀、足水肿，此病极多。不唯不能受孕，抑且渐添杂症，久而不愈，甚有成劳瘵摄不治者。此方补水而不助湿，补火而使归原，善极，不可加减一味。若无好肉桂，以破故纸一钱（炒）代之。用核桃仁二个，连皮烧黑去皮，用仁作引。若用好肉桂，即可不用核桃引。

健康锦囊

女性不孕的比例逐渐上升，其中妇科炎症与不孕联系紧密，专家在长期接触不孕不育病例后发现，不良的生活习惯造成不孕的比例大大增加，这些习惯主要包括以下几点：

（1）过度饮酒。适度的饮酒对身体有一定的好处。每个人的体质等条件不同，因此饮酒造成的影响也有所区别。但是过度饮酒则有百害而无一利，甚至可能导致女性的不孕。饮酒不仅导致排卵障碍，更会诱发子宫内膜异位症、月经异常和痛经等疾病。

（2）快速减肥。女性想拥有迷人的身材，减肥不是一个坏办法，但是减肥也是要注意方法的，千万不能强求。快速减肥一般都是通过药物、控制饮食、手术等手段实现的。这就给中枢神经和内分泌造成了不良影响。虽然体重在急速下降，但是随之而来的是雌激素、孕激素等分泌减少、月经周期紊乱、月经量减少、排卵障碍，逐渐就形成了不孕症。

（3）经常喝咖啡。咖啡虽然具有提神醒脑的功效，但是绝非越多越好，经常饮用会产生依赖，容易导致不孕。就算怀孕了，也会加大流产、畸形儿的几率，因为咖啡因可导致DNA损害及染色体畸变。

（4）生活不规律。人们生活节奏的加快、工作压力的加大，导致越来越多的女性生活没有了规律，直接后果就是内分泌紊乱，打乱排卵周期。生活无规律，睡眠时间过短，生物钟颠倒，就会干扰下丘脑的正常功能，影响松果体的功能，于是卵巢不能正常分泌性激素，进而造成排卵功能障碍。

傅氏妙方治产后病，让您做一个安心的妈妈

大医智慧

凡病起於血气之衰，脾胃之虚，而产后尤甚。是以丹溪先生论产后，必大补气血为先，虽有他症，以末治之，斯言尽治产之大旨。若能扩充立方，则治产可无过矣，夫产后忧、惊、劳、倦，气血暴虚，诸症乘虚易入，如有气毋专耗散，有食毋专消导；热不可用芩、连，寒不可用桂、附；寒则血块停滞，热则新血崩流。

——引自《傅青主女科》

精彩解读

对于女性而言，生产是一件极为耗损气血的事情，在这种情况下，外邪就很容易侵入，造成各种疾病，对于这类疾病，我们统称为"产后病"。对治产后病，傅青主也有许多方法，下面我们分别介绍。

1.产后腹痛

妇人产后少腹疼痛，甚则结成一块，按之愈疼，傅青主认为这是淤血在作祟，凡是此类

症状，多是壮健之妇血有余，而非血不足也。对此，傅氏认为当于补血之中，以行逐淤之法。方用散结定疼汤。其方如下：

【组成】当归（酒洗）一两，川芎（酒洗）五钱，丹皮（炒）二钱，益母草三钱，黑芥穗二钱，乳香（去油）一钱，山楂（炒黑）十粒，桃仁（泡去皮尖，炒，研）七粒。

【用法】水煎。

【用量】服一剂而疼止而愈，不必再剂也。

除此之外，还有一种情况，即妇人产后少腹疼痛，按之即止。傅青主认为，这是血虚造成的，他指出："产后亡血过多，血室空虚，原能腹疼，十妇九然。但疼有虚实之分，不可不辨；如燥糖触体光景，是虚疼而非实疼也。"对此，必须用补血之药，方用肠宁汤。其方如下：

【组成】当归（酒洗）一两，熟地（九蒸）一两，人参三钱，麦冬（去心）三钱，阿胶（蛤粉炒）三钱，山药（炒）三钱，续断二钱，甘草一钱，肉桂（去粗，研）二分。

【用法】水煎服。

【用量】一剂而疼轻，二剂而疼止，多服更宜。

【注意事项】此方补气补血之药也；然补气而无太郁之忧，补血而无太滞之患，气血既生，不必止疼而疼自止矣。

2.产后气喘

傅青主认为，妇人产后气喘，最是大危之症，苟不急治，立刻死亡。对此，他指出这是气血两脱造成的，"然此血将脱，而气犹未脱也。血将脱而气欲挽之，而反上喘。如人救溺，援之而力不胜，又不肯自安于不救，乃召号同志以求助，故呼声而喘作"。对此，傅氏认为救血必须补气。方用救脱活母汤。其方如下：

【组成】人参二两，当归（酒洗）一两，熟地（九蒸）一两，枸杞子五钱，山萸（蒸，去核）五钱，麦冬（去心）一两，阿胶（蛤粉炒）二钱，肉桂（去粗，研）一钱，黑芥穗二钱。

【用法】水煎服。

【用量】一剂而喘轻，二剂而喘减，三剂而喘定，四剂而痊愈矣。

3.产后恶寒身颤

傅青主认为，女性产后恶寒恶心，身体颤，发热作渴，是由于正不敌邪造成的。产妇失血既多，则气必大虚，气虚则皮毛无卫，邪原易入，正不必户外之风来袭体也，即一举一动，风即可乘虚而入之。因此，治当以壮其元阳，方用十全大补汤。其方如下：

【组成】人参三钱，白术（土炒）三钱，茯苓（去皮）三钱，甘草（炙）一钱，川芎（酒洗）一钱，当归（酒洗）三钱，熟地（九蒸）五钱，白芍（炒）二钱，黄耆（生用）一两，肉桂（去粗，研）一两。

【用法】水煎服。

【用量】一剂而诸病悉愈。但宜连服数剂以巩固，不可只服一剂。

4.产后恶心呕吐

妇人产后恶心欲呕，时而作吐，傅青主认为是肾气寒造成的，他指出："胃为肾之关，胃之气寒，则胃气不能行於肾之中；肾之气寒，则肾气亦不能行於胃之内，是肾与胃不可分而两之也。惟是产后失血过多，必致肾水干涸，肾水涸应肾火上炎，当不至胃有寒冷之虞，何故肾寒而胃亦寒乎？盖新产之馀，水乃遽然涸去，虚火尚不能生，火既不生，而寒之象自现。"因此，治法必须于水中补火，肾中温胃。方用温肾止呕汤。其方如下：

【组成】熟地（九蒸）五钱，巴戟（盐水浸）一两，人参三钱，白术（土炒）一两，山萸（蒸，去核）五钱，炮姜一钱，茯苓（去皮）二钱，橘红（姜汁洗）五分，白蔻（研）一粒。

【用法】水煎服。

【用量】一剂而呕吐止，二剂而不再发，四剂而痊愈矣。

【加减】服此方必待恶露尽后，若初产一二日之内恶心欲呕，乃恶露上冲，宜服加味生化汤：全当归一两（酒洗）、川芎二钱、炮姜一钱、东查炭二钱、桃仁一钱（研），用无灰黄酒一钟，水三钟同煎。

5.产后气血两虚乳汁不下

妇人产后绝无点滴之乳，傅青主认为是由于气血两涸造成的，他指出："夫乳乃气血之所化而成也，无血固不能生乳汁，无气亦不能生乳汁，然二者之中，血之化乳，又不若气之所化为尤速。新产之妇，血已大亏，血本自顾不暇，又何能以化乳？乳全赖气之力，以行血而化之也。今产后数目，而乳不下点滴之汁，其血少气衰可知。气旺则乳汁旺，气衰则乳汁衰，气涸则乳汁亦涸，必然之势也。"因此，治此病的关键不在于通乳，而在于大补气血，方用通乳丹。其方如下：

【组成】人参一两，生黄耆一两，当归（酒洗）二两，麦冬（去心）五钱，木通三分，桔梗三分，七孔猪蹄（去爪壳）二个。

【用法】水煎服。

【用量】二剂而乳如泉涌矣。

健康锦囊

生产对女人来说是一件大事，产后如不注意休息和调养，不仅是身体不容易恢复到生产前的状态，而且还会带来一些疾病。下面我们就介绍三种产后病及它们的预防措施。

1.产褥热

如果新妈妈在生下小宝宝后出现发烧的症状，通常发生在产后24小时到产后10天，称为产褥热。产褥热感染严重的话将影响新妈妈健康，甚至危及生命。

预防措施：

（1）多休息：新妈妈一定要保证充足的休息，如果身体吃不消，就把照顾宝宝的任务交给家人，这样才能早日恢复体力。

（2）多喝水：补充水分对于已经发生产褥热或是排尿不畅的新妈妈而言非常重要。最好每天补充摄入2000毫升左右的水。

（3）伤口干燥：剖宫产的新妈妈一开始可以用热毛巾擦拭身体，等到产后7~10天再洗澡，以减少伤口发炎的可能。要保证伤口干燥清洁。

（4）别急着亲热：产后性生活容易对新妈妈的身体造成损害，一般在产后复诊以后，如果医生确认身体已经复原，才可以恢复性生活。

2.子宫脱垂

有些妈妈产后会感到小腹下坠或腰疼，这是由于子宫韧带和盆底肌肉在分娩后变松弛，使得子宫位置发生变化，子宫沿阴道方向往下移动，造成了子宫脱垂。

预防措施：

（1）不要久站：新妈妈要充分休息，在床上时多换换卧床体位。下地后不要长久站立，尽量避免下蹲动作，提重的东西请家人帮忙，不要过早跑步，走远路。新妈妈不要急于恢复体型，而过早使用强力束腹带，过早进行高强度形体锻炼。

（2）小心便秘：多吃含纤维素的食物，养成定时排便的习惯，因为便秘或慢性咳嗽等会使腹压变大。

3.乳腺炎

产后1~4周是急性乳腺炎的多发期，由于乳汁排通不畅淤积在乳房内，造成了细菌感染，新妈妈会出现乳房疼痛、发烧等症状。

预防措施：

（1）保持乳汁畅通：产后及早开奶，让宝宝多多吮吸，如果宝宝吃不完，可用吸奶器把多余的奶水吸出。哺乳前可热敷乳房，这样能促进乳汁通畅。

（2）防止乳头破裂：准妈妈早在怀孕6个月起，就可以每天用毛巾蘸水擦洗乳头了。如果乳头被宝宝吸破了，首先应纠正含吸方式，哺乳后局部用乳汁涂布于乳头或乳晕上。乳头皲裂严重时，暂时停止哺乳24~48小时，并将乳汁挤出或吸出再喂婴儿，以减轻炎症的发展，促进皲裂愈合。平时要避免对乳房的挤压，尽量穿宽松的衣服。

第十五章

叶天士：奇方妙法治杂病，依情顺时来养生

名医简介

　　叶天士名桂，号香岩，别号南阳先生，晚年又号上律老人，江苏吴县（今苏州市）人。约生于清代康熙五年（公元1666年），卒于乾隆十年（公元1745年）。在整个中国医学史上，叶天士都是一位具有巨大贡献的伟大医家。后人称其为"仲景、元化一流人也"。他首先是温病学派的奠基人物，又是一位对儿科、妇科、内科、外科、五官科无所不精、贡献很大的医学大师。他信守"三人行必有我师"的古训，只要比自己高明的医生，他都愿意行弟子礼拜之为师。从十二岁到十八岁，他先后拜过师的名医就有十七人，后人称其"师门深广"。叶天士生前伤病盈门、日日忙于诊治病人，无暇亲笔著述。他留给后者的宝贵医学著作，全部都是他的门人和后人搜集、整理的结果，其中包括《温热论》、《临证指南医案》、《医效秘传》、《叶氏医衡》、《叶氏名医论》、《叶天士家传秘诀》、《女科症治秘方》、《三家医案合刻》、《南阳医案》等。

治病不拘法，对症方见效——叶天士治病验案八则

大医智慧

　　失血一症，名目不一，兹就上行而吐者言之。三因之来路宜详也，若夫外因起见，阳邪为多，盖犯是症者。阴分先虚，易受天之风热燥火也。至阴邪为患，不过其中之一二耳，其治法总以手三阴为要领，究其病在心营肺卫如何。若夫内因起见，不出乎嗔怒郁勃之激伤肝脏，劳形苦志而耗损心脾，及恣情纵欲以贼肾脏之真阴真阳也，又当以足三阴为要领。

　　　　　　　　　　　　　　　　　　　　　　——引自《临证指南医案》

精彩解读

　　叶天士不仅是一位成就卓绝的温病学家，还是一位专治杂症的大师。他辨证精细，能洞识病源；他熟识药物，随手拈来，切中病情，往往在平凡中见奇效。

　　有一个孕妇难产，疼得在床上乱滚，满身都渗出黄豆大的汗珠子。她的丈夫虽是医生，也根据症状开了药方，却治不好，只得去请教叶天士。叶天士问明症状后，叫他在原配的汤药

里加一小片梧桐叶，这个医生回家后就照办了。他妻子喝下此药后，果然顺利地生下了孩子，是话有因，是草有根，这消息传开后，不少孕妇都照这法子治起难产来，连不少老医生也照葫芦画瓢开这样的药方，可再没有应验。有人感到奇怪，就问叶天士是什么原因，叶天士感慨地说："上一次用梧桐叶治难产，因当时正是立秋之日，现在用它又有什么作用呢？因时制宜，不拘古法，才能根据病情而灵活应用啊！"

在《临证指南医案》中，记录了许多此类妙法治案，下面为大家选录几则，以供学习与参考：

1.失音案

【患者】孙氏，21岁。

【病症】久咳，失音喉痹。

【治方】陈阿胶（同煎二钱），生鸡子黄（同煎一枚），炒麦冬（一钱半），川斛（三钱），甜北沙参（一钱半），炒生地（二钱），生甘草（三分），茯神（一钱半）。

2.眩晕案

【患者】郭氏，24岁。

【病症】晕厥。烦劳即发。此水亏不能涵木。厥阳化风鼓动。烦劳阳升。病斯发矣。据述幼年即然。

【治方】熟地（四两），龟板（三两），牡蛎（三两），天冬（一两半），萸肉（二两），五味（一两），茯神（二两），牛膝（一两半），远志（七钱），灵磁石（一两）。

3.中风案

【患者】金氏。

【病症】失血有年，阴气久伤，复遭忧悲悒郁，阳挟内风大冒。血舍自空，气乘于左，口肢麻，舌暗无声，足痿不耐行走，明明肝肾虚馁，阴气不主上承。重培其下，冀得风熄，议以河间法。

【治方】熟地（四两），牛膝（一两半），萸肉（二两），远志（一两半炒黑），杞子（二两），菊花（二两炒），五味（一两半），川斛（二两四钱），茯神（二两），淡苁蓉干（一两二钱）。加蜜丸。服四钱。

4.阳痿案

【患者】徐氏，30岁。

【病症】脉小数涩。上热火升。喜食辛酸爽口。上年因精滑阳痿。用二至百补通填未效。此乃焦劳思虑郁伤。当从少阳以条畅气血。

【治方】柴胡、薄荷、丹皮、郁金、山栀、神曲、广皮、茯苓、生姜。

5.头痛案

【患者】王氏，63岁。

【病症】邪郁。偏头痛。

【治方】鲜荷叶边（三钱），苦丁茶（一钱半），连翘（一钱半），黑山栀（一钱），蔓荆子（一钱），杏仁（二钱），木通（八分），白芷（一分）。

6.腰腿足痛案

【患者】张氏，42岁。

【病症】劳力伤，左腿骨麻疼。

【治方】生虎骨（四两），当归（二两），五加皮（二两），仙灵脾（二两），牛膝（二两），独活（一两），白茄根（二两），油松节（二两），金毛狗脊（八两）。

7.腹泻案

【患者】某氏，20岁。

【病症】色白，体质阳薄，入春汗泄，神力疲倦，大便溏泄不爽。皆脾阳困顿，不克胜举，无以鼓动生生阳气耳，刻下姑与和中为先（脾阳虚）。

【治方】益智仁（八分），广皮（一钱），姜灰（七分），茯苓（三钱），生谷芽（三钱）。

健康锦囊

药枕是一种传统的保健方法，使人在睡眠中就能够防病治病。不同的药枕功效不同，可去药店或市场选择适合自己的药枕，也可自己动手制作，药枕虽小，其防病健身的功效可不小，下面几款时尚药枕，总有一种适合你。

（1）茶叶枕：将泡饮过的剩茶叶晒干，再掺以少量茉莉花茶拌匀装袋即成，具有降火、降压、清热、解毒、明目、利尿和消暑等功效。

（2）绿豆枕：将煮绿豆汤剩下的绿豆皮晒干，再掺以整个或破碎的绿豆装枕即可。绿豆性寒，有清热解毒、止渴防暑和利尿消肿等功效，用来防治头痛脑热、眼赤喉痛、疮疖肿毒和心烦口渴等症。绿豆与菊花、决明子共做药枕，有清心、解热毒和退目翳等功效，民间又称此枕为"明目枕"。

（3）小米枕：性温平、凉热适中，尤其适用于小儿枕用，具有防病健身助发育的功效。

（4）五叶枕：由干桑叶、竹叶、柳叶、荷叶和柿叶5种叶片掺匀并装袋而成。因其性味苦寒，能治疗头痛、暑热头昏、眼赤模糊、耳喉肿痛和高血压等症。

（5）磁石枕：将磁石镶嵌到木枕上，具有增强血液循环、促进新陈代谢与抗病功效，可用来治疗高血压性头痛、头晕、头胀、两眼昏暗、视物不清和神经衰弱等症。

（6）白矾枕：白矾又叫明矾，性寒、味酸涩，用碎末装袋作枕，有清解头火、降压醒脑和清痰祛湿毒的治疗作用。

（7）侧柏叶枕：将侧柏树叶装袋枕用，能防治高血压、头晕目眩或肝热心烦等病症。

（8）荞麦皮枕：也属药枕之列，性味甘平寒，有较强的清热毒功效。常年枕用，可清火解毒、防病健身。

（9）寒水石药王枕：用我国湖北应城特有的寒水石制作而成，吸纳了药枕和磁枕的功效。寒水石采自地下盐湖层，经几万年沉积而成，其性吸潮、吸湿，被誉为"睡眠长寿石"。此枕适用于失眠、高血压、颈椎病及头痛、头昏、多梦、颈部疼痛等症状。

另外，川芎、丹皮、当归、杏仁、远志、菖蒲等中药材也可用来制作药枕。使用药枕时应注意有效期，一般为1~3年，使用2~3周后拿到室外进行适度的日晒，以增强使用效果，避免潮湿和虫蛀。

温邪上受，首先犯肺——预防流感的关键在养肺

大医智慧

温邪上受，首先犯肺，逆传心包。肺主气属卫；心主血属营。辨营卫气血虽与伤寒同；若论治法，则与伤寒大异。

——引自《温热论》

精彩解读

中医有温病的概念，是对感受温邪所引起的一类外感急性热病的总称，又称为温热病，以发热、热象偏盛（舌象、脉象、便溺等热的征象）、易化燥伤阴为临床主要表现，大致相当于现代医学的流行性感冒。对于此类病，叶天士认为，"温邪上受，首先犯肺"，故养肺才是首要任务。

事实上，养肺不仅防温病，而且对人整体的保健都至关重要。在古代，有一种说法叫做

"悬命于天"，意思是说人必须呼吸天生的空气才能得以生存，而人体与天生的空气相连的是肺，所以"悬命于天"也可以说成是"悬命于肺"。

肺在中医里被认为是"相傅之官"，也就是宰相大人，其地位非常重要与尊贵。下面就让我们一起来认识一下肺的功能。

既然肺是人体内的宰相，所以它必然了解五脏六腑的情况。《黄帝内经》中有"肺朝百脉"的说法，就是说全身各部位的血脉都直接或间接地汇聚于肺，然后散布全身。所以，各脏腑的盛衰情况，必然在肺经上有所反映，而中医通过观察肺经上的"寸口"就能了解全身的状况。寸口在两手桡骨内侧，手太阴肺经的经渠、太渊二穴就处在这个位置，是桡动脉的搏动处，中医号脉其实就是在观察肺经。

另外，肺外合皮毛，就是说皮毛是肺的外延。皮肤是由肺经的气机来充养的，如果肺经气机太足，血液循环就会加快，导致皮肤发红、怕热、容易过敏；如果肺经气机长期虚弱，皮肤血液循环不足，就会失去光泽，肤色就比较暗淡。这时，只用化妆品是不能达到美容目的的，首先要将肺经的气机养起来，这样内外兼修，效果一定好。

在情志方面，肺主悲，当我们悲伤过度时，会有一种喘不过气来的感觉，这就是太过悲伤使肺气受到了损害。反过来，肺气虚时，人也会变得多愁善感，而肺气太盛时，人则容易骄傲自大。所以说，过犹不及，这与我们中国人一直奉行的中庸之道是同样的道理，凡事处于平衡时，才是最好的状态，身体也是一样，只有各个器官之间、器官内部平衡、和谐，身体才是舒适的，人也才是健康的。

了解了肺的功能，下面再让我们一起看看肺的保养：

（1）摩鼻护肺法。将两手拇指外侧相互摩擦，有热感后，用拇指外侧沿鼻梁、鼻翼两侧上下按摩60次左右，然后按摩鼻翼两侧的迎香穴20次（迎香穴位于鼻唇沟与鼻翼交界处），每天摩鼻1~2遍。经常摩鼻能有效预防伤风感冒，对体质差、对冷空气过敏的人非常有效。

（2）摩喉护肺法。端坐，仰头，颈部伸直，用手沿咽喉部向下按摩，直到胸部。双手交替按摩30次为1遍，可连续做2~3遍。这种方法可以利咽喉，有止咳化痰的功效。

（3）深吸气护肺法。每日睡前或晨起，平卧床上，进行腹式呼吸，深吸气，再吐气，反复做20~30次，这样有助于锻炼肺部的生理功能。

（4）捶背护肺法。端坐，腰背自然直立，双目微闭放松，两手握成空拳，反捶脊背中央及两侧，各捶3~4遍。捶背时，要闭气不息，同时叩齿5~10次，并缓缓吞咽津液数次。捶背时要从下向上，再从上到下，沿脊背捶打，如此算一遍。先捶背中央，再捶左右两侧。这种方法可以疏导肺气，通脊背经脉，预防感冒，同时有健肺养肺之功效。

健康锦囊

在夏天的时候，因为天气炎热，所以许多人都喜欢将空调或电扇开到最大、光着膀子、什么也不盖就睡觉。虽然一时凉快了，但我们的身体却受不住了。第二天一醒来，总是感觉浑身乏力，骨节酸痛。这是什么原因呢？其实就是肺受了寒。

我们知道，肺是人体最娇贵的脏器，因此有人又称之为"娇脏"。而在凌晨三点多的时候，肺经开始值班，开始输布身体的气血，而此时已经到了后半夜，寒邪下注，室内暑湿上蒸，二者相交在一起，这时寒气就很容易从呼吸系统进入肺部，进而侵入人体，导致人体经脉阻滞、气血不通，出现腹部疼痛、呕吐、不思饮食、腹泻等症状。

另外，在我们的鼻腔、口腔黏膜周围，存在着各种各样的细菌，它们之所以不能危害我们的身体，是因为身体具有一定的抵抗力，而当我们的肺部受凉的时候，就会耗费气血来抵抗，从而导致身体的整体抵抗力下降，这时，这些病菌就会长驱直入，危害身体，引发感冒、发烧甚至更严重的疾病。

因此，我们一定要在寅时保护好自己的肺经，不使之受到寒气侵袭。这就要求我们在睡觉前一定要关好门窗，如果用空调或电扇，一定要调好时间，确定它在凌晨三点之前关掉。

小儿生就纯阳体，推拿按摩祛内热

大医智慧

　　按襁褓小儿，体属纯阳，所患热病最多。世俗医者固知谓六气之邪，皆从火化，饮食停留，郁蒸变热，惊恐内迫，五志动极皆阳。奈今时治法，初则发散解肌，以退表热，仍混入消导，继用清热苦降，或兼下夺，再令病家禁绝乳食，每致胃气索然，内风来乘，变见惊痫，告毙甚多。

——引自《临证指南医案》

精彩解读

　　吴天士对于儿科非常有研究，尤其对痧痘治疗独具特色。民间曾流传着这样一个故事：叶天士的外孙刚满一岁，得痘症，痘发不出来，抱回家来请他医治。叶天士觉得很难治。叶天士的女儿气得直撞头，对他说："父亲平常都说'痘无死症'，现在就单单外孙儿不能救吗？那就让我和他一起死吧！"拿起剪刀就要自杀。叶天士不得已，低头沉思了好久，最后把婴儿赤身裸体地抱到一间空屋里去，自己出去和一帮人打斗嬉戏。女儿想看婴儿，门又打不开，叫了几批人去催父亲回来，父亲正玩得高兴，不听女儿的话，女儿哭得死去活来。到了半夜，才去开门看婴儿，痘出得很好，一粒粒就像珠子一样饱满晶莹。原来那间空屋里蚊子很多，叮咬婴儿的皮肤，就使痘发出来了。

　　故事虽然不一定是真的，但叶天士治小儿病却是出了名的。他认为，襁褓小儿为纯阳之体，最常得的是热病，而当下医者只知退表热，结果造成胃气索然，死者甚多。事实上，发热是机体的一种防卫反应，它可使单核吞噬细胞系统吞噬功能、白细胞内酶活力和肝脏解毒功能增强，从而有利于疾病的恢复。因此，对小儿发热不能单纯地着眼于退热，而应该积极寻找小儿发热的原因，治疗原发病。

　　中医认为，小儿发热的原因主要是由于感受外邪，邪郁卫表，邪正相争所致。治疗小儿外感发热，一般多采用清肺经、揉太阳、清天河水、推脊等推拿方法。

　　肺经位于无名指末节罗纹面，推拿时采用清法，即由手指末端向指根方向直推，连续200~300次；太阳穴位于眉梢后凹陷处，推拿时采用揉法，即以双手中指端按揉此穴，连续30~50次；天河水位于上肢前臂正中，推拿时用食指和中指，由腕部直推向肘，连续100~200次；推脊是指用食指和中指在脊柱自上而下作直推，连续100~200次。通过这些手法，可以疏通经络，清热解表，从而达到退热目的。

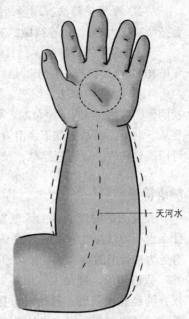

天河水的位置

　　对小儿长期低热，中医认为是由于久病伤阴而产生的虚热。治疗可采用揉内劳宫、清天河水、按揉足三里、推涌泉等推拿方法。内劳宫位于手掌心，推拿时采用揉法，连续100~200次；清天河水方法同上；足三里穴位于下肢胫骨前嵴稍外处，推拿时用拇指端在该穴按揉，连续50~100次；涌泉穴位于足掌心前正中，推拿时用拇指向足趾方向直推，连续50~100次。通过这些推拿方法，可以调节脏腑功能，引热下行，清退虚热。

　　推拿方法简便，患儿没有痛苦，没有任何副作用，家长可以自己操作。在小儿发热时，建议家长不妨试一试。

养生要顺四时之序，千万别养过了头

大医智慧

夫春温、夏热、秋凉、冬寒，四时之序也。春应温而反大寒，夏应热而反凉，秋应凉而反大热，冬应寒而反大温，皆不正之乖气也。

——引自《温热论》

精彩解读

叶天士认为，春温、夏热、秋凉、冬寒是自然法则，而在日常生活中很多人为了养生，反其道而行之，"春应温而反大寒，夏应热而反凉，秋应凉而反大热，冬应寒而反大温"，结果反而造出了病来。事实上，这与我们日常所说的"春捂秋冻"是一个意思。

我们先说一说"春捂"，用叶天士的话说就是"春应温勿大寒"。早春时，气温虽有上升，但是早晨傍晚、白天夜里温差较大，并且春季是回暖的季节，室外的回暖速度快于室内，在室外感到热，进入室内会感到很凉。过早脱掉冬衣，寒气就会侵入人体，寒则伤肺。习惯了冬季的寒冷，人体对寒邪的抵御能力有所减弱，此时若突然受寒就易患流行性感冒、急性支气管炎、肺炎等疾病。

因此，早春期间不宜匆忙脱下冬衣，要根据气温的上升递减。

近年来，医疗气象学家对"春捂"有了更科学、更具体的研究，提出了一些"春捂"的具体指导。

（1）温度低于15℃就应该"春捂"，高于15℃可以适当减衣。

（2）日夜温差大于8℃就要捂。

（3）"春捂"时间应持续1~2周。衣衫减得太快，就可能出现"一向单衫耐得冻，乍脱棉衣冻成病"。

再说"秋冻"，用叶天士的话说就是"秋应凉勿大热"。这是为什么呢？秋天来时，难免秋风苦雨，寒气袭人。但不能气温稍有下降马上就增加衣服，把自己捂得严严实实，寒冷的冬天还在后面。适当少穿点衣服，冻一冻，锻炼锻炼，以提高耐寒能力，等天气真正冷时再适当地增加衣服。而且室内降温的速度跟不上室外，室外感到较冷的时候，室内还有点暖和。过早穿上冬衣，室外室内的温差让人一穿一脱，风寒感冒就有机可乘了。

"薄衣御寒"提醒人们，"薄衣之法，当从秋习之"。初秋时温度逐渐降低，温差变化不是很大，不添衣或适当少添衣也不至于外感风寒而患病，"薄衣"有助于人体机能逐渐适应寒冷的气候环境。

值得注意的是，不能把"秋冻"简单地理解为"遇冷不穿衣"。天气突然变冷时，适当添衣是必要的，否则不能预防疾病不说，还会招灾惹病。这里说的"适当添衣"是指衣服穿到自己略感凉而不寒冷为宜，而不是穿得暖暖和和，裹得严严实实。

"秋冻"应有度，这个度就是自己舒适，活动不感到热，天寒不感到冷。这样才能既防寒又防病。

因此，为了防病，为了养生保健，别忘了健康谚语"要想防病，春捂秋冻"，春天来临时多穿几天冬衣，秋天到来时别忙穿上冬衣，形成这样的好习惯对身体有好处。当然，叶天士还告诉大家，除此之外，还要注意"夏应热勿过凉"、"冬应寒勿大温"，夏天过于贪凉，冬天过于贪暖，都于健康不利。

健康锦囊

"悲秋"并不是无病呻吟，现代心理学认为，林黛玉式的"悲秋"情怀也是一种身心性疾病，即季节性情感障碍。这和生理因素是相关的。首先，秋天内应于肺，悲忧最易伤肺；肺气脾气一虚，机体对外界病邪的抵抗力就会下降，使秋天多变的气象诸要素更易入侵人体，从而致病。其次，"悲秋"与人体内激素变化导致的情绪感受密切相关。大脑中的松果体分泌的褪黑激素会使人情绪低落，而其分泌又受昼夜自然规律的控制，秋天若光照不足，会使松果体分泌的褪黑激素明显增多，导致人的情绪抑郁消沉、郁郁寡欢。

大部分会自行消失或缓解，但若不引起重视，及时进行预防和调节，则会对本人和身边人的生活造成或轻或重的影响。那么，"悲秋"怎样才能消除呢？给大家几个小建议：

（1）自我调节。要保持良好的睡眠习惯，做到静心。尽量多晒太阳，以抑制松果体分泌过多的褪黑激素。也可实施"光照疗法"，像老人住在高楼不太出门，可以在家里对着白炽灯，像理疗一样每天照一个多小时。但要用白炽灯，不要用日光灯，因为日光灯比较柔和，光度不够。要照后脑勺，不要把脸对着光照，因为"松果体"在后脑部位。

（2）饮食调养。注意平衡饮食也可以避免"悲秋"。有民间偏方，说是吃南瓜子可消火，这也有一定的道理。南瓜子助消化，可以泻火。另外，多食芝麻、核桃、糯米、蜂蜜、乳品、梨、甘蔗等食物，可以起到滋阴、润肺、养血的作用。

（3）运动调养。多进行户外体育锻炼，从初秋起即进行耐寒锻炼，以加强对季节变换、气候变化的适应能力。运动项目宜选择慢跑、户外散步、太极拳、跳舞等。

（4）经常放松，让身心保持舒坦平和的状态。放松可以降低交感神经的冲动，平抚情绪、安定心神，更能有效帮助睡眠。打哈欠、伸懒腰、深呼吸等都是人体自动的放松机制，差别在于程度不同。

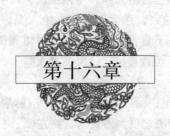

第十六章

曹庭栋：老年养生，关键在于生活细节

名医简介

曹庭栋，一作廷栋，字楷人，号六圃，又号慈山居士，浙江嘉善魏塘镇人，清代养生家，生活于清代康熙、乾隆年间（1700—1785年），享年86岁。曹氏少嗜学，工诗文。中年后，绝意仕途，于居处累土为山，曰"慈山"。弹琴赋诗，写兰竹，摹篆隶以自娱。曹氏著述颇丰，自成一家，有《产鹤亭诗集》、《隶通》、《琴学内篇》、《外篇》、《魏塘纪胜、续纪》等。所著《易准》、《孝经通释》等6本宏作多采入四库全书。养生专著有《老老恒言》（又名《养生随笔》）五卷，自言其养生之道，浅近易行。除主张和情志、养心神、慎起居、适寒暖外，对节饮食、调脾胃尤加重视。他认为，饮食不节，脾胃乃伤，并指出"脾胃为后天之本，老年更宜调理脾胃为要"，还认为"胃阳弱而百病生，脾阴足而万邪息"。因此，节制饮食，调理脾胃有助于饮食和精微的正常消化及转输以保证人体各部分的营养而致健康长寿。

曹庭栋推荐给老年人的睡眠养生八法

大医智慧

少寐乃老年大患，《内经》谓"卫气不得入于阴。"常留于阳，则阴气虚，故目不瞑。载有方药，罕闻奏效。邵子曰："寤则神栖于心。"又曰："神统于心。"大抵以清心为切要。然心实最难把捉，必先平居静养。入寝时，将一切营为计虑，举念即除，渐除渐少，渐少渐无，自然可得安眠；若终日扰扰，七情火动，辗转牵怀，欲其一时消释得乎！

——引自《老老恒言》

精彩解读

在《老老恒言》中，卷一首篇即论《安寝》，"少寐乃老年大患"，足见其对睡眠养生之重视。睡眠有时间、环境、方向、姿势之宜，又有昼眠与夜眠之别，睡眠还需要具备适宜的床、被、褥、枕、帐、席、便器等物品。因此对于老年人来说，讲究睡眠养生是重要而且必需的。现就此书中的睡眠养生智慧简要分析如下：

1.睡前清心，操纵为妙

曹庭栋认为，《内经》中所说"卫气不得入于阴，常留于阳，则阴气虚，故目不瞑。"邵雍说："寤则神栖于目，寐则神栖于心，且神统于心"，都是以清心为切要，但其实心最难把握，必先平居静养，睡觉前将一切杂念消除，渐除渐少，渐少渐无，自然可得安眠。

曹氏认为，睡眠有"操纵"二法可以应用。所谓操法，如默数一二三至百千之数，或默诵诗歌、背诵课文之类，让大脑疲劳后入睡；所谓纵法，任听思想意识如脱缰野马之奔跑，一切顺其自然，丝毫不加控制和约束，然后不知不觉地入睡。有的失眠患者，一心只想早点入睡，结果越是急于睡着却越是睡不着，这是思想负担过重和精神过于紧张之故。若不把睡眠当做一项任务，身心完全放松，一切听其自然，反而易入睡。

2.饱食勿卧，卧勿发声

曹氏认为，脾与胃同位中州，而以膜联结胃左，故脉居于右方而气常行于左方。若食后必欲卧，则宜右侧卧，以舒缓脾脏之气。若食久，则左侧、右侧卧均可以。

曹氏还指出，睡觉前不得大声叫呼，这是因为，多言伤气，平时亦应少言，而睡眠则五脏如钟磬不悬，所以更不能发声。

3.卧宜南首，冻首暖腹

曹氏认为，睡眠一定要保持相对安定，然记所云恒东者，四时更变，反致不安。《家语》曰："生者南向，死者北首。"而《云笈七签》曰："冬卧宜向北。"谓乘旺气矣。这些都是按照最初的风俗习惯而沿用下来的，所以各不相同。曹氏认为，卧以南首为当。头为诸阳之首，所以脑宜凉勿热。《摄生要论》曰："冬宜冻脑。卧不覆首。"有人做睡帽而放空其顶，即冻脑之意也。若嫌太热，可用轻纱包额，如妇人包头式，或狭或宽，可趁天时寒暖而随意取之。

腹为五脏之总，故腹本喜暖。老年人下元虚弱，更宜加意暖之，制作一件兜肚：将薪艾拿来捶软填入，铺匀，蒙以丝绵，细针密行，勿令散乱成块。夜卧必需，居常也不可轻脱。也可把"干姜、桂皮"等中药装入，以治疗腹部冷痛。若冷，兜肚外可再加肚束。

4.不仰卧，卧宜蜷缩

曹氏不主张仰卧，他认为《希夷安睡诀》中所述方法："左侧卧则屈左足，屈左臂，以手上承头，伸右足，以右手置右股间；右侧卧反是。"似乎比较稳妥、适当，但亦不可过分拘泥，只要坚持不要仰卧就可以了。醒时须手足伸舒，睡则不嫌屈缩。

5.寝勿燃灯，醒宜转动

曹氏认为，一旦就寝即要灭灯，这样才会"目不外眩，神守其舍"。另外，《真西山卫生歌》曰"默寝暗眠神晏如"也。卧不安，易多反侧；卧即安，醒时亦应当多转动，使络脉流通。否则，容易使人半身板重，或腰、肋疼痛，或四肢关节酸痛。

6.昼卧勿免，养阳遣日

老年人气血衰弱，运动久则气道涩，故寝以节之。每日时至午，阳气渐消，少息所以养阳；时至子，阳气渐长，熟睡所以养阴也。正如苏东坡诗云："此身正似蚕将老，更尽春光一再眠。"老年人午后坐久微倦，可以到卧室里安然舒适地睡一会儿。或醒或寐，任其自然，欲起即起，无须留恋。既起，以温热水洗面，则眼睛倍觉清爽；此时，注意要"加薄绵衣暖其背"，如此则肢体俱觉轻健。

冬月昼卧，当以薄被覆体，此时微阳潜长，必须温暖以养之。否则，及起，定觉"神色偃蹇，遍体加冷"，阳微弗胜阴凝故也。长夏昼卧，醒后即进热饮，以助阳气，如得微汗亦妙。因夏为阳极之候，昼宜动，而卧反为静，此则宜达阳气以顺天时也。另外，亦可坐而假寐，则醒时弥觉神清气爽，较之就枕而卧，更为受益。若坐而不能寐者，但使缄其口，闭其目，收摄其心神，休息片时，足当昼眠，亦堪遣日。

7.夜坐养静，安睡之妙

日未出即醒，夜方阑不寐，老年人恒有之。黄昏时如早早就寝，则愈不能寐，必坐有顷，即夜坐也。夜坐乃凝神于静，所以为寐做准备耳。坐时先调息定气，塞聪掩目，屏除杂念，或行坐功运动一番。《亢仓子》曰："体合于心，心合于气，气合于神，神合于无。"夜坐若能如此，即为安睡之妙诀！夜坐以灭灯而坐为妥，心因目动，遂致"淆乱神明"故也。坐久腹空，可略进汤饮以暖之，切忌食多，酒更不可饮，气血入夜而伏，酒性动散，两相妨也。《内经》曰："胃不和则卧不安。"老年人脾胃功能衰弱，更应谨慎处之。《紫岩隐书》云："每夜欲睡时，绕室行千步，始就枕。"其说与作者夜坐正相反，盖行则身劳，劳则思息，动极而返于静也。夜坐是以静求静，行千步是以动求静。

8.随事预防积时省悟

曹氏在《夜坐》篇中有《秋夜诗》云："薄醉倦来禁不得，月光窥牖引人看。"凡值风清月明之时，推窗看月，呼吸间易感风露，从暖室中顿受凉气故耳。秋月弥佳，尤应戒看。夏夜时光甚短，即早卧仅及冬夜之半，陈傅良诗曰："短夜得眠常不足。"若未就枕，只宜在寝室中坐少顷。至于风檐露院，凉爽宜人，但夜气暗侵，每为病根所伏。因此，曹氏告诫老年人："大凡快意处，即是受病处，老年人随事预防，当于快意处发猛省！"事实上，不仅是老年人，中青年人等所有的养生者都要认真遵守，并细心体味；要随时、随事、积极地反省自己的行为，不要贪图一时的快意，而使身体为病根所伏！

总之，对于老年人来说，讲究睡眠养生是非常重要且必要的，《老老恒言》的睡眠养生思想和观点可以归纳为以上八个方面，即：睡前以清心为切要，睡眠有操纵二法可资应用；要注意饱食勿卧、卧勿发声；卧以南首为当，脑宜冻而腹宜暖；要注意寝不仰卧、寝勿燃灯；老人宜适当昼卧以养阳，夜坐以养静；另外还要做到随事预防、积时省悟等。

健康锦囊

一般说来，解衣而眠是最舒服的睡眠方式，除却了白日衣物的束缚，让皮肤自由地呼吸，肌肉自然放松，可以很快消除疲劳，使身体的各个器官都得到很好的休息，这也是现代很多人推崇的睡眠方式。然而，事实上解衣而眠却有很多意想不到的危害。

人在睡眠时，身体状况会发生变化，如血液循环变慢，呼吸变缓、变深等。最为重要的是，人在睡眠时，毛孔会开放，因此极易受到风寒侵袭，引发伤风、感冒、腹泻等症状，许多老人的肩周炎也与睡眠时肩部受寒有关。曹老先生也说，夜晚解衣而眠，凉气较重，而且肩部与颈部的被子很难盖严，容易受凉，所以需要穿着睡衣而眠。

此外，睡眠环境和卫生也是解衣而眠需要注意的重要问题。人们在工作、生活、学习的过程中，必然要接触很多人和物，难免带有病菌，如果床上用品没有及时清洁，解衣而眠很容易形成交叉感染的情况。而且对老年人来说，皮肤原本较干燥、脆弱，容易发生瘙痒等问题，如果没有柔软的衣物保护，直接与床上用品摩擦，容易加重皮肤疾病。从这个层面来说，无论是现代的医学技术，还是古代的养生理念，都要求人们睡眠时穿睡衣。

老年人盥洗得法，真的可以洗出健康

大医智慧

盥洗手也。洗发曰"沐"，洗面曰"涤"，洗身曰"浴"，通谓之"洗"。养生家言"发宜多栉，不宜多洗，当风而沐，恐患头风"，至年老发稀，沐似可废。晨起先洗面，饭后午睡后，黄昏后，俱当习以为常。面为五脏之华，频洗所以发扬之……洗面水不嫌过热，热则能行血气，冷则气滞，令人面无光泽。夏月井水阴寒，洗手亦恐手战，寒透骨也。

——引自《老老恒言》

精彩解读

养生中"生"的意义，与其说是生命，是一种生存状态，不如说是一种生活。因为生命是琐碎生活的积累，而人生也远不是一场盛宴那么简单。在琐碎的生活中，经营、调养细致的生命，才是真正的养生。于是，盥洗室里，也有了养生的秘密。在曹庭栋的《老老恒言》中，便有许多关于盥洗的养生智慧，下面我们一一介绍给大家。

1.洗头的学问

曹庭栋认为，头发应该多梳理，不宜多洗，如果当着风洗头，还会受风，患上头痛；到了老年，头发逐渐稀落，便可以少洗几次。或许这种观点不符合现代的卫生观念，但却有一定的道理。古时洗浴条件不够完善，而且头发较长，洗头不当则会引起头痛、着凉等问题，所以养生家不建议多洗头。而现代不同，生活环境大大改善，洗头发已经变得非常方便，大大减少了因洗头而引起的着凉或头痛机会，所以应保持头发的清洁。

2.如何正确洗脸

曹庭栋说，洗手不嫌频，洗脸不嫌热，热水可以刺激毛细血管，用热水洗脸能刺激面部血气运行，而冷水则使血气滞留，长期用冷水洗脸，会令人面色无光。关于这点，在现代科学上也可以找到根据，热水能使毛孔张开，有利于深层清洁。而冷水则会刺激皮下血管收缩，减缓血液循环，进而造成面色苍白的情况。

在洗脸水的选择上，曹氏建议用淘米水洗脸。淘米水中溶解了米中部分淀粉、维生素和蛋白质等养分，可以分解脸上的油污，淡化皮肤色素。长期用淘米水洗脸、洗手，会使皮肤变得光滑而有弹性，据说还可以去除脂肪粒。

3.洗澡也有讲究

由于沐浴时，身体受热，所有的毛孔都张开，如果不注意，受风的概率将大大提高。于是，曹氏说，多梳头，少洗浴，洗浴过多会耗损人体真气，即使是盛夏，也应隔3~4天再洗澡。而且洗浴后，阳气上升，一定要洗脸以宣畅上升的阳气，再进少许食物，小睡一会儿才可。另外，洗浴的水不可过热，只要身体感觉温凉即可。

4.洗浴后要注意防风

洗浴之时，最怕冷风，因此洗浴时，应注意防风。古时，人们生活条件较艰苦，无法获得现代的洗浴条件，为了保证身体的健康与清洁，他们推崇季节洗浴，提出了春秋不宜洗浴之说。如果天生爱洁净，洗浴时一定要在密室中，而且应在大瓷缸中放入一半的温水，并用丝帐笼罩其上，然后入浴。洗浴后，应立即穿上经过烘烤的衣服，稍觉寒冷，便会发生感冒。

这是因为人在洗澡时，腠理皆开，容易感受风邪的缘故。如果风邪只停留在皮毛，则会引发寒热之症，如感冒、肠胃寒凉、疼痛等，如果风邪入里，则会对身体产生很大的危害。从这个层面上说，洗浴时应避风，洗浴后也应防风。

5.香芬浴有助老人养生

曹庭栋说，古人不用稷粱洗澡，是以五谷为贵，而洗澡时所用的各种香也是造化的精气酝酿而成，也不应随便使用。有人说，用樟木水洗脚，能治疗脚气、疥癣或者因受风而引起的皮肤瘙痒，但曹老先生却认为樟木的气味辛烈浓厚，更不可无缘无故地拿来洗浴。

在曹氏生活的年代，人们在洗浴水中所加的多是具有刺激性气味的树枝或药物，对人体刺激较大，而现代的香芬浴多是从植物中提取的挥发性芳香物质，气味、功效温和，并且还可以根据自己的喜好来添加精油量，对人体刺激相对小一些。

植物精油被称作是"植物的激素"，其构造和功能与人体激素相似，对人体有重要的作用，尤其是舒缓、振奋精神方面。而对于一些疾病，某些精油也有舒缓和减轻症状的功能，所以对老人来说，现代香芬浴是非常有益的。

健康锦囊

中医认为"肾藏精，其华在发"，头发的健康、光泽是肾气是否充盈的标准。一般说来，一头滋润的黑发，往往是身体健康的标志。要拥有一头亮泽的头发，首先则要学会正确的洗发方法：

1.洗发前应先梳头

洗头最忌发乱，因此应在洗发前先将乱发梳通。在梳发时，应用齿疏的梳子把头发的凌乱处和打了结的地方梳顺，然后再从头发末端梳起，直到可以很顺地从发根梳到发尾。在梳发时，要注意最好不要一开始就从发根开始梳，以免损伤发根。

2.要湿洗头发

现在年轻人流行干洗头发，但这种洗发方式并不适合老年人。因为干洗头发往往用的是化学性洗发水，而且洗头时按摩头皮的动作，容易使头皮毛细血管张开，吸收洗发水中的化学物质，长期积累，容易引发脑梗塞。因此，洗头时最好将头发弄湿，而且是用喷头冲淋，让水顺着头发流下，最好不要采用将头发完全放入脸盆中浸湿的方法。

4.洗头时，不要用力揉搓头发

头发很少会出现特别脏的情况，所以在浸湿头发后，倒适量洗发水于双手之上，搓出泡沫后放在头上轻轻揉搓，即可产生泡沫，不需过分用力搓头发，以免伤害头发毛鳞层。冲洗时，也应用手指轻轻捋直头发，切忌像拧衣服一般拧头发。

5.适量用护发素

头发湿时，摩擦力大，更易揉乱，被扯伤，使用适量护发素可以有效避免这种情况。

6.尽量冲洗干净洗发水和护发素

由于洗发水或护发素中含有少许化学物质，因此在洗头时一定要冲洗干净，以免残留在头发上，伤害头发和头皮。

7.擦头发时，尽量不要拉扯头发

头发湿时尽管弹性很大，但也是最容易受伤的时刻。因此，擦干头发时，应用两条毛巾。一条毛巾用于吸取头发中大部分的水，另一条再用来轻轻地擦干头发。在这里需要提醒的是，尽量不要使用粗毛巾。

久坐络脉滞，散步可活筋骸、通络脉

大医智慧

坐久则络脉滞，居常无所事，即于室内时时缓步，盘旋数十匝，使筋骸活动，络脉乃得流通。习之既久，步可渐至千百，兼增足力。步主筋，步则筋舒而四肢健；懒步则筋挛，筋挛日益加懒。偶展数武，便苦气管，难免久坐伤肉之弊。欲步先起立，振衣定息，以立功诸法，徐徐行一度。然后从容展步，则精神足力，倍加爽健。《荀子》曰："安燕而气血不惰，此之谓也。"

——引自《老老恒言》

精彩解读

俗话说"饭后百步走，活到九十九"，散步是最简单、最轻松的运动方式，但所起的健康作用却很多。散步通过手、脚、躯干的协调动作，以及轻松愉快的情绪，让人周身气血畅达，给人一种轻松愉快的感觉。而在这种轻松愉悦的氛围中，身体也越来越健康。当然，散步还是要有一定方法、守一定原则的，《老老恒言》中就介绍了一些方法，在这里跟大家分享一下。

第一，曹庭栋认为散步的功效在于舒筋活络。他说："坐久则络脉滞，居常无所事，即于室内，时时缓步。盘旋数十匝，使筋骸活动，络脉乃得流通。习之既久，步可渐至千百，兼增足力。步主筋，步则筋舒而四肢健，懒步则筋挛，筋挛日益加懒，偶展数武，便苦气乏，难免久坐伤肉之弊。"人的生命在于运动，常常久坐的人，或不爱运动的人，往往会有气血运行不畅的问题，而解决这一问题最好的办法，就是站起来散步。

第二，散步也需要事先准备。曹庭栋说："欲步先起立，振衣定息，以立功诸法，徐徐行一度立功见二卷导引内。然后从容展步，则精神足力，倍加爽健。"想要散步，应先起立，然后抖平衣服，安定一下自己的气息，然后慢慢地做一些准备运动，如活动一下胳膊、脚踝等，再从容散步，则精神足力，倍加爽健。除此之外，散步应安定心神后，进行稍微的热身运动再开始，老年人尤其如此。

第三，散步选择时间也很关键。曹庭栋说："饭后食物停胃，必缓行数百步，散其气以输于脾，则磨胃而易腐化，《蠡海集》曰：脾与胃俱属土，土耕锄始能生殖，不动则为荒土矣，故步所以动之。《琅嬛记》曰：古之老人，饭后必散步，欲摇动其身以消食也。故后人以散步为逍遥。"也就是说，一天当中，除了睡眠时间，任何时刻都可以散步，但饭后散步对身体最好。这是因为，饭后的散步能散胃部之气，并输送到脾，进而帮助消化，而且脾、胃五行皆属于土，只有运动才能让使土显现生气，否则容易伤胃。事实上，这是因为饭后，食物停留于胃中不易消化，而舒缓的运动能促进胃部运动，进而帮助消化。老人胃肠功能衰弱，尤其应饭后散步，以刺激胃肠运动，促进食物的消化、吸收。

当然，值得注意的是，饭后散步并不是指吃完饭后立即散步，而且"饭后百步走"并不适合所有的人，它只适合于平时活动较少，尤其是长时间伏案工作的人，也适合于形体较胖或胃酸过多的人。这些人如果饭后散步20分钟，有助于促进胃肠蠕动、胃肠消化液的分泌和食物的消化吸收，是有利于身体健康的。

小贴士

散步对健康的好处与散步的速度有密切关系。一般说来，每分钟60~70步的速度，比较适合年老体弱以及饭后运动；每分钟120步左右的速度，较轻快，长期坚持可振奋精神、兴奋大脑，使下肢矫健有力；而走走停停的逍遥走方式，比较适合病后康复和体弱多病的人。

第四，散步的方法也非常重要。曹氏认为，饭后散步时，最好不要与人交谈。曹老先生说，散步的时候，是体内之气盛行的时候，如果此时开口说话，气则断续，进而导致失调。因此，散步的时候最好不要说话，如果想要说话时，最好停下脚步。现代科学证明，缓慢的散步方式，随意的谈话语调，是不会影响健康的。而且在饭后，与亲近的人散步、聊天，已经成为一种非常时尚的交流方式了。当然，如果你正快步行走，则另当别论。

第五，需要注意的是，散步一定要量力而行。曹氏指出：散步是一种不拘形式，闲散、从容踱步的形式，因此，很多人都会因这种太过于舒服的运动方式，而让自己过度疲累。尽管散步很舒服，但老人还应该根据自己体力，决定散步的路程，无须勉强。在外面散步回来后，也应喝点儿水，坐下或躺在床上休息一会儿，以调整呼吸。另外，散步也应注意环境。春天探访梅花，秋天观赏菊花，都是极雅、极愉悦心情的事情，但亦应注意劳逸结合。

健康锦囊

散步是一种有氧运动，需要长期坚持才能起到很好的结果。长期不爱运动的人，筋骨不疏，便会越坐越懒，气力也会变得越来越小，偶尔出去一次，就会感觉气喘吁吁，这是久坐的结果。这样的人散步时，一开始可能并不能走很远，但长期坚持后，每天都会有些长进，而身体也会越来越健康。

然而，尽管散步是随时随地可进行的运动，但仍需要注意以下事项：

（1）散步需要全身放松，从容和缓，即使内心烦闷，也应保持一颗平静的心。

（2）长时间坐、立后，最好要走动一小会儿，以促进血液流通，舒筋活络。

（3）长期不锻炼的人，刚开始投入散步时可选择走走停停、且快且慢的逍遥步，待足力增加后再进行强度稍大的散步运动。

（4）饭后散步，可选择每分钟60步的漫步法；而有高血压或高血脂的患者，可选择每分钟120步的快走法。

最后，大家最需要注意的是，散步需要持之以恒，而且不能急功近利，因为欲速则不达。

从小事做起，老年人预防疾病有妙招

大医智慧

五藏俞穴，皆会于背。夏热时，有命童仆扇风者，风必及之，则风且入藏，贻患非细；有汗时尤甚，纵不免挥扇。手自挥动，仅及于面，犹之御风而行，俱为可受。静坐则微有风来，便觉难胜，动阳而静阴，面阳而背阴也。

——引自《老老恒言》

精彩解读

人们常说"病来如山倒，病去如抽丝"，疾病来临时，就像山峰倒塌般快速而严重，但事实上，疾病的罹患却是一个日常积累的过程。往往是不经意间的小习惯，聚沙成塔，日积月累，造成了"大问题"。因此，预防疾病，要从生活中的细节做起。关于这一点，《老老恒言》给了我们很多建议。

1.常闭目静坐以养神

《老老恒言》中说："心之神发于目，肾之精发于耳。……五色令人目盲，五音令人耳聋。谓渍乱其耳目，即耗敝其精神。试于观剧时验之，静默安坐，畅领声色之乐，非不甚适，至歌阑舞罢，未有不身疲力倦者，可恍悟此理。"大脑是人体活动的总司令，每日通过眼睛、耳朵接受大量的信息，进而分析指派身体活动，难免疲劳。如果断绝了大脑获取信息的渠道，闭目塞听，静坐养神，则大脑不会疲倦，神凝而心静，便进入了养生的最佳境界。

2.老人养生最忌"久"

中医素有"五劳所伤"之说，即"久视伤血，久卧伤气，久坐伤肉，久立伤骨，久行伤筋"，而老人身体衰弱，长时间的坐、卧不可避免，于是曹庭栋建议，老人应用"导引诸法"，即坐有坐姿，卧有卧礼，而且还应遵循一定的方法，保证血脉流通顺畅，以避免五劳所伤。

3.夏季扇凉勿扇背

夏天天气炎热，很多人都喜欢吹空调、风扇以缓解炙热的感觉，在休息、聊天时难免会背对空调或风扇。曹庭栋提醒大家，这种做法极有可能是人们夏季获病的原因之一。因为背部是阳中之阳，五脏、穴位都汇集于此，风寒、邪气极容易通过背部侵入身体，通过寒冷刺激背部穴位，影响肌肉、骨骼和内脏的功能，引发疾病。尤其是人大汗时，腠理皆开，背对吹空调、风扇，甚至是扇扇子的风，都容易侵入身体，进而危害脏腑。

老人身体虚弱，对冷、凉的空气或物质敏感，夏季也不宜令人在背后扇风。对于老人来说，即使用扇子扇风，只需自己轻轻挥舞扇子，使风仅到面颊即可，不必用扇扇背。在静坐时，尤其不。因为人在活动时，身体会产生大量热量，而静坐时，人体产生热量原本就少，如再经受风邪，就好像是雪上加霜一样，不利于健康。

4.防瘟疫要防风

瘟疫流行，是由于天地不正之气的缘故。人感染瘟疫大多由口鼻而入，呼吸之间，外邪侵入，使人感而受病。追溯疫病流行始末，没有一种不是因风邪而来。《黄帝内经》中曾说：风，善于行动和变化，即是这个道理。老人要想避免感染疫病，最好做到稍微感觉有风，就以衣袖掩住口和鼻，或许可以有效。

老人也不应小看窗户、门隙之间的风。这种风看似微小，但由于是被逼从缝隙中而出，就像暗箭一般，自有一股冷冽、尖利之气，而且伤人于无备之中，伤害更甚。因此，老人养生，不要以为微小的风没有威力，就放任这种伤害。

5.饱食后不能急行

饱食后不能进行剧烈的运动。中医说，剧烈运动会导致体内之气逆转，不但会影响食物的消化，而且还容易导致气拥塞。《黄帝内经》中说，浊气在上，则容易产生腹胀。另外，饥饿的时候也不要大呼大叫，因为肚腹中没有食物，体内之气便怯弱，再以大呼大叫竭尽体内之气，定然伤及肺部胃部。

6.养生需顺正逆邪

曹氏认为，凡风从它该来的方向来的则为正气，如春天的东风、夏天的南风、秋天的西风、冬天的北风等，这样的风即使影响健康，症状往往也较轻。而风不是从该来的地方来则称之为虚风，如夏天吹起了北风，冬天吹起了南风等，虚风虽冷热有异，但伤人最深，必须加以调养，才能顺应天时。

身体内部也有正邪之变化，而且人体只有顺应了外界环境的变化，并且同时顺应体内之正邪变化，才能拥有健康的身体。三九寒天时，体内气闭，血气也潜伏下来，如果此时过于劳作，使身体出汗，阳气渗泄，则会造成来年春天引发疾病的源头。相反，如果夏日炎炎，总是不使自己出汗，也容易形成秋天疾病的源头。另外，老人还应注意，身体出汗时，切勿立刻脱衣，以免着凉，而待出汗已停止时，则应立即更换衣服，以免湿气侵入皮肤中，引发其他疾病。

7.四季防疾小妙法

健康需要从细节做起，生活中的不良习惯，往往是造成疾病的主要原因。曹氏总结了影响老人健康的几个小习惯，它们分别是：夏季太阳炎炎，被太阳晒热的石头，不可坐，容易引发臀疮；而太冷的石头也不可坐，否则容易患疝气。夏天出汗后的衣服不要未洗而暴晒，否则再次穿上的时候，容易引发汗斑。饮酒之后不要再饮用浓茶，否则容易伤及脾胃。耳朵寒冷时，不要用火烤，否则容易生冻疮；眼睛看不清东西时，不要洗浴，否则影响视力。

虽然曹庭栋陈列了许多影响健康的小习惯，但他的目的却不在此。他说，生活中能够影响健康的习惯很多，而老人要做的就是多留意。

健康锦囊

"五劳"之所以产生伤害，主要是与五脏有关。中医认为，心主血，肺主气，脾主肌肉，肾主骨，肝主筋，而不同的"久"，对此五脏器的伤害不同。

（1）用眼过度，必然出现头晕目眩、双目干涩等症状，中医认为这是用心过度，伤及血脉的缘故。因此预防时，应避免长时间用眼；每当视物1小时左右时，则应通过闭目、看远处风景、做眼操等方式，让眼休息数分钟。

（2）长时间地卧床后，定然会觉得浑身乏力，中医认为这是久卧伤气的表现，应通过养成按时入睡、起床，做运动等方式，预防这种情况的发生。

（3）中医认为，久坐后可导致消化功能减弱，出现脾胃虚弱的症状，进而体重会下降，这是指长期保持同一个坐姿的情况。如果没有保持同一坐姿，则完全会导致相反的效果，如腰腹肥胖、腿部血液循环不畅、臀部没有肉、影响体形等，这对身体也无益。因此，久坐之后，应站起来走一走。

（4）长时间站立的人，往往会感觉精疲力竭、气力不足。这是由于长期站立，下肢血流受阻，导致内部供血不足，身体疼痛的结果。预防的办法是，尽量避免久立，特别是静立，做到立、坐、卧、走相互调节。

（5）长时间的行走，而且不停，必然导致周身疲乏、瘫软疼痛的感觉，中医认为这是伤肝气、伤筋骨的表现，应通过坐、卧调节。

总之，预防"五劳"所伤，最重要的就是要避免"久"。只要无久，不超越身体承受的限度，就不会对身体造成危害，人也不会产生无法恢复的疲累感。

卧功、立功、坐功，曹庭栋给老年人的三个导引保健功

大医智慧

导引之法甚多，如八段锦、华佗五禽戏、婆罗门十二法、天竺按摩诀之类，不过宣畅气血，展舒筋骸，有益无损。兹择老年易行者附于左，分卧功、立功、坐功三项；至于叩齿咽津，任意为之可也。修炼家有纳气通三关结胎成丹之说，乃属左道，毋惑。

——引自《老老恒言》

精彩解读

曹庭栋一生博览医籍，可贵之处在于他师古而不泥古，不尽信书本，不拘于传统，道教典籍《洞微经》曾说："清早口含元气，不得嗽而吐之，当以津漱口，细细咽之。"他另有见地说："一夜呼吸，口有污浊，还是以清水漱口吐掉为好。"他的认识符合现代科学的观点。

曹氏养生观是一种系统的养生观，他把人生哲学、道德修养运用到养生领域，所论涉及饮食、安寝、消闲、劳作、防病、处世等各个方面。对于《内经》提出的"阴精所奉其人寿，阳精所降其人天。"（降者，降伏之降。）他认为，阴不足而受阳制，立见枯竭矣。养静所以养阴，正为动时挥运之用。他提倡的静是为了动时之用，即静是手段，动是目的，而动又反对妄动，主张动静结合，创卧、立、坐功导引法。其功能可宣畅气血，舒展筋骸，健身补益。其法如下：

1.卧功导引法

（1）仰卧地上，两腿伸直，双脚脚趾竖立，两臂左右平伸，手指伸直，掌心向下，此时身体向左右两侧牵动30~50次。

（2）仰卧地上，两腿伸直，此时，右屈膝，双手抱住右膝，向上屈起至胸，稍停，伸直。改换左腿屈膝，双手抱住左膝，向上屈起至胸。重复上述动作，两腿交替各进行30~50次。

（3）仰卧地上，两腿屈膝，两腿膝盖接触，两脚向下，左手握左脚踝，右手握右脚踝，共用力向外拉。共做30~50次。

（4）仰卧地上，左腿伸直，右腿屈膝，用两手兜住右脚掌，右脚用力向上蹬，膝盖顶住胸部，稍停，放下。改换左腿，如上同样动作进行一次。重复上述动作，两腿交替各进行30~50次。

（5）仰卧地上，两腿伸直，两臂在身体两侧，两手握拳，拇指在四指内，两肘着地，用力支撑使腰稍微抬起，轻轻向左右摇动30~50次。

2.立功导引法

（1）身体直立，两腿并拢，两臂置身后，两小臂重叠，两手分别抓住两肘，然后抬左腿，向上踢30~50次，再改抬右腿，向上踢30~50次。尽量向上踢，抬腿尽量高。

（2）身体直立，两腿并拢，挺胸抬头，两臂向前伸直，掌心向上，使手臂上举至头部，

稍停，放下。如此重复进行30~50次。

（3）身体直立，两腿并拢，两臂在胸前做画圆状，相对顺逆摇动。重复进行30~50次。

（4）身体直立，两腿并拢，两臂在胸前垂下贴近腹部，双手握拳，大拇指在四指内。如手提百斤重物，左右两肩同时耸动，并使周身一起用力。如此重复一动作，耸动30~50次。

（5）身体直立，两腿并拢，两臂在身体两侧垂下，这时，左臂上举，左手开掌向上，如托起百斤重物，如此，左右两手臂交替进行。重复各进行30~50次。

3.坐功导引法

坐功姿势应取"趺坐"，即双腿弓膝交叉盘叠，双脚交叠的坐法。

（1）趺坐，两手合掌擦热，作干浴洗面状，眼眶、鼻梁、耳根各部位皆洗周到，使面微热为度，约3~5分钟即可。

（2）趺坐，两臂向上伸展，做伸腰状。然后，两手放在左右膝盖上，两目随头左右环顾，如摇头状。重复进行30~50次。

（3）趺坐，两臂向上伸展，做伸腰状。然后，两臂用力，左臂在前，右臂在后，如挽硬弓姿势。两臂交替进行，各重复做30~50次。

（4）趺坐，两臂向上伸展，做伸腰状。然后，两手掌心朝上，挺肘用力，两臂同时用力向上，如托起百斤重物，稍停，放下。如此反复进行30~50次。

（5）趺坐，两臂向上伸展，做伸腰状。两手握拳，大拇指在四指内，两臂向前用力伸出，做捶物状，稍停，放回。如此反复进行30~50次。

（6）趺坐，两臂向身后挺伸，两手握拳，大拇指在四指内，将两手移在臀部抬起，使腰做左右摇摆活动，进行30~50次。

（7）趺坐，两臂向上伸展，做伸腰状。两手放置于左右膝盖上，将腰向前、后、左、右用力摇动，往复循环。进行30~50次。

（8）趺坐，两臂向上伸展，做伸腰状。两手开掌，十指交叉，两肘拱起，掌心按胸，然后反掌推出，再正掌返回按胸，如此往复循环。进行30~50次。

（9）趺坐，两手握拳，大拇指在四指内。然后使手臂反向伸到背后，两手用力捶背及腰，再使手臂移到身体前面，左右交叉，令两手用力捶臂及腿，大约5分钟，至腰、背、臂、腿觉得微热、舒畅、松弛时止。

（10）趺坐，两手分别用掌心按左右膝盖，两肩同时做前后扭动，如转辘轳状，尽量使肩关节活动，直至咯咯作响，有微热感，5分钟即可。

全部动作做完，闭目，行深呼吸，然后站起，轻松散步，即可结束。初练可每晚一次，日久可隔日一次，常做可畅通气血，疏利关节，强身健体和祛病延年。

健康锦囊

大凡练气功夫，不论用以治疗疾病，或者用来保健强身，首先要选用适合自己所需要的口诀，因此口诀是最主要的基本条件。其次则需要严格遵守禁忌事项，配合口诀以从事练功，使二者配合，相得益彰，才能收到预期的效果。因此，练功的禁忌事项，不仅是个常识问题，而且必须遵守执行，有如律令，否则功亏一篑，于练功没有好处。具体来说，包括以下诸项：

1.禁忌"预执妄念"

在练功之前，自己即事先打算"这次上坐，一定要坐一点钟，一定要小腹发热，一定要一分钟只呼吸几次"，凡此种种，都属于预执妄念，还未着手练功，早已造成紧张局面，难于放松，对练功最为不利。

2.禁忌"心随外景"

在坐功当中，禁眼、耳、鼻、舌、身、意的"六根"作用。例如：耳根听见小孩哭，人叫马嘶，车声辘辘，不可起烦躁恚恨的念头。鼻子嗅着烟香或邻侧酒肉香，不可起欲食的念头。身上哪里发痒、哪里酸麻，不可去搔抓等。

3.禁忌"入房施精"

在练功的一定时期当中，精力充沛，对于夫妇的性生活，应当禁止。尤其是因病练功的患者，更当禁忌。

4.禁忌"大温大寒"

这意思是指练功的场合，与平时居住穿着，既不可重裘厚褥，过事温暖，又不可单衣短裤，过于寒凉。因为"大温消骨髓，大寒伤肌肉"。

5.禁忌"五劳暗伤"

这意思是指久视伤血，久卧伤气，久立伤骨，久行伤筋，久坐伤肉。凡此五劳，在日常生活中或者疗养练功中都该适可而止。

6.禁止"坐汗当风"

这意思是指在坐功的场合，不可当风。练功之后，身出微汗，不可当风。

7.禁忌"紧衣束带"

练功之先，需要宽衣解带，不可把身体绑紧，妨碍了气脉循着经络的流注贯通，影响了"河车运转"，"周天循环"的作用。

8.禁忌"饕餮肥甘"

练功期中和平时养生的饭食问题，禁忌任随自己的所好，大吃大喝。例如：肥胖的人喜欢食咸辣浓厚的肉食品，而不愿食糖，是该禁忌的。

9.禁忌"久忍小便"

练功当中，和平时生活起居，小便不可久忍不解。虽正在盘腿上坐的时候，也应该从容起来，小便之后再度上坐，尤其在平时生活中，饱食之后，宜立着小便，饥饿之时，宜坐着小解。

10.禁忌"卒呼惊悸"

在练功当中，切忌因人卒然呼唤，自己蓦然吃惊。因此，事先须选择清静的环境，同时要事先布置，关照周围的人，在练功时候不要来打扰自己。

11.禁忌"昏沉倾敧"

在练静功当中，昏沉瞌睡，姿势倾斜，这种现象，是练功的障碍。指导的人该及时纠正，或者练功的人自动起来活动活动。不可以勉强再坐，或者让他继续昏沉下去。

12.禁忌"大怒入坐"

不能在大怒之后去练功，因为怒则气升，会与吐纳导引的气脉相逆，能使诸脉紊乱。

13.禁忌"过乐入坐"

此与"大怒入坐"相对面言的，不能在过度大乐之后去练功。

14.禁忌"吐唾无度"

练功的人津液常满，不能常常吐唾沫，因为唾沫是一种很好的津液。

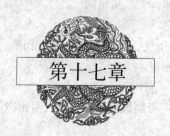

第十七章

王清任：逐淤活血五仙方，大医济世百病康

名医简介

　　王清任，一名全任，字勋臣，直隶玉田（今属河北）人，清朝乾隆三十三年（公元1768年）生于河北省玉田县鸦鸿桥河东村，清道光十一年（公元1831年）在北京去世。他曾在北京设立医馆，名"知一堂"。他是当时京师一带的著名医生。王清任经过长达四十二个冬春坚持不懈的努力，在道光十年（公元1830年）把自己的研究心得写成《医林改错》一书，书中主要阐述了两个方面的观点。其一便是"改错"，王清任认为，我国古代医书中对人体脏腑的位置、大小和重量的描述并不确切，须改正，故书名为《医林改错》；其二主要表明了他对人体气血的一个特殊的认识。他认为气与血皆为人体生命的源泉，但同时也是致病因素，淤血是由于正气虚，推动无力造成的，故血淤证皆属虚中夹实。故而他倡导"补气活血"和"逐淤活血"两大法则，这就是他著名的"淤血说"。根据这种"血淤致病"的学说，他研究出一些方剂，如"通窍活血汤"、"血府逐淤汤"、"膈下逐淤汤"等，都很有效。

血府逐淤汤，涤清一切胸中血淤

大医智慧

　　血府当归生地桃，红花甘草壳赤芍，
　　柴胡芎桔牛膝等，血化下行不作劳。

——引自《医林改错》

精彩解读

　　血府逐淤汤，出自《医林改错》，是王清任在继承历代医学成就的基础上，经过数十年的临床实践所创立的，本方至今仍然被广泛应用，甚至被评为中医十大名方之一，由此可见其重要性。其方组成如下：

　　【组成】当归三钱，生地三钱，桃仁四钱，红花三钱，枳壳二钱，赤芍二钱，柴胡一钱。甘草一钱，桔梗一钱半，川芎一栈半，牛膝三钱。

　　【用法】水煎服。

在介绍血府逐瘀汤之前，我们首先要明白什么是血府。《素问·脉要精微论》曰："脉者，血之府也。"府者，聚之义，即言全身的血液都聚存于经脉之中。从广义上理解，这里的府，应当包括全身的经脉气血。可是，《医林改错》所言之血府是指什么呢？原书曰："血府即人胸下膈膜一片，其薄如纸，最为坚实，前长与心口凹处齐，从两胁至腰上，顺长如坡，前高后低，低处如池，池中存血，即精汁所化，名曰血府。"

那么，血府逐瘀汤是做什么用的呢？《医林改错》中说："在外分头面四肢、周身血管，在内分膈膜上下两段，膈膜以上，心肺咽喉、左右气门，其余之物，皆在膈膜以下……立血府逐瘀汤，治胸中血府血瘀之症。"由此可见，王清任创制血府逐瘀汤，目的就在于"治胸中血府血瘀之症"。那么，这胸中血府血瘀之症具体包括哪些呢？《医林改错》书中有专门的条目，下面介绍给大家：

1.头痛

头痛有外感，必有发热，恶寒之表证，发散可愈；有积热，必舌干、口渴，用承气可愈；有气虚，必似痛不痛，用参芪可愈。查患头痛者，无表证，无里证，无气虚、痰饮等症，忽犯忽好，百方下放，用此方一服而愈。

2.胸疼

胸疼在前面，用木金散可愈；后通背亦疼，用瓜蒌薤白白酒汤可愈。在伤寒，用瓜蒌、陷胸、柴胡等，皆可愈。有忽然胸疼，前方皆不应，用此方一服，疼立止。

3.胸不任物

江西巡抚阿霖公，年七十四，夜卧露胸可睡，盖一层布压则不能睡，已经七年。召余诊之，此方五服痊愈。

4.天亮出汗

醒后出汗，名曰自汗；因出汗醒，名曰盗汗，盗散人之气血。此是千古不易之定论。竟有用补气固表、滋阴降火，服之不效，而反加重者，不知血瘀亦令人自汗、盗汗。用血府逐瘀汤，一两服而汗止。

5.心里热（名曰灯笼病）

身外凉，心里热，故名灯笼病，内有血瘀。认为虚热，愈补愈瘀；认为实火，愈凉愈凝。三两付，血活热退。

6.瞀闷

即小事不能开展，即是血瘀。三服可好。

7.急躁

平素和平，有病急躁，是血瘀。一二服必好。

8.衣睡梦多

夜睡梦多，是血瘀。此方一两服痊愈，外无良方。

9.饮水即呛

饮水即呛，乃会厌有血滞，用此方极效。

10.不眠

夜不能睡，用安神养血药治之不效者，此方若神。

11.小儿夜啼

何得白日不啼，夜啼者？血瘀也。此方一两服痊愈。

12.心跳心忙

心跳心忙，用归脾安神等方不效，用此方百发百中。

13.夜不安

夜不安者，将卧则起，坐未稳又欲睡，一夜无宁刻，重者满床乱滚，此血府血瘀。此方服十余服，可除根。

14.俗言肝气病

无故爱生气，是血府血淤，不可以气治，此方应收效。

15.干呕

无他症，唯干呕，血淤之症。用此方化血，而呕立止。

16.晚发一阵热

每晚内热，兼皮肤热一时。此方一服可愈，重者两付。

中风半身不遂，补阳还五汤让您重燃希望

大医智慧

补阳还五赤芍芎，归尾通经佐地龙，

四两黄耆为主药，血中淤滞用桃红。

——引自《医林改错》

精彩解读

"补阳还五汤"是王清任创立，用于中风瘫痪症的方剂，载于《医林改错》，为后世医家所推崇，沿用迄今已170多年。其方组成如下：

【组成】黄耆（生）四两，归尾二钱，赤芍一钱，半地龙（去土）一钱，川芎一钱，桃仁一钱，红花一钱。

【用法】水煎服。

【功效】功能补气、活血、通络。主治中风后遗症，如半身不遂、口眼歪斜、语言蹇涩、口角流涎、大便干燥、小便频数、遗尿不禁等。

【临床应用】王清任认为由于元气亏虚，不能达于血管，使血管无气、血淤停留，而产生诸多中风后遗症，因此其病机为气虚血滞、淤阻脑络。气虚为本，血淤为标。本方重用生黄芪为君药，大补脾胃中气以资化源，固摄经络真气，以节散流，使气旺血行，祛淤不伤正气。当归尾活血养血为臣药。川芎、赤芍、桃仁、红花为佐药，以助当归尾活血祛淤之力，地龙通络，性善走窜，可增强全方补气通络功效，使药力周行全身。诸药合用，则气旺血行，淤消脉通，筋脉濡养，痿废缓缓康复。

"补阳还五汤"的宗旨是以补气为主，化淤为辅，使用时必须以气虚者为对象。中风患者应神志已清醒，体温正常，出血停止，苔白、脉缓者为宜。如脉实而有力，应用大剂性温而升补之黄芪，则可能加重病情，必须慎重。本方需久服，疗效逐渐明显，病愈后应继续服用，以巩固疗效。

现代实验研究表明，本方功能广泛，可抑制血小板聚集，抗血栓形成或溶血栓；扩张脑血管、增加脑血流量；改善血液流变性和微循环；增加心肌营养性并有强心作用；对急性脑损伤有预防作用；对神经损伤有修复作用；可降血脂和抑制动脉粥样硬化斑块形成；耐缺氧和抗疲劳、抗炎并可提高免疫功能。毒理研究表明本方无明显毒副作用，使用安全。

随着时代的发展，补阳还五汤的功效不断被发掘，除了常用于脑血管病所致偏瘫，以及各种原因所致偏瘫、截瘫、单瘫、面神经麻痹等气虚血淤之症外，也可用于脑动脉硬化、小儿麻痹后遗症、神经性疼痛、神经衰弱、癫痫等；还可用于冠心病、高血压、肺心病、闭塞性动脉硬化、血栓闭塞性脉管炎、下肢静脉曲张以及慢性肾炎、糖尿病等病症。

健康锦囊

中风患者八忌：

（1）忌降压过度：降压过度是诱发脑梗塞的重要原因。因此，必须正确应用降压药。用药过程中要坚持定期测量血压，调节剂量，切不可自己随便加大剂量。

（2）忌劳累过度或休息不好：劳累过度或休息不好易引起血压波动或血液动力学发生改变，易引起脑血栓的形成。

（3）忌生活不规律：道理同劳累过度一样，是导致脑梗塞复发的诱因之一。

（4）忌嗜烟酗酒：烟中的尼古丁可损害血管内膜，并能引起小血管收缩，管腔变窄，因而容易形成血栓。大量引用烈性酒，对血管有害无益。据调查，酗酒是引起脑梗塞的诱因之一。

（5）忌暴怒或忧郁：情绪恶劣，尤其是暴怒或长期忧郁、焦虑，可引起血管神经调节失常，或导致脑血管收缩，是诱发脑梗塞的重要诱因。

（6）忌受寒：寒冷的刺激，不仅可引起小血管收缩，还可引起血液黏稠度增加，易诱发脑梗塞，所以冬季往往是脑血栓的高发季节，这个季节对脑血栓的二级预防尤为重要。

（7）忌高脂肪、高热量饮食：若连续长期进食高脂肪、高热量饮食，可使血脂进一步增高，血液黏稠度增加，动脉粥样硬化斑块容易形成，最终导致脑梗塞复发。

（8）忌剧烈呕吐和腹泻引起的脱水：由于脱水可使血液黏稠度增高，因而，各种原因导致的脱水，都可以诱发脑梗塞复发，病人及其家属应对此提高警惕，若出现脱水倾向应及早治疗。

表里通经有良方，妙用通窍活血汤

大医智慧

通窍全凭好麝香，桃红大枣老葱姜，

川芎黄酒赤芍药，表里通经第一方。

——引自《医林改错》

精彩解读

说到通窍活血汤，它还有一段由来：嘉庆年间，肠伤寒、瘟疫时有流行，脱发秃发者比比皆是。王清任收治了一批又一批病人，多是辗转河北求医不治，才来北京"知一堂"请王清任医治的。王清任翻阅书架案头书籍，各家尽说发脱乃伤血所致，而这批患者，大都身形羸瘦，肤色甲错灰暗，脉细涩，舌质紫淤，显然虚中有实，久病血淤，阻塞血路，造成新血不足以养肌肤皮毛，故发脱落。王清任令仆人取来文房四宝，分别给他们处以自拟通窍活血汤。多数患者服三服后，发不脱，十服后陆续生新发。

后来，他又把这一药方用治"糟鼻子"、"白癜风"、"紫癜风"、"紫印脸"、"青红脸如墨"、"耳聋"、"出气臭"、"妇女干劳"、"小儿疳积"，都收到出奇制胜的疗效。"通窍活血汤"因此成为后世临床常用方剂。

通窍活血汤的组成如下：

【组成】赤芍一钱，川芎一钱，桃仁（研泥）三钱，红花三钱，老葱（切碎）三根，鲜姜（切碎）三钱，红枣（去核）七个，麝香（绢包）五厘。

【用法】用黄酒半斤，将前七味煎一钟，去渣，将麝香入酒内，再煎二沸，临卧服。方内黄酒，各处分两不同，宁可多二两，不可少，煎至一钟。酒亦无味，虽不能饮酒之人亦可服。方内麝香，市井易于作假，一钱真，可合一两假，人又不能辨，此方麝香最要紧，多费数文，必买好的方妥，若买当门子更佳。大人一连三晚吃三服，隔一日再吃三服。若七八岁小儿，两晚吃一服，三两岁小儿，三晚吃一服。麝香可煎三次，再换新的。

【功效】在王清任的这个通窍活血汤中，赤芍、川芎行血活血，桃仁、红花活血通络，葱、姜通阳，麝香开窍，黄酒通络，佐以大枣紧张芳芳辛窜药物之性。其中麝香味辛性温，功专开窍通闭，解毒活血（古代医学以为其中含麝香酮等成分，具有一定的抗菌和促进腺体分泌及兴奋子宫等作用），因此用为次要药；与姜、葱、黄酒配伍更能通络开窍，通利气血运转的路途，从而使赤芍、川芎、桃仁、红花更能发扬其活血通络的作用。

《医林改错》中说："立通窍活血汤，治头面四肢、周身血管血淤之症。那么，它具体能够治什么病呢？下面详细介绍给大家：

1.头发脱落

伤寒、瘟病后头发脱落，各医书皆言伤血，不知皮里肉外血淤，阻塞血路，新血不能养发，故发脱落。无病脱发，亦是血淤。用药三服，发不脱，十服必长新发。

2.糟鼻子

色红是淤血，无论三二十年，此方服三服可见效，二三十服可痊愈。舍此之外，并无验方。

3.白癜风

血淤于皮里，服三五服可不散漫，再服三十服可痊愈。

4.紫癜风

血淤于肤里，治法照白癜风，无不应手取效。

5.紫印脸

脸如打伤血印，色紫成片，或满脸皆紫，皆血淤所致。如三五年，十服可愈；若十余年，三二十服必愈。

6.青记脸如墨

血淤症，长于天庭者多，三十服可愈。白癜、紫癜、紫印、青记，自古无良方者，不知病源也。

7.牙疳

牙者骨之余，养牙者血也。伤寒、瘟疫、痘疹、瘰块，皆能烧血，血淤牙床紫，血死牙床黑，血死牙脱，人岂能活，再用凉药凝血，是促其死也。遇此症，将此药晚服一付，早服血府逐淤汤一服，白日煎黄耆八钱，徐徐服之，一日服完。一日三服，三日可见效，十日大见效，一月可痊愈。纵然牙脱五七个，不穿腮者，皆可活。

8.出气臭

血府血淤，血管血必淤，气管与血管相连，出气安得不臭？即风从花里过来香之义。晚服此方，早服血府逐淤汤，三五日必效，无论何病，闻出臭气，照此法治。

9.妇人干劳

经血三四月不见，或五六月不见，咳嗽急喘，饮食减少，四肢无力，午后发烧，至晚尤甚。将此方吃三服，或六服，至重者九服，未有不全愈者。

10.小儿疳症

疳病初起，尿如米泔，午后潮热，日久青筋暴露，肚大坚硬，面色青黄，肌肉消瘦，皮毛憔悴，眼睛发艇。古人以此症，在大人为劳病，在小儿为疳疾。照前症再添某病，则曰某疳，如脾疳、疳泻、疳肿、疳痢、肝疳、心疳、疳渴、肺疳、肾疳、疳热、脑疳、眼疳、鼻疳、牙疳、脊疳、蛔疳、无辜疳、丁奚疳、哺露疳，分病十九条，立五十方，方内多有栀子、黄连、羚羊、石膏大寒之品。因论病源系乳食过饱，肥甘无节，停滞中脘，传化迟滞，肠胃渐伤，则生积热，热盛成疳，则消耗气血，煎灼津液，故用大寒以清积热。余初时对症用方，无一效也。后细阅其论，因饮食无节，停滞中脘，此论是停食，不宜大寒之品。以传化迟滞，肠胃渐伤，则生积热之句而论，当是虚热，又不宜用大寒之品。后遇此症，细心审查，午后潮热，至晚尤甚，乃淤血也，青筋暴露，非筋也，现于皮肤者，血管也，血管青者，内有淤血；渐至肚大坚硬成块，皆血淤凝结而成。用通窍活血汤，以通血管；用血府逐淤汤，去午后潮热；用膈下逐淤汤，消化积块。三方轮服，未有不愈者。

膈下逐淤汤，专治肚腹血淤症

大医智慧

膈下逐淤桃牡丹，赤芍乌药元胡甘，

归芎灵脂红花壳，香附开郁血亦安。

——引自《医林改错》

精彩解读

《医林改错》中说："立膈下逐淤汤，治肚腹血淤之症。"其方如下：

【组成】灵脂（炒）二钱，当归三钱，川芎二钱，桃仁（研泥）三钱，丹皮二钱，赤芍二钱，乌药二钱，元胡一钱，甘草三钱，香附一钱半，红花三钱，枳壳一钱半。

【用法】水煎服。

【功效】对于本方，《医林改错注释》中是这样解释的：方中当归、川芎、赤芍养血活血，与逐淤药同用，可使淤血祛而不伤阴血；丹皮清热凉血，活血化淤；桃仁、红花、灵脂破血逐淤，以消积块；配香附、乌药、枳壳、元胡行气止痛；尤其川芎不仅养血活血，更能行血中之气，增强逐淤之力；甘草调和诸药。全方以逐淤活血和行气药物居多，可更好地发挥其活血逐淤，破症消结之力。

与《医林改错》中的其他名方一样，膈下逐淤汤经过多年的应用，其医学价值不断补挖掘，应用各个领域。然而，在最初王清任自己则主要应用于以下几个方面：

1.积块

积聚一症，不必论古人立五积、六聚、七症、八瘕之名，亦不议驳其错，驳之未免过烦。今请问在肚肠能结块者是何物？若在胃结者，必食也；在肠给者，燥粪也。积块日久，饮食仍然如故，自然不在肠胃之内，必在肠胃之外。肠胃之外，无论何处，皆有气血。气有气管，血有血管。气无形不能结块，结块者，必有形之血也，血受寒，则凝结成块；血受热，则煎熬成块。竖血管凝结，则成竖条；横血管凝结，则成横条；横竖血管皆凝结，必接连成片，片凝日久，厚而成块。既是血块，当发烧。要知血府血淤必发烧，血府，血之根本，淤则殒命；肚府血淤不发烧，肚腹，血之梢末，虽淤不致伤生。无论积聚成块，在左肋、右肋、脐左、脐右、脐上、脐下，或按之跳动，皆以此方治之，无不应手取效。病轻者少服，病重者多服，总是病去药止，不可多服。倘病人气弱，不任克消，原方加党参三五钱皆可，不必拘泥。

2.小儿痞块

小儿痞块，肚大青筋，始终总是血淤为患。此方与前通窍活血汤、血府逐淤汤，三方轮转服之，月余，未有不成功者。

3.痛不移处

凡肚腹疼痛，总不移动，是血淤，用此方治之极效。

4.卧则腹坠

病人夜卧腹中似有物，左卧向左边坠，右卧向右边坠，此是内有血淤。以此方为主，有杂症，兼以他药。

5.肾泻

五更天泄三两次，古人名曰肾泄，言是肾虚，用二神丸、四神丸等药。治之不效，常有三五年不愈者。病不知源，是难事也。不知总提上有淤血，卧则将津门挡严，水不能由津门出，由幽门入小肠，与粪合成一处，粪稀溏，故清晨泻三五次。用此方逐总提上之淤血，血活津门无挡，水出泻止，三五服可痊愈。

6.久泻

泻肚日久，百方不效，是总提淤血过多，亦用此方。

健康锦囊

久泻是指大便常常稀烂泄泻，泻出物多是不消化的食物，伴消瘦，不想吃东西，食后胃脘闷不舒、疲倦乏力，面色萎黄等，若便中带有黏液脓血，经久不愈，伴腹部隐痛、困倦，则为久痢，二者为脾虚寒、中气不足引起。久泻久痢治疗，应注意调节饮食，防止腹部受凉，并可适当选服下列食疗方：

（1）圆肉生姜汤：每次用龙眼肉15~20克，生姜3~5克，洗净切片，加水适量煮汤服用，每天1次。有温中散寒、益气血之功效。适用于治疗脾胃虚寒之久泻。

（2）党参炒米茶：每次用党参20克，炒米30克，加水4~5碗，煎至1碗半，代茶饮，隔天1次。有补中益气、健脾和胃等功效。适用于脾虚之久泻者。

（3）木耳糖水：每天用黑木耳6~10克，洗净加水煮熟，白糖适量调味食用，每天1次。有健脾益气及补血之功效。适用于脾虚久泻者。

（4）党参圆肉煎：每次用党参15克、龙眼肉15克、白术10克，水适量煎服，隔天或每天1次。有补中益气养血、健脾和胃等功效。适用于脾虚久泻者。

（5）荔肉大枣汤：每次用荔枝肉30~50克、大枣10枚，加水适量煮汤，每天1次饮用，有健脾养血、补气和中之功能，适用于脾胃虚寒之久泻。

（6）荔枝淮山莲子粥：每次用荔枝干10个、山药15克、莲子10克、大枣10枚、大米适量，加水煮成粥，调味食之，每天1次。有健脾益气、调中和胃功效。适用于脾胃虚寒之久泻。

（7）芡实百合粥：每次用芡实、百合、大米各50克，加水煮粥，盐调味食之。有健脾益胃之效。适用于治疗黎明泄泻。

少腹逐淤汤——种子安胎第一方

大医智慧

少腹茴香与炒姜，元胡灵脂没芎当，

蒲黄官桂赤芍药，种子安胎第一方。

——引自《医林改错》

精彩解读

不孕症是指女子结婚后夫妇同居2年以上配偶生殖功能正常，未避孕而不受孕者。中医认为，肾主生殖，故治疗不孕症，大多从补肾着手。王清任创立少腹逐淤汤，从活血化淤入手，选用小茴香、干姜、没药、当归、川芎、官桂等来治疗不孕症，并称此方"种子如神"，认为"本方祛疾、种子、安胎、尽善尽美"。其方如下：

【组成】小茴香（炒）七粒，干姜（炒）二分，元胡一钱，没药（炒）一钱，当归三钱，川芎一钱，官桂一钱，赤芍二钱，蒲黄（生）三钱，灵脂（炒）二钱。

【用法】水煎服。

在《医林改错》中，王清任还记载一例病案，可见此方之奇效：道光癸未年，直隶布政司素纳公，年纪已经六十岁了，因为没有儿子甚是忧虑，他将自己的苦衷和王清任说了，王清任当时便夸下海口说：这件事非常简单，从六月份开始，就让他的夫人服用少腹逐淤汤，每月五服，到九月份怀孕，至次年甲申六月二十二日生了一个儿子。

王清任认为，此方还具有安胎之妙，他说："此方更言险而不险之妙。孕妇体壮气足，饮食不减，并无伤损，三个月前后，无故小产，常有连伤数胎者，医书颇多，仍然议论滋阴养血、健脾养胃、安胎保胎，效方甚少。不知子宫内，先有淤血占其地，胎至三月再长，其内无容身之地，胎病靠挤，血不能入胎胞，从傍流而下，故先见血。血既不入胎胞，胎无血养，故小产。如曾经三月前后小产，或连伤三五胎，今又怀胎，至两个月前后，将此方服三五服，或七八服，将子宫内淤血化净，小儿身长有容身之地，断下致再小产。若已经小产，将此方服三五服，以后成胎，可保无事，此方去疾、种子、安胎，尽善尽美，真良善方也。"

除此之外，少腹逐淤汤还可治各类妇科病，如：少腹积块疼痛，或有积块不疼痛，或疼痛而无积块，或少腹胀满，或经血见时，先腰酸少腹胀，或经血一月见三五次，接连不断，断而又来，其色或紫，或黑，或块，或崩漏，兼少腹疼痛，或粉红兼白带，皆能治之，效不可尽述。

健康锦囊

对于习惯性流产患者，必须加强自我护理，具体当从以下几个方面着手：

1.生活规律

起居以平和为上，既不可太逸（如过于贪睡），亦不可太劳如提挈重物或攀高履险等。逸则气滞，导致难产；劳则气衰，导致伤胎流产。因此，孕妇一定要养成良好的生活习惯，作息要有规律，最好每日保证睡够8小时，并适当活动。这样，才能使自己有充沛的体力和精力来应对孕期的各种情况。另外，孕妇衣着应宽大，腰带不宜束紧，平时应穿平底鞋。要养成定时排便的习惯，还要适当多吃富含纤维素的食物，以保持大便通畅。大便秘结时，避免用泻药。

2.合理饮食

孕妇要注意选食富含各种维生素及微量元素、易于消化的食品，如各种蔬菜、水果、豆类、蛋类、肉类等。胃肠虚寒者，慎服性味寒凉的食品，如绿豆、白木耳、莲子等；体质阴虚火旺者，慎服雄鸡、牛肉、狗肉、鲤鱼等易使人上火的食品。民间有不少食疗方对预防习惯性流产和先兆流产很有效果，这里向大家介绍两则：

（1）莲子、桂圆肉各50克，文火煲汤，加山药粉100克煮粥。怀孕后即开始食用，每日1次。此方适宜于阴道出血、小腹坠痛、腰腿酸软、苔白舌淡、有习惯性流产史者。

（2）南瓜蒂3个，莲蓬蒂6个，共焙黄为末，分3次米汤送服，1日服完。此方适宜于妊娠数月后胎动腹痛、阴道出血、面赤口干、五心烦热、小便短赤的血热型先兆性流产者。

3.注意个人卫生

孕妇应勤洗澡、勤换内衣，但不宜盆浴、游泳，沐浴时注意不要着凉。要特别注意阴部清洁，可每晚用洁净温水清洗外阴部，以防止病菌感染。

4.保持心情舒畅

研究认为，一部分自然流产是因为孕妇中枢神经兴奋所致。因此，孕妇要注意调节自己的情绪，尽量保持心情舒畅，避免各种不良刺激，消除紧张、烦闷、恐惧心理，尤其不能大喜大悲大怒大忧，否则对胎儿的生长发育是非常不利的。

5.定期做产前检查

孕妇在妊娠中期就应开始定期进行产前检查，以便及时发现和处理妊娠中的异常情况，确保胎儿健康发育。

6.慎房事

对有自然流产史的孕妇来说，妊娠3个月以内、7个月以后应避免房事，习惯性流产者此期应严禁房事。

下卷

当代大国医健康智慧

　　在张仲景、孙思邈、李时珍这些苍生大医的引领下，中医经过数千年的发展，取得了辉煌的成就。然而，近代以来，西医强势崛起，中医命运急转直下，甚至多次被政府提议"废除"。在这种局面下，以"国医大师"为核心的一大批老中医以"师带徒"的形式，接过了祖辈传下来的中医绝学，扛起了中医复兴的重担。他们不贪名、不图利，兢兢业业把中医事业继承下来、发扬开去，经过数十年的努力，中医终于又得到了群众的广泛认可，赢来了一个新的春天。

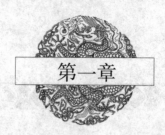

第一章

蒲辅周：中医之妙，尽在补泻防治中

名医简介

蒲辅周，男，1888年出生于四川梓潼县一个中医世家。15岁继承家学，18岁开始独立应诊，20多岁即闻名川北。1955年奉中央之命由卫生部调至北京中医研究院。1960年任该院内外科研究所内科主任，1962年加入中国共产党，1965年任中医研究院副院长、党委委员，全国政协第三、四届常委，第四届全国人大代表，国家科委中医专题委员会委员、中华医学会常务理事、农工民主党中央委员、中央领导保健医等职务。1975年4月29日逝世，享年87岁。蒲辅周倾心于中医事业70个春秋，他长于内、妇、儿科，尤擅治温热病。在学术上古为今用，独树一帜。他的学术思想和临床经验，为祖国医药事业的继承发扬作出了杰出贡献。

虚则补之，实则泻之，蒲老调治带下病

大医智慧

虚则补之，实则泻之，强者抑之，弱者扶之。不但治带下病如此，治其他的病亦不外此也。

——引自《临床中医：蒲辅周》

精彩解读

带下病是妇科常见的疾病，古人有五带之名，分青、黄、赤、白、黑。带下有虚有实，不能概作虚治，在临床治疗此病，必须结合具体症状，并结合色脉分别施治。实践经验证明，劳逸不当，劳伤冲任，饮食不慎，脾胃失调，造成带下病约占1/2；消志不乐，肝所郁结，造成此病约占1/3；其他如不讲卫生，房事不节，而成此病仅占1/10；虚损致病者极少数也。

1956年3月17日蒲老接诊了一位韩姓患者，该患者35岁。初步诊断为：黄白带多，小腹及腰痛，月经来潮前更甚，月经周期先后无定，胃纳欠佳，大便时干时溏，小便黄。舌苔黄白，有时灰黑，脉上盛下虚，两关濡弱。属湿困脾胃，下注胞宫，治宜调理脾胃，清利湿热。

【方药】连皮茯苓二钱，泽泻二钱，苡仁五钱，山茵陈二钱，豆卷五钱，黄芩（炒）二钱，草薢四钱，苍术（炒）二钱，金毛狗脊（炮）三钱，乌贼骨五钱，白通草一钱，晚蚕砂三钱，5剂。

【服法】每剂水煎两次，共取250毫升，分早晚2次服。

3月31日复诊：药后带色转白，量亦减少，饮食增加，精神好转。舌苔转薄，脉迟有力。仍以前法。

【方药】萆薢四钱，黄柏（酒炒）一钱，泽泻二钱，连皮茯苓五钱，苍术（炒）二钱，苡仁五钱，豆卷五钱，山茵陈三钱，川楝子二钱，金毛狗膏（炮）四钱，晚蚕砂四钱，白通草一钱，乌贼骨五钱。

【服法】5剂。服法同前。

4月4日三诊：月经25天来潮，小腹及腰痛显著减轻，但经色不正常，内夹黑色血块。精神、食欲、睡眠继续好转。脉弦迟，苔白。治宜温经利湿。

【方药】茯苓五钱，桂枝三钱，泽泻二钱，苡仁五钱，苍术（炒）二钱，当归二钱，川芎一钱半，桃仁一钱半，萆薢四钱，川楝子（打）二钱，白通草一钱。

本案脉证互参，湿热为病因，药后湿热渐去，脾得健运，饮食增加，精神好转，黄白带下及月经失调亦渐愈。

健康锦囊

治疗带下病，蒲老建议忌食辛辣刺激食物，如果白带中带有脓血和腥臭味，要认真检查，防止恶性病变。

此外，食用生冷食物、久居阴湿之地都会造成湿邪入侵，下面向大家介绍两套消炎止痛、温暖子宫的穴位按摩操。

（1）病人仰卧，协助者站于其旁，用手掌推摩小腹部数次。重点按压气海，用双拇指相对按压带脉。

（2）用手掌按揉大腿内侧数次。痛点部位多施手法，使皮下组织有热感为度。重点按血海、阴陵泉、三阴交三个穴位。

（3）病人俯卧，协助者站于其旁。用手掌揉腰骶部数次，然后按阳关穴。

（4）用手掌搓腰骶部2~3分钟，使皮下有热感，并可传至小腹部。

如果没有人帮忙，也可自己按摩。

（1）用手掌在小腹部做环形推摩法40~50次。推摩时应先将掌心搓热，然后按压气海、大巨、阴陵泉、三阴交各1分钟。

（2）用手掌搓腰骶部及大腿内侧各20~30次。

以上手法，每日早晚各1次。

坚持做按摩操的同时还可以喝一些对带下有治疗作用的糖水。

这道糖水祛腐生肌，解毒杀虫，美味又保健：用白果仁200克，冰糖3克。将白果仁去心加入冰糖煎1小时左右即可饮用。

远离痛经，蒲老建议女人要防治兼备

大医智慧

治妇科病以血为主，以气为用，气血是相互依存，相互为用。大法：寒则温之，热则清之，虚则补之，淤则消之，这亦是治疗痛经辨证立法的主要原则。

——引自《临床中医：蒲辅周》

精彩解读

痛经是妇科常见疾病，尤其在青年妇女中发生此病者甚多，临床主要表现多为经期或行经前后，小腹疼，腰腿酸痛，甚至痛剧难忍。诱发此病的因素很多，蒲辅周教授总结了以下几点：

（1）有的是先天不足，气血不充；

（2）有的是发育不正常；

（3）有的是因情志不舒，肝气郁结，气滞血瘀等，导致经水运行不畅发生本病。或者经期产后用冷水洗涤而感受寒湿，以及饮食不节，过食生冷，使脾胃受伤，而导致痛经；

（4）也有因经期不注意卫生，或发生同房，而致气血失调，造成痛经。

造成痛经的原因很多，在治疗上要辨证施治，若属于脾胃失调，身体消瘦，月经来潮前或月经已过，暖疼肢倦，腹胀痛，治疗宜调和脾胃为主，兼理气血。若见形瘦，疼痛连胁痛，腰酸腿疼，此多属于肝气郁结，治疗宜舒肝解郁调和气血，化结消淤。若患者小腹发凉，喜热畏寒，经行小腹胀痛，血色发黑，甚者有血块，此多属寒，治疗暖生脾胃，注意保暖。

蒲辅周教授嘱痛经患者要控制生冷侵入身体，不坐湿地，不用凉水洗脚，少动肝气，以免再发痛经之病。1956年2月，他接诊了一位吕姓患者，该患者月经不准，已10余年，周期或早或迟，血量亦或多或少，平时小腹重坠作痛，经前半月即痛渐转剧，经行痛止，经后流黄水10余天。结婚9年，从未孕育。

【方药1】白术、桂枝、当归、泽泻、香附各二钱，茯苓、益母草各三钱，川芎、延胡索各一钱五分。3剂后舌苔化薄，觉腰腹痛，有月经将行之象。

【方药2】当归、白芍、白术各二钱，官桂、川芎、苏叶各一钱五分，炒干姜、炒木香各一钱，吴萸八分，益母草三钱，温经和血。服后未见变动，仔细询致病原因：冬令严寒，适逢经期，又遇大惊恐，黑夜外出，避居风雪野地，当时经血正行而停止，从此月经不调，或敷月一行，血色带黑，常患腰痛，四肢关节痛，白带多等症。据此由内外二因成病，受恐怖而气乱，感严寒而血凝，治亦宜内调气血，外去风寒，遂予虎骨木瓜丸，早晚各服二钱，不数天月经行色淡夹块，小腹觉胀，脉象沉迟。

方用金铃子散、四物汤去地黄加桂枝、吴萸、藁本、细辛。经净后仍予虎骨木瓜丸，经行时再予金铃子散和四物汤加碱。如此更迭使用，经过3个月的调理，至6月初经行而血色转正常，量亦较多，改用桂枝汤加味调和营卫。因病情基本好转，改用八珍丸调补。此后或因劳动或其他因素，仍有痛经症状，治法不离温经和血，平时兼见胃痛、腰痛和腹泻等症，则另用温中化浊，活络等法，随证治疗。由于症状复杂，病史较长，经过一年多诊治，逐渐平静，于1957年4月始孕，足月顺产。

健康锦囊

治疗痛经，蒲辅周教授除了在中药方上有研究外，他还建议试试穴位按摩方法：

（1）摩腹：左手掌心叠放在右手背上，将右手掌心放在下腹部，适当用力按顺时针、逆时针方向各做环形摩动1~3分钟，以皮肤发热为佳。然后将手掌心放在肚脐下，按摩方式同前。

（2）揉按关元：右手大鱼际按摩关元穴，适当用力揉按1分钟左右。

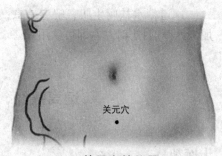

关元穴的位置

（3）搓擦腰骶：双掌分别放在腰骶部两侧，自上而下用力搓擦腰骶部1分钟；然后两手叉腰，将拇指按在同侧肾腧穴，其余四指附在腰部，适当用力揉按1分钟左右。

（4）按揉足三里，血海：将一手食指与中指重叠，中指指腹放在同侧足三里穴上，适当用力按揉1分钟，双下肢交替进行；然后将双手掌心放在同侧血海穴上，用力揉按1分钟左右，双下肢交替进行。

注意：月经期间应停止按摩。

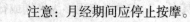

早、中、晚，不同阶段肾炎各有妙方

大医智慧

血流通过肾脏，肾能吸收保留有益物质，而排出代谢废物，慢性肾炎病理损伤主要是肾，以致不能完全吸收保留有益物质和排出废物，重则引起氮质血症、尿毒症。

——引自《蒲辅周医案》

精彩解读

肾炎分为急性肾炎和慢性肾炎。蒲老认为急性肾炎初起为外邪与内湿互结，太阳经腑并病，营卫不利，导致气化和水液运行失常。急性肾炎多与中医寒湿、风水病略相类似，多属阳水范畴。若治疗失当，休息失宜，抵抗力差，则病程延长，正气日衰，邪气深入，转为慢性肾炎。慢性肾炎与中医脾虚水肿相类似而略异，一般属阴水范畴，主要损伤了脾肾元气，故其治在脾，其本在肾，五脏六腑之阳气非得肾阳鼓动而不能升腾，肺之通调水道、脾之运化精微、三焦之决渎，均有赖于肾气（即功能），故肾主水，内寄真阳；肾又为封藏之本，使精华物质不随小便排出。肾炎的主要症状是水肿、尿少、血尿、蛋白尿，部分病人有高血压。下面是蒲老对肾炎的治疗，供大家参考。

1.初期

即急性期。脉浮，舌质正常，苔白，无汗，宜用麻黄杏仁薏苡甘草汤加苦桔梗、前胡，宣肺解表祛风除湿。

【方药1】麻黄五钱，杏仁二钱，苡仁五钱，甘草一两，苦桔梗二钱、前胡二钱。共为粗末，每用五钱，水煎温服。服后得微汗出、避风；脉浮，舌正苔白，汗出恶风，可与防己黄芪汤固表祛风除湿。

【方药2】防己一两，炙甘草五钱，白术七钱半，黄芪一两。共为粗末，每用五钱加生姜四片，大枣二枚，水煎服。服后得微汗。胃中不和，原方加白芍五钱；气上冲者，加桂枝三钱，茯苓一两；腰部及下肢冷，加细辛三钱；脉浮沉细紧或沉细弦，舌淡苔白，腰背恶寒，四肢不温，可选用麻黄附子细辛汤，或麻黄附子甘草汤温肾散寒。

【方药3】麻黄二两，附子二两，细辛二两。共为粗末，每用四钱，水煎服。腰沉重者，可合肾着汤加减；脉沉弦，舌正苔白腻，腰沉重，关节痛，兼胃肠不和者，宜用五积散，温散寒湿、和胃化痰、气血并调，每日五钱，水煎，加红糖温服。

2.中期

即慢性期。慢性肾炎一般是虚实互见，脉沉细弦滑，舌微淡，苔白。治法宜温脾肾，通阳利水为主，可用理中汤加茯苓、桂枝。

【方药】党参五钱，白术五钱，干姜二钱，炙甘草一两，茯苓一两，桂枝三钱。研粗末，每用五钱，水煎温服。

【加减】偏肾阳虚损者，可选用真武汤；若兼见寒湿表里未和，脉弦紧，苔白腻，亦可用五积散；口渴、小便黄，舌红，苔黄腻者，可用五苓散合三妙散加山茵陈（即黑茵陈）；若呕恶，可选用小半夏汤加茯苓；若干呕，大便不爽，可选用大半夏汤加茯苓；若呕吐涎沫，头痛，四肢清冷，亦可选用吴茱萸汤，多加红糖，少少频服，吐止为度。

3.晚期

肾功能衰退，元气不支，宜用济生肾气丸和理中法兼进，脾肾并调。腹胀、便秘、口苦酸臭、尿少而黄，可与沮腹汤和胃降浊。若病势急趋恶化，宜用醋制龟板一两，熟附子三钱，人参三钱，急救肾中将绝之阴阳，并强心气，此为急救之法。

健康锦囊

如果患了急性肾炎，除了配合医生的药物治疗以外，还应该在饮食上注意保养，下面是一些对急性肾炎十分有效的食疗方：

1.羊肾冬瓜

【材料】羊肾250克，冬瓜250克。

【做法】将羊肾洗净，切成条状，锅中放油炒熟，冬瓜切片，加水适量，文火炖煮；可放葱、姜调味，不加盐。一日一剂，随意食用，一周为1疗程，间隔3日，继进下一疗程。

【功效】可治疗急、慢性肾炎水肿。

2.胡萝卜缨

【材料】胡萝卜缨500~700克。

【做法】蒸熟服食。连服1周。

【功效】可消肿。

3.瓜笋汤

【材料】冬瓜500克，水发冬菇100克，罐头冬笋100克，菜油50克，鲜汤1000克。

【做法】将冬瓜削皮，去瓤洗净，切成0.5厘米厚的片；冬笋切成0.2厘米厚的片；冬菇去蒂，切成薄片。锅洗净置旺火上，倒入菜油烧至七成熟时，放入冬瓜微炒，掺入鲜汤。将冬瓜煮到快熟时，下冬笋片、冬菇片同煮至冬瓜变软，加入精盐调味起锅，入汤盆上桌即可。

【功效】有利尿消肿之功。

4.玉米须饮

【材料】玉米须100克。

【做法】玉米须加水1000毫升，煎煮20~30分钟，熬成300~400毫升液体，过滤后，每日2次分服。

【功效】适宜于水肿明显兼高血压者服食，可用于急性肾炎之风热郁肺、湿毒蕴结型，或慢性肾炎之肝肾阴虚、肝阳上亢型。

5.冬瓜汤

【材料】冬瓜500克。

【做法】将冬瓜煮汤3大碗，分3次服。

【功效】适用于急性肾炎之风热郁肺、湿毒蕴结型和热毒内攻、灼伤阴血型。

下面这些食疗方，其原料大多选自《本草纲目》中记载的有补肾益肾功能的食物，对慢性肾炎均有良好的效果。

1.冬瓜煲鸭肾

【材料】鸭肾2只，冬瓜900克，江珧柱3粒。

【做法】冬瓜洗净连皮切大块；鸭肾洗净，凉水涮过。江珧柱浸软。把适量水煲滚，放入冬瓜、江珧柱、鸭肾，煲滚以慢火煲2小时，下盐调味。

【功效】清热、补脑。

2.乌鱼汤

【材料】鲜乌鱼500克，茶叶200克，茅根500克，冬瓜皮500克，生姜50克，红枣300克，冰糖250克，葱白7根。

【做法】先将茶叶、茅根、冬瓜皮、生姜加水适量煎熬成汤，去渣后浓至1000毫升左右，放入鲜乌鱼（去肠，洗净），小火煮至鱼熟烂，加入冰糖、葱白。每日3次，分顿食之，喝汤食乌鱼。

3.熟地山药汤

【材料】熟地60克，山药60克，蜂蜜500克。

【做法】将熟地、山药洗净倒入沙锅中，加冷水1200毫升，用小火煎煮约40分钟，滤取药液加水复煎，合并两次药液，倒入盆中，加蜂蜜，加盖不让水蒸气进入，用旺火隔水蒸2小时，离火，待冷装瓶，备用。日服2次，每次10克，饭后温开水送服。

【功效】对慢性肾炎病人体弱者有调养作用。

清疳理脾汤，蒲老治疗疳积的不传秘方

大医智慧

脾胃损伤还不甚而积滞重者，祛邪消积为主。脾胃虚弱禀赋不充，当补其不足为主。古人虽争五疳及有多种疳积之名，总不外脾胃受伤，热自内生，立法不外乎消积调理脾胃。

——引自《医宗金鉴》

精彩解读

祖国医学称天花、麻疹、惊风、疳积为儿科四大证。新中国成立后天花已绝迹，麻疹也能控制，其他急性病均得到及时治疗，惊风亦随之少见，但疳积仍为多发病、常见病。中医疳积，多为现代医学所谓的消化不良，或伴有肠寄生虫等疾病。

婴儿出生后，就依靠脾胃吸收营养化生气血。若母乳不足，喂养失当，或年幼饮食上不予节制，贪食肥甘厚味，多食生冷瓜果，导致积滞，损伤脾胃，以致吸收运化水谷精散发生障碍，酿成积热，又消耗气血，煎灼津液，危害健康。

患疳积的小儿，面色不荣，毛发焦枯，眼睛发呆，多生眵泪，胸膈痞满，乳食懒进或善纳易饥，肌肉消瘦，肚大青筋，头大颈细，困倦思睡，易发脾气，喜冷恶热，喜食异物，肛门发痒，大便溏泻或如羊屎，尿如米泔，午后潮热，比皆疳症。

疳积是一个虚实互见的病，积为疳之母，治疳必先去积，但遇极虚者而速攻之，积未去而正气难支。应当根据患儿具体情况，进行具体分析。脾胃损伤还不甚而积滞重者，祛邪消积为主。脾胃虚弱禀赋不充，当补其不足为主。古人虽争五疳及有多种疳积之名，总不外脾胃受伤，热自内生，立法不外乎消积调理脾胃。蒲辅周教授采用《医宗金鉴》消疳理脾汤（芜荑、三棱、莪术、青皮、陈皮、芦荟、槟榔、使君子肉、生甘草、川黄连、胡黄连、炒麦芽、神曲），其方消积杀虫，又有胡黄连、黄连消积热，甘草护中气，随症加减多效。

善后用异功散、参苓白术散。治病求因，疳积病源乃饮食伤脾，饮食调理最为重要。疳积初起，若能注意饮食调理自可康复，俗语："要得小儿安，常带三分饥和寒"。疳积已成，亦是三分医药，七分调理。

下面是蒲辅周教授推荐的三个小儿消化不良单验方：

（1）砂仁从口塞进蟾蜍肚内，用谷草包扎后再用黄泥包焙干，去黄泥和谷草灰将蟾蜍研细末，每次五分至一钱，红糖水送，每日两次。

（2）焦三仙、鸡内金、山药，分量为1：2：3，共为细末，每次五分至一钱五分，红糖水送服，日2次。

（3）虫积腹痛：香榧子（去壳），微炒为末，早起空腹服二钱，红糖水送下。

健康锦囊

蒲辅周教授对治疗小儿疳积，还推崇中医疗法——针挑四缝穴。四缝穴是经外奇穴，位置在食指、中指、无名指及小指中节，是手三阴经经过之处，与三焦、命门、肝和小肠有内在联系，针刺四缝穴能健脾和胃、通畅百脉、消食导滞、化痰祛湿、调和脏腑、通畅百脉、解热除烦。现代医学研究证明，针刺四缝，还可改善胃肠血液循环，刺激胃液分泌，可使肠中胰蛋白酶、胰淀粉酶和胰脂肪酶的含量（消化强度）增加，加强胃肠道蠕动，促进肠黏膜的吸收。

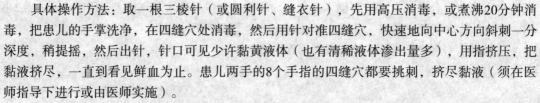

　　具体操作方法：取一根三棱针（或圆利针、缝衣针），先用高压消毒，或煮沸20分钟消毒，把患儿的手掌洗净，在四缝穴处消毒，然后用针对准四缝穴，快速地向中心方向斜刺一分深度，稍提摇，然后出针，针口可见少许黏黄液体（也有清稀液体渗出量多），用指挤压，把黏液挤尽，一直到看见鲜血为止。患儿两手的8个手指的四缝穴都要挑刺，挤尽黏液（须在医师指导下进行或由医师实施）。

　　健康、饮食正常的小儿针刺四缝穴后是挤不出黏液的。厌食、疳积患儿针刺四缝穴后往往能挤出白色或黄色的黏液。病情轻者，能挤出黏液的指数少，黏液量不多，黏液质清稀透明无色，不能牵丝；病情重者，能挤出黏液的指数多，黏液量多，黏液质稠浊，色黄或灰白，能牵丝。因而，刺四缝能否挤出黏液，可作为诊断厌食、疳积的指征，根据黏液的量、质地、色泽可判断病情的轻重。

　　疳积患儿在接受刺四缝，挑疳积治疗后，随着患儿食欲改善，饮食增多，再刺四缝穴时，能挤出黏液的指数减少，黏液量减少，黏液质由稠浊变清稀。待患儿饮食正常，再刺四缝穴时，是挤不出黏液的，这表明患儿的疳积已经治愈了。

　　治疗中应注意饮食调理，疳积患儿必须忌口一个月，如豆类制品、麦类制品、糕饼，以及各类零食如花生、瓜子、芝麻、冷饮、巧克力等，以免胀气；鱼肉以清蒸为宜，易于消化；增加新鲜蔬菜、水果；补充营养，保证充足睡眠，经常进行户外运动，多晒太阳，增强体质。

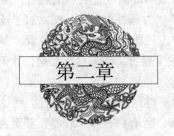

第二章

干祖望：集七十载之良方，治五官之烦忧

名医简介

干祖望，南京中医药大学教授、江苏省中医院教授，中国中医药学会耳鼻喉科专业委员会委员，为中医耳鼻喉学科的创业人之一。1912年9月生于上海市金山县。18岁时师从浙江省嘉善县西塘名医钟道生学习中医内外科。22岁业成后开业，在临床第一线行医已有70余年，尤其擅长治疗耳鼻喉科各类疑难杂症。他重视临床医案，坚持一病一案至今，著有《尤氏喉科》、《中医喉科》、《孙思邈评传》、《干祖望医话》等。

健脾治疗慢性咽炎，让你的嗓子天天舒畅

大医智慧

慢性咽炎，主症为咽喉干涩、微疼，或如异物哽介，或如烟熏火灼，症状不一而足。咽燥者，津不能濡之故。按照常规，多投养阴之剂。家父则认为，濡润咽喉之法多端，不能全赖养阴一技，犹如花卉，若枝叶枯槁，园丁一味浇水，却不知泥土过黏，根底反为腐烂。此时只有疏土渗水，沐浴阳光，乃为上策。《素问·阴阳类论》云"咽喉干燥，病在土脾"，此之谓也。

——引自《中国百年百名中医临床家丛书：干祖望卷》

精彩解读

慢性咽炎，在中医上被称为"虚火喉痹"，是耳鼻咽喉科的难治顽固疾病，现在还缺乏有效办法来控制它。中医历代书籍记载多认为是阴虚火旺之故，常以滋阴降火，养肺肾阴论治。

干祖望教授从医70余年，对中医药治疗慢性咽炎有深入的研究，通过多年的临床实践及不断地学习、思考，干教授认为临床上虚火喉痹"真正属阴虚者，十无二三，出于脾虚者常有八九"，从而提出从脾论治虚火喉痹的理论，运用此法治疗慢性咽炎，治愈率非常高。

《素问·阴阳类论》中云："咽喉干燥，病在脾土。"据此，干祖望教授认为，脾的运

化功能正常与否影响着津液的盛衰，脾气健运，水谷精微运化输布正常，津液充盈上润眼耳口鼻诸窍则不为病；若脾气虚弱，运化功能失常，则津液衰少，诸窍失养而为病。因此脾虚津液不足，不能上行濡润咽喉，是导致慢性咽炎的重要原因。

喉需液养，咽赖津濡，针对慢性咽炎的根源，干祖望教授独创了健脾法治疗慢性咽炎的方法，效果明显。健脾治疗咽炎通常有以下五种方法：

（1）健脾益气法：主治脾运不健而气虚症状明显者，症见面色无华，少气懒言，声低气怯等，患者多畏寒怕风而易感冒。方选补中益气汤或六君子汤。

（2）健脾润燥法：主治脾虚气弱，兼用阴虚津亏者，多用于干燥性、萎缩性咽炎，或患鼻咽癌放射线治疗后产生的咽喉干燥者，证见口干咽燥，饮不能解，四肢乏力，或有低烧。方用生脉散加味。

（3）健脾渗湿法：主治脾不健运兼有湿痰不化者。症见咽部黏膜充血不明显，咽中干涩而不思饮，食后不舒，大便多溏，舌有白苔甚至较厚，甚至舌边出现齿痕等。选用参苓白术散加减。

（4）补脾益气升阳法：用于治疗脾虚阴火证。症见素体禀寒，神疲乏力，少气懒言，容易感冒，咽燥微痛、口干而不太求饮、喜热饮，咽部有异物感，受凉、疲劳、多言则诸证加重，大便多偏溏。方用参苓白术散、补中益气汤，或益气聪明汤配合益胃汤、增液汤或沙参麦冬汤等。

（5）抑肝扶脾法：用于治疗肝气横逆侮脾证。干教授自订支脾伐木饮治之，以疏肝健脾。药用柴胡、白芍、金铃子、橘叶、党参、白术、茯苓、山药、白扁豆、甘草。

干教授还从养生的角度提出，慢性咽炎也可以药茶治之。药茶是中医的一个特殊的简便疗法，就是用少量的药物，代替茶叶作饮料。既方便，又可持久，对慢性病的确大有益处。阴虚的人，用生地、沙参、麦冬等分三味；阳虚的人，用白扁豆、焦米仁、山药等分三味。用上述药材代替茶叶泡茶做饮料，天天常饮，利于咽炎症状的治疗。

关于咽喉疾病，民间有这样的谚语："急发一朝生死决，慢喉百帖断根难。"说明了治疗慢性咽炎的难度。干教授认为慢性咽炎的治疗必须要有信心、恒心和决心，严禁烟、酒、辛辣之品，还要戒多言，言多损气，气损致津伤。

健康锦囊

咽炎在人群中的发病率高达87%以上，对于病情较重的咽喉病，最好还是去医院进行药物治疗，而轻度、慢性咽炎，或有咽炎的迹象，则可以通过食用具有生津降火、润肺止咳、防治咽喉肿痛作用的食物进行预防或者辅助治疗，下面介绍几种食疗方：

1.荸荠萝卜汁

【材料】荸荠、鲜萝卜各500克。

【制法】将荸荠洗净去皮，鲜萝卜洗净切块，一起放入搅汁机内搅拌成汁。每日饮汁数小杯，连服3~5日。

【功效】清热利咽，开音化痰。适用于咽喉肿痛、声嘶、目赤等症。

2.蜜枣甘草汤

【材料】蜜枣8枚，生甘草6克。

【制法】将蜜枣、生甘草放入锅中，加清水两碗，煎至一碗，去渣即可。可以做饮料服用，每日两次。

【功效】具有补中益气、润肺止咳之功效。适用于慢性支气管炎、咳嗽、咽干喉痛等症。

3.芝麻红糖粥

【材料】芝麻50克，粳米100克，红糖适量。

【制法】先将芝麻炒熟，研成细末。然后将粳米煮粥，待粥煮至黏稠时，拌入芝麻红糖稍煮片刻即可食用。

【功效】适用于肝肾不足、头昏目花、肺燥咳嗽、咽干等症。

4.枸杞粥

【材料】优质枸杞子15克，糯米150克。

【制法】将糯米、枸杞子分别洗净，加水放置30分钟，以文火煮制成粥即可。每天服用1碗。

【功效】具有滋阴润喉的功效，适用于慢性喉炎、咽喉干燥者。

5.银耳沙参鸡蛋汤

【材料】银耳10克，北沙参10克。

【制法】加水适量熬煮取汁，然后打入鸡蛋1~2个，蛋熟后加适量冰糖服用。

【功效】具有养阴清热、润肺等功效。适用于治疗阴虚肺燥引起的咽干喉痛。

内外同治，口腔溃疡不再来

大医智慧

口疮的辨证，首先要区别虚实，这主要根据局部症状，结合全身症状来分析，亦如《外科正宗·大人口破》所说："虚火者，色淡而白斑细点，甚者陷露龟纹，脉虚不渴。此因思烦太甚，多醒少睡，虚火动而发之……实火者，色红而满口烂斑，甚者腮舌俱肿，脉实口干。此因膏粱厚味，醇酒炙博，心火妄动发之。"临床上实证多于虚证，火证多于寒证，治疗则宜内外同治。

——引自《干祖望中医五官科经验集》

精彩解读

口疮，就是口内生疮，也叫口腔溃疡，溃疡具有周期性、复发性及自限性等特点。轻的口疮只溃烂一二处，重的口疮可扩展到整个口腔，甚至引起发烧和全身不适。

关于口疮的病因病理，古代医家有许多种学说，但是干祖望教授认为以《医贯》所述"上焦实热，中焦虚寒，下焦阴火"三者最为贴切。前者属实证，后两者为虚证及虚实夹杂证。上焦实热也就是心脾积热，或兼感风热之邪；中焦虚寒也就是脾胃虚弱，阳气不足，虚阳上浮；下焦阴火也即肾阴不足，虚火上炎。虚实之证又都可兼挟湿浊之邪，导致局部溃疡糜烂，使病症持久。

干教授认为治疗口腔溃疡应该内外同治，他对本病的治疗有独到之处，提倡内外同治：

1.内治

（1）风热上扰：口疮刚刚开始，患处灼热疼痛，伴发热恶寒等症，治疗宜疏风散热。方药选择银翘散或桑菊饮。

【组成】银花、连翘、竹叶、牛蒡子、薄荷、桑叶、桔梗、升麻等。

【用法】水煎服。

（2）心脾积热：口疮面积大，灼热疼痛厉害，疮口周围充血，伴有发热、头痛、淋巴结肿大、口渴多饮等症状，治疗应清泄心脾。方药选择白虎汤合导赤散。

【组成】知母、石膏、泽泻、生地、银花、木通、芦根、竹叶、甘中黄等。

【用法】水煎服。

【加减】如果伴有体温升高、大便秘结等症状，可以服用凉膈散，或合用黄连解毒汤。

（3）脾虚湿盛：口疮持续时间长，溃疡处呈黄色，大便稀薄，舌胖嫩，治疗应该健脾利湿化浊。方药选用参苓白术散加减。

【组成】白术6克，太子参10克，陈皮6克，赤小豆6克，茯苓10克，炒苡仁10克，炒麦芽10克，扁豆10克，益元散（包煎）10克车前子（包煎）10克。

【用法】水煎服。

（4）阴虚火炎：口疮不多，但此起彼伏，舌红少苔，治疗宜滋阴清火。方药选用知柏地黄汤，可加入沙参、石斛、麦冬等药材。

（5）虚阳上浮：口疮病程较长，溃疡处呈白色，周围不充血，患者身体寒冷，口中不渴，舌胖淡，治疗宜温补脾肾，引火归元。方药选用椒梅附桂连理汤。

【组成】乌梅、川椒、肉桂、黄连、白术、茯苓、附子、干姜等。

【用法】水煎服。

【加减】如果患者没有食欲、腹胀，可以加山楂、六曲，或者升麻、葛根等升发清阳之品。由于黄连本性苦寒，用量1~1.5克为宜，患者如果食欲较差，也可以不用。

小贴士

治愈口腔溃疡的六种方法：

（1）清洁口腔后，用消毒棉签将蜂蜜涂在溃疡面上，15分钟左右后，可咽下蜂蜜，再继续涂抹，一天可重复涂抹数遍，涂抹蜂蜜期间暂不饮食。

（2）用云南白药外敷口腔溃疡创面，一日2次，一般2~3天痊愈。

（3）将少许白糖涂于溃疡面，每天2~3次。

（4）用棉棒蘸取少许冰硼散，涂在患处，2~3天后创口即可愈合。

（5）含服华素片，每次1~2片，每日3~4次。

（6）将大蒜表皮撕掉，取包裹蒜瓣的透明薄膜敷在口腔溃疡处，亦有疗效。

2.外治

（1）患者可使用养阴生肌散或绿袍散，每次取药少许撒于口疮患处及周围，每日3~4次，可治愈。

（2）患者可将养阴生肌膜剪成口疮大小，贴在患处，每日敷贴3~4次，可治愈。

健康锦囊

用细辛外敷治病是我国古代民间流行的一个偏方，在《卫生家宝》一书中有记载，后被李时珍收录到《本草纲目》中，此后被广泛采用，其治疗范围也从最初的小儿口疮扩大到成人口疮、牙痛、三叉神经痛等。由于该法操作简单，见效快，所以在民间一直很受欢迎。具体操作方法为：

取细辛10克，捣碎后加适量温开水调成糊状，填入脐窝，敷上塑料薄膜，外面用纱布盖上，用胶布固定住，24小时后取下，4小时后再敷。治疗顽固性口腔溃疡效果好。

患者在用药期间应保持充足睡眠，营养全面，忌食辛辣食物，注意口腔卫生，保持大便通畅。

此外，用冬青叶（四季青叶）治疗口腔溃疡也有一定疗效，现将使用方法简介如下：

（1）将新鲜冬青叶洗净，放在口内嚼烂，吐出口水，把药渣敷在溃疡处，半小时后吐出。每次用冬青叶1片（重症用2片）每天敷3次，3~4天为一疗程。如口疮复发，可重复使用此法。

（2）将冬青叶洗净后烤干或晒干，研成粉末，加入冰片粉（比例为10：1），混匀后，喷到患处。

对症下药治鼻炎，还你一个清新的世界

大医智慧

　　肺气虚弱，卫外不固，风寒或风热袭肺，停滞鼻间，使局部气血不和，结聚不通；或气虚不充，清阳不升，浊阴不降，使清窍蒙垢而蔽塞不通；或因气虚血行不畅，潴留局部，使鼻甲肥大，充盈满腔，通气不畅。

——引自《干祖望中医五官科经验集》

精彩解读

　　鼻炎是困扰许多人的疾病，世界卫生组织通过一项全球范围的调查发现，鼻炎的发病率高得惊人，每10个人当中就有大多数人患有不同程度的鼻炎。近十年来，鼻炎的发病率更是以每年3%~5%的速度增加。

　　鼻炎分很多种，其中慢性鼻炎是常见的多发病，它由急性鼻炎发展而来，为鼻腔黏膜和黏膜下层的慢性炎症，与合并细菌继发感染、治疗不彻底和反复发作有关，轻者称为单纯性慢性鼻炎。患者经常易感冒、打喷嚏、流清鼻涕、通气不畅、头痛、头昏、引起咽喉肿痛，心律不齐，给工作、生活带来极大的痛苦。鼻炎时间长了，如治疗不及时，大部分可转化鼻咽癌，所以有慢性鼻炎的患者应提高警惕。

　　干祖望教授作为全国著名的五官科医生，对治疗鼻炎有丰富的经验和独到的手段，他在治疗慢性单纯性鼻炎的时候，将其分为两类，并对症下药，具体方法如下：

1.因肺气虚弱引起的鼻炎

　　患者平时易患感冒，鼻炎反复发作，鼻塞呈交替性，活动后减轻，卧躺的时候，上面的鼻孔通畅，下面的鼻孔则堵塞，鼻黏膜色淡，鼻甲肥大。对于这种症状的鼻炎，治疗时宜益气通窍，可选用益气聪明汤。

　　【组成】党参10克，白术6克，茯苓10克，白芷6克，柴胡3克，山药10克，菖蒲3克，辛夷10克，升麻3克。

　　【用法】水煎服。

　　【加减】鼻涕多且色黄浊的患者，可加桑白皮10克，薄荷6克；涕色白浊的患者，可加细辛3克，荜澄茄10克。

2.因气血淤滞引起的鼻炎

　　鼻塞较为严重，鼻甲肥大，颜色暗红。对于这种症状的鼻炎，治疗时应该益气活血，可选用通窍活血汤合四君子汤。

　　【组成】党参10克，桃仁10克，白术6克，赤芍6克，辛夷10克，红花10克，川芎10克，升麻3克，甘草3克，路路通10克。

　　【用法】水煎服。

　　除了内治，慢性鼻炎还可以采用外治的方法，鼻塞严重的患者，可用滴鼻灵或麻黄素滴鼻，此外，干祖望教授为我们介绍了一种独特的外治疗法——药物蒸气吸入疗法，具体操作如下：

　　取苍术10克，白芷10克，石榴皮10克，三味药材一起浓煎，然后用硬纸做一个漏斗状的罩子，罩子的大口放在盛药器皿上，小口套住鼻孔，患者吸入药物热蒸气，每天2次，每次10~15分钟，对治疗慢性鼻炎有很好的疗效。另外，慢性鼻炎患者还可经常做鼻部按摩，有利于鼻炎的治疗。如果没有患上鼻炎，也可以采取预防护理的措施，增强体质，预防感冒，平时可以经常服用玉屏风散，能够有效预防鼻炎。

健康锦囊

除了药物和手术外，民间有不少治鼻炎的小偏方，这些偏方如果对症，还是能够起到一定治疗作用的。下面我们就来介绍一些治疗鼻炎的食疗偏方：

1.丝瓜藤煲猪瘦肉

【制法】取近根部的丝瓜藤3~5克洗净，猪瘦肉60克切块，同放锅内煮汤，至熟加少许盐调味，饮汤吃肉，五次为一疗程，连用1~3个疗程自愈。

【功效】清热消炎，解毒通窍，主治慢性鼻炎急性发作，萎缩性鼻炎，鼻流脓涕，脑重头痛。

2.辛夷煮鸡蛋

【制法】用辛夷花15克，入沙锅内，加清水2碗，煎取1碗；鸡蛋2个，煮熟去壳，刺小孔数个，将沙锅复火上，倒入药汁煮沸，放入鸡蛋同煮片刻，饮汤吃蛋。

【功效】通窍，止脓涕，祛头痛，滋养扶，主治慢性鼻窦炎，流脓涕。

3.羊粉

【制法】取羊睾丸一对，洗净后，放瓦片或沙锅内焙黄（不可炒焦炒黑），研成细末，用温开水或黄酒送下。每对睾丸一日分两次服完，连续用2~3天见效。

【功效】主治慢性鼻炎。

4.黄花鱼头汤

【制法】取胖头鱼100克，洗净后用热油两面稍煎待用。将大枣15克去核洗净，用黄花30克，白术15克，苍耳子10克，白芷10克，生姜3片共放沙锅内与鱼头一起煎汤，待熟吃肉饮汁。

【功效】扶正祛邪，补中通窍。主治慢性萎缩性鼻炎，感冒频繁。

除了食疗，中医上常采用按摩的方治疗慢性鼻炎，常用的按摩方法可以通过刺激经络来改善鼻部血液循环，使鼻腔通畅。具体操作步骤为：

（1）用双食指的外侧来回地搓鼻梁两侧的上下部位，共搓200下左右，搓揉到鼻梁有发热的感觉为宜。

（2）用双食指尖揉动鼻孔两侧的迎香穴，共揉动200下左右。迎香位于鼻翼根部正侧方的小凹陷处。

（3）用左手的大拇指和食指上下揉动右手的合谷穴200下，再用右手的大拇指和食指上下揉动左手的合谷穴200下。合谷穴于拇指与食指分叉的凹陷处。

要彻底治疗鼻炎，一定要坚持不懈地长期进行按摩，一旦鼻炎治愈，还要坚持做下去，这样不仅可防止鼻炎的复发，而且还可以预防伤风感冒。搓揉的手法应较重，以能忍受为宜。

赶走嘴边口水，让宝宝笑口常开

大医智慧

流涎多见于婴幼儿，原因很多，有生理和病理的因素。婴儿口腔浅，流涎多，属正常现象。随着牙齿长出，口腔深度增加，年龄增长，婴儿学会用吞咽来调节过多的唾液，流涎现象应消失，否则往往可视为病态。口、咽黏膜炎症、面神经麻痹、延髓麻痹、呆小病等引起的流涎，需治原发病。

——引自《干祖望中医五官科经验集》

精彩解读

小儿流涎也就是流口水，是指口中唾液不自觉地从口内流溢出的一种病症。一般来讲，1

岁以内的婴幼儿因口腔容积小，唾液分泌量大，加之出牙对牙龈的刺激，大多都会流口水。随着生长发育，大约在1岁左右流口水的现象就会逐渐消失。如果到了2岁以后孩子还在流口水，就可能是异常现象，有可能是口腔疾病的预警。

中医认为脾胃虚弱，也会流涎不止。干祖望教授根据小儿流涎临床的表现，将其分为两个类型，即实热和虚寒，实热为阳明积热，如《疡医大全》里说："小儿胃火盛，廉泉穴开，则口中流水不绝。"虚寒则因脾气虚寒而不能制约涎唾所致，如《寿世保元》所说："涎者脾之液，脾胃虚冷，故涎自流，不能收约。"

干祖望教授根据婴儿流涎的病因及特点，提出了治疗小儿流涎的一些方法，下面给大家介绍一下：

1.阳明积热者

患儿主要表现为口角流涎，口水较稠而黏，进食的时候尤其多，小便少，尿色黄，大便干燥，口臭等。治疗的时候宜清泄阳明，方药选用白虎汤或清热泻脾散加减。

【组成】石膏，生地，黄芩，赤茯苓，姜黄连，山栀，升麻等。

【用法】水煎服。

2.脾气虚寒者

患儿常常口流清涎，颜色清亮无味，体质较差，衰弱无神，大便稀溏。治疗时宜温中健脾，方药选用温胃散或香砂六君子汤。

【组成】丁香，白术，干姜，内豆蔻，制半夏，党参，陈皮等。

【用法】水煎服。

也有的婴儿因为实热和虚寒夹杂而导致口水不断，针对这种情况，干教授认为治法应从收敛着手。常用药方为：乌药100克，益智仁100克，石榴皮50克，一起研为细末，再加入用酒煮烂的山药150克，制成梧桐子大小的药丸，让孩子每日用淡盐汤送服3次，每次4克。

除了内治，干教授还为广大家长提供了两种外治的方法，家长不妨一试：

（1）泡足：每晚在宝宝临睡前，在一盆热水中加入一勺白矾，待白矾溶化后给宝宝泡洗双脚。

（2）药物贴穴法：将白附子捣碎，以醋为辅料，做成一块薄饼，在宝宝临睡前敷于双足涌泉穴，用绷带固定住，第二天早晨取下。

对于流涎的婴儿家长应该经常擦去其口水，以免浸渍皮肤及弄湿衣衫而又生其他病。而且，家长在看护宝宝的时候一定不能捏挤小儿两颊。

健康锦囊

宝宝的饮食非常重要，对于流口水的婴儿要根据实际情况在饮食上做一些调整。阳明积热的婴儿应多吃一些清热养胃、泻火利脾的食物，如绿豆汤、丝瓜汤、芦根汁、雪梨汁、西瓜汁、金银花露等；对脾气虚寒的婴儿应多喂一些温中健脾的食物，以及富含蛋白质和维生素的鱼肉类、蔬菜及干果等，如虾、海参、鸡肉、羊肉、刀豆、韭菜、花生、核桃等。下面为广大家长介绍一下有效的食疗偏方：

1.姜糖神曲茶

【原料】生姜两片，神曲半块，食糖适量。

【制法】将生姜、神曲、食糖同放罐内，加水煮沸即可。

【用法】每日饮用2~3次。

【功效】健脾温中，止涎。适用于小儿流涎。

2.白术糖

【原料】生白术30~60克，绵白糖50~100克。

【制法】将生白术晒干后研为细粉，过筛，然后再把白术粉同绵白糖和匀，加水调拌成糊状，放入碗内蒸熟即可。

【用法】每日服10~15克，分作2~3次，温热时嚼服，连服7~10天。

【功效】健脾摄涎。适用于小儿流涎。

3.摄涎饼

【原料】炒白术20~30克，益智仁20~30克，鲜生姜50克，白糖50克，白面粉适量。

【制法】先将炒白术和益智仁一同放入碾槽内研成细末，把生姜洗净后捣烂绞汁，然后再把药末同白面粉、白糖和匀，加入姜汁和清水和匀，做成15~20块小饼，放入锅内烙熟。

【用法】早晚2次，每次1块，嚼食，连用7~10天。

【功效】健脾摄涎。适用于小儿口角流涎。但对小儿口腔溃疡、小儿口疮所致的流涎忌服。

4.益智粥

【原料】益智仁30~50克，白茯苓30~50克，大米30~50克。

【制法】先把益智仁和白茯苓烘干，然后一并起放入碾槽内研为细末，再将大米淘净后煮成稀薄粥，待粥将要煮熟的时候，每次调入药粉3~5克，稍煮即可；也可用米汤调药粉3~5克稍煮。

【用法】每日早晚2次，每次趁热服食，连用5~7天。

【功效】益脾，暖肾，固气。适用于小儿流涎、小儿遗尿。

扶正消肿相结合，扁桃体不再发炎

大医智慧

中医传统认为，本病为脏腑虚损，虚火上炎所致。临床证明，肺气虚怯，邪毒留恋不去，或肾阴亏损，虚火上炎咽喉，可致扁桃体长期肿胀难消；禀赋不充，气血双亏，可致痰浊凝结，而木然僵肿。至于慢性扁桃体炎急性发作，大多为风邪外袭，引动宿疾所致。

——引自《干祖望中医五官科经验集》

精彩解读

慢性扁桃体炎困扰着许多人，它是咽部常见疾病之一，其原因是急性扁桃体炎反复发作，未得到及时彻底的治疗，或病人体质较弱，病菌毒力较强，隐窝内细菌不能被排出，在其中生长繁殖而致病。

中医认为慢性扁桃体炎与体质虚弱，脏腑虚损有关，主要与肺、肾阴虚有关，治疗上多用滋补肺肾，生津利咽的方法。干祖望教授认为，治疗慢性扁桃体炎，要将扶正与消肿相结合进行，他针对慢性扁桃体炎的不同成因，提出了以下几种治疗方法：

1.肾阴亏损，虚火上炎

患者症见咽干而痒，有时刺痛，伴有腰膝酸软、午后潮热、耳鸣等症状，这时的治疗应以滋阴降火为主。药方选用知柏八味丸。

【组成】知母10克，熟地10克，川柏6克，泽泻6克，丹皮6克，天竺黄6克，射干2克，山药10克，桔梗6克，甘草3克。

【用法】水煎服。

2.肺气虚怯，邪毒留恋

患者五心烦躁，咽干咳嗽，大便干结，午后或有低热情况出现。针对这种症状，治疗应以养阴润肺为主。干教授常用百合固金汤加减来治疗此病。

【组成】生地、熟地、当归、川贝母、山药、玄参、白芍、桔梗、甘草等。

【用法】水煎服。

【加减】如果患者大便干结，需加火麻仁、柏子仁等药材。

3.禀赋不足，气血双亏

患者一般面色暗白，手足不温，全身乏力，经常感冒，易于出汗，小便清长，大便稀溏。针对这种症状，治疗应以补益气血为主，可选用八珍汤、十全大补汤。

【组成】党参、白术、黄芪、山药、甘草、茯苓、川芎、当归、桔梗等。

【用法】水煎服。

【加减】如果患者身体虚弱，可在药方中加入1.5~3克紫河车粉冲服。

此外，挂金灯、金果榄、山豆根、毛茨菇、昆布、海藻等药材具有化痰软坚的功效，干教授建议将其中以1~3味参入上述药方中，有利于肿大扁桃体的消退。

由于慢性扁桃体炎会反复发作，因此，干教授建议，患者应该预防感冒，及时治疗咽喉部急性炎症病变，平时要注意饮食清淡，结合食疗，多食海蜇、海带、白木耳、荸荠、芋艿之类的食物。

健康锦囊

慢性扁桃体炎的病人应养成良好的生活习惯，保证充足的睡眠时间，还要坚持锻炼身体，提高机体抵抗疾病的能力，在饮食方面应多进食清淡饮食，少进葱、姜、蒜、辣椒等有刺激性的食物。同时，治疗慢性扁桃体炎，还可以通过食疗的形式进行，下面为大家介绍几种有效的食疗偏方：

1.百合炖香蕉

【原料】百合15克，去皮香蕉2个，冰糖适量。

【用法】将三种食物加水同炖，服食之。

【功效】养阴清肺，生津润燥。主治慢性扁桃体炎。

2.百合羹

【原料】百合20克，桑叶9克。

【用法】将百合去衣，加入桑叶所煎出的汁，合煮为羹，每日食1小碗。

【功效】养阴清肺，生津润燥。主治慢性扁桃体炎。

3.枸杞炖猪肉

【原料】枸杞30克，猪肉500克。

【用法】将两种食物加入调料炖汤，佐餐食用。

【功效】滋阴降火，清利咽喉。主治慢性扁桃体炎。

4.五汁饮

【原料】雪梨100克，甘蔗100克，荸荠100克，藕100克，新鲜芦根100克。

【用法】将五种食物榨汁混合，每日饮用，10天为1疗程。

【功效】滋阴降火，清利咽喉。主治慢性扁桃体炎。

慢性扁桃体炎的治疗是长期的，坚持治疗是很重要的一点。应保持口腔清洁，每天睡前刷牙，饭后漱口，以减少口腔内细菌感染的机会。同时，戒除烟酒，也是预防慢性扁桃体炎的重要一点。

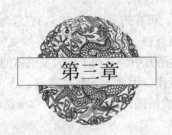

第三章

关幼波：养肝护肝，健康与你相伴

名医简介

关幼波，北京中医医院教授，中国中医药学会顾问。1913年生于北京，父亲关月波是当时的著名中医。关幼波自幼受到了良好的教育，16岁起逐渐接触中医理论，自学中医经典。24岁正式从父临床学习，27岁独立行医。关幼波擅长治内科、妇科、儿科疾病，尤其擅长治疗肝胆疾病，被人们称誉为"肝病的克星"。他首先把中医学术与现代电子计算机技术相结合，编制成"关幼波肝病诊疗程序"，为中医现代化做了大胆的尝试。著有《关幼波临床经验选》、《关幼波肝病杂病论》、《关幼波肝病百问答》等书。曾任全国中医药学会常务理事、北京中医药学会名誉会长，被国家中医药管理局确定为全国继承老中医药专家经验师承制导师，为当代著名中医学家。

关幼波教授的肝病食养方案

大医智慧

俗话说"药补不如食补"，祖国医药学的特色之一是药食同源，许多单味中药就是日常的食物，可以说药食是不分家的。很多食物，不仅含有丰富的营养，各种维生素、矿物质、微量元素，以供人体热能与新陈代谢的需要，而且具有重要的治疗疾病与养生长寿的作用。因此，合理地调摄饮食，对人体的健康是非常重要的一个因素。

——引自《关幼波肝病杂病论》

精彩解读

提到养生，有些人马上与吃补品、服灵丹妙药联系在一起，这是一种偏见。关幼波老先生认为：养生之道营养只是一部分，不能代替其他方面。营养应以饮食为主，俗话说："药补不如食补。"民以食为天，这说明了饮食是维护健康的根本。古代医著《黄帝内经》说"五谷为养，五果为助，五畜为益，五菜为充"，也显示了古人对饮食疗法的重视。古代名医张景岳亦称"盖气味之正者，谷食之属是也，所以养人之正气"。

关幼波作为全国著名的肝病医生，对治疗肝病有着丰富的经验，而且，他还对肝病养生饮食有着独到的见解，下面介绍一下关老先生的肝病养生饮食原则：

1.肝病患者宜用偏凉祛湿的膳食调理

食疗是调整肝肌功能的重要手段，肝病患者应该多吃含蛋白质、维生素及热量较高又易消化的食品。同时，肝病患者，尤其是急性肝炎患者，多伴有湿热症症状，故宜选用偏凉且有祛湿作用的膳食调理，例如鸭架冬瓜汤、红豆薏仁粥、鲫鱼汤等，能够有效促进肝病的恢复。

2.肝病患者应该限制蛋白质、脂肪、糖的摄入

肝硬化的患者在食疗原则上与一般肝炎患者不同，过多的蛋白质，糖类，助热伤肝，生湿伤脾，增加肝脏负担，易诱生肝昏迷。因此，在出现肝硬化肠道出血、消化不良或有肝昏迷征兆时，就需要严格控制蛋白质糖类的摄取。肝硬化患者对脂肪的消化吸收能力下降，应限制过高的摄入脂肪，在饮食上应尽量选用植物性脂肪，以减轻肝脏负担，这是肝硬化患者膳食调理的重要一环。

3.饮食有节

任何食疗保健方法，其原则要以个人生理实际所需为度，要把握"饮食有节"的原则，不应该任意增加一套固定的食疗方法。各人的口味不同是出于生活习惯的不同，或者反映出他身体需要该类食物，如果强迫他们去改变口味，反而易导致消化吸收不良症状。因此，饮食调节要因人而异，对任何食物都不可过或不及，只要坚持饮食有节的原则，就可吃出健康来。

针对肝病患者的身体特点，关老先生创制了两种有效的食疗配方，广大肝病患者不妨一试：

1.苡仁粥

【组成】生苡仁米、枸杞子、莲子、山药各适量。

【制法】将适量生苡仁米煮开，再放入少量的枸杞子、莲子、山药共煮粥。

【功效】苡仁粥是营养极佳的保健粥品，其中，山药补中健脾固肾，为治虚劳不可缺少之的要药；枸杞子补肝养血明目，补肾益精助阳；莲子养心安神，益肾固精，功专补脾，可作为脾胃正气不足之营养品；生苡仁米健脾利湿，清热利水，对包括肝癌在内的各种癌症，也有一定的预防作用。苡仁粥补而不腻，性味平和而不燥烈，可以保肝补虚，健身延寿。

2.乌鸡归参汤

【组成】乌骨鸡、当归、党参或西洋参。

【制法】将乌骨鸡配合当归、党参或西洋参各适量，共煮，多喝汤少吃肉。

【功效】乌骨鸡营养价值很高，常吃可以镇定安神，养颜扶正；当归养血和血；人参既能大补元气，又能益血生津，为各种虚证之要药，如有阴虚内热之象者（口干舌燥，手足心热，便秘溲赤）可用西洋参以养阴清热，益胃生津。乌鸡归参汤适合在严寒冬季温补。

此外，关老先生还用百分之五十的乌骨鸡粉，加上何首乌、枸杞子等多味中药创制"十全乌鸡精"，补而不助热，可用于各种肝脾肾虚弱患者，效果显著效果。

健康锦囊

下面为大家推荐几种益肝养肝的食疗佳品：

（1）鱼类。肝炎病人对蛋白质的供给量与质，相对高于健康人，必以充足的含高生物价的优质蛋白为佳。鱼类是首选，各种鲜鱼、活虾等都有丰富而易消化的生理价值高的优质蛋白质。但是螃蟹、田螺等性寒，肝病患者多吃有脾胃虚弱之弊，故不宜多吃。

（2）鸡肉。鸡肉蛋白含量高，而且还有利于脾胃虚弱者。对食欲不振，腹胀、便秘等消化不良的肝病患者尤为相宜。每天吃1~2个鸡蛋，对肝病患者最有补益。

（3）动物内脏。动物肝脏含有极丰富的蛋白质、磷、铁和维生素A、维生素B1、维生素B2、维生素B12等。铁与维生素B12为造血原料，伴有贫血、血浆白蛋白降低及水肿的肝病患者多吃动物肝最为有益。维生素B2在肝内是重要的辅酶，能促进肝细胞的呼吸作用，维持其正常功能。

（4）发菜。发菜是一种植物高蛋白，内含精氨酸，能解除肝病患者血液中过多的氨毒，对肝硬化特别是血氨浓度增高的患者，有恢复肝功能和解毒作用。

（5）蘑菇。蘑菇素有"健康食品"的称誉，可以增强机体免疫力，提高体内巨噬细胞吞噬细菌和病毒的功能。从鲜蘑菇中提取的一种物质，临床用于治疗传染性肝炎已取得显著疗效。

复方熊胆散，关幼波对治脂肪肝的妙方

大医智慧

《丹溪心法》中说："痞块在中为痰饮，在右为食积，在左为血块。气不能作块成聚，块乃有形之物也。痰与食积死血而成也……治块当降火消食积，食积即痰也。"关老认为脂肪肝的发生，由于肝炎后治疗不彻底，湿热未清，湿伤脾阳，运化失司，聚湿生痰；热伤阴血，灼津生痰。由于湿热互结，阻滞血脉，血液行涩，而痰淤交阻，终成痞块。加之饮食不节，膏粱厚味，嗜酒成性，进一步促进了病情的发展。

——引自《关幼波肝病杂病论》

精彩解读

脂肪肝是肝脏疾病中的一种常见病、多发病。它由于缠绵难愈和严重的并发症，影响患者的健康和生活质量。脂肪肝在肥胖人群、糖尿病与高脂血症人群、嗜酒人群中的高发病率以及近年呈现的低龄化、扩大化倾向，使脂肪肝和化学性肝脏损害的防治，成为社会性的自我保健课题。

关幼波老先生对治疗脂肪肝有着丰富的经验，他认为引起脂肪肝的原因很多，主要是饮食不节，长期饮酒，过分强调营养，追求高糖、高蛋白、高脂肪三高饮食。或一味减肥长期饥饿，也可造成肝内脂蛋白合成减少及肝细胞中脂蛋白释出障碍。或素有糖尿病、肥胖症以及药物等中毒性肝损害。本病的病位主要在肝脾，主要的病理变化为湿热凝痰、痰淤阻络，应从"痰湿"论治。

脂肪肝患者一般的症状为：体重迅速增加，体胖，不厌油腻，嗜食肥甘之味，疲乏不耐劳动，右胁疼痛，或者右胁痞块，大便粘腻不爽。关老认为辨证施治应以祛湿化痰、舒肝利胆、活血化淤为主，他根据多年经验，提供了如下药方：青黛10克（包），明矾3克，草决明15克，生山楂15克，醋柴胡10克，郁金10克，丹参10克，泽兰15克，六一散15克（包）。

如果患者有肝热、头晕目眩的症状，应加入苦丁茶、生槐米；患者血压升高，伴有头痛症状，应加入生石膏；患者大便枯滞不畅，应加入川军、瓜蒌、白头翁、秦皮、焦四仙；患者乏力气短，应加入葛根、党参；患者面肢水肿，应加入苍术、泽泻、玉米须；患者腰酸失眠，加何首乌、黄精、枸杞子。

除此之外，关老还为广大脂肪肝患者提供了两副疗效显著的药方：

1.复方熊胆散

【组成】青黛15克，明矾15克，郁金15克，川黄连10克，熊胆3克。

【用法】共研细末，装于一胶囊，每次饭后服1粒，每日2~3次。

【功效】疏肝解郁，清热化痰，主治脂肪肝。

2.清利化痰方

【组成】茵陈90克，醋柴胡10克，薄荷5克，炒栀子10克，丹皮10克，赤芍10克，丹参15克，泽兰15克，香附10克，郁金10克，金钱草30克，六一散（包）10克，白矾（研末冲服）1.5克。

【用法】水煎服，每日1剂。

【功效】清利肝胆，活血化痰，主治脂肪肝。

以上药方是关老在长期实践的基础上，采取辨证与辨病相结合，根据中医的基本理论，以法选择药证相符而又有降血脂作用的药物，根据病人的特点随症加减，才能更好地提高疗效。

健康锦囊

食疗是大多数脂肪肝病人治疗的基本方法，也是预防和控制脂肪肝病情进展的重要措施。脂肪肝患者应该制定并坚持合理的饮食制度，瘦肉、鱼类、蛋清及新鲜蔬菜等富含亲脂性物质的膳食，有助于促进肝内脂肪消退，高纤维素类的食物有助于增加饱腹感及控制血糖和血脂，这对于因营养过剩引起的脂肪肝尤其重要。

脂肪肝病人可辅以下列食疗方法：

1.何首乌粥

【主料】首乌20克，粳米50克，大枣2枚。

【制法】将何首乌洗净晒干、打碎，然后再将粳米、红枣加清水600毫升，放入锅内煮成稀粥，兑入何首乌末搅匀，文火煮数沸，早晨空腹温热服食。

2.赤小豆鲤鱼汤

【主料】赤小豆150克，鲤鱼1条（约500克），玫瑰花6克。

【制法】将鲤鱼活杀去肠杂，与赤小豆和玫瑰花加水适量，共煮至烂熟。去花调味，分2~3次服食。

3.菠菜蛋汤

【主料】菠菜200克，鸡蛋2只。

【制法】将菠菜洗净，入锅内煸炒，加水适量，煮沸后，打入鸡蛋，加盐、味精调味，佐餐。

4.灵芝河蚌煮冰糖

【主料】灵芝20克，蚌肉250克，冰糖60克。

【制法】将河蚌去壳取肉，用清水洗净，然后将灵芝入沙锅加水煎煮约1小时，取浓汁加入蚌肉再煮，放入冰糖，待溶化即成，饮汤吃肉。

5.红白鱼丸汤

【主料】西红柿250克，鱼肉250克，嫩豆腐250克，葱花、姜片、鸡精、香油各适量。

【制法】将西红柿洗净、切块。豆腐切块待用。将鱼肉洗净，沥干水分，剁成泥，调味，放入葱花搅匀，做成鱼丸子，待用。把豆腐、西红柿一起放入锅中煮沸后放入鱼丸子，加姜片、鸡精、淋入香油，煮熟即可，选吃数量个人可随意。

肝源性糖尿病，养好肝脏是关键

大医智慧

本病主要是由于素体阴虚，饮食不节，情志失调，劳逸过度等所致。以阴虚为本，燥热为标，肺燥而致上消，胃热而致中消，肾虚而致下消。阴虚燥热，日久阴损及阳，可见气阴两伤或阴阳俱损，并可变证百出。关老认为，一般消渴的病因为阴虚燥热，而肝病合并消渴是由于湿热所致，不但有热，而且有湿，主要是因为脾为湿困，中州失运，湿从热化，湿热阻滞三焦，热重于湿而引起的变证。

——引自《关幼波肝病杂病论》

精彩解读

提起糖尿病，人们大多把它与胰腺病变联系在一起。其实，除了胰腺以外，肝脏也是一个非常重要的糖代谢调节器官，肝脏是糖类代谢的主要场所，对于维持血糖的稳定具有非常重要的作用。肝脏病变很容易引起糖代谢障碍，导致葡萄糖耐量减低，严重者可发展为糖尿病。这种继发于慢性肝实质损害的糖尿病称为肝源性糖尿病。临床上，20%~40%的肝硬化患者合并有糖尿病。

糖尿病属于祖国医学"消渴"范畴。消者消谷、消水、消瘦、消耗之意；渴者口渴引，饮不解渴之意。《太平圣惠方》中明确提出了三消："一名消渴，二名消中，三名消肾"。肝源性糖尿病与胰岛病变而致糖尿病迥然不同。关老认为本病与典型的消渴不尽相同，有的患者口渴多饮，但不善饥，形体不瘦反而肥胖；有的患者善饥，口渴但不欲饮，反而尿多，特别是夜尿多；有的患者多食善饥，但食后胸胁胀满不舒，有的患者饥饿时易出现低血糖，而见心慌、极度乏力、自汗，甚至肢颤等。

关老在治疗肝源性糖尿病时，以治疗肝病为主，根据所出现的消渴症见而加减用药，辨证与辨症相结合。常用的健脾益气药为生芪、党参、山药。如果患者口渴多饮，胃热较盛，可加用人参白虎汤，重用生石膏，以北沙参代人参。

常用的养阴生津药为天花粉、石斛、生地、玉竹。如果患者肝肾阴虚，常配合乌梅、白芍、甘草，有降血糖的功效，也可以加葛根以生津液。

如果患者肾虚，常用五味子、诃子肉、仙灵脾、鹿角霜来达到固肾敛阴的目的，以调补阴阳，促进脾肾功能，且有降尿糖的功效。如果患者心慌自汗明显，常田北沙参、麦冬、五味子、浮小麦、芡实等。

下面为大家介绍关老的一个治疗糖尿病的药方：

【组成】生黄芪30克，仙灵脾15克，杭白芍30克，生甘草、乌梅、葛根各10克。

【用法】每日1剂，水煎服，日服2次。

【功用】补肾益气，生津敛阴。

【加减】本方在使用时，应酌情以侧重，如肺胃热盛阴亏者，可选加生石膏、川黄连、石斛、天花粉、玉竹、麦冬、沙参；肾虚夜尿频数者，可选加川续断、补骨脂、五味子、菟丝子、芡实、鹿角霜等；气血亏虚者，可选加党参、黄精、当归、生熟地、白术、怀山药、首乌、阿胶等。

健康锦囊

肝源性糖尿病与因胰岛病变而致的糖尿病不同，因此在治疗方法上也有所不同。针对肝源性糖尿病的治疗，主要原则包括：

（1）饮食控制是最为重要的治疗基础，轻症患者通过饮食控制即可使得血糖恢复正常。饮食控制的重点是低脂、低糖和增加蛋白质、维生素和纤维素的摄入，即强调少量多餐、少吃高糖、高脂食物，可多吃一些新鲜蔬菜和低糖水果，达到保护肝脏、减轻胰岛β细胞负担、降低血糖的目的。

（2）适宜的运动锻炼可改善机体组织对血糖的利用和转化，有利于更好地控制血糖。一般选择轻体力的有氧运动作为主要锻炼项目，如步行、太极拳，每次运动30分钟左右，每日一次，且应在餐后2小时后进行为宜。餐后2小时内最好保持相对安静，以免对因活动过多加重肝脏负担和对肝功能构成不利影响。

（3）轻度糖尿病无需药物治疗，主要依靠饮食控制，辅以运动疗法来促使血糖恢复正常。中度以上的肝源性糖尿病需予以药物治疗，可尽早使用胰岛素，但不宜使用口服降糖药。因为口服降糖药大都存在着肝细胞损害作用，而胰岛素不但可有效降低血糖，还有利于肝细胞的修复。

（4）肝源性糖尿病患者不可忽视肝病本身的治疗，随着肝病好转、肝源性糖尿病往往相应好转。如果只顾糖尿病的治疗而忽略肝病治疗，就会起到相反的效果。

心体双养，形神俱备——关幼波的养生之道

大医智慧

七情是指"喜、怒、忧、思、悲、恐、惊"七种情绪变化，是人体对外界客观事物的反映。如果这些情绪长期或过度的兴奋或抑制，就会损害人体而发生疾病，称为"内伤七情"。中医认为：暴怒伤肝，怒则气上；过喜伤心，喜则气缓；忧思伤脾，思则气结；过悲伤肺，悲则气消；大恐伤肾，恐则气下。

——引自《关幼波肝病杂病论》

精彩解读

我国中医学十分重视养生，通过各种措施达到体质增强、防治疾病、防止衰老，延长生命的目的。现在很多人都讲养生，那么究竟如何养生呢？关幼波先生作为著名的医家，给我们提出了一些养生的方法，下面简单介绍一下：

1.养生先养神，不能随便消耗精神

"精"，包括来自父母的"先天之精"和来自饮食消化的"后天之精"。精是富有生命力的，它不但有生长发育的能力、繁衍后代的能力，而且具有抵抗疾病的能力；"神"，就是人体的机能状态，生于先天，滋养于后天，又称为"水谷之精气"。

精是物质基础，神是外在表现。内经中说："精神内守，病安从来。"那么，如何才能做到不随便消耗精神呢？具体应做到饮食有节，合理调摄，根据季节气候的变化调节饮食，冷热、软硬适宜，富于营养和易于消化。如果一味追求高蛋白、高糖、高脂肪等三高饮食，不仅无益，且可导致脂肪肝、糖尿病等的发生。酒为大辛大热之品，必当节制，过量饮酒不仅损伤脾胃，还会造成肝脏损害，易导致肝硬化和肝癌。

人的生活要有规律，起居有常，不能贪图安逸或过于劳累，这样精神才能充沛。内经中说："久视伤血，久卧伤气，久坐伤肉，久立伤骨，久行伤筋"，劳逸过度，都会使人的气血、肌肉、筋骨受到损害，造成人体脏腑功能失调和抵抗能力下降。在患病之后，如果四处奔波，生活极不规律，不仅于病无利，反而伤及形神。同时，切忌乱服药品，以免造成损害，加重病情的发展。此外，性生活要有节制，房劳过度则耗伤人体的精血，加速人体的衰老，降低人体的抗病能力。

2.养生要养心，心情舒畅，不为七情所伤

七情是指"喜、怒、忧、思、悲、恐、惊"七种情绪变化，中医认为：暴怒伤肝，怒则气上；过喜伤心，喜则气缓；忧思伤脾，思则气结；过悲伤肺，悲则气消；大恐伤肾，恐则气下。

人在生活中，总会遇到各种矛盾和问题，总会有不顺心的时候，这时的养生就是要心情舒畅，不为七情所伤。知足常乐是非常重要的，不要过于追求吃喝玩乐、衣食享受，不计个人得失，不为名利所惑。在顺利的时候要多想困难，在困难的时候要多想希望，才能保持心情舒畅，不为七情所伤，则可益寿强身。

在患上疾病后，不要悲观丧气，要树立信心，积极地密切配合医生的治疗。坚定信心，就能战胜疾病，即使是不治之症，也能延年益寿或可痊愈。

3.养生要养体，坚持户外活动，调养情操

在日常生活中，除了工作学习外，要多参加户外活动。户外活动可使紧张的工作得以松

弛，身体得以调养。脑力劳动者进行户外活动可以锻炼身体，体力劳动者进行户外活动可以调养情志。老年人的精神要有所寄托，如下棋、书法、绘画、养花、养鱼、养鸟、练气功等，不但可以调节情操，而且有助于健康长寿。

在养生方面，更重要的是要有非凡的气度，心情开阔，胸襟坦然，则能看淡一切。在为人处事上，要严以律己，宽以待人。此外，还要有"松柏的精神"，在困境中能够傲立，有坚韧挺拔克服困难的毅力。

如果能做到以上几点养生之道，并且持之以恒，则可形与神聚，而安享天年。

健康锦囊

关幼波老先生自创了"床上八段锦"，可以在床上做调身运动，如果能够持之以恒地进行锻炼，能够达到强身健体的功效。"床上八段锦"的具体步骤如下：

（1）每天早晨起床后盘腿坐在床头，首先双手搓30次。

（2）双手由眼角往耳际打圈子按摩30次，能够有效缓解因用眼过度造成的疲劳。

（3）双手搓热后，沿鼻梁由上往下来回搓动30次，可以改善感冒引起的鼻塞，也可预防感冒。此外，脸部按摩动作对延缓鼻子、眼角处产生皱纹也有一定的功效。

（4）脸部按摩结束后，闭眼捂耳朵做一紧一松的压放动作30次。然后叩齿一百次，将积聚在口腔的唾液咽下，能够起到固齿和调理脏腑的功效。

（5）双手搓热后，放在背后两肾部位揉搓30下，可以改善下半部冷虚及腰酸背痛现象。

（6）盘腿静坐，双手握两膝盖，以尾椎为轴心从左至右，再由右至左打转各30次，能够在一定程度上改善老年人常见的颈椎系统疾病。

（7）双手自胸前后两侧平伸，做一百次扩胸运动，以强化心肺活动机能。然后再澄心息虚静坐二十分钟，以腹式呼吸法调息。

第四章

祝谌予：中西医融会贯通，顺着脾胃之藤来治病

名医简介

祝谌予，男，汉族，1914年11月30日出生，1999年8月12日在北京辞世。他曾任中国协和医科大学教授、北京中医学院教务长、北京协和医院中医科主任、北京中医学院名誉教授、中华全国中西医研究会副理事长、中华全国中医学会理事长，享受国务院颁发的政府特殊津贴。早在20世纪30年代初，即师从于当时的北京四大名医之一的施今墨先生，致力于中医理论的学习研究和临床医疗实践。在学习中医理论的同时，祝老还努力学习西医的解剖、生理、病理等知识，以求中西医融会贯通。祝老在研究中医治疗糖尿病方面颇有建树，首创应用活血化淤法治疗该病的新途径，并擅长治疗内科脾胃病及妇科病。其主要著作有《祝氏施今墨医案》、《施今墨临床经验集》，并在国内多种专业期刊发表学术论文60余篇。

祝氏首创"活血化淤法"，治疗糖尿病显奇效

大医智慧

我治疗糖尿病之有消渴症者，以增液汤、生脉散合玉锁丹，再加苍术配元参，黄芪配山药两个对药为基本方（苍术、玄参、黄芪、山药、生熟地、党参、麦冬、五味子、茯苓、五倍子、生牡蛎、生龙骨），从肺、脾、肾三脏入手，尤以脾肾为重点、着重先后天两方面滋养培本论治，屡见显效。

——《祝谌予临床经验辑要》

精彩解读

祝老认为："前人对本病的治疗，一般取滋阴清热法，从肺、脾（胃）、肾三脏论治，治消之方，数以百计，丰富多彩。我治疗此病是根据中医理论结合找的老师施今墨先生的经验：认为消渴证虽有虚实之分，然三消之证多虚，病本在于肾虚，正如《灵枢·五变篇》云：'五脏皆柔弱者，善病消瘅'，《灵枢·本脏篇》云：'心脆，则善病消瘅热中'，'肺脆，则苦病消瘅易伤'，'肝脆，则善病捎瘅易伤'，'脾脆，则善病消瘅易伤'，'肾脆，则善病消瘅易伤。'故我治疗糖尿病之有消渴症者，以增液汤、生脉散合玉锁丹，再加苍术配元

参，黄芪配山药两个对药为基本方（苍术、玄参、黄芪、山药、生熟地、党参、麦冬、五味子、茯苓、五倍子、生牡蛎、生龙骨），从肺、脾、肾三脏入手，尤以脾肾为重点、着重先后天两方面滋养培本沦治，屡见显效。"

在治疗糖尿病时，应坚持辨证与辨病相结合的原则，不拘泥于基本方一法。

1.阴血燥热、气阴两伤者

主要症状：症见三多症状及口干，饮水量不太多，唇红、舌红，燥热、身痒，或疖肿频生。

祝老治疗方：用基本方治疗取效不显，当主予养血清热，兼予益气滋阴，方用温清饮（黄芩、黄连、栀子、黄柏、当归、地黄、川芎、芍药）合上述两个对药治疗而取效。

2.血淤气滞，气阴两伤者

主要症状：症见三多症状及舌质紫暗，或淡暗，有淤点、淤斑，或舌下静脉曲张，或面有淤斑，或有刺痛、疼痛等血淤征象。

祝老治疗法：宜用活血化淤的治疗方法，再加两个对药施治。因为血淤与消渴之间互为因果关系。正如《灵枢·五变篇》云："其心刚，刚则多怒，怒则气上逆，胸中蓄积，血气逆留，髋皮充肌，血脉不行，转而为热，热则消肌肤，故为消瘅。"气阴两伤，往往导致气滞血淤，血淤气滞影响水津输布面加重消渴，当淤血症表现突出时，应予以活血化淤为治，例如对于糖尿病合并冠心病患者，其证属血淤气滞，用活血化淤法治疗，首先发现尿糖转阴性或血糖下降，又如对糖尿病气阴两伤并有血淤之证者，用基本方加活血化淤之品，可以增强疗效。

活血化淤法还适用于长期用胰岛素治疗及合并有血管病变（如冠心病、脑血管意外后遗症、脉管炎等）的糖尿病患者，常用调气活血方：广木香、当归、益母草、赤芍、川芎；或用五香散（五灵脂、香附、黑白丑）；或用血府逐淤汤；或用补阳还五汤，再加两个对药施治，可取得一定的疗效。

3.肝郁化热，气阴两伤者

若证属肝郁化热，气阴两伤，如原有慢性肝炎兼有糖尿病者，则又当疏肝清热，益气滋阴，合两个对药施治。

总之，在治疗糖尿病时，要坚持辨证与辨病相结合的治则，提高疗效。

健康锦囊

下面，我们来介绍一些祝老治疗糖尿病时常用的加减法：

（1）尿糖下降，重用花粉、生地；或加乌梅、五味子。

（2）血糖不降，加人参白虎汤（方中人参可用党参代替，知母、生石膏要重用）。

（3）兼有高血压或冠心病，或夜间口干，舌如生刺的，加葛根、夏枯草、石斛、生山楂、丹参等。

（4）下身瘙痒加知母、黄柏；皮肤瘙痒加地肤子、苦参。

（5）失眠，加枣仁、女贞子、首乌、白蒺藜。

（6）心悸，加菖蒲、远志、生牡蛎、生龙骨。

（7）大便溏薄，加莲子肉、芡实米。

（8）自觉燥热殊甚，而有腰痛者，则用引火归元法。主方加肉桂一钱。

（9）阴损及阳、阴阳惧虚者（如阳痿、腰冷、形寒肢冷），则在补阴的基础上补阳，主方加巴戟天、补骨脂、仙灵牌、附子、肉桂等。

拔掉高血压的病根，须从脾胃论治

大医智慧

祝氏治疗高血压病，最喜在辨证的基础上加用夏枯草、黄芩、牛膝、桑寄生、钩藤、菊花等几味中药，经现代药理研究证实，均有不同程度的降压作用。

——《祝谌予教授治疗高血压病的经验介绍》

精彩解读

祝老治疗高血压的方法主要以其师施今墨的方法为主，即，将高血压分虚实两类，凡是出现积热生火、热迫血逆、腑实便结的症状，即是实性高血压，宜采用龙胆泻肝汤、三黄石膏汤等清泻肝火；凡是出现肝肾阴虚、下虚上盛、阴部敛阳的情况，则是虚性高血压，宜采用左归饮、杞菊地黄汤、四石汤（灵磁石、紫石英、代赭石、石蟹）等上病下治，滋阴潜阳。但祝老之所以在糖尿病治疗上颇有建树，就在于他在施今墨的基础上，将实性高血压中又增加了肝风挟痰和淤血阻络两种，并根据本病虚中夹实、实中有虚的特点，提出了"虚实兼顾、标本同治"的治疗方法。

1.实性高血压

（1）火盛阳亢

病因：常见于高血压初期，因肝火上炎、肝阳上亢而引起。

主要症状：头痛眩晕、面红目赤、口苦耳鸣、烦躁易怒、便结溺黄、两太阳穴静脉怒张，舌红苔黄、脉弦劲有力或脉上鱼际。

特点：血压多以收缩压增高为主，脉压差大，耳鸣如雷，脉弦而上鱼际。

针对这种病症，祝老自拟降压验方：

【组成】夏枯草15克，苦丁茶10克，杭菊花10克，黄芩10克，槐花10克，钩藤10克，茺蔚子10克，桑寄生20克，怀牛膝15克，石决明（先下）30克。

【功效】清肝泻火，平肝潜阳。

【方义】夏枯草、苦丁茶、杭菊花、黄芩清泻肝胆实火；槐花、茺蔚子凉血活血通络；钩藤、石决明平肝潜阳；桑寄生、怀牛膝滋补肝肾，引血下行而降低血压。

【加减】头痛剧烈者可加羚羊角粉、白蒺藜；大便干燥者可加生大黄、草决明。

（2）肝风挟痰

病因：恣食肥甘、痰湿中阻，蕴而化热，引动肝风。

主要症状：形体肥胖、眩晕头重、口苦粘腻、呕恶痰涎、失眠多梦、胆小易惊、舌苔厚腻、脉象弦滑。

针对这种病症，祝老建议用方：

【组成】十味温胆汤（半夏、茯苓、陈皮、甘草、竹茹、枳实、菖蒲、远志、枣仁、五味子），加钩藤10克，夏枯草10克，黄芩10克，石决明（先下）30克，珍珠母（先下）30克。

【功效】化痰清热，平肝熄风。

（3）淤血阻络

病因：元气不足，运血无力，久则成淤；也可因精神紧张、肝郁气滞、血行不畅引起。

主要症状：头昏神倦、乏力、下肢如踩棉絮、四肢麻木不稳或活动不利、颈项僵硬不适、舌淡暗、舌边有淤斑、淤点或舌下静脉怒张。

特点：实验室检查血黏度增高，常伴颈椎病、冠心病或腔隙性脑梗死等。

针对这种症状，祝老建议用方：

【组成】补阳还五汤，加丹参30克，葛根15克，豨莶草15克，桑寄生20克，鸡血藤30克，钩藤15克，牛膝15克。

如果是气滞血淤型，则可用血府逐淤汤加以上药物进行治疗。

【功效】补气逐淤，平肝通络。

【方义】高血压日久，一些患者会出现肢体麻木、酸沉无力的症状，就有中风的危险。对于这样的患者用补阳还五汤加减治疗不仅可以益气逐淤，降压通络，还能预防中风。

2.虚性高血压

（1）肝肾阴虚

病因：素体阴虚火阳亢日久，下及肾阴而致，临床上较为常见。

主要症状：头痛头晕、耳鸣耳痒、两目干涩或视物模糊、口干心烦、手足心热、腰酸膝软、舌淡暗、脉细弦或弦大无力。

特点：血压多以舒张压增高为主，脉压差偏小，耳痒或耳鸣如蝉，脉细弱无力。

针对这种病症，祝老推荐用方：

【组成】杞菊地黄汤，加钩藤10~15克，夏枯草15克，黄芩10克，桑寄生20克，怀牛膝15克，杜仲10克。

【功效】滋补肾阴，平肝降压。

【方义】中老年人高血压多为肾精亏损，阴不敛阳，虚阳上亢。因此用杞菊地黄汤来滋补肝肾之阴，潜镇上亢之阳；钩藤、夏枯草、黄芩可平肝熄风、清热解压；桑寄生、怀牛膝、杜仲补益肝肾，引血下行。

【加减】失眠多梦，加枣仁、五味子；肢体麻木，加豨莶草、鸡血藤；头晕明显，加石决明、生牡蛎；耳鸣耳聋严重，加珍珠母、灵磁石。

（2）阴阳两虚

病因：因年老体衰、脏腑虚损、病久阴损及阳致虚阳上浮，或妇女到了更年期，体内冲任失调而致。

主要症状：眩晕耳鸣、腰膝酸软、肢冷畏寒、夜尿频多、口干自汗、便溏水肿、舌淡胖、脉沉细。

特点：头面烘热，腰膝以下发凉，舌淡胖等上热下寒等阴阳失调之象。

针对这种病症，祝老建议用方：

【组成】桂附地黄汤，加川断15克，杜仲10克，桑寄生20克，怀牛膝10克，仙灵脾10克。妇女更年期的高血压宜选二仙汤（仙茅、仙灵脾、巴戟天、知母、黄柏、当归）加二至丸（女贞子、旱莲草）等药。

【功效】温补肾阳，兼滋肾阴。

治疗不孕症："种子金丹"化裁+"八子"加减

大医智慧

祝谌予教授对不孕症治从肝脾肾入手，重视气血痰淤，药用"八子"加减，方用"种子金丹"化裁。临床施之，十分效验。

——《著名老中医祝谌予教授治疗妇科疾病的经验》

精彩解读

引起不孕的原因很多，像女方排卵障碍或不排卵、输卵管不通，功能不良、炎症，结核或子宫内膜异位症、免疫因素、男方少精或弱精症等，都可以导致不孕。

祝谌予教授治疗不孕症经验丰富，方法独特，他认为："肾主藏精而系冲任，为生殖之根；脾主运化，为气血生化之源，属生殖之本；肝藏血，主疏泄，乃生殖之机；故肝肾强盛，脾气健运，则气血冲和，冲任相资，月事以时下，精血择时合，乃能妊子。若先天肾气不充或房事不节，经血耗伤，血不摄精；情志不舒，精神紧张，肝气郁结，疏泄失常，气血不和，冲任不资，两精不遇；素体肥胖，或恣食厚味，脾失健运，痰湿内生；气机不畅，两精不合等均可造成不孕。"因此，祝谌予教授对不孕症治从肝脾肾入手，重视气血痰淤，药用"八子"加减，方用"种子金丹"化裁，具有较好的疗效。

【组成】覆盆子30克，五味子30克，韭菜子30克，车前子30克，枸杞子30克，女贞子30克，蛇床子30克，菟丝子30克，当归30克，木香30克，益母草60克，白芍30克，续断30克，肉苁蓉60克，羌活30克，紫河车60克。

【用法】共为细面，炼蜜为丸，每丸重10克，每日3次，餐后服1丸，经期停服。

【加减】若肾虚显著，加枸杞子至50克，紫河车至90克；血虚有淤者，加当归至60克，益母草至100克；肾虚宫寒，兼有妇科炎症者，加蛇床子至90克；血虚有热者，加赤芍30克；经后有血者，加蒲黄50克；基础体温低者加桂枝30克，淫羊藿60克；输卵管不通者，加路路通30克；若男女双方血型为"O"型和"B"型者，加川芎30克；月经量少提前者，配合安坤赞育丸每早服1丸，乌鸡白凤丸每晚服1丸，而种子金丹易为隔日服用。

在治疗女性不孕症的同时，作为丈夫的男性一方也应检查一下自己是否存在不育症状。但要注意的是死精子或无精子的不育症，现在的医疗手段往往难以治疗，如果男方是精子少或精子活动力弱的不育症，则可以选用祝老提供的治疗男子不育的药方进行治疗。

【组成】菟丝子、女贞子、车前子、五味子、枸杞子、覆盆子、沙苑子各一两，桑螵蛸、黄精、制首乌、肉苁蓉、紫河车、鹿角霜各二两，当归一两。

【用法】研末为丸，每丸三钱，早晚各一丸。

【加减】如有阳痿早泄者，上方加仙茅、仙灵脾各一两，阳起石二两，生熟地各一两。连服三个月，精子量才能增加，活动力才能增强。在上方中还可选加鹿茸、海狗肾、牛、鞭、鹿鞭等。

健康锦囊

卵巢功能低下或卵巢内分泌障碍，或黄体功能不全，以及下丘脑、垂体、卵巢之间内分泌平衡失调是引起女性不孕症的常见原因。中医认为不孕症与肾的关系密切。肾虚不能温煦胞宫，或肾虚精血不足、肝郁气血不调，皆致胞脉失养而致不孕。

按压疗法可根据不同病症表现选取组穴。

1.肾阳亏虚

婚后不孕，月经后期或闭经，经量少色淡，腰脊酸软，形寒肢冷，小腹冷坠，头晕耳鸣。舌淡苔白，脉沉迟。

按压穴位疗法：取任督脉、足少阴肾经经穴进行治疗。

按压手法要求：力度逐渐加大，动作平稳和缓，抵患处或穴位深处，每穴按压时间要稍长，可持续按压30~60秒，并可逆时针揉动，穴下刺激感要小，以达补虚祛病之效。

选用穴位：肾腧、气海、关元、命门、阴交、曲骨、太溪、照海。

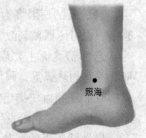

照海穴的位置

2.肝郁血虚

婚后不孕，经行先后不定期，经血紫红有块，量少，面色萎黄，胸胁乳房胀痛，情志不畅。舌淡苔薄白，脉细弦。

按压穴位疗法：取足厥阴肝经、足太阴脾经、足阳明胃经穴进行治疗。

按压手法要求：力度逐渐加大，动作平稳和缓，抵患处或穴位深处，每穴按压时间要稍

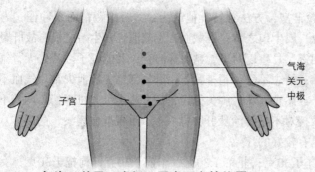

气海、关元、中极、子宫四穴的位置

长，可持续按压30~60秒，并可逆时针揉动，穴下刺激感要小，以达补虚祛病之效。

选用穴位：关元、气海、子宫、太冲、肝腧、中极、足三里、三阴交。血虚身热加血海，头晕心悸者，加百会、神门。

3.淤滞胞宫

经期错后，经行涩滞不畅，小腹隐痛，经血夹有紫块。舌质暗或有紫斑，苔薄黄，脉滑或涩。

按压穴位疗法：取任脉、足太阴脾经、足阳明胃经穴进行治疗。

按压手法要求：用力适中，平补平泻，可按不同方向旋转揉动，每穴按压时间约10~40秒，穴下要有一定刺激感，以产生治疗效果。

选用穴位：中极、气冲、丰隆、气海、血海。

另外，有一些患不孕症的女性怀疑自己是因为身体不好而不孕，想对身体进行一次大滋补。但是专家提醒要区别对待，无目的地服用太多保健滋补品可能会加重病情，一定要谨慎。

中药治疗膀胱炎，消炎、止痛、利水三管齐下

大医智慧

中药治膀胱炎，确有特效，唯膀胱结核症，预后颇不抱乐观。消炎，止痛，利水，为本病（膀胱炎）疗法，凡发酸性饮料及刺激性食品，均须禁止。

——《祝谌予临床经验辑要》

精彩解读

膀胱炎的病因多为细菌传染，有来自尿道者、来自血液经过肾脏者、来自邻接脏器者的感染，也可因器械刺激、化学刺激引起。膀胱炎的临床表现主要有急性与慢性两种。

急性膀胱炎主要症状为：有轻度发热，亦有时以恶寒战栗而发病；尿意频数，便时疼痛，并有灼热感觉，尿量酸性反应，且极混浊，含有血球及膀胱上皮细胞；终末血尿常见；时有肉眼血尿和血块排出。患者感到体弱无力，有低热，也可有高热，以及耻骨上不适和腰背痛。而且这些症状既发生于晚间，又发生在白天，女性常见。

慢性膀胱炎的症状与急性膀胱炎相似，但无高热，症状可持续数周或间歇性发作，使病者乏力、消瘦，出现腰腹部及膀胱会阴区不舒适或隐痛，有时会出现头昏、眩晕等神经衰弱症状。

祝谌予教授认为，中药治膀胱炎，确有特效，治疗时主要采用消炎、止痛、利水的方法，且要禁止所有发酸性饮料及刺激性食品。

曾经有位女性患者因膀胱炎来祝老处求诊，其主要症状为：发热二日，尿意频频，便时

疼痛，尿内含有血球，且极混浊，急性膀胱炎症。祝老根据其症状，遂开方为：

【组成】鲜茅根五钱，鲜苇根一尺，淡豆豉三钱，山栀衣一钱半，旱莲草三钱，车前草三钱，血余炭三钱（益元散四钱同包），银花炭三钱，苦桔梗一钱半，福泽泻三钱，川草薢三钱，台乌药一钱半，白茯苓三钱，赤茯苓三钱，干荷梗二尺，白芍药二钱，赤芍药二钱，川楝子二钱，炙草梢一钱半。

【方义】苇根、茅根、豆豉、山栀、赤芍，退热；旱莲草、车前草、干桔梗、血余炭、银花炭、苦桔梗、福泽泻、川草薢、赤茯苓、白茯苓，消炎利水；台乌药、杭白芍、川楝子、炙草梢，止痛。

患者在服用上方两剂之后，热退，痛少止，尿量增多，但二诊时仍存在尿极混浊且含血球的情况。因此，祝老在前方的基础上加修补血管药。

【组成】鲜茅根五钱，鲜生地五钱，血余炭三钱（益元散四钱同包），小木通一钱半，藕节炭三钱，黄柏炭二钱，旱莲草二钱，车前草二钱，阿胶珠三钱，淡竹叶二钱，苦桔梗一钱半，赤芍药三钱，赤茯苓三钱，台乌药一钱半，川楝子二钱，小蓟炭三钱，川草薢三钱，炙草梢一钱半。

【方义】本方以导赤散为主，又加黄柏炭、藕节炭，阿胶珠，修补血管，防止出血，余药与前方同。

患者以上方连服三剂后，痛止，三诊时发现，尿多，尿液已不若先之混浊，含血球极少。针对这种情况，祝老再开方如下：

【组成】大生地二钱，鲜生地二钱，血余炭三钱（炒车前子三钱同包），滑石块三钱，阿胶珠三钱，炙黄芩二钱，淡竹叶二钱，炒荷叶三钱，川黄柏一钱半，炒泽泻三钱，川草薢三钱，白杏仁二钱，白薏仁四钱，藕节炭三钱，瞿麦穗三钱，苦桔梗一钱半，炙草梢一钱。

【方义】生地、黄柏、条芩，清热；血余炭、车前子、滑石块、淡竹叶、泽泻、瞿麦、川草薢，消炎利水；薏仁、桔梗、杏仁，排腐；阿胶修补血管；荷叶升清；草梢止痛。

患者服上方三剂，诸症均愈，为了巩固疗效，祝老在患者四诊时拟用丸方善后：每日早晚各服草薢分清丸三钱，白开水送，共服十日。

健康锦囊

膀胱炎要禁止所有发酸性饮料及刺激性食品，即在膀胱炎患者服药期间严禁酒、辣椒、鸡、鱼、牛肉、虾子、海鲜、咸菜，佐料只能用盐、醋、味精（其他调料不要用），这是因为如果患者饮食控制不好会延长治疗时间。此外，膀胱炎患者在治疗时还应注意以下方面的饮食：

（1）多吃利尿性食物，如西瓜、葡萄、菠萝、芹菜、梨等。

（2）适当吃些田螺、玉米、绿豆、葱白，可帮助缓解尿频、尿急、尿痛等症状。

（3）多饮水，保持每日至少1500毫升以上的排尿量。

（4）避免食用柑橘，因为柑橘可导致碱性尿的产生，有利于细菌的生长。

（5）咖啡因能导致膀胱颈收缩而使膀胱产生痉挛性疼痛，故应少喝咖啡。

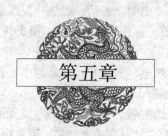

第五章

邓铁涛：养生保健谱新篇，祛除杂症第一人

名医简介

邓铁涛，男，汉族，1916年10月生于广东省开平县，自幼受父亲熏陶，走上医药学之路。1932年，他考入广东中医药专门学校，系统学习中医理论，期间先后跟随陈月樵、郭耀卿、谢赓平等诸多名家实习，获得了宝贵的临床经验。毕业之时，正值抗日战争爆发，他辗转各地，以行医来谋生。新中国成立之后，他积极投入祖国医学的恢复当中，在中医教学、医疗、科研等领域相继取得极高成就。1956年，进入广州中医药大学工作。邓老善于运用中医脾胃学说论治各种疑难杂症，研制了中成药"冠心丸"、"五灵止痛散"等；同时，他还倡导"不治已病治未病"，对中医传统养生方法进行了整理与升华。主要著作有《学说探讨与临证》、《耕耘集》、《邓铁涛医话集》、《实用中医内科学》、《中医诊断学》等。2009年6月，被授予"国医大师"称号。

日出而作，日落而息——向古人学习生活节律

大医智慧

科学健康的作息节律很重要，应该成为日常养生保健的基础工作。合理恰当地安排好每天的工作、学习、活动和休息，可以使我们保持旺盛的精力，维护身心的和谐与健康。

——引自《寿而康：邓铁涛谈养生》

精彩解读

人类的作息是有一定规律的，远古人类顺应自然形成了"日出而作，日落而息"的生活模式，后经长期衍化发展，生活模式基本固定为一日三餐、昼出夜寝。我们的身体也适应了这种作息节律，一旦打乱，就会对身心造成不好的影响。

《管子》有云："起居不时……则形累而寿命损。"长期生活起居缺乏规律，或虽有规律却是不健康的"坏规律"，比如经常开夜车、不吃早餐、饭后倒头便睡、不爱运动等，都会打乱人体内环境的平衡，引起气血失和、阴阳失调。

以睡眠为例，中医认为，"夜卧则血归于肝"，经常熬夜容易耗损人体的阴津，导致阴

阳失和，这也是为什么熬夜之后容易上火的原因。一夜未睡之后，次日脸上就多出几个痘痘，嗓子也变得干痛起来。

因此，邓老建议我们，安排好每天的学习、工作、运动、饮食、起居等日常活动，形成规律，让生活变得健康、有规律起来。

下面是邓老每天的起居安排，只要在家中，基本上都是按此进行，很少打乱，这一点非常值得我们学习。

（1）早晨起床。

（2）床上静坐，呼吸吐纳。

（3）自我保健按摩（从头开始，渐及全身）。

（4）饮茶。

（5）打八段锦。

（6）早餐。

（7）早餐后练气功。

（8）读书、看报、写文章等。

（9）中午绕楼散步10圈。

（10）午餐。

（11）午餐后看会儿报纸。

（12）午睡（13：00~14：30）。

（13）读书、看报、写文章等。

（14）打太极拳。

（15）晚餐。

（16）看会儿电视。

（17）21：00洗澡（冷热水交替）。

（18）练30分钟气功，然后看书读报。

（19）23：00之前准时就寝。

健康锦囊

《黄帝内经》中很多养生智慧值得我们现代人学习，其中有一段提到："今时之人不然也，以酒为浆，以妄为常，醉以入房，以欲竭其精，以耗散其真，不知持满，不时御神，务快其心，逆于生乐，起居无节，故半百而衰也。"这段话表明，人动不动就会生病，都是因为人的生活习惯、生活习性严重违背了身体内部的运行规律和自然的一种正常的状态而造成的。

（1）"以酒为浆"，现在的人，嗜酒如命，其实酒很容易让人丧失理性，而且大量或经常饮酒，还会使肝脏发生酒精中毒而致发炎、肿大，影响生殖、泌尿系统。

（2）"以妄为常"，现在的人，想怎么做就怎么做，胡乱地作息和生活，完全不按照自然规律行事，该睡觉的时候不睡觉，该吃饭的时候不吃饭，该结婚的时候不结婚，非要等到困极了再睡，饿极了再吃，年岁大了再结婚，其实所有这些违背人体、自然规律的做法都是非常损耗人体能源的，从而导致疾病和过早地衰老。

（3）"醉以入房，以欲竭其精，以耗散其真"，人要控制好自己，不能纵欲，因为人的精液是"阴精"的最高浓缩，而阴精是难成易亏的，所以如果不节制房事，精液输出太多，就要导致精气短缺，"肾阴虚"便由此而至。总之，房事养生要点在于得其节宣之和，既不能过度纵欲，也不能禁欲，一定要做到"静心节欲以养阴，顺天时避虚而保精"。

（4）"不知持满，不时御神"，用现代的话来说就是人不知足，总是追求身外之物，而且穷追不舍，最后闹得身心疲惫、烦恼多多，其实人体是很自足的，人的幸福也很简单，只要吃的喝的住的满足人体的需要，人就会获得健康和快乐，何必苦苦追求身外之物。

小欲伤身，大欲养生——邓铁涛的欲望养生论

大医智慧

积极、正确的欲望对养生同样是必不可少的。特别是为人类事业发展而生的欲望，乃为欲望之大者，为浩然正气，对养生具有莫大的好处。因此，把握好欲望的大小关系，舍小欲、私欲而怀苍生之念；做好"求"与"放"的平衡，入世却宠辱不惊，正是养心正道之所在。

——引自《长寿有道：名老中医谈养生》

精彩解读

在中医养生学中，经常会提到节制欲望的理念。确实，欲望太多对人体的危害是极大的。老子说："罪莫大于可欲，祸莫大于不知足，咎莫大于欲得。故知足之足，常足矣。"意思是说，罪过莫大于欲望膨胀，祸害莫大于不知道满足，凶险莫大于欲望得以放纵。所以，知道满足的富足平衡心理，是永远的富足。此外，陶弘景在《养性延命录》里也说："常人不得无欲，又复不得无事，但当和心少念，静身损虑，先去乱神犯性，此则啬神之一术也。"意思是说，人是血肉之躯，是有情有欲的，要断绝它做不到，也不必要，但需要节制它，这是守神的一种方法。

诚然，欲望过多对养生极为不利，但我们也要区别对待。邓铁涛教授认为，对人体有害的是那些私欲、小欲，为人类事业发展而生的"大欲"则是一股浩然正气，对养生具有莫大的好处。因此，我们要把握好欲望的大小关系，舍小欲、私欲而怀济苍生之"大欲"。

中医养生学认为，立志养德是精神养生中的调神养生法之一，即树立理想，坚定信念，充满信心，保持健康的心理状态，是养生保健的重要一环。中医还认为，道德高尚，光明磊落，豁达大度，有利于神志安定，气血调和，精神饱满，形体健壮，能够达到养生的效果。与此同时，现代生理学和生物信息反馈疗法研究证明，坚定意志和信念，能够影响内分泌的变化，改善生理功能，增强抵抗力，有益于健康长寿。

健康锦囊

中医认为，小欲、私欲伤身，而要想节制这些欲望，达到养心之目的，必须戒除以下几种不良心理：

1.自私心理

私心太重，斤斤计较，以自我为中心，世上的好处自己捞完才心甘，否则就怨天怨地。有这种心理，整天劳心伤神，寝食不安，必然危害身心健康。

2.忌妒心理

"人比人，气死人"，任何方面都不容别人比自己优越，这种心理所产生的行为，不但容易在同行、同事、邻里和家庭之间产生摩擦，也易使自己整天处于焦虑烦躁之中，伤心劳神，危害健康。

3.贪婪心理

重财重利，贪欲无度，劳心伤脾，则百病丛生。

4.阴险心理

心胸狭小，心机阴险，以整治他人为乐。这种品性阴险的人，不但生活不能潇洒轻松，而且最容易走上犯罪道路。

5.忧郁心理

抑郁寡欢，思绪重重，叹老悲老。殊不知，"怕老老得快，叹病病自生"。此心不除，疾病更易缠身。

6.怀疑心理

对亲朋好友和同事，缺乏起码的信任和尊重。须知疑心过重是导致家庭失和、人际关系紧张的重要原因。

7.回归心理

总沉湎于往事的回忆中，倚老卖老，看不惯一切新生事物。此心不除，就会落伍，形劳精亏，积虑成疾。

运动筋骨、调理脏腑，就练邓氏八段锦

大医智慧

运动有刚有柔，我认为柔性的运动对于体弱、年老及妇女儿童都更为合适，所以我主张柔性的运动。一讲柔性的运动，自然会想到太极拳。但我除了太极拳之外，更喜欢八段锦……八段锦简单易学，经常锻炼，对增强体质，调节人体各脏腑经络气血的运行，均有显著的功效。

——引自《八段锦：邓铁涛健康长寿之道》

精彩解读

邓老认为，运动分为外功与内功两大类，其中体操、跑步、外家拳术之类，重在使用外功，属于外功；而五禽戏、太极拳、八段锦之类属内功。其中，内功用意不用力，以意为主，以意为引，以气运肢体，不偏不倚，不会伤气耗血，比较适合中老年人。

邓老健身，以八段锦为主，每天早上一套八段锦，没有特殊情况，是不会落下的。他说："八段锦作为我国古代导引术，其健身效果显著，是中华传统养生文化中的瑰宝。我每天都坚持做八段锦，不但运动了筋骨，而且起到了调理脏腑功能的作用。"

> **小贴士**
>
> 八段锦是古代流传下来的一种气功功法，形成于12世纪，后来在历代流传中形成许多练法和风格各具特色的流派。它共由八节组成，再加上体势动作古朴高雅，故以"八段锦"为名。八段锦的体势有坐势和站势两种。坐势练法恬静，运动量小，适于起床前或睡觉前锻炼。站势运动量大，适于各种年龄、各种身体状况的人锻炼。

八段锦一共包括八段，其中前四段的功用在于治病，后四段的功用在于强身。邓老说："八段锦简单易学，经常锻炼，对增强体质，调节人体各脏腑经络气血的运行，均有显著的功效。"下面，我们就介绍邓氏八段锦的具体锻炼方法。

第一段：双手托天理三焦

【起势】直立，两臂自然下垂，手掌向内，两眼平视前方，舌尖轻抵硬腭，自然呼吸，周身关节放松，足趾抓地，意守丹田，以求精神集中片刻，两臂微曲，两手从体侧移至身前，十指交叉，掌心向上。

【动作】

（1）两臂徐徐上举，至头前时，翻掌向上，肘关节伸直，头往后仰，两眼看手背，两腿伸直，同时脚跟上提，挺胸吸气。

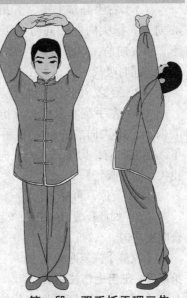

第一段：双手托天理三焦

（2）两臂放下，至头前时，掌心由前翻转向下，脚跟下落，臂肘放松，同时呼气。

（3）如此反复16~20遍，使呼气吸气均匀。

十指松开，两臂由身前移垂于两侧。

第二段：左右开弓似射雕

【起势】自然站立，左脚向左侧跨一步，两腿屈膝成马步，上体直，同时两臂平屈于两肩前，左手食指略伸直，左拇指外展微伸直，右手食指和中指弯曲，余下手指紧握。

【动作】

（1）左手向左侧平伸，同时右手向右侧猛拉，肘弯曲与肩平，眼看左手食指，同时扩胸吸气，模仿拉弓射箭的姿势。

（2）两手回收，屈于胸前，恢复起势，但左右手指姿势相反，同时呼气。

（3）右手向右侧平伸，同时左手向左侧猛拉，肘屈与肩平，眼看右手食指，同时扩胸吸气。

（4）如此左右轮流进行开弓16~20次。

【收势】还原预备姿势。

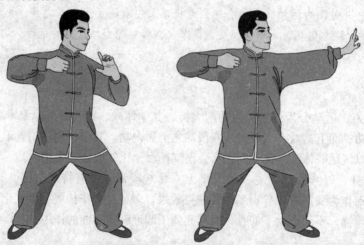

第二段：左右开弓似射雕

第三段：调理脾胃须单举

【起势】立直，两臂自然垂于体侧，脚尖向前，双眼平视前方。

【动作】

（1）右手翻掌上举，五指伸直并拢，掌心向上，指尖向左，同时左手下按，掌心向下，指尖向前，拇指展开，头向后仰，眼看右指尖，同时吸气。

（2）复原，同时呼气。

（3）左手翻掌上举，五指伸直并拢，掌心向上，指尖向右，同时右手下按，掌心向下，指尖向前，拇指展开，头向后仰，眼看左指尖，同时吸气。

（4）复原，再呼气。

（5）如此反复16~20遍，运动时宜注意配合呼吸均匀。

【收势】恢复起势状态。

第四段：五劳七伤往后瞧

【起势】直立，两臂自然伸直下垂，手掌

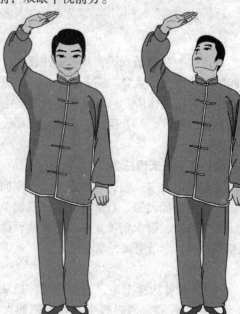

第三段：调理脾胃须单举

紧贴腿侧，挺胸收腹。

【动作】

（1）双臂后伸于臀部，手掌向后，躯干不动，头慢慢向左旋转，眼向左后方看，同时深吸气，稍停片刻，头复归原位，眼平视前方，呼气。

（2）头再慢慢向右旋转，眼向右后方看，吸气，稍停片刻，再旋转复归原位，眼平视前方，呼气。

（3）如此反复16~20遍。

【收势】恢复起势状态。

第五段：攒拳怒目增气力

【起势】自然站立，两腿分开屈膝成马步，两侧屈肘握拳，拳心向上，两脚尖向前或外旋转，怒视前方。

【动作】

（1）右拳向前猛冲击，拳与肩平，拳心向下，两眼睁大，向前虎视。

（2）右拳收回至腰旁，同时左拳向前猛冲，拳与肩平，拳心向下，两眼睁大，向前虎视。

（3）左拳收回至腰旁，随即右拳向右侧冲击，拳与肩平，拳心向下，两眼睁大，向右虎视。

（4）右拳收回至腰旁，随即左拳向左侧冲击，拳与肩平，拳心向下，两眼睁大，向左虎视。

（5）如此反复进行16~20遍。

【收势】注意配合呼吸，拳出击时呼气，回收时吸气。最后两手下垂，身体直立。

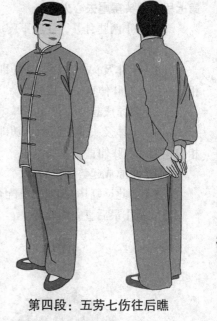

第四段：五劳七伤往后瞧

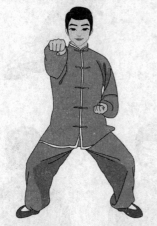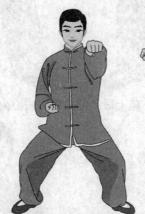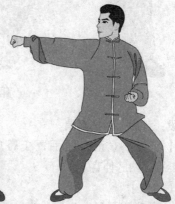

第五段：攒拳怒目增气力

第六段：两手攀足固肾腰

【起势】两腿直立，两手自然垂于体侧，成立正姿势。

【动作】

（1）两臂高举，掌心相对，上体背伸，头向后仰。

（2）上体尽量向前弯曲，两膝保持正直，同时两臂下垂，两手指尖尽量向下，头略抬高。

（3）如此反复16~20遍。（注：此段可用自然呼吸。）

【收势】恢复起势状态。

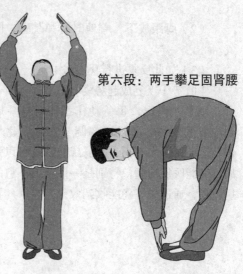

第六段：两手攀足固肾腰

第七段：摇头摆尾去心火

【起势】两腿分开，屈膝下蹲成马步，两手按在膝上，虎口向内。

【动作】

（1）上体及头向前深俯，随即在左前方尽量做弧形环转，头尽量向左后旋转，同时臀则相应右摆，左膝伸直，右膝弯曲。

（2）复原成起势姿势。

（3）上体及头向前深俯，随即在右前方尽量做弧形环转，头尽量向右后旋转，同时臀部相应左摆，右膝伸直，左膝弯曲。

（4）复原成起势姿势。

（5）如此反复16~20遍，可配合呼吸，头向左后（或右后）旋转时吸气，复原时呼气。

【收势】最后直立而收势。

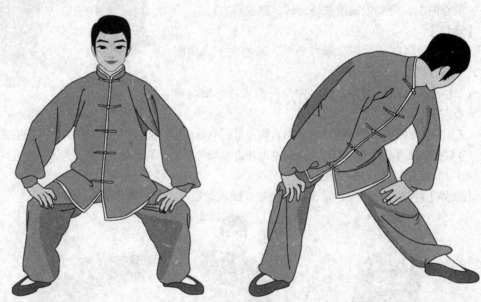

第七段：摇头摆尾去心火

第八段：背后七颠把病消

【起势】立正，两手置于臀后，掌心向后，挺胸，两膝伸直。

【动作】

（1）脚跟尽量向上提，头向上顶，同时吸气。

（2）脚跟放下，着地时有弹跳感，同时呼气。

（3）如此反复进行16~20次。

【收势】恢复成起势姿势。

以上八段锦，每一动作都能对某一局部起到应有的效果，通过局部调节整体。此八段动作，运动量不大不小，老弱咸宜，既可以强身防病，又能医疾治病，特别是一些久治不愈的慢性病患者，通过锻炼确能收到效果。

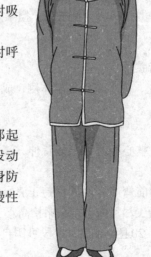
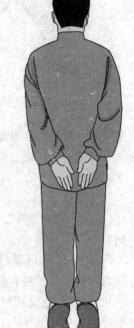

第八段：背后七颠把病消

白癜风，皮肤病，邓铁涛内服外涂力挽回

大医智慧

白癜风是一种局限性色素代谢失调的皮肤病，中医学又称它为白驳风。本病多认为是湿郁于皮肤腠理，血不荣肤而致。目前对此病治疗中西医均感棘手。笔者采取中西医综合治疗，取得一定疗效。

——引自《奇难杂证新编》

精彩解读

白癜风是一种较为常见的皮肤病，以局部皮肤呈白斑样为主要特征，它虽然不会危及生命，但是顽固难愈，给患者的工作和生活造成巨大困扰。中医学认为，白癜风的发生是肝气郁结，气机不畅，复受风邪搏于皮肤，至气血失和，血不能养肌肤而成，现代医学则认为这是一种色素脱失性病变。邓铁涛教授采用中西医结合的疗法，治疗本病取得了显著的疗效。其方如下：

1.内服药

【组成】何首乌30克，桑葚子30克，白蒺藜18克，僵蚕12克，赤芍12克，川芎12克，三棱15克，莪术15克，防风15克。

【用法】水煎服，每日1剂，2个月为一个疗程。

【加减】如出现患部轻微痒感、咽干舌燥等症，当为血虚生风所致，上方去川芎，加露蜂房16克，牡蛎1克。

【功效】活血祛风，调和气血。

2.外搽药

用白斑酊擦患处，每天4~6次。夜间患处外擦氟轻松软膏（市售）一次。每天照晒阳光一次，每次15~20分钟。其中，白斑酊既可以用成药，也可居家自制，其方如下：

【组成】补骨脂200克，白藓皮100克，白蒺藜50克，骨碎补100克，斑蝥10克，菟丝子150克，赤霉素1克，二甲基亚砜430毫升。

【用法】前六味粉碎后入适量95%酒精中浸泡7天，得滤液750毫升，加赤霉素和二甲基亚砜混匀。

邓老指出，人体的生命活动主要依赖脏腑的功能，而脏腑的功能活动所需要的物质基础则是气血。气血通过经络散布到各个脏腑及包括皮肤在内的全身组织，因此，脏腑、气血、经络、肌肤之间的关系极为密切。外邪可以通过皮肤侵入机体，导致脏腑气血功能失调而出现疾病。反之，脏腑、气血的病变，同样可以通过经络反映到皮肤体表而出现白癜风。故对本病的治疗，立法于活血祛风、调和气血，配合外治法，以局部与整体相结合的方法并治，方可取得显效。

邓老所开处方根据"治风先治血，血行风自灭"的道理，以首乌、桑葚子养血息风，川芎、赤芍、白蒺藜养血活血，防风、僵蚕、露蜂房祛风邪，三棱、莪术活血通络，从而使气血得以调和。除此之外，外涂皮质类固醇激素药膏，可以增强黑色素细胞的保护，使黑色素细胞激活而再生色素。而外擦白斑酊，也是为了刺激黑色素细胞的再生，加快色素的恢复。如此内外兼治，以达到根治白癜风的目的。

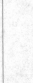

重症肌无力，邓铁涛三剂验方显功效

大医智慧

重症肌无力是一种由乙酰胆碱受体抗体引起的自身免疫性受体病，主要临床特征为受累肌肉极易疲劳，经休息后可部分恢复；全身骨骼肌均可受累，以眼肌为主，呼吸肌受累则出现肌无力危象，甚至危及生命。中医历代医着对重症肌无力虽未见较完备而系统的记载，但从本病的病理机制和临床表现来看，应属中医的"虚损"病。

——引自《中国百年百名中医临床家丛书：邓铁涛卷》

精彩解读

重症肌无力，又称为"重肌无力症"，是一种慢性自身免疫性疾病，因神经、肌肉接头间传递功能障碍所引起。本病具有缓解与复发的倾向，可发生于任何年龄，但多发于儿童及青少年，女性比男性多，晚年发病者又以男性多。临床表现为受累横纹肌易于疲劳，这种无力现象是可逆的，经过休息或给予抗胆碱酯酶药物即可恢复，但易于复发。

邓铁涛教授经过多年的经验积累，总结出了三剂验方，临床效果显著，它们分别为：

1.强肌健力饮

【组成】黄芪60克，党参18克，白术15克，甘草3克，当归头10克，陈皮3克，柴胡10克，升麻10克，五爪龙30克，何首乌20克，枸杞子10克。

【用法】水煎服。

【功效】补脾益损，升阳举陷。

【适应证】各类重症肌无力，尤其对眼睑下垂效果显著。

【随症加减】兼肝血不足者，可加黄精、鸡血藤；兼肾阳虚者，加巴戟天、菟丝子、淫羊藿、紫河车、鹿角胶、锁阳、关沙苑等轮换使用；夜尿多加杜仲、桑螵蛸；兼肾阴虚者，加山萸肉、肉苁蓉、桑椹子、紫河车或加服六味地黄丸；兼心血不足者，加熟枣仁、夜交藤；兼肺虚痰湿者，加茯苓、百合、橘络、百部、紫菀；兼胃阴虚者，加石斛、小环钗；兼湿滞者，将陈皮改为枳壳，加桔梗；兼痰湿者，加薏苡仁、茯苓、浙贝母，陈皮改为橘络；兼前额眉心痛者，加山萸肉、生牡蛎；兼手臂酸痛者，加桑寄生；淤象明显者须加蜈蚣、全蝎、僵蚕等虫类药。此外，还可酌加丹参、当归、桃仁、红花等活血通络之品。

2.强肌健力2号

【组成】黄芪30~60克，防风3~6克，白术15克，鳖甲（先煎）30克，云茯苓10克，熟地24克，山萸肉12克，土鳖虫3克，丹皮10克，怀山药60克，菟丝子15克，楮实子15克。

【用法】水煎服。

【适应证】进行性肌营养不良。症见：骨骼肌的无力和萎缩，多由肢体近端开始，呈两侧对称性进行性的肌肉无力和萎缩。晚期多并发有心肌、心功能的损害；胸廓肋间肌肉萎缩，肺脏失去屏障，出现咳嗽、呼吸困难、痰多等症。

> **小贴士**
>
> 重症肌无力疗程较长，患者平时应慎起居，避风寒，预防感冒，避免过劳。不宜滥用抗生素，忌食芥菜、萝卜、绿豆、海带、西瓜、豆腐等性味寒凉的食物，补之以血肉有情之品。临床治愈后，需继续服药1~2年，以巩固疗效，防止复发。

3.强肌灵

【组成】黄芪45克，五爪龙30克，太子参30克，白术15克，肉苁蓉10克，紫河车10克，杜仲15克，山萸肉10克，当归10克，何首乌15克，土鳖虫5克，全蝎6克，甘草5克。

【用法】水煎服。

【功效】健脾补肾养肝，强肌健力。

【适应证】运动神经元病。症见：肌肉萎缩、肌肉震颤、肢体无力、构音不清、脊柱变形、吞咽困难、肢体不温、关节拘挛呈爪形、手或颈部歪斜、口水痰涎多、汗多、便秘、舌质淡黯、舌根部苔厚腻或剥落。

【随症加减】肌束震颤甚者加僵蚕10克，或蜈蚣1~3条；肌肉萎缩甚者加鹿角霜30克、肉苁蓉15克；肢体无力甚者加千斤拔、牛大力各30克；痰涎多加猴枣散1支；舌质黯舌苔腻浊，加川芎10克、薏苡仁20克；兼外感加千层纸10克、豨莶草15克。

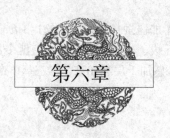

第六章

李辅仁：老年常保健，轻松度百年

名医简介

李辅仁，男，汉族，1919年出生于北京，1939年拜近代四大名医之一施今墨为师，1941年起从事中医临床工作，1944年在北京建立辅仁诊所。1954年之后，在卫生部北京医院中医科从事保健医疗和老年病中医防治工作。李老以"医生应以病人为本，以仁者之心待之"作为自己的座右铭，行医坚持以培元养身为主，治病以治本为目标，在养身、护心、保心、延年、益寿、抗衰老、老年骨关节病等方面有独到见解。另外，李老还多次当选为全国政协委员，是中央保健委员会保健专家组唯一一个中医专家，担任党和国家领导人的专职中医保健医师，曾于1990年、1993年、1996年和2000年荣获中央保健委员会表彰，被誉为"当代御医"。其主要著作有《胃肠病诊断治疗》、《呼吸系病治疗》、《李辅仁治疗老年病经验》等。2009年6月，李老荣获"国医大师"称号。

李辅仁教授给老年人的五点养生建议

大医智慧

人体的衰老是一个必然过程，盛极而衰是无法抗拒的自然规律。因此老年人的生理特点就是正气渐衰，维持生命活动的各种物质与功能都在全面衰退，五脏功能日益低下，生命状态处于较低水平的、很不稳定的平衡中……（老年人）无论从事体力活动还是脑力劳动，均不宜过劳。否则可导致抵抗力下降，易罹患各种疾病，尤其是重度的脑力活动会严重地损耗气血精津，造成头晕、耳鸣、失眠、健忘等症。

——引自《中国中医药报》

精彩解读

李辅仁教授是近代四大名医之一施今墨的嫡传弟子，同时也是中央保健委员会保健专家小组中唯一的中医专家，被称为"当代御医"。他长期负责党和国家领导人的医疗保健工作。在此，我们搜集了李教授大量演讲、专访，乃至专著等资料，将其老年养生观总结为以下几点：

1.适量运动，不可过劳

形不动则精不流，精不流则气郁。适当的体力活动或体育锻炼，可以调畅气机，疏通血脉，增强体质，从而保证灵活、协调的肢体功能。故李教授常鼓励老年患者进行适当的体力活动，不可久坐久卧，但也要注意量力而行，不宜剧烈运动。至于运动方式，他主张根据自己的具体情况，可随时随地做，比如他自己的运动就包括：每天坚持买菜；上班时舍电梯而走楼梯；看电视时站着看，让关节多活动；擦家里的地板，促进气血循环等。

李教授还告诫老年人，无论从事体力活动还是脑力劳动，均不宜过劳。否则可导致抵抗力下降，易罹患各种疾病，尤其是重度的脑力活动会严重地损耗气血精津，造成头晕、耳鸣、失眠、健忘等症。

2.饮食素淡，少食甜品

李老指出，老年人饮食当以素淡为主，少吃甜食，少吃脂肪类食物，多食水果及蔬菜，他自己平时就吃得非常简单，也不吃什么特别贵重的补品。他认为，中国人传统饮食中带糖的食品很多，比如农历正月十五吃元宵，五月初五吃粽子，八月十五吃月饼，所以他有意识地不吃糖，长期坚持下来，从未和高血压、糖尿病这类富贵病沾过边。

3.行事真，得心安

李教授把保持坦然心安、少留遗憾作为养生的重要原则。作为医生，他推崇"医者，仁者之术，人之痛，己之痛"之说。他虽然身为中央领导人的保健专家，但每天坚持在北京医院为普通百姓看病。为病人着想，他开出的药方以简单、方便、有效著称，对贵药他用得非常谨慎。他尤其反对为迎合患者的需求，或为私心而取悦患者，开"人情方"，乱用贵重之品，他称之为"害人不利己"。

4.老年患者注意顾护正气

李教授认为，治疗老年病用药补勿过偏，攻勿过猛，用药要平和。老年人正气亏乏，五脏俱虚，故应时刻注意顾护正气，即使要攻邪，也要攻补兼顾兼施。他反复强调，只要正气尚存，生机就在，因此顾护正气为老年保健的根本大法，尤其是病情危重时，应以扶正为当务之急，以求正气有所复。因此，他在抢救危重症时，尤重扶助正气，固本培元，临证常用独参汤、生脉饮、十全大补汤等方剂。

5.以通润法治老年便秘

便秘为老年健康的一大障碍，可引发肛裂、直肠癌、脑卒中、心绞痛、急性心梗等危病，进而导致死亡。为此，他以"通润"之法，拟出了治老年便秘的经验方"滋肾通幽汤"，处方如下：

【组成】肉苁蓉30克，全瓜蒌30~50克，草决明30克，玄参30克，生地30克，火麻仁10克，酒军5~10克，白术15克，党参15克，牛膝10克，生首乌20克，枳实10克，甘草3克。

【用法】水煎服。

【功效】滋肾水，增津液，行气滞，润肠道。

健康锦囊

有些老年人喜欢背着手走路，据说是为了纠正驼背，其实这是一种误解。老年人背着手走路，于驼背无益，反而有害，同时还会增加不安全因素。这是因为，老年人背转双手时，手臂向内向后旋转，上臂的肩端就会向前旋出，肩关节相应向前向内抠出，上身重心前移，使本已伛偻的上身更加向前倾斜。为保持平衡，头颈及下巴亦向前伸出，于是更显伛偻，看起来完全是一副老态龙钟的模样。以这样的姿势走路，由于重心不稳，稍有不慎就容易摔倒，致胯骨颈骨折或肘部受伤，若俯冲向前，磕破嘴唇或磕掉牙齿都有可能。如果真想纠正驼背，可采用以下方法：

（1）闲时多靠墙站立，注意脚后跟、臀部、肩背部、头枕部紧贴墙面，时间可长可短，视自己具体情况而定。

（2）闲时可取站立或坐姿，手臂转向身后，肘部向上弯曲，使前手臂翻转向上，双手背紧贴背部向肩胛处上伸，最好能将右手伸向左腋，左手伸向右腋。用以上方法锻炼时，应注意循序渐进。

（3）不论站立、行走或坐着，随时有意识地伸直上身，一副正襟危坐之势，并体会这种姿势的感觉，保持到正常生活中。

谨遵李辅仁"饮食十宜"，活到九十不显老

大医智慧

我国有神农尝百草的传说，说明我国历史上早就开始了对饮食与健康、与防病、治病的研究……《黄帝内经》中提出"五谷为养，五果为助，五畜为益，五菜为充"这十六字原则。老年人不但要合理营养，更重要的是科学的饮食规律，这对老年人健康长寿至关重要。

——引自《李辅仁治疗老年病经验》

精彩解读

在一篇阐释老年人日常保健的文章中，李辅仁教授这样写道：老年人的饮食与情绪，直接影响到健康与长寿。在《养生颂》中指出："已饥方食，未饱先止，散步逍遥，务令腹空。当腹空时，即使入室，不拘昼夜，坐卧自便。"说明了老年人注意每餐不能吃得过饱，食后要适当运动，尤其忌饭后即睡的不良习惯。

李教授整理古人经验，同时结合自身的养生实践，总结出了一整套老年人科学的饮食规律，共包括十大要素，称之为"饮食十宜"，对老年人的健康长寿至关重要。具体如下：

1.饮食宜广食

李教授认为，老年人在日常饮食中要尽量做到不偏食，荤素搭配，精粗粮兼备，品种多样化。对于患病的老年人，例如患冠心病、高血压病的人，不宜吃过多的荤食，如肥肉、蛋黄、肥鸭等荤食，但应在其他饮食中补充营养，如蛋白羹、豆类及脱脂牛奶、豆浆、鱼等补充蛋白质，这样就不致造成营养不良，可保持营养平衡。

2.饮食宜少吃多餐

李教授指出，老年人消化功能减弱，不可暴饮暴食，饮食要有度，要少吃多餐，在三餐之间可增加少量滋补食品，例如银耳羹、银耳冰糖枸杞子羹、蛋白羹、莲子羹等。有慢性消化系统疾病的老人，宜每日五餐，要合理安排营养食物。

3.饮食宜软、宜烂

李教授指出，老年人消化功能差，牙齿大多又脱落了，所宜食物要软、烂，例如主食米饭、馒头要煮烂蒸软，肉食要炖烂、要松软，即使煮菜粥也要煮熟煮软。

4.饮食宜细嚼慢咽

李教授告诉老年朋友，进餐进食当中要注意细嚼慢咽，这样可以使唾液多分泌，帮助消化，减轻胃肠负担，正常分泌消化液，还能杀菌。

5.饮食宜温

李教授还指出，老年人饮食不宜过热，过热则灼伤食道及胃，易诱发食道及胃癌变；但同时，过冷又极易损伤脾胃，影响消化和营养吸收，所以宜温，宜暖。

6.饮食宜新鲜清洁

李教授认为，老年人最好不吃隔夜食物，或是在冰箱存放过久的食物。尤其在夏季，不要吃不清洁的食物，夏季最好不吃罐头食品。另外，对熟肉食品，要蒸后晾凉再食用；最好吃新鲜蔬菜，水果要洗净食用，避免消化道疾病。

7.饮食宜清淡

李教授指出，老年人一定要少食盐，多吃清淡食物有易于健康，减少对脑血管的刺激，尤其患高血压的病人更宜少吃盐，少吃或不吃油炸食物，以免影响消化。

8.饮食宜早

李教授还指出，老年人消化功能差，三餐均宜早。尤其是晚餐，不可多食，宜食软烂食物，如粥、羹之类。不宜太晚进餐，宜早些时间进晚餐，以保持胃肠消化。老年人晚餐后最好在两小时后再入睡。

9.饮食宜怡静

李教授认为，老年人进餐要有怡静的环境和气氛，进餐时和进餐后最好不交谈，不生气，避免不良刺激，影响肠胃蠕动和消化，避免出现脑病等。

10.饮食宜有所忌

李教授此处所说，主要针对老年人饮食与疾病的禁忌。根据疾病的寒、热、虚、实、表、里、上、下，参照五脏六腑及病因、病性、病征，结合食物的性、味与服药等有关方面，综合分析对疾病不利的饮食所忌。例如胃热病人，生疮疖病人，禁食辛辣食物如生葱、生蒜、辣椒等；高血脂病人应禁食动物内脏，动物脂肪，少食肥肉；胃寒病人宜禁食生冷油腻；肾病宜限制蛋白质摄入量；糖尿病禁忌糖，少吃甜食。另外，生冷食物不宜于寒证者，不宜于泻泄病人及胃肠虚寒者；外感病人，不宜食油腻等。老年人应多吃些蘑菇、核桃、红枣、花生、蜂蜜、淡茶，最好每天按照一、三、五、七、九（酒）来进行滋补，即一片西洋参，三个核桃，五个大枣，七颗经过挑选的花生（不要吃发霉的，最好吃煮花生），晚上少量饮些红葡萄酒舒筋活血。每个人要根据自己的身体情况和需要灵活掌握。

李氏低度保健药酒，中老年防病祛病的良方

大医智慧

"李氏低度保健药酒"，是我几十年临床实践经验中的有效保健药酒，此酒以传统古方为基础，经我临证经验配制而成，对于中老年人的保健具有一定的功效。

——引自《李辅仁治疗老年病经验》

精彩解读

酒与医素有不解之缘，繁体"醫"字从"酉"，酉者酒也。《黄帝内经》有"汤液醪醴论篇"，专门讨论用药之道。所谓"汤液"即今之汤煎剂，而"醪醴"者即药酒也。显然，在战国时代对药酒的医疗作用已有了较为深刻的认识。

酒性温，味辛而苦甘，有温通血脉、宣散药力、温暖肠胃、祛散风寒、振奋阳气、消除疲劳等作用。适量饮酒，可以怡情助兴，过饮则乱性，酗酒则耗损元气，甚至殒命。医家之所以喜好用酒，是取其善行药势而达于脏腑、四肢百骸之性，故有"酒为百药之长"的说法。其实，酒是一种最好的溶媒，许多用其他加工方法难以将其有效成分析出的药物，大多可借助酒的这一特性而提取出来，并能充分发挥其防治疾病、延年益寿的药效，这就是药酒历经数千年而不减其魅力的缘由所在。

李老一生秉持"不为良相，即为良医"的信念，行医数十寒暑，并获得"用药得当，可以通神"的好评。作为一名中医大家，他对药酒也是情有独钟。以传统古方为基础，积数十年临床经验，李老配制出七坛保健药酒。在这里，我们将这七坛酒的配制方法公之于众，以望更多的人能够从中受益。

1.首乌益寿酒

【处方】何首乌10克，黑芝麻10克，黄精10克，当归10克，枸杞子10克，杭白芍10克，黄芪10克等。

【配法】将上药共煎成浓汁，过滤去渣，兑入25度500毫升高粱白酒内。如多配可按比例类推。

【服法】每日2次，每次20~50毫升。

【主治】鬓发早白、肾虚腰酸、腿软乏力、气虚血弱，久服无副作用。

2.丹参酒

【处方】丹参10克，檀香5克，木香5克，砂仁5克，赤芍10克，党参10克。

【配法】将上药共捣成粗末，加入25度白酒500毫升，浸泡2周，澄清去渣，以不见杂质为佳。

【服法】每日3次，每次20毫升。

【主治】冠状动脉硬化性心脏病、心绞痛、心肌梗死等，有活血化淤、益气强心作用。

3.养血安神酒

【处方】茯神10克，炒枣仁10克，五味子5克，夜交藤5克，秫米5克，杭白芍5克，琥珀粉5克，桑葚5克。

【配法】将上药共研细末，兑入25度白酒500毫升，浸泡2周，再过滤去渣。

【服法】每晚服30~50毫升。

【主治】长期失眠，入睡难，醒得早，多惊恐梦，日久体弱，记忆力差，神疲乏力等症。

4.玉屏风酒

【处方】黄芪15克，防风10克，白术15克，柴胡10克等。

【配法】将上药共研细末，兑入低度白酒500毫升，澄清后，去掉沉渣。

【服法】每日3次，每次20~30毫升。

【主治】体弱畏风或气候变化时易感冒者，有补气扶正、抗风寒、防感冒之功效。

5.枸杞子酒

【处方】枸杞子60克，桑葚子20克，百合20克，莲子10克。

【配法】将上药兑入500毫升低度白酒内，浸泡2周，澄清去渣，不去掉原药亦可。

【服法】每日2次，每次20~30毫升。

【主治】补肾益精、安神滋阴，治水肿胀满、腰背酸痛等症。

6.生脉酒

【处方】党参10克，麦冬10克，五味子5克，龙眼肉20克。

【配法】将上药浓煎去渣，兑入低度白酒500毫升。

【服法】每日3次，每次15毫升。

【主治】为强心复脉剂。可补气敛汗，对气短、口渴、脉虚弱等症有疗效。

7.四仙酒

【材料】仙茅15克，仙灵脾10克，威灵仙15克，炒三仙15克，枸杞子15克。

【制法】将上药煎30分钟，过锣去渣，澄清后，兑入25度白酒500毫升。多配药量类增。

【服法】每日2~3次，每次30毫升。

【主治】肾气不足、早泄阳痿、腰酸腿软、食欲不振、饮食减少等。

健康锦囊

勤洗澡是保持个人卫生的基本要求，但对上了岁数的老年人来说，频繁洗澡却不一定是件好事。专家表示，老年人的皮肤跟年轻人不一样，由于老化，皮肤油脂少，比较干。如清洗太多，不仅对皮肤是一种刺激，而且容易损伤鳞状上皮细胞，使皮肤的自然"防御"功能降低，招致细菌入侵，引起疖肿、癣类等皮肤病。

老人洗澡的频率要看皮肤的情况和具体的季节来决定，一般冬天洗澡一周一次就够了，春秋天一周两次为宜。夏天天热出汗多，如果是体质较胖、皮脂腺分泌旺盛、出汗较多的老年人，洗澡次数可适当增多；但体瘦出汗少的老人则最好控制次数，特别是冬天和春秋天不出汗的时候，可以用擦澡等方式来代替泡澡。

另外，老人每次洗澡时间不要太长，一般以15~20分钟为宜，洗完澡后，需休息片刻再离开。值得注意的是，老年人或者心脏不好的人宜洗"半身浴"。因为长期浸泡在水中，水压会加重心脏负担，影响血液循环易导致意外。

"醒脑复聪汤"，李辅仁治疗老年痴呆独家秘方

大医智慧

老年性痴呆是由于肝肾虚损，久之髓海不足，脑失濡养以致神志呆滞，脑力不足；肝肾精亏，水不涵木则肝阳上亢，肝风内动则出现眩晕，手颤或肢颤，失眠或嗜睡；心主神明，脑力不足，思维衰退，而见神呆，表情淡漠。"醒脑复聪汤"治疗老年性痴呆，帕金森氏综合征及震颤麻痹等症均有良效。

——引自《李辅仁治疗老年病经验》

精彩解读

老年痴呆是老年人大脑功能失调的一种表现，其病程大致可分为三个阶段。早期：记忆力下降，工作能力下降，丢三落四，刚刚走过的路就记不住，情绪不稳，易发怒，攻击性增强，对日常活动丧失兴趣，但还是保持着独立生活的能力。中期：记忆力下降严重，无法胜任工作，近期发生的事情几乎记不住，刚刚吃过的饭都会忘记，连年月日都不记得，甚至连生活中的重大事件都回忆不起来，判断力、理解力、计算力都明显下降，严重时不认识朋友，甚至不认识亲人，或无目的东走西逛或捡拾废物，肢体活动不灵活。病人除吃饭、穿衣及大小便还可以自理外，其余生活均靠别人帮助。晚期：极度明显的痴呆状态，表情呆滞、淡漠，多卧床，无法进行正常谈话，语言支离破碎，有的走路不稳，东倒西歪或肢体挛缩。病人生活完全不能自理。

李辅仁教授对老年性痴呆很有研究，他认为本病的根源在于肝肾虚损，造成髓海不足，进而脑失濡养以致神志呆滞，脑力不足。他指出："肝肾精亏，水不涵木则肝阳上亢，肝风内动则出现眩晕，手颤或肢颤，失眠或嗜睡；心主神明，脑力不足，思维衰退，而见神呆，表情淡漠。"李老根据自己多年的临床经验，研制出一则专治老年痴呆的验方，临床效果极为显著。

1989年4月20日，李老接诊了一位姓苏的男性痴呆患者，该患者当年已经81岁了，就诊时神情呆滞，言语不清，烦躁不安，下肢无力行走，走小碎步，大便不通，均由家属诉症状，并挽扶行走，手抖颤，舌质暗苦厚腻，脉弦滑。脑电图检查：可见弥漫性节律紊乱，两半球散见漫波。瞳孔对光反应迟钝，皮肤见老年斑。李老投以"醒脑复聪汤"治疗。处方为：当归10克，制首乌20克，炒远志10克，珍珠母（先煎）30克，桑葚子10克，天麻10克，茺蔚子10克，菖蒲10克，钩藤（后下）10克，白蒺藜15克，炒枣仁20克，瓜蒌30克，肉苁蓉30克，川芎10克，菊花10克。

二诊：连服21剂"醒脑复聪汤"后就诊，精神渐复，并能主动诉说病情，能正确回答医者问话，手不抖颤，大便通畅，舌腻减退，脉弦细，夜间口干，原方加元参15克，减去肉苁蓉，连服14剂。

三诊：每天家人陪同，不用挽扶，自行慢走散步1000步，面有笑容，主动请家人读报，关心周围事情，纳食觉香，心情愉快，夜寐安宁，病向好处有转机。原方配制成丸药，每次1丸，温开水送服，以缓图功效。

李老的"醒脑复聪汤"治疗老年性痴呆确有良效。李老解释说，本方以滋补肝肾，填精健脑为主，以治其本源，佐平肝活血，醒脑开窍以治其标，标本兼治，使其肝肾得养，脑髓充，精神恢复。

健康锦囊

"治病不如防病"，预防老年痴呆并不难，只要在日常生活中多做一些点穴推拿，平时注意饮食的摄取，就能收到很好的效果。预防老年痴呆的点穴推拿，主要分为头面、五官及腧穴3个部分。具体操作方法：

（1）头面推拿比较简单，按摩时以双手揉脸、用手指梳头、用巴掌拍后颈及轻摩前额等，都可以收到按摩效果。每次以指代梳梳头32下，能够直接刺激脑部神经，降低患上痴呆症的风险。

（2）五官按摩则主要是利用双手的拇指或食指，挤压或点按五官上的迎香及眼睑等穴位，促进面部血液的循环，刺激脑神经。

（3）腧穴点按主要是刺激全身的数个大穴，包括：百会、太阳、内关、合谷、足三里、三阴交及涌泉等穴位。

这些方法，主要能刺激脑神经，使其活跃，促进血液循环，并可提供更多氧气给大脑，这些都有利于预防或延缓老年痴呆症。在进行操作时，力度要拿捏得非常好，以达到刺激穴位及经络的功用，但又不至于出现疼痛。

除此之外，老年人也可以通过一些轻柔和缓的运动，如散步、慢跑、打太极等方式来延缓大脑衰老及防止患上老年痴呆症。在饮食上，老年人应多吃含不饱和脂肪酸及微量元素的食物，如核桃、芝麻、松子、瓜子、杏仁等，这些食物能够延缓人体器官的老化速度，同时也含有大量人体需要的营养，有助于预防老年痴呆症。

李辅仁给老年骨质疏松患者的几点忠告

大医智慧

中国传统医学文献中无"原发性骨质疏松症"的病名，便根据该病多有全身四肢关节、腰背疼痛的特征，辨证当属"骨痹"的范畴……原发性骨质疏松症诊断多依据骨密度值与当地同性别的峰值骨密度相比减少，多有负重性疼痛或自发性周身痛以及腰背部叩击痛；逐渐出现圆背、鱼背、身高变矮。大多数病人有轻微外伤而导致的骨折史。

——引自《现代中医颈肩腰腿痛治疗绝技》

精彩解读

当人们正竭力应对心血管疾病、癌症等顽疾时，又一种危害程度并不比它们逊色的疾病也在悄然袭来，这就是被称为"无声无息的流行病"的骨质疏松症。之所以说它"无声无息"，是因为骨质疏松症作为一种隐匿性病变，有骨痛症状者不足60%，又常常与退化性骨关节炎的疼痛发生混淆，很容易被忽视。

为什么人老之后，骨质会疏松？《黄帝内经》中说，五脏之中，肾主藏精，主骨生髓。肾精可以生化成骨髓，而骨髓是濡养骨骼重要的物质基础，人过了五六十岁，肾气开始减弱，肾精不足，骨头中的骨髓就相对减弱，进入一种空虚的状态；骨髓空虚了，周围的骨质就得不到足够的养分，就退化了，疏松了。

尽管骨质疏松是人体一种正常的生理过程，但并不是说它是不可避免的。如果我们从少年开始，特别是在进入骨骼发育并逐渐定型的成人阶段，每天保证足够的身体锻炼，并至少坚持饮用1200克的牛奶或食用富含钙质的乳制品，那么当我们步入老年后，骨质疏松大多是能够预防的。

当然，对于那些已经出现骨质疏松的老年人，也并非不能挽救。下面，国医大师李辅仁教授提出了一些患者自我调理的建议，以供参考：

1.多喝骨头汤，注重养肾

平时多喝点骨头汤，最好是牛骨汤，因牛骨中含大量的类黏朊。熬汤时，要把骨头砸碎，以一份骨头五份水的比例用文火煮，大约煮1~2小时，使骨中的类黏朊和骨胶原的髓液溶解在汤中。另外，还可以多吃一些坚果，像核桃仁、花生仁、腰果，这些果子都是果实，植物为了延续后代，把所有精华都集中到那儿了，有很强的补肾作用。"肾主骨生髓，脑为髓之海"，肾精充盈了，骨髓、大脑就得到补充了。

2.多参加体育活动，以走路为主

随着年龄的增长，运动减少也是老年人易患骨质疏松症的重要原因。因此，在青壮年期，应尽量参加多种体育活动，到了老年，最好的锻炼是每天走路，走到什么时候呢?走到身上微微有汗，气血开始运动起来就行了，这时内在的废弃物已经排出了，这就达到目的了，应避免大汗淋漓。

3.按摩选穴

骨质疏松症患者可选择内关、太渊、合谷三大穴位进行按摩，每个穴位按摩50~100次，每天1次，不要间断。

4.补钙要科学

骨量的维持在很大程度上与营养及合理摄入的矿物质密不可分。养成合理饮食的良好习惯，多吃含钙食物，对骨的发育和骨峰值十分重要。对于饮食钙低者，应给予补钙。

一般来说，口服是主要的补钙方式，但每次服用的量不要过多，可分多次服用。依据我国营养学会的推荐标准，成年人每日补钙要达到800毫克，50岁以上的人最好能达到1000毫克。最佳服用时间是饭后半小时，晚上服用效果更佳。

最后需指出，骨质疏松的治疗不是任何一种药物或方法单独使用就能达到明显疗效的，它需要根据患者的具体情况综合用药，并结合体育运动，防止跌伤，更重要的是积极地预防其发生，才能达到防治骨质疏松的目的。

健康锦囊

发生骨质疏松后，除了进行正规的药物治疗，合理的膳食营养也会帮助患者改善症状，下面是三个食疗方，供大家参考：

1.黄豆猪骨汤

【材料】鲜猪骨250克，黄豆100克。

【制法】黄豆提前用水泡6~8小时；将鲜猪骨洗净，切断，置水中烧开，去除血污；然后将猪骨放入砂锅内，加生姜20克、黄酒200克，食盐适量，加水1000毫升，经煮沸后，用文火煮至骨烂，放入黄豆继续煮至豆烂，即可食用。每日1次，每次200毫升，每周1剂。

【功效】鲜猪骨含天然钙质、骨胶原等，对骨骼生长有补充作用。黄豆含黄酮甙、钙、铁、磷等，有促进骨骼生长和补充骨中所需的营养。此汤有较好的预防骨骼老化、骨质疏松作用。

2.桑葚牛骨汤

【材料】桑葚25克，牛骨250~500克。

【制法】将桑葚洗净，加酒、糖少许蒸制。另将牛骨置锅中，水煮，开锅后撇去浮沫，加姜、葱再煮。见牛骨发白时，表明牛骨的钙、磷、骨胶等已溶解到汤中，随即捞出牛骨，加入已蒸制的桑葚，开锅后再去浮沫，调味后即可饮用。

【功效】桑葚补肝益肾；牛骨含有丰富的钙质和胶原蛋白，能促进骨骼生长。此汤能滋阴补血、益肾强筋，尤甚适用于骨质疏松症、更年期综合征等。

3.虾皮豆腐汤

【材料】虾皮50克，嫩豆腐200克。

【制法】虾皮洗净后泡发；嫩豆腐切成小方块；加葱花、姜末及料酒，油锅内煸香后加水烧汤。

【功效】虾皮每100克钙含量高达991毫克，豆腐含钙量也较高，常食此汤对骨质疏松症有效。

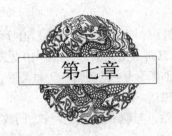

第七章

颜正华：识中药本草，辨五谷杂粮，轻松治百病

名医简介

颜正华，男，汉族，北京中医药大学主任医师、教授，全国老中医药专家学术经验继承工作指导老师、"首都国医名师"，国家级非物质文化遗产传统医药项目代表性传承人。1920年2月出生于江苏省丹阳市，14岁随同邑儒医戴雨三学习经典医著，17岁拜江苏名医杨博良为师，20岁学成归家，悬壶应诊。1955年，考入南京中医进修学校师资进修班深造，毕业后留校任教，兼及临床。1957年调入北京中医药大学，从事中药教学、科研及临床工作。颜老推崇理论实践紧密结合，中医西医相互学习，主张全面考虑，巧用多效药；扶正祛邪，多用平和药；扬长避短，慎用毒烈药；重视炮制，别用生制品；澄清混乱，分用同名药；力求在平淡中求奇效。此外，他还十分重视生活卫生、科学合理。他推崇未病先防、已病防变，主张患者在药治的同时，调饮食、畅情志、慎起居，以巩固或提高疗效。主要著作有《临床实用中药学》、《颜正华中药学讲稿》等。2009年6月，被评为"国医大师"。

肾阳亏虚，颜正华推荐您多吃点韭菜子

大医智慧

（韭菜子）味辛、甘，性温。归肝、肾经。本品功能补益肝肾，壮阳固精。适用于肝肾不足、肾阳虚衰、肾气不固引起的阳痿遗精、腰膝冷痛、小便频数、遗尿、白带过多等症。

——引自《颜正华中药学讲稿》

精彩解读

韭菜子，即我们日常食用的韭菜种子。据《本草纲目》记载，韭菜子的功效为补肝肾、暖腰膝、助阳、固精，主要用于阳痿、早泄、遗精、遗尿、小便频数、腰膝酸软、冷痛、白带过多等症的治疗。据现代医学分析，韭菜子具有如下保健功效：

1.补肾温阳

韭菜子性温，味辛，具有补肾温阳作用，故可用于治疗阳痿、遗精、早泄等病症。

2.益肝健胃

韭菜子含有挥发性精油及硫化物等特殊成分，散发出一种独特的辛香气味，有助于疏调肝气，增进食欲，增强消化功能。

3.行气理血

韭菜子的辛辣气味有散淤活血、行气导滞作用，适用于跌打损伤、反胃、肠炎、吐血、胸痛等症。

4.润肠通便

韭菜子含有大量维生素和粗纤维，能增进胃肠蠕动，治疗便秘，预防肠癌。

韭菜子可以单独服用，也可以研末蜜丸服，每次5~10克为宜。但要注意，阴虚火旺者忌服。这里，再向大家介绍一种以韭菜子为主的药膳——韭菜粥。

【材料】韭菜子10克，粳米50克，盐少许。

【做法】将韭菜子用文火烧熟，与粳米、细盐少许，同放沙锅内加水500毫升，米开粥熟即可。

【用法】每日温服2次。

【功效】此方有补肾壮阳、固精止遗、健脾暖胃的功效。

事实上，不仅韭菜子能够补益肝肾，韭菜本身也具有同等的功效，因而被现代人称为蔬菜中的"伟哥"，肾虚阳痿的患者可以适当多吃。这里，我们为大家总结了几条韭菜的食用建议，以供参考。

（1）韭菜可以炒、拌，做配料、做馅等。

（2）隔夜的熟韭菜不宜再吃。

（3）春天食用有益于肝。初春时节的韭菜品质最佳，晚秋的次之，夏季的最差，有"春食则香，夏食则臭"之说。

（4）便秘者建议多吃，因为韭菜含有大量的膳食纤维，能改善肠道，润肠通便。

（5）韭菜与虾仁配菜，能提供优质蛋白质，同时韭菜中的粗纤维可促进胃肠蠕动，保持大便通畅。

（6）食疗若用鲜韭汁，则因其辛辣刺激呛口，难以下咽，需用牛奶1杯冲入韭汁20~30克，放白糖调味，方可咽下，胃热炽盛者则不宜多食。

健康锦囊

下面，为大家介绍几则与韭菜有关的食疗古方，仅供参考：

1.韭菜炒胡桃

【材料】核桃仁（去皮）30克，韭菜120克。

【制法】核桃仁先以脂麻油炒微黄，放入适量食盐，后入韭菜120克，炒熟食。

【功效】胡桃仁与韭菜同用，甘辛温润，益肾助阳之功更佳。用于肾虚阳痿，腰酸尿频等。

【方源】《方脉正宗》。

2.韭汁牛乳汤

【材料】韭菜250克，生姜30克，牛乳250克。

【制法】韭菜、生姜切段或捣碎，纱布包，绞取汁液；兑入牛乳250克，加热煮沸，慢慢温服。

【功效】本方用牛乳补养胃气，生姜温中化痰止呕，韭菜开胃降逆、散淤。用于脾胃虚寒，呕吐少食，或噎膈反胃，胸膈作痛，胃有痰浊淤血者。现代可用于食管癌、胃癌、胃与十二指肠溃疡、慢性胃炎。

【加减】本方加梨汁、藕汁，为五汁安中饮。能增液润燥，化痰开结。用于噎膈、痰气交阻、吞咽哽塞、口干便涩等。

【方源】《丹溪心法》。

3.鲜韭汁

【材料】韭菜500克。

【制法】韭菜捣碎，绞取汁液。每次服50~100毫升，每日3次。可加适量红糖调味。

【功效】本方取生韭散淤止痛。用于"胸痹，心中急痛如锥刺，不得俯仰……或痛彻背上。"亦可用于噎膈，胃脘作痛。

【方源】《食疗本草》。

4.韭汁地黄丸

【材料】韭菜500克，干地黄250克。

【制法】韭菜绞取汁液，将干地黄浸于韭菜汁中，日晒或以小火煮至汁干后，将地黄捣烂为丸，每丸约3克。早晚各服2丸，温开水送服。

【功效】生地黄能凉血止血，与本品配伍有散淤止血之效。用于吐血、咯血、衄血、尿血或血淋等。以失血而有淤血者较为适宜。

【方源】《方脉正宗》。

气虚血弱，颜正华建议您多吃几枚大枣

大医智慧

（大枣）味甘，性温。归脾、胃经。本品为补中益气、养血安神之药，常用于脾胃虚弱、食少便溏，或气血亏损、体倦无力、面黄肌瘦，以及妇女血虚脏躁、精神恍惚、睡眠不安之证。本品又有缓和药性作用，与峻烈药同用，可使药力缓和，且不伤脾胃。

——引自《颜正华中药学讲稿》

精彩解读

大枣，又名红枣、干枣、枣子，起源于中国，自古以来就被列为"五果"（桃、李、梅、杏、枣）之一。中医中药理论认为，大枣具有补虚益气、养血安神、健脾和胃等作用，是脾胃虚弱、气血不足、倦怠无力、失眠多梦等患者良好的保健营养品。

现代科学证明，大枣富含蛋白质、脂肪、糖类、胡萝卜素、B族维生素、维生素C、维生素P以及钙、磷、铁和环磷酸腺苷等营养成分。其中，维生素C的含量在果品中名列前茅，有"维生素王"之美称。据国外的一项临床研究显示：连续吃大枣的病人，健康恢复得比单纯吃维生素药剂快3倍以上。另外，大枣所含的环磷酸腺苷，是人体细胞能量代谢的必需成分，能够增强肌力、消除疲劳、扩张血管、增加心肌收缩力、改善心肌营养，对防治心血管系统疾病有良好的作用。

大枣的食用方法多种多样，单独服用时既可以生食，又可以劈开煎汤，或者去皮核捣烂为丸。另外，它还可以与其他药物搭配，如与党参、白术、茯苓、炙甘草、陈皮、生姜等药同用，可治脾胃虚弱、中气不足、食少便溏；与熟地、当归、白芍等药同用，可治血虚失养、面黄肌瘦、头晕眼花；与甘草、小麦同用，可治妇女血虚脏躁、精神恍惚、睡眠不安。

大枣虽然营养丰富，是很好的保健品，但食用过程中也应注意，否则不仅没有效果，还会带来危害。在大枣的食用上，我们应注意以下几点：

（1）枣皮中含有丰富的营养成分，炖汤时应连皮一起烹调。

（2）生吃时，枣皮容易滞留在肠道中不易排出，因此在吃枣时应细细咀嚼。

（3）大枣虽然可以经常食用，但一次最好别超过20枚，吃得过量会损伤消化功能，导致便秘。

（4）腐烂的大枣在微生物的作用下会产生果酸和甲醇，人吃过之后会出现头晕、视力障碍等中毒反应，重者可危及生命，所以要特别注意。

（5）红枣具有补血的效果，一般适合女性食用，但有时并非如此，比如月经期间有眼肿或脚肿、腹胀现象的女性不适合吃红枣，否则水肿的情况会更严重；体质燥热的妇女不适合在月经期吃红枣，否则会造成月经量过多。

健康锦囊

以下与大枣有关的食疗方为民间常用良方，选录于此，仅供参考：

（1）高血压：大枣10枚，洋葱30克，芹菜根20克，糯米适量，煮粥食用。

（2）失眠：大枣20枚，葱白7根，煎汤，睡前服。

（3）食欲不振、消化不良：大枣10枚（炒焦），橘皮10克（或陈皮4克），共放保温杯内，沸水冲泡10分钟，饭前饭后代茶饮。

（4）腹泻：大枣10枚，薏米20克，干姜3片，山药30克，糯米30克，红糖15克，共煮粥服食。

（5）神经衰弱：大枣10枚，枸杞15克，水煎半小时，再将鸡蛋两只打入同煎，全熟食用，每日两次。

（6）贫血：大枣50克，绿豆50克，同煮，加红糖适量服用，每日一次，15天为一疗程。

（7）月经不调：大枣20枚，益母草、红糖各10克，水煎服，每日两次；或大枣5枚，生姜2片，桂圆肉适量，同煮食，每日一次，连服数日。

风热感冒，给自己泡上一杯菊花茶

大医智慧

（菊花）味甘、苦，性微寒（野菊花味苦性平）。归肺、肝、肾经。本品清芳疏泄，善祛风热之邪，故常用于感冒风热，头痛目赤；甘凉益阴，苦可泄热，所以又有平肝明目的功效，可治肝阳上升，头晕目眩。此外，还有清热解毒作用，治疗疗疮肿毒，也有良效。

——引自《颜正华中药学讲稿》

精彩解读

菊花，又名贡菊花、甘菊花、杭菊花、黄菊花、白菊花，为菊科植物菊的头状花序。菊花是我国的著名花卉，已有三千多年的历史。《本草纲目》中这样记载："菊苗可蔬，叶可啜，花可饵，根实可药。囊之可枕，酿之可饮，自本至末，罔不有功。宜乎前贤，比之君子。神农列为上品，隐士采入酒盅，骚人餐其落英。"

颜正华教授指出，菊花味甘苦，性微寒，归肺、肝、肾经。有散风清热、清肝明目和解毒消炎等作用。对口干、火旺、目涩，或由风、寒、湿引起的肢体疼痛、麻木的疾病均有一定的疗效。主治感冒风热，头痛病等，对眩晕、头痛、耳鸣有防治作用。在日常生活中，人们经常用菊花茶来治疗风热感冒。泡饮菊花茶时，最好用透明的玻璃杯，每次放上四五粒，再用沸水冲泡2~3分钟即可。待水七八成热时，可看到茶水渐渐酿成微黄色。每次喝时，不要一次喝完，要留下1/3杯的茶水，再加上新茶水，泡上片刻，而后再喝。

饮菊花茶时可在茶杯中放入几颗冰糖，这样喝起来味更甘。菊花茶其实不加其他茶叶，只将干燥后的菊花泡水或煮来喝就可以，冬天热饮、夏天冰饮都是很好的饮料。另外，菊花也适宜与多种花、茶一起泡水饮用，功效更为显著，如以下几种菊花茶饮。

（1）菊花山楂茶：取菊花10克，加山楂、金银花各10克，代茶饮用，能化淤消脂，清凉降压、减肥轻身，适用于肥胖症、高血脂症和高血压患者。

（2）三花茶：菊花、金银花、茉莉花均少许，泡水作茶饮，可清热解毒，适用于防治风热感冒、咽喉肿痛、痈疮等，常服更可降火，有宁神静思的效用。

（3）菊花蜜饮：菊花50克，加水20毫升，稍煮后保温30分钟，过滤后加入适量蜂蜜，搅匀之后饮用。具有养肝明目、生津止渴、清心健脑、润肠等作用。由白菊花和上等乌龙茶制成的菊花茶，是每天接触电子污染的办公一族必备的一种茶。因为此茶具有去毒的作用，对体内积存的有害性的化学物质和放射性物质都有抵抗、排除的疗效。

（4）取菊花10克，桑叶、枇杷叶各5克，研成粗末，用沸水冲泡代茶饮，可防秋燥，适于因秋燥犯肺引起的发热、咽干唇燥、咳嗽等病症后食用。本方尚有预防流感、流脑、乙脑、腮腺炎、水痘等作用。

（5）甘菊，其味不苦，尤以苏杭一带所生的大白菊或小白菊最佳，每次用3克左右泡茶饮用，每日3次。也可用菊花加金银花、甘草同煎代茶饮用，有平肝明目、清热解毒之效。

（6）八宝菊花茶：金银花10克，陈皮5克，胖大海一个，少许冰糖，少许山楂，5克有机绿茶，两个红枣，用沸水泡至5分钟既可食用，如果嫌麻烦可到附近大型超市中买取已包装好的。

健康锦囊

在民间，菊花除用来泡茶之外，还有其他一些用法，保健功效同样显著，下面就为大家推荐两款菊花养生方：

1.菊花粥

【材料】干菊花20克，粳米100克，白糖适量。

【做法】将菊花去蒂烘干或阴干，研粉备用；粳米淘洗干净，加水煮粥，待粥成时调入菊花粉末和白糖，再煮1~2分钟即可。

【功效】清香可口，具有清肝健脾，降压养神的功效，适用于脾虚胃差、冠心病、高血压、动脉硬化等病症。

2.菊花酒

【原料】菊花1500克，白酒2500毫升，白糖250克。

【做法】将菊花洗净，晒干，浸入盛有白酒的坛内，加入白糖，密封15天左右即成。每次饮25~30毫升，每日1次。

【功效】此酒具有活血通络，延年益寿的功效，适用于中老年人饮用。

治水肿、脚气，赤小豆是良药

大医智慧

（赤小豆）味甘、酸，性平。归心、小肠经。本品甘酸偏凉，性善下行，能通利水道，使水湿下出而消肿，湿热外泄而退黄，且可入心经，降火行血，清热解毒，故有利水消肿，利湿退黄，清热解毒之功。适用于水肿、脚气、小便不利、黄疸、疮毒等症。

——引自《颜正华中药学讲稿》

精彩解读

赤小豆又名"红豆"，由于富含淀粉，所以有些人又称之为"饭豆"，是人们生活中不可缺少的高营养、多功能的杂粮。颜正华教授认为，赤小豆"味甘、酸，性平。归心、小肠经。甘酸偏凉，性善下行，能通利水道，使水湿下出而消肿，湿热外泄而退黄，且可入心经，降火行血，清热解毒，故有利水消肿，利湿退黄，清热解毒之功。"

赤小豆具有"津津液、利小便、消胀、除肿、止吐"的功能，适宜各类型水肿之人，包括肾脏性水肿、心脏性水肿、肝硬化腹水、营养不良性水肿等，如能配合乌鱼、鲤鱼或黄母鸡同食，消肿效果更好；适宜于产后缺奶和产后水肿，可单用赤小豆煎汤喝或煮粥食；适宜肥胖症之人食用。但是赤小豆能通利水道，故尿多之人忌食；蛇咬伤者，忌食百日。不过，买赤小豆的时候须注意的是，由于赤小豆与相思豆两者外形相似，均有红豆之别名。而相思豆产于广东，外形特征是半粒红半粒黑，过去曾有人误把相思子当做赤小豆服用而引起中毒的，食用时不可混淆。

如果平时睡觉手足冰冷，可以用毛巾做一个口袋，将生赤小豆倒入袋里，再将袋子缝起来。在睡觉前，将做好的袋子放入微波炉里温两分钟，放到被窝内，温度可以保持约三小时。因为赤小豆是豆类中含水量最少的，加热以后温度不容易下降，而且可以重复使用，很经济实惠。除了睡觉时用，也可用于肩膀或关节等地方，可疏解疲劳。

健康锦囊

下面，再为大家推荐几款用赤小豆做的养生药膳：

1.赤小豆云苓煲鲫鱼

【材料】赤小豆60克，云苓25克，鲫鱼一条，姜3片，水10碗。

【做法】（1）豆子充分浸软。

（2）鲫鱼宰杀净，煎至微黄，溅入少许水。

（3）瘦肉洗净切块，加入所有材料同煲，武火煮沸后转文火，煲2小时。饮用时加盐。

【分量】3~4人份。

【功效】健脾祛湿，养胃益气。

2.赤小豆薏米水

【材料】赤小豆12克，薏米8克，水一碗半。

【做法】赤小豆浸软，把水和薏米加入，武火煮沸转文火煲20~30分钟；饮用时可加少许冰糖，每日饮用一次。

【分量】1人份。

【功效】瘦身纤体，健脾利水。

3.赤豆桑白皮汤

【材料】赤小豆60克，桑白皮15克。

【做法】将上二味加水煎煮，去桑白皮，饮汤食豆。

【功效】本方用赤小豆健脾利湿，而以桑白皮专于利尿消肿。用于脾虚水肿或脚气，小便不利。

4.茅根煮赤豆

【材料】白茅根250克，赤小豆120克。

【做法】上二味加水煮至水干，除去白茅根，将豆分数次嚼食。

【功效】白茅根为凉性利尿药，其味甘甜，用以煮豆，既可增强利尿作用，又较适口，故颇为得法。用于水肿，小便不利。现用于肾炎或营养不良性水肿。

5.赤豆粥

【材料】赤小豆120克，粳米30克。

【做法】加水适量，煮稀粥。分2次食。

【功效】本方能益脾胃而通乳汁。用于妇女气血不足，乳汁不下。

6.苦酒赤豆散

【材料】赤小豆100克。

【做法】用醋1茶盅，煮豆至熟，取出晒干，再入适量米酒中浸渍至酒尽，经干燥后研为细末。分3次服，每次3~6克，用米酒送服。

【功效】赤小豆等三者均能散血，醋又有止血之效，故本方有散血消肿和止血作用。用于痔疮淤肿疼痛，大便带血。

勤保健，重养生，百年寿——颜正华的养生智慧

大医智慧

我的养生经验是：少喝酒，不抽烟，勿过食，晨慢跑或打太极拳。养神保精，体育锻炼，练习气功。持之以恒，定能健康长寿。

——引自《长寿有道：名老中医谈养生》

精彩解读

颜正华大师在年届九十高龄时依然能够治病疗疾、带徒授课，活跃在中医事业的第一线，他旺盛的精力让许多同辈中人自叹弗如。颜教授有如此让人羡慕的体魄，就是得益于其几十如一日的养生方式。下面我们就分几个角度来具体阐释。

1.气功养生

颜老长年坚持锻炼，他年轻时早上起床第一件事是在操场慢跑3圈（约1200米），然后打太极拳十几分钟，到80岁以后改为每日散步一小时，坚持做广播体操。与此同时，他还经常练一练气功。方法为：双膝盘坐或椅坐，腰脊挺直，头略下垂，双手轻握，下垂于小腹部，然后意守丹田、调整呼吸。"意守丹田"即一心一意注意丹田穴（脐下一寸五分）；"调整呼吸"即由胸部浅呼吸慢慢转变为腹部深呼吸，使呼吸缓慢深长，达到"气贯丹田"之效。一呼一吸可以计数，一般初学时每天做200~300次即可，以后逐步增加。

2.药膳养生

颜老平时喜欢吃大枣，每天早餐吃煮熟的大枣5~10枚，可以益气养血、健脾安神。上了年纪后，他有习惯性便秘的毛病，于是早餐便吃50~100克麦片粥，有时以芋头、白薯为主食，或以30克决明子代茶饮，均有效果。每当他感到神疲力乏时，便用30克生黄芪，沸水冲泡，代茶饮以补气。另外，他由于气阴不足，夜间口干舌燥，于是便常服生脉饮（人参、麦冬、五味子）以益气生津止渴，也常服杞菊地黄丸以养阴明目，服天王补心丹以养心安神。颜老认为，药膳养生当根据体质因人而异，才能收到良好的效果。

3.房事养生

颜老认为，一般男子在成年以后，至五六十岁之前，每周房事在两次之内是没有损害的。如果因房事过度，引起头昏、腰酸、健忘、神疲、性功能减退，甚至出现阳痿等肾虚精亏的症状，首先要节欲保精，切忌滥用壮阳药，同时需适度运动以增强体质。肾阴虚者，可酌情服六味地黄丸、二至丸、五子衍宗丸之类；阴虚火旺可服知柏地黄丸；肾阳虚者，可酌情服用红参、鹿茸、淫羊藿、紫河车以及金匮肾气丸、右归丸之类。

4.饮食养生

颜老认为，在饮食上宜选用清淡富有营养而易消化的食品，如五谷杂粮、牛乳、豆制品、蔬菜、水果、鱼类、海产品、瘦肉等，少吃脂肪、动物内脏、鸡蛋黄等。他过去爱吃鸡蛋，后经体检发现胆固醇高了，于是限制每日不超过一个鸡蛋，胆固醇逐渐恢复正常。

5.书法静心，种花怡情

种花是颜老生活中的一大乐趣，茶几上两大盆茂盛的兰花和米兰以及阳台上的君子兰便是颜老的杰作，也使他简朴的书屋充满了生机。同时，他还非常喜欢书法，时而泼墨挥毫一番，身心达到"忘我"境地，能够平心静气、颐养身心。除此之外，颜老还经常看看古典小

说，或外出游览，以调情志。

6.酒少喝，烟不抽

在烟酒上，颜老也严格要求自己。他年轻时也有吸烟的嗜好，而且烟瘾较大，结果不仅经常咳嗽而且吐黄痰。60岁时开始戒烟，各种症状全部消失。至于酒，他只饮少量低度酒，如黄酒或葡萄酒，每次不超过二两，从不饮白酒。

7.起居有常

颜老每晚10点之前睡，清晨6点钟起，中午还要小睡20分钟，这个习惯已经坚持了很多年，雷打不动。

第八章

班秀文：花药治女病，让痛苦随香而去

名医简介

班秀文，男，壮族，1920年生于广西隆安县，祖父是当地有名的骨科医生，受家庭熏陶，从小就对医学感兴趣。7岁那年，家遭不幸，祖父和父亲因急热病相继去世，从此家境贫寒，举家迁往平果县，他开始了放牛娃的生涯。12岁，他在亲友的帮助下进入学校，经过刻苦学习，于1937年以全县第一名的成绩考上了广西省立南宁医药研究所，毕业之后开始济世行医。1957年，进入广西中医学院任教。班老擅长治疗内、妇、儿科疑难杂病，对中医妇科造诣尤深，临证喜用花类药。主要著作有《班秀文妇科医论医案选》、《妇科奇难病论治》、《班秀文临床经验辑要》等。2009年6月，被评为"国医大师"。

药食结合，攻克不孕难题——班秀文治不孕食疗方

大医智慧

我从事中医教学临床60余年，长期潜心于不孕症的临床研究。对于不孕症的治疗，遵古而不泥古，取得良好的治疗效果……同时还守《内经》"谷肉果菜，食养尽之"之旨，主张治养结合，寓药疗于食疗之中，相辅相成，常常事半功倍……药食同源，合理适当的膳食对不同人体的体质及不同原因的不孕有一定的帮助。

——引自《班秀文临床经验辑要》

精彩解读

班秀文教授是全国著名的妇科专家，他善于从整体观念出发，运用各种方法治疗不孕症，其中"药食结合"是其重要思路之一。他坚守《黄帝内经》中"谷肉果菜，食养尽之"的宗旨，强调治与养相结合，寓药疗于食疗之中，二者相辅相成，达到事半功倍的效果。

具体来说，药食结合辨证治疗不孕，须注意以下几点：

（1）对痰湿引起的不孕症，在以苓桂术甘汤治疗的同时，再以乌贼鱼或蛤蚧做饮食治疗。

（2）对于淤积引起的不孕症，常用桂枝茯苓丸、桃红四物汤、下淤血汤之类，同时配用黄鳝、穿山甲做饮食治疗。

（3）对阳虚寒凝体质的不孕症患者，嘱其在辨证施治的基础上，常食用狗肉、羊肉等，或用熟附子、杜仲炖狗肉、红糖水煲生姜、黑豆等。

（4）对输卵管堵塞的不孕症患者，嘱其常用猪蹄甲煲黄豆、赤小豆、黑豆、花生等。

（5）对于交和撞红者，宜用鲜嫩益母草、黑豆、公猪尾巴加适量油、盐煮食。

（6）对于脾胃虚弱、气血不足者，除用健脾益气养血之剂如十全大补汤、毓麟珠加减治疗外，还嘱病人常用红枣、桂圆、淮山药、黄豆、黑豆等煲食。

（7）对于脾气虚弱、气血生化之源不足导致的不孕患者，除用归脾汤、补中益气汤、人参养荣汤治疗外，还经常配以适量的山羊肉与黑大豆作为饮食疗法。

（8）对于肾气不足、冲任亏损、精血衰少的不孕者，首先辨别其是阴虚或阳虚，如偏于阴虚则以左归丸（饮）之类滋养的同时，常配老母鸭或海参炖服；如偏于阳虚则以右归丸（饮）温养为主，配用麻雀卵适量，用水酒同煮温服。

（9）对阴虚便秘者，嘱其用甘薯煮水服或食猪油炒薯叶。

（10）对于肝气郁结的不孕症患者，在用疏肝解郁的逍遥散、越鞠丸之类药物治疗的同时，再投以诸肝（如鸡肝、鸭肝、猪肝、牛肝等）作为饮食疗法。

这里涉及班秀文教授治疗不孕的一些常用验方，现择其要者录于此，仅供参考：

1.归脾汤

【组成】白术3克，当归3克，白茯苓3克，黄芪（炒）3克，远志3克，龙眼肉3克，酸枣仁（炒）3克，人参6克，木香1.5克，炙甘草1克。

【用法】加生姜、大枣，水煎服。

【功效】益气补血，健脾养心。

2.左归饮

【组成】熟地9~30克，山药6克，枸杞子6克，炙甘草3克，茯苓4.5克，山茱萸3~6克（畏酸者少用）。

【用法】以水二盅，煎至七分，食远服。

【功效】补益肾阴。

3.逍遥散

【组成】柴胡15克，当归15克，白芍15克，白术15克，茯苓15克，生姜15克，薄荷6克，炙甘草6克。

【用法】酌定用量，作汤剂煎服。

【功效】疏肝解郁，健脾和营。

4.桂枝茯苓丸

【组成】桂枝、茯苓、牡丹（去心）、桃仁（去皮、尖，熬）、芍药各等份。

【用法】上药五味，研成细末，过筛混匀，每100克加炼蜜90~110克，制成大蜜丸如兔屎大。于空腹时服1丸，最多加至3丸。

【功效】活血化瘀，缓消症块。

5.右归饮

【组成】熟地6~9克（或加至30~60克），山药6克（炒），山茱萸3克，枸杞6克，炙甘草3~6克，杜仲6克（姜制），肉桂3~6克，制附子3~9克。

【用法】用水400毫升，煎至250毫升，空腹时温服。

【功效】温补肾阳。

6.补中益气汤

【组成】黄芪18克，人参6克，当归9克，橘皮6克，柴胡6克，升麻6克，白术9克，炙甘草3克。

【用法】上药哎咀，水煎，去渣，空腹时温服，每日1剂。

【功效】补中益气，升阳举陷。

注：古人常用口嚼药，碎成豆粒大小然后再用，到后来虽然改成刀切，但仍然称为"哎咀"。因此，在古医书中常有"上药哎咀"的说法，其实就是"将上面所说的药碎成小块"的意思。

7.人参养荣汤

【出处】《三因极——病证方论》

【组成】黄芪30克，当归30克，桂心30克，炙甘草30克，橘皮30克，白术30克，人参30克，白芍药90克，熟地黄9克，五味子4克，茯苓4克，远志15克。

【用法】上锉为散，每服12克，用水一盏半，加生姜3片，大枣2枚，煎至七分，去渣，空腹服。亦可做汤剂，水煎服，用量酌减。

【功效】益气补血，养心安神。

行气血，化淤滞，彻底摆脱痛经之苦

大医智慧

痛经之因虽有寒热虚实之分，不外冲任气血不畅，经血淤滞胞宫所致。盖气滞则血亦滞，寒则收引凝涩，热则津血受灼，经血不行，湿则重浊黏腻，阻遏血脉，虚则气血运行乏力，以上诸因均可导致气血淤滞，"不通则痛"，故治疗痛经宜化其淤滞，畅行气血。

——引自《中国现代百名中医临床家丛书·班秀文卷》

精彩解读

痛经可以说是女性的一大困扰，据统计全球大约有80%的女性存在痛经问题，其中有一半的人找不到病因，从而也无法得到根治。在班秀文看来，虽然痛经产生的原因有很多种，但最终无外乎冲、任二脉气血不通畅，使血在子宫中淤滞所造成的。俗话说"痛则不通，通则不痛"，要想使痛经远离，就得把淤滞在子宫里的经血化解开，使身体内的气血通畅起来，也就是中医常说的"活血化淤"。

作为全国知名的中医妇科专家，班老曾治愈过无数的痛经病例，他最常用的只是一味普通的中草药——益母草。相信大家对这种药都不陌生，现在市面上有各种各样的益母草产品，如益母草膏、益母草片、益母草冲剂、益母草软胶囊等，其主要功能就是调经活血。事实上，如果你稍微用点心思，用益母草给自己煮几个鸡蛋吃，效果可能会更好。方法很简单：取鸡蛋2个、益母草30克、元胡15克，放入沙锅里，加入适量清水同煮，鸡蛋熟后去壳再煮片刻，去药渣，吃蛋喝汤。经前1~2天开始服，每日1剂，连服5~7天。

> **小贴士**
>
> 在现实生活中，很多女性对痛经具有恐惧感，只要痛经一出现就立即服用止痛药，其实这并不是解决问题的根本方法。虽然止痛药可以暂时缓解疼痛，但造成痛经的根源并没有解除，甚至还会导致神经系统功能紊乱、记忆力降低、失眠等不良后果。

鸡蛋本身就具有滋阴养血的作用，再加上具有活血化淤功效的益母草，以及行气止痛的元胡，可起到行气、养血、活血、去淤、止痛的作用，可以说是痛经患者的食疗佳品。而且，益母草和元胡均是常见的中草药，一般的中药店都有销售，操作起来并不复杂。

除此之外，痛经还可以通过按摩经络来解决。班老认为，痛经是由"冲任气血不畅"而造成的，在每次月经来潮前3~5天按摩关元、三阴交、中封三个穴位就行了，每次以按摩部位有热感为度，

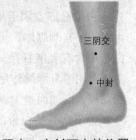

三阴交、中封两穴的位置

如果条件允许，也可以用艾草灸一下，效果会更好。

关元是任脉上的大穴，同时也是治疗妇科疾病的要穴，《针灸大成》这样记载它的主治范围："妇人带下，月经不能，绝嗣不生，胞门闭塞，胎漏下血，产后恶露不止。"它是任脉气血运行的关卡，只要把它打通了，痛经也就解决了。三阴交也是妇科要穴，具有调经活血的功效。另外，痛经的发生与肝关系密切，肝为"将军之官"，是藏血的，是血的仓库，肝气郁滞则血行不畅，中封是肝经的经穴，具有疏肝理气的作用，治疗痛经也有很好的效果。

其实，要想打通经脉治痛经，除了按摩和用艾草灸穴位之外，还有一个小方法，就是用生姜水泡脚：每次取生姜300克，切成片，下锅加半盆清水后大火煮沸，用小火再煮10分钟，煮成浓浓的生姜水，倒入洗脚盆内泡脚。用这种方法一次就可以见效。这是因为脚上有众多的人体关键穴位，而且足厥阴肝经与足太阳脾经都源于脚上，这两条经脉都与血有关，前者主藏血，后者主统血。当女性处于经期，而它们又运行不畅、产生淤堵时，就会出现剧烈腹痛，即为痛经的症状。因此，只要让这两条经脉畅通了，治愈痛经也就容易了。

健康锦囊

痛经的产生与不良生活习惯是分不开的，要想彻底根除痛经，还必须得从日常生活习惯中着手。具体包括以下几个方面：

（1）多喝花草茶或柠檬果汁及热牛奶。

（2）常洗温水浴，有条件者可选择泡温泉，在水中加入香薰洗液更能松弛肌肉及神经。

（3）练习瑜伽，弯腰、放松等动作有助于改善经痛的问题。

（4）咖啡、茶、可乐、巧克力等含咖啡因的食物少吃。

（5）经期戒吃寒凉的食物，如西瓜、香蕉、苦瓜、山竹、绿豆等。

（6）禁饮酒，特别是容易出现水肿的女性。

（7）注意保持身体温暖，尤其是腹部温暖，以加速血液循环，同时令紧张的肌肉得到松弛。

"完带汤"、"清宫解毒汤"——班秀文推荐的治带良方

大医智慧

带下病因复杂，虽有六淫之侵，七情之忧，房劳多产，饮食劳逸，跌仆之伤，但与湿病关系最大……治带以治湿为主，祛湿为先，只有祛除湿邪，带脉才能约束。

带下病与淤血关系密切，带下之人，常伴淤血，尤其是久病带下不愈之人，淤血阻络更为严重。而湿与淤结，往往增加了病情的复杂性与治疗的困难。因此……带病治湿为主，勿忘祛淤。

——引自《中国现代百名中医临床家丛书·班秀文卷》

精彩解读

白带是妇女阴道里流出来的一种白色液体，有时透明，有时黏稠，无异味。它是由前庭大腺、子宫颈腺体、子宫内膜的分泌物和阴道黏膜的渗出液、脱落的阴道上皮细胞混合而成。白带中含有乳酸杆菌、溶菌酶和抗体，故有抑制细菌生长的作用。性行为过程中，白带会增多，对阴道有润滑作用，便于进行性生活。一般月经中期白带增多，稀薄透明；排卵后白带又变黏稠，混浊而量少。经前及孕期白带均有所增多。

带下病是指白带的期、量、色、质、气味发生异常，并伴有局部或全身症状为特征的疾病，现代医学又称之为"白带异常"。妇科专家班秀文教授对带下病有多年研究，他认为虽然

带下病的病因极为复杂，但以湿病为主，且湿的轻重多少，直接关系到病情的严重程度，湿重则带多，湿轻则带少。因此，他主张治带"以治湿为主，祛湿为先"。

班老进一步指出，治湿之法也有很多种，但关键在于掌握好温化与清化二法。班老认为，湿为阴邪，重浊而黏腻，只有通过温化，才能使脾得健运，肾得温煦，激活后天之生机，使水湿之清者输布全身，滋养各个脏器，浊者从膀胱排出体外，升清降浊，带脉得复。同时，湿邪又最易抑遏阳气，郁久化热，只有通过清化之法，才能使湿热分离，阳气得升，浊湿得降，湿热去而带自止。

温化与清化之法确立后，选方用药则是影响疗效的关键。临床上，使用温化之法，班老常用《傅青主女科》中的"完带汤"，他认为该方"温而不燥，补而不滞，消不伤正，是寓补于散之内、寄消于升之中的脾、肝、肾三脏同治之方"。至于清化之药，班老则自创了"清宫解毒汤"，临床效果异常显著。下面，我们就把这两个方子介绍给大家。

1.完带汤

【组成】白术30克，山药30克，人参6克，白芍15克，车前子9克，苍术9克，甘草3克，陈皮2克，黑芥穗2克，柴胡2克。

【用法】水煎服。

【功效】补脾疏肝，化湿止带。

【主治】脾虚肝郁，湿浊带下。症见带下色白，清稀如涕，面色㿠白，倦怠便溏，舌淡苔白等。本方常用于阴道炎、宫颈糜烂、盆腔炎而属脾虚肝郁，湿浊下注者。

2.清宫解毒汤

【组成】忍冬藤20克，车前草10克，土茯苓20克，生薏苡仁20克，鸡血藤20克，益母草10克，丹参15克，甘草6克。

【用法】水煎服。

【功效】清化湿热，养阴散结。

【主治】阴伤络阻，湿热带下。症见白带色黄，有时阴痒，其味腥臭；腰痛身倦，经前少腹腹痛；烦躁不安，夜寐多梦，舌红苔薄白等。

虽然带下皆为湿证，治疗以治湿为主，但女人以血为本，妇科病总属于血证，班老经过摸索，发现带下病与淤血关系密切，带下患者常伴有淤血，尤其是久病带下不愈之人，淤血阻络更为严重。因此，他主张带下病在治湿的同时，也不要忘了祛淤。值得注意的是，湿淤同治的过程中，应选用一些药性平稳，具有养血通络之品，因为女性本身体质就相对虚弱，再加上久病不愈，很难承受住猛药的攻伐，临床上班老常用古方当归芍药散。

健康锦囊

针对带下病，除应针对病因进行治疗外，饮食疗法也值得一试。下面，为大家介绍几则民间常用食疗良方：

（1）山药莲薏汤：将30克山药（去皮）、30克莲子（去心）、30克薏苡仁洗净，一起放入砂锅中，加水800毫升，用文火煮熟后即可食用，每日服食1次，一般10~14天见效。适宜于脾虚型的白带异常。

（2）莲子枸杞汤：将30克莲子（去心），30克枸杞洗净，加水800毫升，煮熟后食药饮汤，每日2次，一般7~10天见效。适用于白带增多。

（3）鲜山药250克、莲子（去心）50克、粳米50克，煮粥，分3次服完。对脾虚有湿或肾虚不固的带下病有效。

（4）冬瓜子30克、冰糖30克，先将冬瓜子捣碎加冰糖，开水冲服，早晚饮用。有利湿止带之功，适用于一般带下病。

更年期综合征，班秀文教授给出的四点建议

大医智慧

更年期综合征一般多属肝肾阴虚，在临床上常见有头晕头痛，心烦易怒，目眩耳鸣，心悸怔忡，五心潮热，容易汗出，腰膝胀痛、足跟痛，舌红少苔，脉象细数等一派阴虚火旺的症状。当然，也有少数是精神委靡，喜静怕扰，情志淡漠，背部怕冷，手足发凉，舌淡苔白，脉迟而弱等一派阳虚症状。

——引自《班秀文临床经验辑要》

精彩解读

女人到40岁之后，由于卵巢功能减退，垂体功能亢进，分泌过多的促性腺激素，引起植物神经功能紊乱，从而出现一系列程度不同的症状，如月经变化、面色潮红、心悸、失眠、乏力、抑郁、多虑、情绪不稳定，易激动，注意力难于集中等，称为"更年期综合征"。

班秀文教授对女性"更年期综合征"有深入研究，下面是他给大家的一些自我护理的建议：

1.注意饮食

在饮食上，对于更年期有头昏、失眠、情绪不稳定等症状的女性，应选择富含B族维生素的食物，如粗粮（小米、麦片）、豆类和瘦肉、牛奶。牛奶中含有的色氨酸，有镇静安眠功效；绿叶菜、水果含有丰富的B族维生素。这些食品对维持神经系统的功能、促进消化有一定的作用。此外，要少吃盐（以普通盐量减半为宜），避免吃刺激性食品，如酒、咖啡、浓茶、胡椒等。

2.刮痧护理

更年期在古代中医学里被称为脏燥。这是因为肾功能下降，肾水不足，导致体燥。在治疗上可以选择用五行经络刷，在后背上沿着三条路线刮痧：中间督脉一条，两边膀胱经各一条。每次刮痧30分钟为宜，刮时不要太使劲。因为肝心脾肺肾五脏，都有其在后背占据的背腧穴，也就是说后背是一个独立的五行区域，在后背刮痧，可以把五脏的五行关系全部调理和谐。

3.按摩太溪与太冲

远离更年期需要从人的整体上调节阴阳，使它们重新达到平衡，每天坚持按揉太溪、太冲两大穴位，便可以达到这样的功效。太冲要从后向前推按，每次单方向推100次；太溪顺时针按揉，每天早晚2次，每次2分钟。

4.日常护理

易发生眩晕症状的更年期女性，日常生活最好避免太强烈的光线，避免太嘈杂的环境，保持生活环境的平和安静。当眩晕发作时，要尽快平躺休息，避免头部活动，以免摔倒造成其他身体伤害。眩晕症状好转后，要慢慢做一些头部和肢体的活动，逐渐摆脱虚弱的身体状态。

健康锦囊

以下食疗方对更年期综合征有一定的缓解功效，女性朋友可以根据自己的实际情况择优选用：

（1）枸杞肉丝冬笋：枸杞、冬笋各30克，瘦猪肉100克，猪油、食盐、味精、酱油、淀粉各适量。炒锅放入猪油烧热，投入肉丝和笋丝炒至熟，放入其他佐料即成。每日1次。适用于头目昏眩、心烦易怒、经血量多、面色晦暗、手足心热等。

（2）莲子百合粥：莲子、百合、粳米各30克同煮粥，每日早晚各服1次。适用于绝经前后伴有心悸不寐、怔忡健忘、肢体乏力、皮肤粗糙者。

（3）甘麦饮：小麦30克，红枣10枚，甘草10克，水煎。每日早晚各服1次。适用于绝经前后伴有潮热出汗、烦躁心悸、忧郁易怒、面色无华者。

（4）赤豆薏苡仁红枣粥：赤小豆、薏苡仁、粳米各30克，红枣10枚，每日熬粥食之。1日3次。适用于更年期有肢体水肿、皮肤松弛、关节酸痛者。

（5）杞枣汤：枸杞子、桑葚子、红枣各等份，水煎服，早晚各1次；或用淮山药30克，瘦肉100克炖汤喝，每日1次。适用于更年期有头晕目眩、饮食不香、困倦乏力及面色苍白者。

（6）合欢花粥：合欢花（干品）30克，或鲜品50克，粳米50克，红糖适量。将合欢花、粳米、红糖同放锅内加水500毫升，用文火煮至粥熟即可。每晚睡前1小时空腹温热食用。具有安神解郁、活血悦颜、利水消肿等功效。适用于更年期易怒忧郁、虚烦不安、健忘失眠等症。

（7）甘麦大枣粥：大麦、粳米各50克，大枣10枚，甘草15克。先煎甘草，去渣，后入粳米、大麦及大枣同煮为粥。每日2次，空腹食用。具有益气安神，宁心美肤功效。适用于妇女更年期精神恍惚、时常悲伤欲哭、不能自持或失眠盗汗、舌红少苔、脉细而数者。

（8）首乌大米方：首乌10~30克（布包），大米（或小米）100克。用法：放砂锅内共煮粥。每天1剂，供早、晚餐服食。

玫瑰花养血调经，对治妇科四病

大医智慧

玫瑰花属庭院培植之花，除有观赏价值外，尚有很高的药用价值……因其药性平和，温而不燥，疏不伤阴，适合妇人柔弱之体，血脉不通，气机郁滞之证……是治疗妇人肝血郁滞之首选药。常用于治疗月经不调、赤白带下、月经前后诸症、更年期综合征等，尤其治疗伴有自主神经功能紊乱的诸种妇科病变，疗效更著。

——引自《中国现代百名中医临床家丛书·班秀文卷》

精彩解读

玫瑰，又被称为刺玫花、徘徊花、刺客、穿心玫瑰，它典雅艳丽，香气迷人，是美神的象征，这也使得很多人在给自己最亲爱的人送花时，首先想到的是玫瑰，所以玫瑰花成了罗曼蒂克的代名词。恋爱中的女人，很少没有收到过玫瑰花的。尤其是每年的二月十四日情人节这天，大街小巷，各种各样的玫瑰花铺天盖地，畅游在爱情之河中的年轻人，都用此花献给自己的心上人来表达自己的感情。因此，一说起玫瑰花来，人们想到的都与爱情有关，而实际上，玫瑰花不但是浪漫的代名词，也是一种非常好的药食两用的花卉。

《本草纲目拾遗》说："玫瑰纯露气香而味淡，能和血平肝、养胃宽胸散郁。"可见，将玫瑰花作为药材，自古便已有之。班秀文教授指出，玫瑰花的药性平和，适合女人柔弱的身体，是治疗女人肝血郁滞的首选药。在临床上，班老常用玫瑰花治疗以下四种妇科病：

1.月经病

月经后期或月经过少，伴有经行疼痛、心神不宁等，常用玫瑰花10克、益母草10克、鸡血藤20克、丹参15克、当归10克、川芎6克、白芍10克、浮小麦15克、红枣10克，水煎服。

2.带下病

对于赤白带下，色时淡时暗，淋漓难净，伴不时阴痒味臭，全身困倦，心烦易怒之症，班教授常用玫瑰花10克、当归10克、川芎6克、丹参15克、丹皮10克、土茯苓20克、益母草10克、川断10克、白术10克、泽泻10克、甘草6克，水煎服。

3.经前感冒

经前易感冒，全身困倦，乳房胀痛，心烦易怒，心悸怔忡，夜不成寐，纳食不香，并见水肿，痛经，经色暗红，量少有淤块者，常用玫瑰花15克、佛手花10克、白芍10克、当归10克、茯苓6克（或茯神10克）、丹参15克、枳实6克、益母草10克、荷叶10克、红枣10克，水煎服。

4.更年期综合征

女人年近50岁，经水将断，经行前后不定期，量多少不一，伴烦热、心悸怔忡、夜寐不宁、全身困倦乏力等，常用玫瑰花10克、浮小麦20克、红枣15克、益母草10克、川断10克、鸡血藤20克、山萸肉10克、泽泻10克、丹参15克，水煎服。

健康锦囊

玫瑰花除了用来观赏，当做药材，还可以用来制作玫瑰花茶，具有美容养颜的作用，方法如下：

在每年的5~6月期间，当玫瑰花即将开放时，分批摘取它的鲜嫩花蕾，再经严格的消毒、灭菌、风干，可充分保留玫瑰花的色、香、味。每次用5~7朵，配上嫩尖的绿茶一小撮，加红枣3枚（去核），每日开水冲茶喝，可以去心火，保持精力充沛，增强活力，长期饮用，还能让你容颜白里透红，保持青春美丽。

班秀文推荐给女人的补血良方：四物汤

大医智慧

妇人以血为主，以血为用，经、孕、产、乳均与血的盛衰、盈亏、通闭息息相关。妇科的病变，绝大部分是血分的病变，四物汤长于治疗血证，故班老常用四物汤治疗妇科病证。治疗月经病时，班老善用四物汤随证加减，取得良好的治疗效果。

——引自《中国现代百名中医临床家丛书·班秀文卷》

精彩解读

元代名医朱丹溪在其所著《局方发挥》中说："妇人以血为本，血属阴，易于亏欠，非善调摄者不能保全也。"女性从来月经那天开始，就面临着血液亏损、阴精耗减的问题。生育时更是如此，俗话说"一个孩子三桶血"，孩子在母亲的腹中是完全依靠母亲的血液喂养大的，整个孕期就是一个耗血失阴的过程。所以，滋阴补血天生是女人的一门重要课程。

其实，世界上任何一个国家的女性都非常注意补血，只不过方法不同而已，西方女性习惯喝红酒、吃巧克力补血，韩国女性则习惯喝海带汤滋阴。对于中国女性来说，中药店里有几味药是专门为她们准备的，比如白芍、川芎、当归、熟地，将这四种中药一起熬煮，就是有着一千多年历史，中医界称之为"妇科养血第一方"的"四物汤"。

四物汤，出自宋朝《太平惠民和剂局方》，由熟地、当归、白芍、川芎四味药组成。方中熟地能滋阴养血，补肾填精，为本方主药；当归性味甘润而温，可补血活血；川芎辛温，有活血通经、行气导滞之功；白芍酸辛，能补肝护体。四味药相结合，有阴有阳，刚柔相济，补中有行，行中有补，补而不滞，是补血活血的良方。

【组成】熟地12克，当归10克，川芎8克，白芍12克。

【用法】水煎服。一剂煎3次，早、中、晚空腹服用。

【功用】补血调血。

事实上，四物汤不仅是调血补血的良方，还是治疗月经病的良药，主治月水不调，脐腹疼痛，崩中漏下；血瘕块硬，时发疼痛；妊娠胎动不安，血下不止，及产后恶露不下，结生瘕聚，少腹坚痛，时作寒热等症。因此，班老称四物汤为"治血证的通剂"，广泛用于妇科病的治疗，尤其是在治疗月经病时，班老时常以四物汤为基本方，随证加减，取得了良好的疗效：痛经可加香附12克，延胡索10克；兼有气虚者，加入党参18克，黄芪18克；血虚有寒者，加肉桂粉4克，炮姜4片；如出现崩漏，则加入茜草根8克，艾叶10克，阿胶10克。

健康锦囊

女性一般比较容易患上缺铁性贫血，主要是因为女性每个月生理期会固定流失血液。所以，大约有20%的女性、50%的孕妇都会有贫血的情形。如果贫血不严重，就不必去吃各种补品，只要调整饮食就可以改善贫血的症状。这里为大家推荐几样家常的补血食物。

（1）黑豆：黑豆的吃法随个人喜好，如果是在产后，建议用黑豆煮乌骨鸡。

（2）发菜：发菜内所含的铁质较高，用发菜煮汤做菜，可以补血。

（3）胡萝卜：胡萝卜中含有的胡萝卜素是极好的补血物质，可以用胡萝卜煮汤，也可以把胡萝卜榨汁，加入蜂蜜当饮料喝。

（4）面筋：这是种民间食品，一般的素食馆、卤味摊都有供应，面筋的铁质含量相当丰富，补血必须先补铁。

（5）菠菜：菠菜内含有丰富的铁质、胡萝卜素，是补血蔬菜中的重要食物。

（6）金针菜：金针菜含铁量最大，比大家熟悉的菠菜高了20倍，同时还含有丰富的维生素A、维生素B1、维生素C、蛋白质、脂肪等营养素。

（7）龙眼肉：它除了含丰富的铁质外，还含有维生素A、B族维生素和葡萄糖、蔗糖等，补血的同时还能治疗健忘、心悸、神经衰弱和失眠症。

（8）萝卜干：它所含的B族维生素极为丰富，铁质含量也很高。

需要注意的是，贫血者最好不要喝茶，因为茶中含有鞣酸，饮后易形成不溶性鞣酸铁，从而阻碍铁的吸收。另外，牛奶及一些中和胃酸的药物也会阻碍铁质的吸收，尽量不要和含铁的食物一起食用。

婴病治母，千古流传的中医独特儿科疗法

大医智慧

婴孩由于体质娇嫩，脏腑脆弱，抵抗力差，容易感受外邪的侵袭，更易为母病所感染，除了本身自病之外，还有所谓"母病及子"……《保婴撮要》："生下半月旬内吐者，宜调治其母，恐婴儿脏腑脆弱，不胜药饵。"指出婴孩娇嫩，不能耐受药物的刚燥寒热的偏胜。所以"婴病治母"，在儿科领域是很重要的。

——引自《班秀文临床经验辑要》

精彩解读

"婴病治母"是中医学在儿科中的一种独特疗法，即药物通过母乳影响婴儿，达到给婴儿治病的效果。这里的婴儿指的是以母乳哺养为主，不满一周的幼儿。孩子在这个阶段，体质娇嫩，脏腑脆弱，抵抗力极差，很容易得病。与此同时，孩子的耐药性也非常弱，因而不能把药物直接作用于他们身上，只能通过母乳来间接治疗。

班秀文教授对于"婴病治母"颇有心得，他认为这里包含着两个层面：一个是"只治其母"，另一个是"治母为主，母婴并治"。在具体治疗过程中如何选择，则需要根据母婴体质的强弱，致病因素的寒热虚实及病情的轻重缓急而定。

班老指出：对于母体羸弱，气血两虚，乳汁少而稀薄，甚或夹杂酸味，致使婴孩因营养不良而面黄肌瘦，毛发不荣的情况，应当用八珍汤、十全大补汤、人参养荣汤之类的汤剂大补

气血以调养母亲，等到母亲的气血充盈，乳汁多且甘甜浓厚，足够哺养孩子了，那么婴孩自然就会强壮起来。另外，对于母体感受温热之邪，火热偏盛而煎熬乳热，或者母体素来阳虚，或过食生冷而导致乳冷，以致因损伤婴孩脾胃而又吐又泻的情况，同样应当以调治其母为着眼点。对于乳热者，当用清营汤、犀角地黄汤之类以清热凉血；对于素体阳虚乳冷者，当用附桂理中汤温中扶阳；对于因过食生冷而乳冷者，当用平胃散行气和胃，或用藿香正气散理气和中。

另外，班老还指出：如果孩子的病情较急，那么不仅需要治母，还要治婴，即"治母为主，兼治婴孩"。如果是由于母亲过食寒冷而导致乳冷，从而使婴孩吐泻频作，病势较急，那么既要让母亲禁食寒冷之品，内服温中健脾之剂，又要适当给病婴灌喂理中丸或保和丸之类的药物，这样效果会更好。如果母亲自身没有病，哺养又适宜，婴孩外感热邪而发热、咳嗽，那么这属于婴孩本身自得的病，按道理应治婴孩，但由于婴孩体弱，不堪受药饵之苦，所以不但要治婴，还要用桑菊饮、银翘散之类的辛凉之剂治其母，使药力通过母乳的哺养，达到解表清热、宣肺止咳的目的。

最后，班老还提醒天下初为人母者，"治"并不仅仅是治疗，还包括防病在内，因为一周岁以内婴孩的健康发育，主要取决于母亲对婴孩的保护，寒温是否适宜，哺养是否合理等问题。如果母亲疏忽大意，不注意季节的更替，衣被寒温不适，则往往容易感冒发热；如果母亲过食辛辣香燥，肥甘厚腻之品，或哺乳失度，使婴孩过饱或过饥，都容易造成婴孩的肠胃病变。因此，"婴病治母"，不论是对已病的治疗，或防病于未发，都具有重要意义。

在上文中，班老提到了许多古方，这里择其要者介绍给大家：

1.八珍汤

【出处】《正体类要》

【组成】当归（酒拌）10克，川芎5克，白芍药8克，熟地黄（酒拌）15克，人参3克，炒白术10克，茯苓8克，炙甘草5克。

【用法】加生姜3片，大枣2枚，水煎服，食前服。

【功效】补益气血。

2.清营汤

【出处】《温病条辨》

【组成】犀角（水牛角代）30克，生地黄15克，元参9克，竹叶心3克，麦冬9克，丹参6克，黄连5克，银花9克，连翘6克。

【用法】水煎服，水牛角镑片先煎，后下余药，每日1剂，分3次服。

【功效】清营透热，养阴活血。

3.藿香正气散

【出处】《太平惠民和剂局方》

【组成】大腹皮、白芷、紫苏、茯苓（去皮）各30克，半夏曲、白术、陈皮（去白）、厚朴（去粗皮，姜汁炙）、苦桔梗各60克，藿香（去土）90克，炙甘草75克。

【用法】上药共为细末。每服6克，用水150毫升，加生姜3片，大枣1枚，同煎至100毫升，热服。如欲出汗，覆盖衣被。

【功用】解表化湿，理气和中。

4.理中丸

【出处】《伤寒论》

【组成】人参6克，干姜5克，白术9克，炙甘草6克。

【用法】共研细末，炼蜜为丸，每丸重9克，每次1丸，温开水送服，每日2~3次。

【功效】温中祛寒，补气健脾。

第九章

颜德馨：调气活血用"衡法"，心脑血管皆通达

名医简介

颜德馨，男，汉族，1920年出生于江苏丹阳中医世家，自幼从父颜亦鲁学医，后进入上海中国医学院深造，1939年毕业后悬壶于上海，屡起沉疴，不坠家声。1956年调入上海铁路中心医院任中医科主任，1992年创建上海铁路中医技术中心，后任同济大学附属第十人民医院主任医师。颜老推崇气血学说，认为气血是人体脏腑、经络、九窍等一切组织器官进行生理活动的物质基础，提出了"气为百病之长，血为百病之胎"、"久病必有淤，怪病必有淤"的学术观点及调气活血为主的"衡法治则"，即通过治气疗血来祛除各种致病因子。另外，他还擅长心脑病的诊治，2002年春接受上海市卫生局的任务，承建上海市中医心脑血管病临床医学中心。主要著作有《活血化淤疗法临床实践》、《气血与长寿》、《颜德馨临床经验辑要》等。2009年6月，被授予"国医大师"称号。

细说气血理论，解读颜德馨教授"衡法治则"

大医智慧

气血是阴阳的主要物质基础，《素问·调经论》谓"人之所有者，血与气耳"，"气血未并，五脏安定"，"阴与阳并，血气以并，病形以成"，"五脏之道皆出于精髓，以行血气，血气不和，百病乃变化而生"。表明气血不和是导致阴阳失调、产生疾病的主要原因。

——引自《颜德馨中医心脑病诊治精粹》

精彩解读

中医学界的人都知道，颜德馨教授对祖国医学一个很大的贡献就是提出了"衡法治则"理论。颜教授这一理论的原理在于利用调气活血药物的作用，疏通气血，调节气机升降，平衡气血阴阳，改善机体内环境，使淤血去、血脉畅，改善局部及至全身的血液循环，促进气血顺畅，使人体在新基础上达到阴阳平衡，从而广泛地治疗"久病"与"怪病"，有病可治，无病防病。

事实上，颜教授"衡法"理念的源头就是《黄帝内经》。《内经》有"人之所有者，血与气耳"之说，认为气血是形体、脏腑、经络、九窍等一切组织器官进行生理活动的物质基础，气血"行之经隧，常营无已，终而复始"，起着营养和联络脏腑组织、表里上下的作用，人的生、长、壮、老、病、死，尽管其表现形式不同，但归根到底都离不开气血的变化。气血以流畅和平衡为贵，若气血失畅，平衡失常，就会引起一系列的脏腑寒热虚实病变，从而导致疾病丛生。《灵枢·口问》谓："夫百病之始生，皆生于风、雨、寒、暑，阴阳喜怒，饮食居处，大惊卒恐，则血气分离，阴阳破败，经络厥绝，脉道不通……乃失其常。"指出病邪不论来自何方，首先都要干扰气血的功能，使其紊乱，以致阴阳失衡，经脉淤阻不通，气血循行失常。《素问·调经论》则谓："五脏之道，皆出于精髓，以行气血，气血不和，百病乃变化而生，是故守经隧焉。""守"即保持之意，"守经隧"即要保持气血在经脉中运行通畅。气血通畅不仅反映了机体的精、气、血、津液的充盈健旺，也表明脏腑组织生理功能的正常。气血冲和，万病不生，一旦气滞血凝，脏腑经脉失其所养，功能失常，疾病即随之而起。

颜老根据《素问·举痛论》"百病生于气"的理论，提出"气为百病之长"之说，认为气为一身之主，升降出入，周流全身，以温煦内外，使脏腑经络、四肢百骸得以正常活动。若劳倦过度，或情志失调，或六淫外袭，或饮食失常，均可使气机失常，而出现气滞、气逆、气虚、气陷等病理状态，并波及五脏六腑、表里内外、四肢九窍，产生种种疾病。另外，《医学入门》谓："人知百病生于气，而不知血为百病之胎也。凡寒热、蜷挛、痹痛、隐疹、瘙痒、好忘、好狂、惊惕、迷闷、痞块、疼痛、癃闭、遗溺等症及妇人经闭、崩中、带下，皆血病也。"气分、血分是疾病发展的两个分期，邪之伤人，始而伤气，继而伤血，或因邪盛，或因正虚，或因失治、误治，邪气久恋不去，必然伏于血分。《素问·缪刺论》谓："邪之客于形也，必先舍于皮毛……留而不去，入舍于经脉。"由此，颜老认识到了"血为百病之胎"在治病过程中的重要意义。

颜老指出，人体在正常情况下处于"阴平阳秘"的状态，机体阴阳协调，水火相济，清气升，则水谷精微四布；浊气降，则水津畅利，二便通调，达到内外环境的平衡。一旦阴阳失调，人体即发生各种疾病，治病的目的则是"平其不平而已"。他认为，气血失和是脏腑失调和机体病变的集中表现，而淤血则是产生气血不和的重要因素。"血液循经而行，环流不息，周而复始，濡养全身，若因各种原因出现血行不畅，或血液淤滞，或血不循经而外溢，均可形成血淤。"因此，通过调气活血，就可达到"有病可治，无病防病"目的。

健康锦囊

在日常生活中，通过锻炼便可以达到调气活血的目的，下面介绍一套全身按摩法，通过此法便可祛风邪，活血通脉，如果能够长期坚持，就可坐收强身健体之功。具体方法如下：

（1）搓手。用两手掌用力相对搓动，由慢而快，到搓热手心。手是三阳经和三阴经必经之处，摩擦能调和手上气血，使经络畅通，十指灵敏。

（2）梳头。十指微屈，以指尖接触头皮，从额前到枕后，从颞颥到头顶"梳头"二十次左右。

（3）按揉太阳穴。用两手食指指端分别压在双侧太阳穴上旋转运动，按时针方向顺、逆各十次左右。

（4）揉胸脯。用两手掌按在两乳上方，旋转揉动，顺、逆时针各十次左右。

（5）抓肩肌。用手掌与手指配合抓、捏、提左右肩肌，边抓边扭肩，各进行十次左右。

（6）豁胸廓。两手微张五指，分别置于胸壁上，手指端沿肋间隙从内向外滑动，各重复十次左右。

（7）揉腹。以一手五指张开指端向下，从胃脘部起经脐右揉到下腹部，然后向右、向上、向左、向下，沿大肠走向擦揉。可以牵拉腹内脏器，使肠胃蠕动加大，促进胃液、胆汁、胰腺和小肠液的分泌，增加消化吸收作用。

（8）搓腰。用手按紧腰部，用力向下搓到尾闾部，左右手一上一下，两侧同时搓二十次左右。

（9）擦大腿。两手抱紧一大腿根部，用力下擦到膝盖，然后擦回大腿根，往来二十次左右。

（10）揉小腿。以两手掌挟紧一侧小腿腿肚，旋转揉动，左右各二十次左右。腿是担负人上体重负的骨干，是足三阳经和足三阴经的必经要路，浴腿可使膝关节灵活，腿肌增强，防止肌肉萎缩，有助于减少各种腿疾。

（11）旋揉两膝。两手掌心各紧按两膝，先一起向左旋揉十次，再同时向右旋揉十次。膝关节处多横纹肌和软性韧带组织，恶温怕冷，经常浴膝，可促进皮肤血液循环，增高膝部温度，驱逐风寒，从而增加膝部功能，有助于防止膝关节炎等难治之症。

（12）按摩脚心。两手摩热搓涌泉穴，用手搓至脚心发热，先左后右分别进行。

以上按摩法可从整体中分出若干节来进行，既可分用，也可合用。操作顺序由下而上，即从足趾到头部，老年人则可从上到下。

颜老古方今用，辨证施药治痴呆不费力

大医智慧

痴呆病位在脑，病因与肾、心、肝、脾四脏关系最为密切。其发病由于痰、淤、火等病邪积聚为患，痰淤互阻，上扰清空，清窍受蒙，脑髓失养，及年高正气亏虚、七情内伤、久病耗损、情志失调，而致五脏气血不足，阴阳失调，髓海失充，脑失所养，终至神明失用，痴呆遂生。

——引自《颜德馨中医心脑病诊治精粹》

精彩解读

作为当代心脑血管国宝级专家，颜德馨教授对痴呆有深入研究，他认为虽然痴呆是一种脑病，但其形成的根源却与肾、心、肝、脾四个脏器有着密切的关系。因此，在治法上必须根据不同的表现症状进行辨证诊治。具体来说，主要分为以下三种类型：

1.肝郁气滞，淤血内凝

虽然神志活动统摄于心，但与肝的疏泄功能密切相关，肝气郁结，气机疏通受阻，便形成了肝火，进而肝木火焚以伤心，从而出现焦虑、抑郁等症状，发展下去就会形成痴呆。在治疗上，颜老多选用丹栀逍遥散、小柴胡汤、柴胡加龙骨牡蛎汤、抑肝散等方药，并常配伍应用祛风方药，如薄荷、桑叶、菊花等。

其中，抑肝散的具体配方如下：

【出处】《保婴撮要》

【组成】柴胡9克，川芎9克，当归9克，白术9克，茯苓9克，钩藤15克，甘草3克。

【用法】水煎服。

【功效】可调肝理血，对于神呆健忘、闷闷不乐、烦躁不安、头晕头痛、胸胁闷胀、夜寐多梦、舌暗苔薄的痴呆患者有奇效。

【加减】肝郁化火，烦躁动怒者，加丹皮、山栀、薄荷清肝凉血；肝阳上亢，眩晕耳鸣者，加天麻、灵磁石、珍珠母平肝息风；胃纳不馨，食少便溏者，加山药、扁豆衣、建莲肉健脾养胃；胸闷心痛，舌质有淤点淤斑者，加丹参、赤芍、红花活血化淤；忧思难眠，乱梦纷扰者，加知母、茯神、酸枣仁益肝安神。

另外，颜德馨教授还指出，对于此类痴呆患者采用非药物疗法也颇为可取，如收听悦耳的音乐、参加体育锻炼、多与亲友交流等。

2.心火内炽，清窍蒙蔽

如果痴呆患者表现为经常想一些稀奇古怪的事，并且幻视幻听、躁狂打骂，则属于心火内炽，清窍蒙蔽，颜老临证常以黄连、苦参、连翘心、麦冬等组成清心开窍之剂，或选用古方黄连解毒汤。

黄连解毒汤的配方如下：

【出处】《外台秘要》

【组成】黄连3克，黄芩9克，黄檗9克，栀子9克。

【用法】上药切成粗末，水煎服，每日一剂，分两次服用。

【功效】对于妄思离奇、幻视幻听、动而多怒、躁狂打骂、便干尿黄、面红目赤、舌红苔黄的痴呆患者，可用本方清心开窍。

【加减】情绪激动，伴见大便秘结者，加生大黄、芒硝通腑泄热；心烦不寐，手足心热者，加生地、百合、知母养阴清热；动而多怒、打人毁物者，合龙胆泻肝汤出入以清心肝之火；闷闷不乐，胸胁闷胀者，加柴胡、郁金、丹皮、薄荷解郁清热；头晕如蒙，舌苔厚腻者，加石菖蒲、郁金豁痰开窍；日夜颠倒，烦躁不宁者，加苦参、水牛角清心凉血。

3.阳气虚衰，正气大亏

痴呆到了末期，患者多会出现阳气虚衰，正气大亏的状况，表现为终日卧床不动，表情淡漠，与周围环境已无正常接触，无法进行交流，动作明显减少，或有肢体痉挛，两便失禁，舌质多偏淡紫。此时，颜老认为"当以扶阳为主，以冀延长寿命，提高生存质量"。临证常用古方当归芍药散。

当归芍药散配方如下：

【出处】《金匮要略》

【组成】当归9克，白芍9克，川芎9克，白术9克，茯苓9克，泽泻9克。

【用法】水煎服。

【功效】对于遇事善忘，表情淡漠，动作迟缓，面色晦暗，神疲乏力，胃纳减少，舌淡暗苔薄，或有半身不遂，口舌歪斜，肢体麻木，下肢水肿的痴呆患者，可用本方益气养血，化淤利水。

【加减】精神昏聩，卧床不起者，加黄芪、人参大补元气；畏寒肢冷，大便溏薄者，加制附子、肉桂、人参温阳补气；心悸怔忡，不寐多梦者，加酸枣仁、柏子仁、制首乌养血安神；半身不遂，肢体无力者，加地龙、桃仁、赤芍化淤通络；口舌歪斜，言语謇涩者，加白附子、全蝎、羌活祛风化痰。

解决顽固性失眠，可试试颜教授推荐的三大妙方

大医智慧

不寐一病，虽涉及五脏六腑，但其病机与营卫气血运行失度密切相关。盖不寐患者每以情志变化为主因，又以失眠加剧五志之逆乱，气血为之失衡，故其治当以调畅脏腑气血为宜。肝主谋虑，主疏泄，主藏魂，与气血之调畅关系最密，故治肝为先，调畅气血枢机，乃治疗顽固性不寐的有效方法。

——引自《颜德馨中医心脑病诊治精粹》

精彩解读

失眠，在传统中医里又称为"不寐"，是一种经常性不能获得正常睡眠的病症，主要为入眠困难，或睡眠时间不足，或睡眠不深以致醒后疲倦，严重者可彻夜不眠。造成失眠的原因

有很多种，颜德馨教授总结前人经验，将其归纳为五大类。

（1）七情内伤：大致有三种情况，一种是肝气郁结，郁而化火，冲激肝魂，魂摇则睡卧不宁；一种是心火素盛，稍有怫郁，心火扰动而致不寐；还有一种是平日多思多虑，损伤心脾，以致神不守舍，心神失养。

（2）肝郁血淤：肝藏魂，主疏泄；心藏神，主血脉。如思虑不遂，精神抑郁，以致肝气不达，血气失畅，淤阻血脉，心神失养而失眠。

（3）久病、年老以及禀赋不足：久病或年迈的人往往气血亏虚，营气不足，营主血，血虚则心失所养，神不守舍，以致失眠。

（4）饮食不节：饮食不节，致使脾胃受伤，宿食停滞，酿生痰热，胃气不和，阳气浮越于外而夜寐不安。

（5）暴受惊骇：突然受惊吓，神魂不宁，恐惧不安，以致夜不安寐，或者本身即心胆虚怯之人，遇事易惊，于是夜睡不酣，乱梦纷扰。

颜德馨教授认为，虽然失眠的病因很多，涉及五脏六腑，但其病机则主要与营卫气血运行失度密切相关。患者往往先是由情志失调，继而失眠反过来又加剧了情志的混乱，造成气血失衡。因此，治疗失眠关键在于调畅脏腑气血，而在脏腑中肝是主谋虑、疏泄和藏魂的，与气血调畅的关系最为密切，于是"治肝为先，调畅气血枢机"就成了治疗顽固性不寐的最佳方法。

> **小贴士**
>
> 营卫气血是人体生命的四种精微物质和动力基础。一般来说，"营卫"主要体现在功能作用方面，"气血"主要体现在物质基础方面。通过气血的运行，发挥营卫的作用。另外，营、卫的区别在于："卫"有捍卫于外的"保卫"作用；"营"有充盈于内的"营养"作用。所以《素问·阴阳应象大论》说："阴在内，阳之守也；阳在外，阴之使也。"此处的"阴"指营血，"阳"指卫气，这些阴阳、内外、守（内守）使（运行）等对偶概念名词，提示了营卫气血之间的相互依存关系。

关于失眠症的治疗，颜教授常根据不同的情况施以归脾汤、逍遥散、黄连温胆汤等处方，并随证加减。

1.逍遥散

【出处】《太平惠民和剂局方》

【组成】柴胡9克，当归9克，芍药9克，白术9克，茯苓15克，生姜3片，薄荷3克，甘草3克。

【用法】水煎服。

【功效】对于抑郁，多思多虑，伴有胁肋疼痛，舌质淡红，舌苔薄白的失眠患者，可用本方疏肝解郁。

2.黄连温胆汤

【出处】《六因条辨》

【组成】黄连3克，制半夏9克，茯苓15克，陈皮6克，枳壳9克，竹茹9克，甘草3克。

【用法】水煎服。

【功效】对于胸闷脘痞，心烦，痰多，口中黏腻，嗳气，纳呆，恶心，甚则呕吐，舌质偏红，舌苔黄腻的失眠患者，可用本方清热化痰。

【加减】方中常加入夏枯草；若彻夜不寐，重用半夏、茯苓，加茯神；心烦急躁者，合黄连解毒汤清心解毒；胸闷心悸者，合小陷胸汤（黄连、半夏、瓜蒌）清热宽胸；食欲不振者，加鸡内金、神曲、苍术、砂仁健脾消食；痰热盛兼大便不通者，合礞石滚痰丸（青礞石、沉香、大黄、黄芩、朴硝）通腑豁痰。

3.归脾汤

【出处】《济生方》

【组成】黄芪15克，白术9克，茯神9克，龙眼肉12克，酸枣仁12克，人参6克，当归9克，远志6克，木香6克，炙甘草3克。

【用法】水煎服。

【功效】面色少华，多梦易醒，头晕，心悸，神疲，肢倦，食少，纳呆，便溏，舌质淡红或淡白，或边有齿印的失眠患者，可用本方补益心脾。

【加减】本方应用时常加入0.3克黄连粉吞服，有引诸药入心的功效；纳呆者，加苍术、生麦芽、檀香以醒脾和胃；便溏者，加扁豆、莲肉、砂仁、桔梗补益脾阴；血虚为主者，加熟地；悲伤易哭者，合甘麦大枣汤（炙甘草、淮小麦、大枣）养心安神；容易惊醒者，加龙齿、琥珀安神定惊，或加琥珀粉、珍珠粉各0.6克，睡前吞服。

健康锦囊

失眠食疗法有很多，但失眠食疗法吃什么、怎么吃，却大有学问。如果吃的不对症，不仅起不到缓解失眠的作用，还可能加重失眠。下面，我们就来看看失眠食疗法如何吃才是最科学的。

比较有效的失眠食疗法有：

1.秫米粥

【原料】秫米30克，制半夏10克。

【制作】先煎半夏去渣，入米煮作粥。

【用法】空腹食用。

【功效】和胃安眠。适用于食滞不化、胃中不适而引起失眠者。

2.酸枣仁粥

【原料】酸枣仁末15克，粳米100克。

【制作】先以粳米煮粥，临熟，下酸枣仁末再煮。

【用法】空腹食用。

【功效】宁心安神。适用于心悸、失眠、多梦、心烦。

3.小米枣仁粥

【原料】小米100克，枣仁末15克，蜂蜜30克。

【制作】小米煮粥，候熟，入枣仁末，搅匀。

【用法】食用时，加蜂蜜，日服2次。

【功效】补脾润燥，宁心安神。治纳食不香、夜寐不宁、大便干燥。小米枣仁粥是最为常用的失眠食疗法之一。

4.乌灵参炖鸡

【原料】鸡1只，乌灵参100克，酒、姜、葱、盐各适量。

【制作】（1）乌灵参用温水浸泡4~8小时，洗净切片，放入鸡腹内。（2）将鸡放入砂锅内，清水淹过鸡体，放入酒、姜、葱适量，旺火烧开后，改文火清炖，待鸡熟后，加盐少许即成。

【用法】每日2次，食鸡肉，饮汤。

【功效】补气健脾，养心安神。适用于神经衰弱引起的失眠。

5.茯苓饼

【原料】茯苓细粉、米粉、白糖各等份。

【制作】上3味加水适量，调成糊，以微火在平锅里摊烙成极薄的煎饼。

【用法】可经常随量吃。

【功效】健脾补中，宁心安神。适用于气虚体弱所致的心悸、气短、神衰、失眠以及浮肿、大便溏软等。

羊痫风，真可怕，分清阴阳赶走它

大医智慧

痫证辨证，首辨虚实、阴阳，一般初发病，多为实证、阳证；痫久者，多为虚证、阴证。也可循发作期、休止期两个阶段分辨，在发作期当区分阳痫、阴痫；休止期按虚实分辨。

——引自《颜德馨中医心脑病诊治精粹》

精彩解读

癫痫俗称羊痫风，是一种突发性、短暂性大脑功能失调性疾病。发病率较高，可发生于任何年龄，青少年尤为多见。癫痫发作时，病人往往大叫一声，昏倒在地，四肢抽搐，两眼上视，口吐涎沫，小便失禁，数秒或几分钟之后症状消失，行动如常人一样。

颜德馨教授认为，癫痫"以头颅神机不用为主，脏腑功能失调为本，痰、火、淤邪为标，内风触动为机。先天遗传与后天所伤是两大致病因素，痰、火、淤引动内风，气机逆乱，元神失控，神机受累而不用，为病机之关键"。癫痫患者本身肝、肾、心、脾脏气不足，再加上体内痰、火、淤诸邪滞留，一旦情志不畅，或劳累过度，体内的邪气就会引动内风，使之骚动窜走，上达脑部即会出现癫痫的各种症状。

在癫痫的治疗上，颜老主张首先要分辨阴阳、虚实，针对不同的病机辨证施治。他还将其分为发作期与休止期两个阶段，前者要分阴痫证与阳痫证，后者则按虚实分辨。

1.发作期

（1）阳痫证。患者主要表现为：昏仆倒地，不省人事，双目上视，牙关紧闭，颈项侧扭，手足抽搐，面色由潮红转紫红再转为青紫，舌质暗红，苔白腻或黄腻。颜老常用定痫丸化裁，以清化痰淤，熄风定痫。

定痫丸的具体配方如下：

【出处】《医学新悟》

【组成】明天麻6克，川贝母6克，半夏（姜汁炒）6克，茯苓（蒸）6克，茯神（去木，蒸）6克，胆南星3克，石菖蒲（杵碎，取粉）3克，全蝎（去尾，甘草水洗）3克，僵蚕（甘草水洗，去咀，炒）3克，真琥珀（研）3克，陈皮（去白）4.5克，远志（去心，甘草水泡）4.5克，丹参（酒蒸）12克，麦冬（去心）12克，辰砂（细研，水飞）2克。

【用法】用竹沥一小碗，姜汁一杯，再用甘草120克煮膏，和药为丸，如弹子大，辰砂为衣，每服一丸。

【加减】面赤气粗，大热盛者，加用龙胆草、生山栀、黄连，以清泄火邪；四肢抽搐甚，内风煽动，窜走经络者，加用龙骨、牡蛎、地龙等镇风熄惊；淤血甚者，加用水蛭、虻虫、苏木，以破淤通络；醒后诉头痛者，可加用山羊角（或羚羊角）、钩藤、川芎、白芷，以镇潜活血祛风。

（2）阴痫证。患者主要表现为：神志昏聩，僵卧拘急，颤动时作，口吐涎沫，手足清冷，面色黯晦萎黄，舌质淡暗，苔白或白腻。颜老常用涤痰汤化裁，以达涤痰开窍之功。

涤痰汤的配方如下：

【出处】《证治准绳》

【组成】南星（姜制）12克，半夏（汤洗7次）12克，枳实（麸炒）10克，茯苓（去皮）10克，橘红7.5克，石菖蒲5克，人参5克，竹茹3.5克，甘草2.5克。

【用法】上作一服，水二盏，生姜五片，煎至一盏，食后服。

【加减】因颅脑外伤，淤血留阻脑络者，加用水蛭、全蝎、赤芍、地鳖虫、生蒲黄、琥珀，以活血通络；多痰涎且喉间痰声如曳锯者，可加川芎、白附子，并米粒大明矾一粒吞服，以化痰浊；若伴有气机逆乱而上冲者，加用降香、灵磁石、沉香，以降气逆，若伴有腹痛似绞如刺，加用丹参、桃仁、槟榔、五灵脂、红藤，以清化肠腹淤热；若头痛如裹，加用川芎、葛根、白芷、生蒲黄、通天草、琥珀等，或加用羚羊角粉，以清化脑络积淤，祛风清脑。

> **小贴士**
>
> 癫痫患者饮食应尽可能做到多样化，多吃富有营养、易于消化的食物，如面食、豆类、瘦肉、鸡蛋、鱼、牛奶等，尤其应多食用豆类、新鲜蔬菜、水果、乳制品；少吃一些油腻肥厚的食品，鹅肉、羊肉更应少吃；刺激性强的食物，如辣椒、葱、蒜等，也少吃为好；戒烟酒。

2.休止期

经过一段时间的治疗之后，癫痫停止发作，经络、血脉、气血循行如常，表面似乎没有什么症状，但如果仔细观察，仍能发现一些微症，如有昏蒙立醒，喜欢叹息、伸懒腰，记忆力减退，阵发胸闷，尿频等。这一阶段被称为休止期（亦称静止期）。此时大多从虚论治，以益气健脾，祛风活血为法。颜老常将《医林改错》中的黄芪赤风汤与龙马自来丹合用。龙马自来丹由马钱子、地龙、朱砂组成，目前已被制成中药片剂，名为"龙马定痛丹"。下面再为大家介绍一下黄芪赤风汤的方药组成。

【组成】黄芪30克，赤芍15克，防风10克。

【用法】水煎服。

【功效】主治气虚血淤之痫。

颜德馨教授还告诫患者及家属，癫痫属于顽症，治疗不能求快，常需连续治疗，而且应当守法、守方，不能"朝用一方，暮投别剂"。在发作休止缓解后，应坚持服药半年至一年，方可根治。药物剂量随着服药时间延长，可相继递减。

健康锦囊

癫痫是一种疑难杂症，很多患者一生都受到这种病症的困扰，因此家庭护理极为重要，具体来说，须从以下几个方面做起：

1.病情观察

（1）充分了解患者发作特征，如发作的诱因、场所、发作时间、发作先兆、持续时间等。

（2）严密观察发作时的特点，主要观察是以抽搐为主，还是以意识丧失为主，抽搐部位以及有无大小便失禁、咬破舌头和外伤等。

（3）观察发作后的表现，如有无头痛、乏力、恶心、呕吐等。

2.服药护理

（1）家属要督促患者按时按量、准确无误服药，防止少服、漏服和多服。

（2）家属不可随便更换药物和剂量，无论是增加还是减少药物以及更换药物的品种，均应在医生指导下进行。

（3）应坚持较长时间的治疗。癫痫完全控制后，才可考虑逐渐停药，减药过程也需1年以上，切忌短期或突然停药，病程越长，剂量越大，停药越要缓慢。

3.生活护理

（1）患者应建立良好的生活制度，生活应有规律，可适当从事一些轻体力劳动，但避免过度劳累、紧张等。

（2）饮食应给予富于营养和容易消化的食物，多食清淡、含维生素高的蔬菜和水果，勿暴饮暴食。

（3）尽量避开危险场所及危险品，不宜从事高空作业及精力高度紧张的工作，如登山、游泳、开车、骑自行车，小孩不宜独自在河边、炉旁，夜间不宜单人外出，尤其不要做现代化的高空游戏，如蹦极等。

4.心理护理

癫痫是一种慢性疾病，躯体的痛苦、家庭的歧视、社会的偏见，严重影响患者的身心健康，患者常感到紧张、焦虑、恐惧、情绪不稳等，时刻担心再次发病，家庭成员应经常给予关心、帮助、爱护，针对思想顾虑及时给予疏导，使其有一个良好的生活环境、愉快的心情、良好的情绪。

5.发作护理

一旦出现癫痫发作，不必惊慌，应立即使患者平卧、头偏向一侧，迅速松开衣领和裤带，将毛巾塞于上下牙齿之间，以免咬伤舌头，不可强行按压抽搐的身体，以免骨折及脱臼。如出现癫痫持续状态，应及时送医院治疗，尽快终止癫痫发作。

老年人体质虚，攻伐之药切远离

大医智慧

老年人慎用攻伐之药，应以温良和平为主，剂量适当，药味不要过多，尽量少用药，更不宜中西药混合应用。中老年日服一些活血调气之剂，可使气通活血，保持阴阳平衡，延缓衰老。

——引自《海派名老中医养生之道》

精彩解读

老年人，由于生理功能的衰退，特别是肝细胞数量减少，所含药物代谢酶的活性降低，致使解毒能力减弱，药物不良反应增大；再则肾动脉的硬化，血流量减少，肾小球滤过率降低，使药物随尿液排出量减少，而产生蓄积毒性反应。因此，颜德馨教授建议老年人用药之时，除药量适当减少外，对某些攻伐之药必须慎用或禁用。具体来说，有以下几类：

1.慎用清热解毒药

清热解毒类药物偏凉，脾胃功能较差、体质虚弱的老人如果随意服用，可能会导致胃痛、呕吐或腹泻等。近年来，临床上已经有多起老年人因服用板蓝根等清热解毒药引起消化道黏膜出血、造血系统出现轻度障碍，甚至过敏致死等不良反应的报道，需要引起大家的注意。

2.慎用壮阳药

老年人性功能衰退是一种正常现象，如果滥用壮阳药物，只能起到饮鸩止渴的作用，对身体极为不利。要想延缓性功能下降，可从调理饮食、适当锻炼等方面入手。

3.慎用寒性药物

寒性药物对正气的损害很大，虚寒体质的老人常有肢体畏寒、小便清长、面色发白等特征，一旦因服偏凉中药造成不适，将加重阴阳失衡状态，对健康极为不利。

4.慎用泻药

老年人便秘，大多是因为身体过胖，腹部肌肉无力，肠蠕动减弱所引起的功能便秘，如果靠泻药导泻，容易发生结肠痉挛，使排便更加困难。还有如服用大量或浓度过高的硫酸镁、酚酞等溶液，可能使组织中吸收大量水分而导致脱水，老年人对水代谢尤其敏感。

健康锦囊

科学地掌握服药时间，既能发挥药物的最大疗效，还能减少药物的副作用。否则，不但延误疾病的康复，还增加患者的经济负担。现将常用的药物服用时间介绍如下，以供参考。

1.空腹服（清晨）

多为滋补类药如人参、蜂乳等。早晨空腹服以利人体迅速吸收和充分利用。

2.半空腹服

多为驱虫药，如驱蛔灵等。可于两餐之间，或刚进早餐后服用，这样使药能迅速进入肠道，保持较高浓度发挥作用，又不致刺激胃肠引起恶心呕吐，甚至因肠道吸收快而中毒。

3.饭前服（饭前30~60分钟）

多为健胃药、收敛药、止胃痛药、肠道消炎药，如多酶片、乳酶生、胃舒平、三硅酸镁、阿托品等。这些药物依其各自的作用特点，饭前服用能达到最佳效果。此外，中成药丸剂，为使其较快通过胃进入肠道，不为食物所阻，也宜饭前服。

4.饭时服

多为消化药，如稀盐酸、胃蛋白酶等，饭时服能及时发挥作用。

5.饭后服（饭后15~30分钟）

绝大部分药物都在饭后服。尤其是刺激性较强的药物，如阿司匹林、水杨酸钠、保泰松、消炎痛、硫酸亚铁等宜饭后服，以便为胃内食物稀释而减少其对胃黏膜的刺激作用。

6.睡前服（指睡前15~30分钟）

多为催眠药，如鲁米那、安定、朱砂安神丸等；泻药如双醋汾汀、酚酞、果导等，服后8~12小时见效，故在次日清晨可望排便。

7.定时服（间隔一定时间用药）

多为一些吸收快、排泄快的抗菌消炎药，如土霉素、红霉素等。因排泄或破坏较快，为维持有效浓度，须每隔一定时间服用一次。

8.必要时服

多为解痉止痛药，如颠茄、阿托品、普鲁本辛等在胃肠痉挛、疼痛时服用；感冒发烧时服APC、阿苯片；头痛时服用去痛片；心绞痛发作时，舌下含化速效硝酸甘油片，等等。

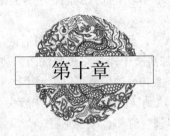

第十章

何任：食荼两物皆入药，古方今用保平安

名医简介

何任，男，汉族，原浙江中医学院院长、浙江中医药大学终身教授、医学泰斗、医学教育家，为全国老中医药专家学术经验继承工作指导老师、浙江省名中医、首届"国医大师"。1921年出生于浙江杭州，父亲何公旦为江南名医。他从小培养了对中医的兴趣，1938年进入上海新中国医学院学习，毕业后开始行医济世，1947年开设了杭州中国医学函授社。何老对张仲景学说研究造诣精深，被誉为"中国研究《金匮要略》第一人"，临床擅长内科、妇科、肿瘤方面的疑难症，遇重大病症，常以"经方"取效；遇杂病、疑难症，则"经方"、历代各家方选而用之。治疗肿瘤采用扶正祛邪法，并探索出"不断扶正，适时祛邪，随证治之"的治疗原则。妇科宗陈素庵、傅山，以健理法治经、带，以调奇经法治崩漏。诊治时病则善用江南学派法则，以轻清渗解。主要著作有《金匮要略新解》、《何任医论选》、《湛园医话》等。

以食代药，健康无敌——听何教授揭秘中医食疗

大医智慧

使身体健壮，不光是靠进服补药。若能饮食适当，也能治疾补身。唐代名医孙思邈曾说："凡欲治疗，先以食疗，既食疗不愈，后乃用药。"他不主张什么病都吃药，认为应先从饮食入手。

——引自《何任临床经验辑要》

精彩解读

何任教授不仅对张仲景学说的研究造诣精深，被誉为"中国研究《金匮要略》第一人"，而且对中医食疗也颇有见地。他非常赞同药王孙思邈关于治病的说法，"凡欲治疗，先以食疗，既食疗不愈，后乃用药"，主张人生病之后当先从饮食入手调节治疗，食疗无效方可用药。

何老认为，食疗可以分为药膳、药粥及其他简易食疗三大类。下面，我们就从这三个方面，分别对何老的食疗经验加以介绍。

1.药膳

何老指出："药膳是根据'医食同源'的理论，以药物为原料，按一定的用量以及特定的食物配合烹调而成饮食菜肴。"可以说，药膳既不同于一般的中药方剂，又有别于普通的饮食，是一种兼有药物功效和食品美味的特殊膳食。在临床上，何老常用的药膳有三种：一种是黄芪炖鸡，具有补气、益血、补虚之功；第二种是胡桃鹌鹑蛋，能益肾、健脑、养肝；第三种是虫草鸭子，可以补虚、益肾、平喘。下面，我们一一为大家进行详细介绍：

（1）黄芪炖鸡

【材料】黄芪120克，母鸡1只，葱、姜、盐等佐料适量。

【制法】将母鸡去毛，内脏清洗干净；将黄芪洗净，装入药袋内，然后放入鸡腹内，加水，葱、姜、盐等佐料放入锅，煮40分钟后就可以食用了。

【功效】补气养血、益精填髓，大病、久病、产后失血过多等气血亏虚的病人都可食用。身体健康的人食用它也可以强身健体，减少感冒。

（2）核桃鹌鹑蛋

【材料】鹌鹑蛋650克，酱油80毫升，核桃仁25克，八角茴香、桂皮、红辣椒等少许。

【制法】先将鹌鹑蛋用凉水泡10分钟以上，逐个用手搓洗干净。然后在铝锅里加入水、鹌鹑蛋、核桃仁和其他香料，点火开烧。大火把水烧开后，用勺子将鹌鹑蛋捞起，逐个敲破蛋壳，放回锅中，加入酱油，然后改小火继续烧制20分钟即可。如果将烧好的鹌鹑蛋继续浸泡在汤汁中5个小时以上更好，这样可以让鹌鹑蛋上色入味，当下食可蘸汤汁。

【功效】补血益肾，健脑养肝，是老幼病弱者的上佳补品。

（3）虫草鸭子

【材料】冬虫夏草10克，鸭子1只（最好是老雄鸭，1500克左右），盐、白酒、葱、姜、味精适量。

【制法】活鸭宰杀剖洗干净，切去鸭屁股，再将鸭头劈开两片。在鸭子表面和肚子里分别撒上一些细盐，表面喷少许白酒，擦匀。冬虫夏草用温水洗干净后，插上几根在鸭头劈开的地方，鸭腹腔内、肚皮上也放几根。将鸭子放入器皿中，加几根葱和几片姜片，再加少许味精，上蒸笼。先用旺火把水烧开，然后改用文火蒸2小时左右，等鸭子蒸酥，就可以出笼了。上桌前，把葱和姜片去掉。

【功效】补虚、益肾、平喘，对于肺结核、咳喘、阳痿、遗精、盗汗等的辅助治疗有一定的效果。

2.药粥

对于粥，我们都不陌生，日常生活中经常可以吃到，而何老此处说的粥则是疗病的药粥。《素问·玉机真脏论》中说："浆粥入胃，泄注止，则虚者治。"历代医书中有关粥的记载很多，每种粥都有各自的保健效果，何老常用的是这样几种：小麦粥，能益心气、敛虚汗、除烦恼；绿豆粥，能解热、清暑、解毒；扁豆粥，能健脾、和中、补虚、止泻；红枣粥，能养胃、健脾、安神；骨头粥，能补精、益髓；芡实粥，能治遗精、疗白带；胡桃粥，能润肌肤、止虚喘、益肾脑；赤豆粥，能利水、消肿、清热。下面，我们选择三种最有效的为大家介绍一下制作方法：

（1）扁豆粥

【材料】白扁豆15克，人参5~10克，粳米50克。

【制法】先煮扁豆，将熟，入米煮粥；同时单煎人参取汁，粥熟时，将参汁加入调匀即可。每日2次，空腹服食。

【功效】益精补肺，健脾止泻。适用于久泻不止、脾胃虚弱或小儿吐泻等症。

（2）红枣粥

【材料】红枣50克，糯米80克，白糖适量，糖桂花少许。

【制法】将红枣洗净，用水浸泡2小时；糯米洗净，用水浸泡1小时。然后把红枣、糯米放入锅内，倒入适量清水，先用大火煮沸后，改用小火煮成稀粥，加入白糖调好口味，淋上糖桂花，即可食用。

【功效】健脾益胃，补虚养血，是食欲不振、脾虚便溏、病后体虚、气血不足者的康复食品。

（3）萸实粥

【材料】山萸肉60克，山药30克，粳米100克，白糖适量。

【制法】将山萸肉、山药煎汁去渣，加入粳米、白糖，煮成稀粥。每日分2次，早晚温热食。

【功效】补肾敛精，调理冲任。适用于肾虚型崩漏。

3.简易食疗

何老此处所说的"简易食疗"，是指了解一些食物的性味功效，在日常保健或身体出现不适的时候加以应用，从而达到强身健体的目的。具体来说，何老推荐了以下几种健康食品：

（1）大蒜

何老指出，大蒜中含有大蒜素和大蒜乙素，能杀灭很多致病菌，具有防感冒、治痢疾、治胃肠炎等功效。另外，大蒜中的脂溶性挥发油等可激活吞噬细胞的功能，不仅可以降脂、降压、降血糖，增强免疫力，还可"散痈肿恶疮"，乃至防癌。不过，大蒜性温味辛，慢性胃炎、胃溃疡病人不宜食用。

（2）核桃

何老认为，核桃是一种很好的补药，它不仅含有磷、镁、铁、锰、钙、维生素及蛋白质等营养物质，而且脂肪含量很高，特别对大脑神经有补益作用，故可以治疗神经衰弱。凡有头晕、失眠、健忘、心悸、腰膝酸软等症状的人，可每天早晚各吃核桃20~30克。

（3）木耳

何老指出，黑木耳有滋润益胃、和血、利腰膝等作用，凡女性月经过多、淋漓不止及脱肛、便血、腰痛都可以食用。另外，血管硬化、冠心病等患者常吃本品可使病情缓和。白木耳（即银耳）有清热、润肺、生津、养胃、滋阳、益心的作用，凡肺热咳嗽、便秘下血、潮热、咽痛、心悸、失眠、神经衰弱者可经常食用。

（4）海带

何老指出，海带就是中药学中所说的昆布，它具有清热解毒、软坚散结等作用，不仅能够防瘿瘤（粗脖子、缺碘性甲状腺肿大），对血管硬化、冠心病、高血压、肥胖症等有辅助防治作用，还可预防乳腺癌。

除上述食物之外，还有许多食物在治病保健方面功效显著，如芹菜可降血压，韭菜子可治阳痿，甲鱼可滋阴、润育，红枣可安神益血、抗过敏等。瓜果中，西瓜能解热、生津、止渴；南瓜可治糖尿病，南瓜子可以驱绕虫和治血吸虫病；冬瓜性凉，有利尿、降脾胃之火、清热、消痰的作用，为减肥妙品。

品茶香，得健康——何任教授的茶疗保健功

大医智慧

中医学对茶叶的药用记载多、评价高……概括起来，古代医家认为茶叶有治痢、明目、降火、解毒、益思、清热、消暑、消食、利尿、强心、少卧等功效，这些都为现今医学实践所证明。

——引自《长寿有道：名老中医谈养生》

精彩解读

在养生保健方面，何老除了注重滋补方药之外，对饮食疗养也很有研究，尤其是对于茶疗，有着独到而深刻的见解。他认为，饮茶对于老年人摄生保健、祛病延年极有帮助。这是因为，老年人体质多偏于阴虚内热，当注意养阴清热。比如，老年人常见的高血压、中风、失眠等病，多为真阴亏虚、虚火内炽所致。即使是慢性支气管炎、冠心病，属阴虚内热的也为数不少。而茶叶正是清热之品，常喝自然有帮助。

但要注意的是，不同的茶叶，功效互有差异。其中，雨前茶（如龙井）对老年人最为适宜，因为它甘寒无毒，香味鲜醇，"得先春之气，寒而不烈，消而不峻"。故若有规律地适量饮之，不少虚热病症就能在品茗谈笑中消失，对祛病延年将会起到一定的作用。

另外，何老还指出，茶叶具有治痢、明目、降火、解毒、益思、清热、消暑、消食、利尿、强心、少卧等多种功效，在临床上，对于防治高血压、冠心病，防治高山不适、中毒、肠道疾病、皮肤与口舌生疮、膀胱炎和尿道感染，提精神，助消化，治结核，防癌等均有神奇疗效。不仅是老年人，每个人都可以根据自己的身体状况选用适当茶叶来喝。

以下为古人常用的几种茶疗养生方，不同的人可以根据各自的需求进行选择。

（1）醋茶：茶叶5克，水冲泡5分钟，滴入陈醋1毫升。可和胃止痢、活血化淤，治牙痛、伤痛及胆管蛔虫症。

（2）糖茶：茶叶2克，红糖10克，用开水冲泡5分钟，饭后饮。有补中益气、和胃消食之功效，也治大便不通、小腹冷痛、痛经等。

（3）盐茶：茶叶3克，食盐1克，开水冲泡7分钟后饮。有明目消炎、化痰降火、利咽的功效，可治伤风微咳、咽喉肿痛、牙龈发炎、双目红肿等。

（4）蜜茶：茶叶3克，水冲泡5分钟，微温时冲蜂蜜5毫升，饭后饮。具有止渴养血、润肺益肾之功效，也可治虚弱、精神差、脾胃功能差及便秘等。

（5）奶茶：在煮沸的牛奶中加入少许白糖，按1勺牛奶、2勺茶汁的比例饮用。能健脾和胃、明目提神，适宜体弱、消化不良、大病、久病者食用。

（6）菊茶：茶叶、杭菊各2克，以沸水冲泡。具有清肝明目、清热解毒之功效，久服聪耳明目、抗衰老，能治干咳、咽痛。

（7）枣茶：茶叶5克，沸水冲泡7分钟后，加入10枚红枣捣烂的枣泥。有健脾补虚的作用，尤其适用于小儿夜尿、不思饮食。

（8）银茶：茶叶2克，金银花1克，沸水冲泡后饮。可清热解毒、防暑止渴，对暑天发热、疖肿、肠炎有效。

（9）橘红茶：橘红3~6克，绿茶5克，用开水冲泡再放锅内隔水蒸20分钟后服用，每日1剂，随时饮用。有润肺消痰、理气止咳之功，适用于秋令咳嗽痰多、黏而咳痰不爽之症。

健康锦囊

饮茶保健康也要注意方法，以下饮茶宜忌值得大家参考：

（1）一般情况下，不宜用茶水服药。

（2）睡前不宜喝浓茶。

（3）不宜空腹喝茶。

（4）冲泡之茶不宜隔夜再喝。

（5）消暑解热宜饮热茶。

（6）看电视宜饮绿茶。

（7）补益药茶宜在饭前服。

（8）安神药茶宜在晚上临睡前服。

（9）发汗解表的药茶，宜温饮顿服，微微出汗即可。

（10）服解表药茶，宜禁止冷、酸食物。

（11）服止咳平喘药茶，宜禁食鱼虾类食品。

（12）服清热解毒药茶，宜禁食油腻、辛辣、腥臭之食物。

抗衰延寿古有方，何任教授来帮忙

大医智慧

为了调和人体的阴阳、气血、寒热、虚实各个方面，使其保持相对平衡与协调，常采用一些药物，以各种补益的方法来防病抗衰老，从而达到古代医学家所说的"阴平阳秘，精神乃治"的养生目的。

——引自《长寿有道：名老中医谈养生》

精彩解读

中国很早就有对衰老的记述，但真正系统地从理论上论述衰老的，则是中国第一部医学著作《黄帝内经》。《黄帝内经》中把决定人体从生长、壮盛、繁育后代直到衰老的根本物质称为天癸，意思是上天赋予人体的生命物质。天癸以肾精或肾气的形式存在于人体。男人以八为节律，女人以七为节律，天癸由盛转衰，人也渐渐衰老。如男人16岁时，肾气充盛，就有了生育能力；48岁时，肾气衰，就有了年老的表现；等到64岁时，天癸衰竭，人就老态龙钟了。女人相应的时间是14岁、42岁、49岁。

随着社会的发展，中医对衰老的认识也在不断更新，继《黄帝内经》之后，又发展出气血不足、神气涣散、经络淤滞等人体衰老的理念。近年来，现代中医学者总结古人的经验，结合临床对患者的观察及实验研究，又提出了衰老的肾虚血淤学说，即人体衰老主要是由肾脏亏虚与经络中血淤造成的，其他异常皆是由肾虚血淤发展而致。

结合各类中医衰老理念，何任教授提出了中医抗衰老的新观点：精神上要有修养，身体上要阴阳调和，生活上要适应自然规律，饮食上有所节制，锻炼休息应有常规，不过分疲劳，这样，精神和形体就会健旺，就能"尽终其天年，度百岁乃去"。与此同时，他还为大家推荐了六种常用的中医抗衰老方剂，通过对身体气血的调和，以及肾阳的补充，来达到延缓衰老的目的。

1.扶桑至宝丹

【组成】桑叶500克，巨胜子120克，白蜜500克。

【做法】炼蜜为丸，如梧桐子大。

【用法】每服100丸，一日2次，白开水送下。

【功效】驻容颜、乌须发、祛病延年，服至半年以后，精力能生，诸病不作；久服不已，自登上寿。老人服之，步健眼明，又能消痰生津、补髓添精。

2.枸杞子酒

【组成】枸杞子200克，白烧酒500克。

【做法】枸杞子洗净，剪碎，放入瓶中，再加入白烧酒，加盖密封，置阴凉干燥处，每日摇动1次，1周后即可饮用。边饮边添白酒。

【用法】根据酒量，晚餐前或临睡前饮用，通常每次服10~20克，不得过量。

【功效】促进肝细胞新生，抗动脉硬化、降低胆固醇、降血糖等。长期服用可补虚延年。

3.唐郑相国方

【组成】破故纸300克，胡桃肉600克。

【做法】将破故纸酒蒸为末，胡桃肉去皮捣烂，蜜调如饴。

【用法】每天早晨酒服一大匙，不能饮酒者，以熟水调服。忌芸菜、羊肉。

【功效】补肾肺，治虚寒喘嗽、腰腿酸痛。

4.七宝美髯丹

【组成】何首乌、白首乌（米泔水浸三四日，去皮切片，用黑豆2升同蒸至豆熟，取出去豆，晒干，换豆再蒸，如此9次，晒干）各500克，赤、白茯苓（去皮，研末，以母乳拌匀晒干）各500克，牛膝（酒浸1日，同何首乌第7次蒸至第9次，晒干）250克，当归（酒浸，晒干）240克，枸杞（酒浸，晒干）240克，菟丝子（酒浸生芽，研烂，晒干）240克，补骨脂（以黑芝麻拌炒）120克。

【做法】上药石臼捣为末，炼蜜和丸，如梧桐子大。

【用法】每服9克，盐汤或温酒送下。

【功效】治肝肾阴亏、气血不足而致的须发早白、牙齿动摇、遗精崩带、筋骨无力等，以滋养气血，血足则须发柔美，故有"美髯"之名。

5.单味药

除以上几种抗衰老的方子之外，古人还提倡食用单味药物以延年益寿。

（1）黄精

将黄精根茎锉细，先用水浸去苦汁；九蒸九晒，每日服食；或将黄精阴干捣末，每日水调服若干。黄精含有黄精多糖及赖氨酸等多种氨基酸，能补脾胃，治肺痨久咳、动脉粥样硬化及老年人糖尿病、虚弱等。

（2）地黄（又名生地）

将地黄根洗净，捣烂，绞汁，煎浓，加白蜜再煎，煎成稠浓为丸，如梧桐子大。每天早晨温酒吞服30粒。熟地味甘微温，含有地黄素及多种氨基酸，尤以精氨酸含量最高，有强心、止血、利尿、降糖、保肝等作用，长于补血，治头眩、心悸、崩漏等。

此外，古代尚有服食芝麻、山药、甘菊、胡桃、菟丝子等药物来抗衰老的方法。

健康锦囊

为什么同样的年龄，有的人显得年轻，而有的人则显疲老之态呢？难道老天会厚此薄彼吗？绝对不是。之所以会出现如此迥异的情况，与每个人平时的生活习性有关。倘若我们能够克服不良的生活习惯，虽不能保证青春永驻，但至少可以延缓衰老。

下面是现实生活中催人衰老的十大不良习惯，我们务必要戒除：

1.杞人忧天，愁眉苦脸

每天一付"苦大冤深"的样子，会使皮肤细胞缺乏营养，使脸上的皮肤干枯无华，进而出现皱纹，同时还会加深面部的"愁纹"。

2.经常熬夜，生活无常

熬夜是皮肤保健的大敌。睡眠不足，会使皮肤细胞的各种调节活动失常，进而影响表皮细胞的活力。所以，一个正常的人每天至少要睡8个小时。如果低于这个水平，健康肯定要受影响。

3.不分季节，经常曝晒

晒太阳会使人体内钙的成分增加，但吸收过量的紫外线好事就变为坏事了，轻则令皮肤变黑变粗，使皮肤提早老化，重则可导致皮肤癌。

4.烟不离手，经常酗酒

尼古丁对皮肤血管有收缩作用，所以经常吸烟者的皮肤出现皱纹要比不吸烟者提前10年左右。喝酒则会减少皮肤中的油脂数量，促使皮肤脱水，也间接影响到皮肤的正常功能。所以，在生活中要杜绝吸烟，可少量饮酒。

5.动辄发怒，表情丰富

经常发怒或经常有眯眼、皱眉、狂笑、撇嘴动作和表情的人，除了影响情绪外，也会使面部皱纹增多。所以，尽量不要发怒，尽可能地减少面部动作和过分的表情。

6.只喜欢饮料不喜欢喝水

据科学考证，正常人每天必须喝6~8杯的水，才能保证身体对水分的需要。饮料固然很好，但起不到水的作用，何况富含咖啡因的饮料对身体没有多少好处。

7.养尊处优，不喜运动

适当的运动能促使全身血液循环加速，使机体活动有张有弛，从而使全身大量出汗，达到增强皮肤润滑，让肌肤健康平衡的目的。

8.应酬过多，不卸妆或卸妆不彻底

因为应酬过于频繁，所以很多朋友化好妆之后，便不想卸妆，或仅仅用洗面奶洗一下而卸妆不彻底。这也是促使皮肤松弛衰老的一大原因。

9.不了解自己的皮肤，乱用护肤品

有的朋友根本不了解自己的皮肤，别人用什么护肤品，也跟着用什么，甚至只买贵的，不买有针对性的。用来用去，除了使皮肤衰老外，是没有任何益处的。

10.亲近刺激性食物，远离富含维生素的果蔬

刺激性的食物，比如辛辣的、油炸的，对于皮肤犹如定时炸弹，不一定什么时候会爆炸。少吃这些食物，才有助于肌肤内的分泌平衡，减少暗疮和油腻等问题皮肤的出现。果蔬中的维生素对皮肤的好处极大。

"当归芍药散"、"少腹逐淤汤"，何教授推荐的调经良方

大医智慧

虚证痛经大多属于功能性者为常见，中药之治愈率较高；实证痛经多有器质性改变，如子宫过于前屈或后倾、子宫颈管狭窄等，中药治疗之显著有效率相对较低。治痛经基本方为《金匮》当归芍药散加减。

——引自《名师与高徒（一）》

精彩解读

月经期间发生剧烈的小肚子痛，月经过后自然消失的现象，叫做痛经。多数痛经出现在月经时，部分人发生在月经前几天，月经来潮后腹痛加重，月经后一切正常。

痛经可分为原发性痛经和继发性痛经两种。原发性痛经是指从有月经开始就发生的腹痛，继发性痛经则是指行经数年或十几年才出现的经期腹痛，两种痛经的原因不同。原发性痛经的原因为子宫口狭小、子宫发育不良或经血中带有大片的子宫内膜。继发性痛经的原因，多数是疾病造成的，其病机有气滞血淤、寒湿凝滞、气血虚弱、肝肾亏损等。

何老认为，对于原发性痛经（实证），中药治疗效果不是很明显，但是，对于继发性痛经（虚证），中药治愈率很高。在临床治疗上，他一般采用《金匮要略》中所载的当归芍药散为基本方，视其寒、热、虚、实辨证加减。

【组成】当归9克，芍药18克，茯苓12克，白术12克，泽泻12克，川芎9克。

【用法】上六味，杵为散。每服6克，温酒送下，一日三次。

【加减】虚者加黄芪、川断，实者加木香、川楝子、川芎，寒者加木香、小茴、苏梗，热者加丹皮，白芍易赤芍，血淤者加蒲黄、五灵脂。

另外，对于血淤明显而喜热的痛经患者，何老多用少腹逐淤汤。对于比较轻的痛经，或

因学习工作服煎剂不方便的患者，何老建议冲服益母膏（市售有成药）止痛。

少腹逐淤汤的配方如下：

【组成】小茴香（炒）7粒，干姜（炒）0.6克，延胡索3克，没药（研）6克，当归9克，川芎6克，官桂3克，赤芍6克，蒲黄9克，五灵脂（炒）6克。

【用法】水煎服。

【功效】活血祛淤，温经止痛。

健康锦囊

以下方法可以缓解痛经，痛经患者不妨一试：

（1）热敷疗法：痛经期间在小腹上放上一个热水袋，或躺在床上用加热的毯子垫在身下等加热的方式都可缓解痛经。

（2）喝酸奶和牛奶：喝酸奶和牛奶基本上是可以减轻经痛的，因为酸奶或牛奶含大量的钙，钙可以平稳神经，帮助体内电离子的平衡，女性生理期时，由于子宫肌肉过度收缩，而导致疼痛。女性经期来时，由于钙离子不平衡，女性激素下降，黄体素上升，所以钙不易被吸收，故多喝酸奶和牛奶，可以帮助痛经的减轻。

（3）勿使用利尿剂：利尿剂会将重要的矿物质连同水分一同排出体外，影响身体健康，所以应该减少摄取盐及酒精等会使水分滞留体内的物质。

（4）避免咖啡因：少食含咖啡因的食物，咖啡、茶、巧克力中所含的咖啡因，会使你神经紧张，可能促成月经期间的不适，咖啡所含的油脂也会刺激小肠。

（5）保持温暖：保持身体暖和将加速血液循环，并松弛肌肉，尤其是痉挛及充血的骨盆部位，应多喝热水，也可在腹部放置热敷袋或热水袋，一次数分钟，或用艾条灸小腹。

（6）练习瑜伽操：练瑜伽也有缓和的作用，如弯膝跪下，坐在脚跟上。前额贴地，双臂靠着身体两侧伸直。保持这一姿势，直到感到不舒服为止。

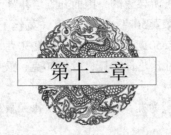

第十一章

张琪：培补先天之本，让肾病有去无回

名医简介

张琪，男，汉族，1922年出生于河北省乐亭县，受曾祖父的影响，从小对中医感兴趣，1938年进入黑龙江省哈尔滨市天育堂学医，1942年毕业后开始行医，1951年组建哈尔滨第四联合诊所，1955年调至黑龙江中医药大学任教，1957年又调入黑龙江中医研究院，现任黑龙江省中医研究院主任医师、教授、博士研究生导师。张老是我国著名的肾病专家，是黑龙江省中医肾病重点学科带头人，擅长治疗肾病综合征、慢性肾盂肾炎、尿毒症等各类肾病，另外对心脏病、糖尿病、肝病、风湿病及温热病、肺系疾病等均有丰富经验。主要著作有《张琪临床经验辑要》、《脉学刍议》等。2009年6月，被授予"国医大师"称号。

培补肾元，固精益髓，不让早衰靠近

大医智慧

人体在生、长、壮、老的生命过程中，必将不断消耗能量而伤及肾气，进入老年阶段而出现身体自衰。《素问·阴阳应象大论》说："年过四十，而阴气自半也，起居衰矣，年六十，阴萎，气大衰。"由于肾气的虚衰而逐渐衰老是人的生理特点之一。

——引自《张琪老中医临证备忘录》

精彩解读

衰老是人类生命活动的自然规律，是生命机体生长变化的一个必然结果，正因为衰老的存在，人才由小到大，由年轻到老年，直到死亡。正常的衰老是机体生理机能的老化，表现出随着年龄的增长而产生一系列生理功能和形态方面的各种老化征象，导致人体对内外环境的适应能力逐渐减退的表现，也称为生理性衰老。早衰是指由于体内或体外的各种原因导致人体发生病理性变化，使机体提前发生老化现象，也称为病理性衰老。通俗的说法，就是40岁的年龄表现为50岁的身体变化。

经过长期的临床观察，张琪教授提出了肾虚是早衰的基本病理基础的观点。他认为："肾虚与衰老密切相关，肾为人体先天之本，内寓元阴元阳，藏先天之精，为生命的物质基础。"肾气在人体发育过程中起着重要作用。人体在生、长、壮、老的生命过程中，必将不断消耗能量而伤及肾气，进入老年阶段出现身体自衰。如果肾气消耗过快，与一般人相比，就会过早衰老。由此可见，杜绝早衰，补肾是极为重要的。

张教授曾接诊过一位男性患者：45岁，身体羸弱，半年来经常头晕目眩，睡眠很少，经常感到精力不支，腰酸腿软，下肢冷，发落早衰，性欲减退，健忘，气短。张教授认为，这是肾阴阳两虚，封藏失职，精髓匮乏所导致的，因而开方培补肾元，固精益髓。

【组成】熟地黄100克，山茱萸50克，山药50克，菟丝子30克，枸杞子30克，仙灵脾30克，仙茅30克，鹿角胶30克，人参50克，附子30克，肉桂30克，冬虫夏草20克，巴戟天20克，肉苁蓉20克，天冬20克，蛤蚧1对，龙骨30克，牡蛎30克，酸枣仁50克，甘草30克，黄芪100克。

【用法】上药碾为细末，炼蜜为丸，每丸重10克，每天服2次，每次服1丸。

健康锦囊

俗话说："人老腿先老"，防止腿脚老化对于防老抗衰是非常重要的一个方面。在这里，我们推荐一套锻炼腿脚的保健动作：

1.卧位趾与踝运动

仰卧床上，下肢平伸，双足一起做屈趾、伸趾交替运动30次，五趾分离、并拢30次，然后屈髋、屈膝、伸屈旋转踝关节30次，这是整套运动的热身阶段。

2.坐位蹬滚子运动

把长40厘米，直径10~20厘米的圆木或石滚子，放在地板上，人坐在床边，双足蹬在滚子上前后滚动100次，可以达到舒筋活血的目的。

3.踮脚走路练屈肌

踮脚走路，就是足跟提起完全用足尖走路，行走百步，这不但可锻炼屈肌，从经络角度看，还有利于通畅足三阴经。

4.足跟走路练伸肌

即把足尖翘起来，用足跟走路，这样是练小腿前侧的伸肌，行百步，可以疏通足三阳经。

5.侧方行走练平衡

侧方行走可使前庭的平衡功能得以强化，有预防共济失调的作用。先向右移动50步，再向左移动50步。

6.倒退行走益循环

倒退有利于静脉血由末梢向近心方向回流，更有效地发挥双足"第二心脏"的作用，有利于循环。另外，倒退时，改变了脑神经支配运动的定式，强化了脑的功能活动，可防因废用而脑萎缩，每次倒退百步为宜。

7.四肢爬行降血压

用四肢爬行50米。爬行时，躯体变成水平位，减轻了下肢血管所承受的重力，血管变得舒张松弛，心脏排血的外周阻力下降，有利于缓和高血压，这已为大量实践所证实。

8.踩足按摩促回流

如果有3~5岁的小孩，你可趴在床上，双足背贴床面，足心朝上，让孩子赤脚踩压你的双足，孩子的足跟对准大人的足心，做踏步动作50~100次，对促进血液回流大有好处；没有孩子帮助，也可自己按摩。

我们如能每天坚持一套上述锻炼，一定会推迟双腿先衰的到来，也有利于心脑脏腑的保健，你不妨试试看。

张老"补肾壮阳丸"，助男人重振雄风

大医智慧

阳痿病之发生，与肝、肾、阳明三经有关。一般来说，属肾阳虚命火不振、精气清冷者多，属阴虚者少，性温热者则尤为少见。

——引自《当代名医临证精华·男科专辑》

精彩解读

阳痿又称"阴茎勃起障碍"，是指男性生殖器痿软不举，不能勃起或勃起不坚，不能完成正常房事的一种病症。肾病专家张琪教授根据多年临床经验指出，阳痿的发生大多与肝、肾、阳明三经有关，而且属肾阳虚命火不振、精气清冷者居多。对于这类肾阳衰微的患者，张教授多用"补肾壮阳丸"治之，其方如下：

【组成】熟地50克，山黄肉25克，山药25克，茯苓20克，泽泻20克，丹皮20克，菟丝子25克，肉桂20克，附子20克，狗肾1具，鹿鞭25克，仙灵脾20克，红参25克，仙茅20克，枸杞子20克，知母20克，盐柏20克，肉苁蓉20克，巴戟天20克。

【用法】上药共研末，炼蜜为丸，每丸重15克，每服1丸，1日2次。

【功效】补肾助阳，滋肾养阴。

在现实生活中，除了这种因肾阳虚造成的阳痿之外，精神性因素造成的也很常见，我们称之为"精神性阳痿"。精神性阳痿有这样一些特点：夫妇感情冷淡、焦虑、恐惧、紧张，对性生活信心不足，精神委靡、性交干扰及过度疲劳等。

对治阳痿，亦可采用下面这个小偏方来治疗：

取乌龟（约300克）1只，人参、鹿茸片10克，枸杞子15克。乌龟宰杀，去内脏，洗净，切成小块；人参、鹿茸、枸杞子洗净，和龟肉一同放入沙锅内，加料酒、姜片及清水适量，煮沸后改用小火隔水蒸至龟肉酥烂，调味后食用。此方温肾壮阳、补脾填精。

患精神性阳痿者，城市人数远比农村中要多，三四十岁的人更易患此病，但是现在连20几岁的青年人也有很多患精神性阳痿的。人类之所以会患精神性阳痿，是因为各种各样的精神因素和心理因素都会干扰大脑活动中枢的正常反射过程。大脑皮质的高级神经中枢大部分时间处于抑制状态，以保证人的其他正常活动，如果大脑皮质抑制作用增强，可以累及性功能的全部环节，也可以只影响性功能的某一个特定的阶段和部位。若累及勃起中枢，就表现为阳痿。

肩外腧

手三里

肩外腧、手三里两穴的位置

因此，治疗精神性阳痿必须除去焦躁，使身体血液畅通无阻，使身体和精神都舒畅，指压小肠经上的要穴肩外腧就可奏效。

肩外腧位于背部第一胸椎和第二胸椎突起中间向左右各4指处。指压此处对体内血液流畅、肩膀僵硬、耳鸣非常有效。指压要领是保持深吸气状态，用手刀劈。在劈的同时，由口、鼻吐气，如此重复20次。

另外，在指压肩外腧的同时，还可以配合大肠经的手三里。手三里位于手肘弯曲处向前3指，指压此处除对精神镇定有效之外，对齿痛、喉肿也很有效。要领同前，重复10次。

值得注意的是，在指压上述两穴时，最好先将手搓热，以便收到更好的效果。

健康锦囊

以下药膳是民间常用的治瘘良方，这里介绍给大家，以供参考：

（1）虫草炖鸡肉：冬虫夏草4~5枚，鸡肉300克左右，共炖，煮熟后食肉喝汤。

（2）肉苁蓉乌龟汤：肉苁蓉60克、覆盆子30克、乌龟1000克，料适量，共煮熟食用。功效补肾壮阳、养阴固精。

（3）苁蓉羊肉粥：苁蓉羊肉粥取肉苁蓉20克，洗净切薄片；精羊肉150~250克，洗净切碎；大米100克洗净。同煮粥食用。

（4）虾肉炒韭菜：虾肉50克，用水泡软。锅中放油加热后，与切好的韭菜250克同炒，炒熟后加盐等调味品食用。

（5）五香羊肉：羊肉去肥油，蒸熟或煮熟，切片，加蒜、姜、豆豉、葱、茴香、五香羊肉、五香酱油等调料拌食。

（6）枸杞炖乳鸽：枸杞子30克，鸽子1只（去毛及内脏），放炖盅内加水适量，枸杞炖乳鸽隔水炖熟吃，吃肉饮汤。

（7）米酒蒸仔鸡：仔鸡1只去内脏，切块，加油和少量盐放入锅内煸炒一会，盛大碗加糯米酒500毫升，隔水蒸熟食之。

肾结石，痛难忍，消坚排石除病根

大医智慧

治疗此病（肾结石）用清热利湿，涤石通淋法有一定效果。其机制是通过药物的利尿作用，增加尿流量，促进输尿管蠕动，有利于结石之排出。但据临床观察，这一治法的作用有一定限制。对结石停留于上尿路，特别是肾盏较高部位，体积较大者则效果不显。尤应重视的是凡结石停留必使气血阻遏，而结石之排出又必赖气血之宣通以推动之。

——引自《张琪肾病医案精选》

精彩解读

肾结石，属于泌尿系结石的一种，多数位于肾盂肾盏内，小结石可随体位而移动，较大结石其形态与所在腔道形态一致，可表现为典型的鹿角形或珊瑚形，肾实质结石少见。在中医理论中，本病属于"淋症"范畴，常以小便排出沙石为主证，故称之为"石淋"。

对于肾结石的治疗，虽然西医方法不少，如体外碎石、微创手术等，但都是以对人体的损害为代价的，而中医药治疗不仅可以避免手术对肾实质的损伤，而且可以有效地促进肾积水的吸收、感染的消退，以及肾功能的恢复。因而，中药治疗肾结石，有着独特的优势。

一般来讲，中医治肾结石多采用清热利湿，涤石通淋的方法，即通过药物的利尿作用，增加尿流量，促进输尿管蠕动，有利于结石的排出。肾病专家张琪教授指出，这一治法的作用受到一定的制约，对于结石停留于上尿路，特别是肾盏较高部位，体积较大者效果就会不明显。张教授认为："凡结石停留必使气血阻遏，而结石之排出又必赖气血之宣通以推动之。"张教授总结精炼出验方——消坚排石汤，临床疗效非常显著。

【组成】金钱草50克，三棱15克，莪术15克，鸡内金15克，丹参20克，赤芍15克，红花15克，丹皮15克，瞿麦20克，扁蓄20克，滑石20克，车前子15克，桃仁15克。

【用法】水煎，每日1剂，早晚温服。

金钱草清热解毒、利尿排石，同时能活血化淤，为治疗尿路结石首选；三棱、莪术、鸡内金破积软坚行气；赤芍、丹皮、丹参、桃仁、红花活血化淤、散痛消肿，再配以扁蓄、瞿麦、滑石、车前子利湿清热；诸药相伍，共奏溶石排石之效。

另外，患病时间长了，会导致正气亏虚，所以应扶正与驱邪兼顾，肾气虚者可以加入熟地、枸杞子、山药、菟丝子等；肾阳不足者，加入肉桂、附子、茴香等；兼有气虚者，可以适当配合党参、黄芪。张教授曾治一肾结石患者，经用一般排石药物治疗无效，后发现患者面色萎黄、气短易倦等气虚现象，于是在消坚排石汤中加入黄芪30克，党参20克，服药30剂，结石随小便排出。

健康锦囊

肾结石患者在日常生活中要特别注意饮食，有些食物会加重肾结石病情。一般来说，患者除不能吸烟（如果戒不了就尽量少抽烟）、喝酒、吃辛辣（如辣椒、姜、蒜绝对不能沾）和煎炸、烧烤食品之外，还要戒除雄鸡、牛、羊、狗、猪脚、驴、龟、人参、鹿茸、龟胶、阿胶、龙眼、荔枝、竹笋、洋葱、蘑菇类（包括蘑菇、香菇等菇类，菇类食品为发物）、槟榔及一切鱼类、淡水、海水产品中的动物，特别是虾、蟹等海鲜绝对不能沾，忌吃一切补、发、热气的中药。病愈后还要戒除上述食品三个月，以求巩固。

肾结石患者可以吃的肉类有瘦肉，猪心、猪腰、猪肺、猪舌、猪肚、鸭肉、小鸡或母鸡的鸡肉、鹌鹑、鸽子、蛇肉、猫肉等。至于蔬菜，除了韭菜、南瓜、洋葱、茄子、竹笋之外，其他的蔬菜都可以吃。水果除了荔枝、龙眼、芒果、榴莲和木菠萝外，其他的水果都可以吃。另外，五谷、薯类和豆类食品都可以吃；海产品的动物不能吃，但植物可以吃，例如紫菜、海带可以吃。

薏苡附子败酱散，张琪推荐慢性前列腺炎对治妙方

大医智慧

本病（慢性前列腺炎）之所以为临床中老年多发病，主要是与中年以及老年以后肾气虚弱，下元阳气不足的生理特点密切相关……在治疗上要时刻注意标本兼顾，消补兼施，调补肾中阴阳与清热利湿、活血化淤相辅相成，方能取得满意疗效。

——引自《张琪老中医临证备忘录》

精彩解读

前列腺是男性特有的器官，也是男性最大的附属性腺，参与生殖代谢。然而，前列腺是个"多事"的地方。很多中老年男性都有不同程度的前列腺炎，这一点从大街上随处可见的治疗前列腺炎的小广告可以得到证明。

前列腺炎在中医学属于"白浊"、"精浊"等范畴。中医认为该病是由于"下焦湿热"、"气化失调"所引起。由于前列腺扼守着尿道上口，一旦发炎，首先排尿便会受到影响，从而导致尿频、尿急、尿痛、尿线细、尿等待、尿分叉、小腹胀等症状，给男性带来难以言状的痛苦。此外，前列腺炎还会导致性功能障碍，甚至可能成为癌症的帮凶。

不过，我们也不能把前列腺炎想象得那么可怕，只要不是细菌感染的，稍微有点炎症并不严重，遵循有规律的性生活完全可以使其自然痊愈。

其实，对于相对严重的前列腺炎，我们也可以通过自己的调节治愈。这里，肾病专家张琪教授给了我们一些建议，大家不妨试一试。

张教授指出，急性前列腺炎相对比较容易治疗，口服清热解毒利湿中药，如龙胆泄肝汤加茯苓、黄柏，或八正散之类，就会收到显著疗效。常发生于中老年人的慢性前列腺炎，由于多数以增生为主，阻塞尿路，病势较为缠绵，相应的就比较难治，需要一些特殊的方子。

张教授认为，中老年人之所以慢性前列腺炎发病率高，是因为人至中老年以后，就会造成肾气匮乏、肾元亏虚，从而没有力气将毒邪驱出体内，导致气滞、血淤、湿热、痰浊交互为患，使病情迁延，反复不愈。以此理念为基础，张教授在前列腺炎的治疗上注意扶正与祛淤并重，临床常用薏苡附子败酱散加减。

【组成】附子15克，薏苡仁30克，败酱草50克，蒲公英30克，金银花25克，竹叶15克，瞿麦15克，熟地黄20克，山茱萸15克，山药15克，川楝子15克，橘核15克，茴香15克，鹿角霜20克，芦巴子15克，芡实15克，金樱子20克，丹参15克，桃仁15克，赤芍20克，甘草15克。

【用法】水煎每日1剂，早晚温服。

前列腺炎除了药物治疗，还可以采用坐浴疗法，具体操作如下：

将40℃左右的水（手放入不感到烫）倒入盆内，约半盆即可，每次坐10~30分钟，水温降低时再添加适量的热水，使水保持有效的温度，每天1~2次，10天为1个疗程。热水中还可加适当的芳香类中药，如苍术、广木香、白蔻仁等。若导入前列腺病栓后再坐浴，可促进药物的吸收，提高疗效。

应当提出的是，对已确诊为因前列腺炎引起的不育者，不应采用坐浴法。这是因为精子属于高级细胞，对生存条件要求很高，当阴囊内的温度因某种原因升高时，可使精子的产生出现障碍，造成精子停止产生的后果，从而更加减少受孕的可能。

健康锦囊

治疗慢性前列腺炎，按摩疗法也有一定的功效，下面就向大家介绍一种操作简便的按摩疗法，具体操作方法有两种：

1.医生帮助按摩

便后，清洁肛门及直肠下段即可行按摩治疗。患者取胸膝卧位或侧卧位，医生用食指顺肛门于直肠前壁触及前列腺后，按从外向上、向内、向下的顺序规律地轻柔按压前列腺，同时嘱患者做提肛动作，使前列腺液排出尿道口，并立刻小便。

2.自我按摩

患者取下蹲位或侧向屈曲卧位，便后清洁肛门及直肠下段后，用自己的中指或食指按压前列腺体，方法同前，每次按摩3~5分钟，以每次均有前列腺液从尿道排出为佳。按摩时用力一定要轻柔，按摩前可用肥皂水润滑指套，以吃药减少不适。每次按摩治疗至少间隔3天以上。如果在自我按摩过程中，发现前列腺触痛明显，囊性感增强，要及时到专科门诊就诊，以避免病情加重。

除按摩疗法外，慢性前列腺炎患者还要养成健康的生活习惯，在饮食方面要注意多吃富含维生素的食品，多吃新鲜蔬菜和水果，饮食清淡易消化，并注意少食多餐，保持能量的供给，戒烟酒及刺激性食物。

张琪治疗肾小球肾炎经验谈：兼顾气阴两虚

大医智慧

清心莲子饮……主治心火妄动，气阴两虚，湿热下注，遗精白浊，妇人带下赤白；肺肾亏虚，心火刑金，口舌干燥，渐成消渴，睡卧不安，四肢倦怠，病后气不收敛，阳浮于外，五心烦热之证……经过辨证化裁变通，对肾病综合征、慢性肾小球肾炎、慢性肾盂肾炎皆有良好疗效。

——引自《张琪肾病医案精选》

精彩解读

泌尿系统有一个重要的器官，叫做肾小球，它是一种血液过滤器。在正常状况下，血液里的绝大部分蛋白质都不能滤过而被保留于血液中，只有小分子物质如尿素、葡萄糖、电解质及某些小分子蛋白能滤过，通过尿液被排出体外。一旦肾小球出现病变，它的过滤性能就会降低，使一些血液中的大分子营养也被排出体外，造成对人体的伤害。这种病变，我们称之为肾小球肾炎。

由于肾病隐匿性较强，肾小球肾炎早期症状并不明显，同时易被人忽视。临床调查显示，肾小球肾炎患者往往会失去最佳的治疗时机，而导致肾脏纤维化逐步进展，最终发展到肾衰竭、尿毒症，从而导致死亡。因此，了解肾小球的症状，早确诊早治疗，对于本病的治愈非常关键。一般来说，肾小球肾炎主要症状有蛋白尿、血尿、水肿和高血压四点，患者临床表现为周身乏力、腰酸腰痛、头晕心悸、手足心热、口干咽干、舌尖红等。

张琪教授对肾小球肾炎的治疗有独特的见解，他认为肾小球肾炎最初多是由气虚阳虚引起，时间一长就会转而伤阴，阳损及阴形成气阴两伤。因此，在治疗上，顾及气虚的同时，还要顾及阴虚。张教授常以清心莲子饮治疗本病，收效显著。

【组成】黄芪50克，党参20克，地骨皮20克，麦门冬20克，茯苓15克，柴胡15克，黄芩15克，车前子20克，石莲子15克，白花蛇舌草30克，益母草30克，甘草15克。

【用法】水煎服，每日服2次。

张教授指出，本方是清补兼施之剂。方中党参、黄芪、甘草补气健脾，助气化以治气虚不摄之蛋白尿；但气虚夹热，故用地骨皮退肝肾之虚热；黄芩、麦门冬、石莲子清心肺之热；茯苓、车前子利湿；益母草活血利水，因慢性肾小球肾炎多兼血淤之证；白花蛇舌草清热解毒。诸药合用具有益气固摄、清热利湿解毒的功效。

另外，张教授还指出，本方虽然治疗气阴两虚，在方中黄芪、党参，用量较重（30~50克），在辨证时较适合以气虚为主的患者。本方服用一段时间后，有的患者出现咽干口干、纳食减少、舌尖红、显露伤阴之象，此时可加滋阴清热之品，减少参芪补气用量，否则坚持原方不变，就会出现阴虚症状加重，尿蛋白再次增加的状况。伴有血尿者，可加入二蓟、藕节、蒲黄等。

健康锦囊

适当的运动对肾小球肾炎患者的恢复很有帮助，缓解期的运动应在医师的指导下进行，以散步、太极拳、慢骑自行车、做广播体操等较为缓和的、耗能较少的运动为主，对于长跑、球类等大运动量的运动应该避免。

（1）游泳：有游泳基础的病人，可以参加游泳锻炼。游泳时速度要慢，呼吸自如。每天1次，每次20~30分钟。

（2）散步或慢跑：慢跑前要做适当的准备活动，或从步行过渡到慢跑。慢性病人进行运动可以从散步开始。

（3）健身操：持轻物（1~2.5千克）做健身操，每次做1~2套，每天做2~3次。也可做拉力器练习，根据自己的体力，由少到多，逐渐增加重量和次数。

（4）太极拳：适合体质较好的慢性肾小球肾炎病人锻炼。每次可锻炼20~30分钟，每天1~2次。为增加运动量，在练拳时可将重心往下沉一些，动作幅度大一些。

除此之外，肾小球肾炎患者运动不宜在饱食后进行，至少在饭后2小时再进行。在室外进行较好，空气清新，有助于新陈代谢，但如遇气温骤变和大雾、大风、大雪等，则应该改在室内进行。定期到医院检查血压、血尿素氮及肌酐，如未升高，则表明运动量合适，否则应减少运动量。

独门秘方+自我按摩，张琪给糖尿病患者送去福音

大医智慧

消渴病日久，经过中西药物治疗，常不具备"三多"症状，但血糖、尿糖不减，甚至血糖、尿糖甚高……宜用益气滋阴、补肾润肺之剂治疗，多能取效。

——引自《当代名医临证精华·消渴专辑》

精彩解读

在中医里，糖尿病被称为消渴病，临床主要有三消（亦称三多）症状——多饮、多食、多尿，且多数患者伴有不同程度的少气懒言、倦怠劳累、虚胖无力或日渐消瘦、舌质胖大或有齿痕等正气虚弱现象。糖尿病的致病因素是综合性的，主要与情志不畅、嗜酒、喜食厚味有关，不论何等因素，皆由"火炎于上，阴亏于下，水火不相济所致"。

糖尿病较难治愈，多数患者一生都饱受其折磨，但这并不意味着没有治愈的可能，只要对症下药，再加上患者自身的积极配合，便能够恢复健康。张琪教授注意到，其实治愈糖尿病的关键在后期。这个时候，患者的"三多"症状已经消失了，但血糖、尿糖却没有减少，甚至比前一阶段更高，伴有疲倦乏力、口干、腰脊下肢酸软的现象。在这个认识的基础之上，张琪教授主张："宜用益气滋阴，补肾润肺之剂治疗。"

> **小贴士**
>
> 糖尿病患者平时要注意控制饮食，忌暴饮暴食，忌高糖、油腻、辛辣之品，适当减少碳水化合物的进食量，增加蛋白质进食量。另外，还要保持良好情绪，切忌情绪波动，反复无常。

在这种思想的指导下，张琪教授根据自己的临床经验，创制了治疗糖尿病的独门秘方，名为"益气滋阴饮"。其方如下：

【组成】黄芪50克，人参15克（或党参30克），玉竹20克，生地25克，山药25克，枸杞子20克，天冬20克，菟丝子15克，女贞子15克，玄参20克。

【用法】水煎服。

【功效】补益肝肾，滋阴润燥，益气生津。适用于糖尿病日久气阴不足者。

【加减】可适当增加熟地黄、覆盆子、麦冬、天花粉、牡丹皮等补肾滋阴之药。

除了服用中药之外，张琪教授还建议糖尿病患者通过自我按摩来平衡阴阳、调和气血、疏通经络、益肾补虚，以达到祛病保健之功效。具体手法包括以下三种：

（1）抱腹颤动法：双手抱成球状，两个小拇指向下，两个大拇指向上，两掌根向里放在大横穴上（位于肚脐两侧一横掌处）；小拇指放在关元穴上（位于肚脐下4个手指宽处）；大拇指放在中脘穴上（位于肚脐上方一横掌处）。手掌微微往下压，然后上下快速地颤动，每分钟至少做150次。此手法应在饭后30分钟，或者睡前30分钟做，一般做3~5分钟。

（2）叩击左侧肋部法：轻轻地叩击肋骨和上腹部左侧，约为2分钟，右侧不做。

（3）按摩三阴交法：三阴交穴位于脚腕内踝上3寸处，用拇指按揉，左右侧大约各做2~3分钟。

健康锦囊

糖尿病患者的饮食最好选择一些低糖低热量的食物，下面这些菜肴可供大家选择：

1.烩酸菠菜

【材料】菠菜250克，酱油5克，醋5克，盐4克，香油5克，味精1克，团粉10克。

【制法】将菠菜洗净，切成寸段。锅内放肉汤煮开，加入菠菜、盐和味精，并把团粉用酱油、醋调匀放入汤中，开锅即熟。进食前淋上香油。

2.口蘑烧白菜

【材料】口蘑5克，白菜250克，酱油10克，盐4克，植物油10克，白糖2克。

【制法】温水浸泡口蘑，去蒂洗净，留用第一次浸泡的水。白菜洗净，切成寸段。油锅熬热后，下白菜煸至半熟，再将口蘑、酱油、盐、糖放入，并加入口蘑汤，盖上锅盖，烧至入味即成。

3.虾仁炒油菜

【材料】鲜虾仁50克，油菜200克，植物油9克，团粉、酱油和盐各5克，料酒3克，葱、姜少许。

【制法】虾仁洗好，用料酒、酱油和团粉拌匀，油菜洗净切成寸段，油烧热后先下虾仁煸炒几下起出，再煸炒油菜至半熟，加入其他作料，倒入虾仁，旺火快炒即可起锅。

4.牛肉丸子汆冬瓜

【材料】牛肉末100克，冬瓜250克，酱油、香油、盐各5克，葱、姜少许。

【制法】牛肉末用葱、姜、酱油调匀。水煮开，将牛肉末挤成丸子放入锅中，随即放冬瓜和盐，煮至熟透，浇上香油即成。

尿毒症，不要慌，张琪老中医开出良药方

大医智慧

慢性肾衰竭的病程冗长，病机错综复杂，既有正气的耗损，又有实邪蕴阻，属本虚标实，虚实夹杂之证。正虚以脾肾气、阳虚，邪实以湿浊毒淤为主。脾肾虚衰，浊邪壅滞三焦，浊邪尿毒不能排出体内，继而并生变证。

——引自《名师与高徒二》

精彩解读

尿毒症又称肾功能衰竭综合征，分为急性和慢性两种，急性肾衰竭通常是由肾脏血流供应不足（如外伤或烧伤）、肾脏因某种因素阻塞造成功能受损（如肾结石）或是受到毒物的伤害（如抗生素使用过量）造成的，虽然其病情进展快速，如能及时抢救，肾功能可完全恢复，若是延误诊治，则可导致死亡。相对来说，慢性肾衰竭的病机复杂、病程冗长，治愈的可能性较低。我们通常所说的尿毒症，多指慢性肾衰竭。

张琪教授指出，慢性肾衰竭是肾脏实质性损害和进行性恶化的结果，其病机错综复杂，既有正气的耗损，又有实邪的蕴阻，属于本虚标实之证。其中，本虚以脾气、肾阳虚为主，标实以湿浊毒淤为主。临床常见倦怠、乏力、恶心、呕吐、少尿、无尿、水肿、呼吸有尿臭味、气促、皮肤瘙痒等症状。

在慢性肾衰演变发展的过程中，由于脾肾损伤及浊毒在体内蓄积程度的不同，导致不同时期的临床表现也有所不同，或以脾肾虚衰等正气虚为主，或以浊邪壅滞三焦为主，或虚实夹杂并见。张琪教授根据多年治病经验，创制了许多验方，针对不同的症状辨证治疗，下面我们为大家一一介绍。

1.脾肾双补方

【组成】黄芪30克，党参20克，白术20克，当归20克，远志15克，何首乌20克，五味子15

克，熟地黄20克，菟丝子20克，女贞子20克，山茱萸20克，淫羊藿15克，仙茅15克，枸杞子20克，丹参15克，山楂15克，益母草30克，山药20克。

【用法】水煎服，每日1剂，分2次服。

【功效】补脾益肾，扶正祛邪。

【适应证】适用于由脾阳虚损及肾阳虚导致的慢性肾衰竭，症见面色苍白、腰膝酸痛、小腹冷痛、腹泻不止、畏寒肢冷、夜尿频多、余沥不尽、呕吐、腹胀、颜面及四肢水肿、舌淡胖而有齿痕、苔白滑等。

2.平胃化湿汤

【组成】草果仁15克，苍术15克，半夏15克，厚朴15克，紫苏15克，砂仁15克，陈皮15克，甘草15克，芦根15克，竹茹15克，生姜15克，茯苓15克。

【用法】水煎服，每日1剂，分2次服。

【功效】化湿醒脾。

【适应证】适用于辨证属湿邪中阻、脾阳不振的肾衰竭，症见胃脘胀满、口气秽臭、呕吐、恶心、烦闷、头昏身重、倦怠乏力、舌苔白腻等。

3.扶正化浊活血方

【组成】人参15克，白术15克，茯苓15克，菟丝子15克，熟地黄15克，淫羊藿15克，黄连10克，大黄7克，草果仁10克，半夏15克，桃仁15克，红花15克，丹参20克，赤芍15克，甘草15克。

【用法】水煎服，每日1剂，分2次服。

【功效】补脾肾，泻湿浊，解毒活血。

【适应证】适用于慢性肾衰竭失代偿期及肾衰竭尿毒症期，症见面色萎黄或苍白、头晕、倦怠乏力、气短懒言、唇淡舌淡、腰膝酸软、腹胀呕恶、口中秽味、舌淡紫苔厚等。

4.化浊饮

【组成】醋炙大黄10克，黄连10克，黄芩10克，草果仁15克，藿香15克，苍术10克，紫苏10克，陈皮10克，半夏15克，砂仁10克，甘草10克，生姜15克，茵陈蒿15克。

【用法】水煎服，每日1剂，分2次服。

【功效】芳化湿浊，苦寒泄热。

【适应证】适用于慢性肾衰竭，因湿邪蕴结日久则化热，形成湿热痰浊中阻，此时必须将化湿浊与苦寒泄热合用。症见恶心呕吐，脘腹胀满，口气秽臭，尿素氮和肌酐明显增高，大便秘结或不爽，肢体虚肿，舌苔厚腻，稍黄少津等。病情多较急重，用此方以缓解病情，为治标之法。

健康锦囊

以下食疗偏方对尿毒症有一定缓解作用，大家不妨参考：

（1）麦淀粉饼：将麦淀粉150克加水调糊，文火煎烙成薄饼，每日早晚作点心食用。

（2）红枣羊骨糯米粥：红枣5枚，羊胫骨1~2根，糯米150克。将羊胫骨剁碎，加红枣（去核）、糯米及水两碗半煮粥，调味食之，分2~3次食完。

（3）猪肝菠菜汤：猪肝50克，菠菜150克。将猪肝洗净切片，加入菠菜、适量水和调味，煮汤食用。

（4）鸡蛋土豆羹：鸡蛋2只，土豆500克。将土豆洗净去皮切丝，加水适量煮，待熟烂时打入鸡蛋，稍煮片刻即成，每日分6~8次服食。

（5）鲤鱼冬瓜汤：鲤鱼一尾（约500克），冬瓜500克。取活鲤鱼开膛去鳞洗净，冬瓜去皮切块，加水煮汤，喝汤并吃鱼肉，每周2次。

（6）绿豆西瓜皮汤：绿豆100克，西瓜皮适量。将绿豆洗净，加水1500毫升煮汤，至汤色碧绿纯清后，去绿豆，然后再将洗净切块的西瓜皮放入再煮，煮沸后即离火，待温热时饮汤。

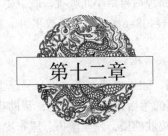

第十二章

王静安：国医大师献良方，儿童疾患迎刃解

名医简介

　　王静安，我国著名的中医专家，中华医学会儿科专委会名誉主任委员、终身理事，中华医学会高等教育儿科名誉会长。1922年生于成都。9岁开始学医，先后师从廖里癸、李辉儒等12位蜀中名中医。1956年6月到成都市中医医院工作。从事中医内、儿科临床50余年，尤擅长对中医儿科疾病的治疗，理论上也颇有造诣，先后出版了《静安慈幼心书》《王静安临证精要》两本医学著作。2005年10月，被卫生部所属的中华中医药学会授予"国医大师"的称号；2006年4月，被全国中医药高等教育学会儿科学会授予"一代宗师"荣誉称号。

牢记王静安护儿要诀，让疾病远离宝宝

大医智慧

　　婴幼儿皮肤娇嫩，腠理不固，护理失当易患疾病。皮肤宜每日洗浴，去污除垢，开泄腠理，使血脉畅通，则可健康成长。尿布应经常换洗，否则易引起皮肤感染，发生湿疹、尿布皮炎等。穿衣不宜过暖，最好用棉布、柔软的布料制作衣裤，以便透发汗浊之气，保持皮肤清润，真气相滋。

——引自《王静安临证精要》

精彩解读

　　怎样让孩子健康成长是父母最关心的问题之一，婴幼儿就像娇嫩的蓓蕾一样，肌肤娇嫩，抗病力弱，对外界环境还需要逐步适应，因此特别需要呵护，精心抚养。若稍有疏忽，极易患病，容易造成不良后果。但年轻的父母对养护孩子没有什么经验，在孩子的吃饭穿衣等问题上容易走进误区。一旦遇到意外情况更是不知所措，常常因为孩子有一点症状就急忙去医院，其实孩子并没有病，而只是出现了生长发育中的一些看似"异常"的正常现象。

　　为了帮助孩子健康成长，缓解父母的压力，王大夫为年轻的父母们提供了一些育儿指南与医学保健常识，年轻的父母们需要好好学习。

1.哺乳要领

新生儿应该用母乳喂养，同时应强调"乳贵有时，食贵有节。"如果稍有疏忽，极易招致肠胃病变，影响孩子今后的生长发育，所以千万大意不得。

在喂乳方法上，古人强调在哺喂之前，应该拭口去毒，待胎粪（新生儿的第一次大便）下后，方可哺乳。母亲在哺乳之前，应先按摩乳房，使乳汁流畅，并先将宿乳挤出，因为乳腺管前端数滴乳可能有不洁物质，挤掉后再给小儿吸吮，既卫生又可防病。喂乳时间不宜过长，饱而不过度，喂乳后在婴儿背部轻拍3~6次，然后轻放平卧。在用奶瓶喂奶的时候，要注意奶瓶清洁，防止病从口入。

2.皮肤护理

婴幼儿皮肤娇嫩，腠理不固，如果护理失当，很容易患上疾病。在护理婴儿的时候，应该每日给婴儿洗澡，去除皮肤上的污垢，使血脉畅通，帮助孩子健康成长。尿布应该经常换洗，否则尿布上的细菌容易引起皮肤感染，发生湿疹、尿布皮炎等，损害婴儿的皮肤。婴儿穿衣不宜过暖，最好用棉布、柔软的布料制作衣裤，便于透发汗浊之气，保持皮肤清润，真气相滋。

3.衣物晒晾

婴幼儿的衣服在洗后晾晒的时候要在白天，切忌夜晚晾在室外，否则衣物容易沾染污秽之物，或者落上鸟的羽毛等物，从而引起过敏性皮炎，或引起其他皮肤病。如果衣服已经夜露，可用酒精或醋进行消毒杀菌处理。

4.睡卧要言

在婴儿睡觉的时候，枕头不宜过高，一拳的高度就可以了。枕头的质地要柔软，如棉花、芦花、绿豆衣等皆可作枕头。婴儿睡觉的地方要保证光线柔和，空气流通，而且，还要禁止噪音，走路要轻，说话的声音要低，电扇不宜直吹，保持安静舒适的环境，使婴儿免受外界不良影响而气血生长旺盛。

婴儿的睡姿应该采用侧卧的姿势，左右交接，头脚交换，不宜仰卧，更不宜俯卧。在看护婴儿睡觉的时候，母亲的呼吸气息不能对准婴儿的口、鼻、眼、头部等，否则容易造成风疾之患，甚至使婴儿的气道闭阻。睡觉的时候，婴儿的头顶部不要放置玩具，以免婴儿一直盯着玩具看，造成直视、斜视、双目对视等。

5.婴儿体位

新生儿在百日之内，因小儿形气娇嫩，骨骼柔软，不宜采取竖抱的姿势，否则容易引起头倾、头软、脊柱侧偏等。在半岁前，不要让婴儿独坐，以免产生龟背伛偻的症状。

健康锦囊

除了以上的护理知识外，王静安先生还为广大家长提供了一些养子要诀，对于预防婴幼儿疾病有显著的作用，家长们可以参考一下：

1.背要暖，肚要热

背为肾所主，背暖则肾源不断；肚为脾胃所主，肚热则脾胃升降传输正常，气血生化不断。

2.脚要暖，头要凉

头是人最高的地方，如果遇到风袭，那么邪热就会上犯，从上到下，从外到内，外邪逐渐深入，传变其他的疾病，所以头部宜凉不宜热。脚是人最低的地方，脚暖则气血通达，运行无阻。

3.脾胃宜温

婴幼儿不可食用生冷瓜果，寒则伤阳，脾阳不振，容易患上其他疾病。

4.心胸不受热

如果心胸热积，那么孩子就会高热烦渴，心烦不眠，或者饮食积滞，睡卧不安，或者阳明腑实，大便坚硬，或者肺热喘咳等。

5.食不宜哭

在婴幼儿啼哭结束之前，不要往嘴里塞食物，强饮强食，否则可能导致孩子呕吐，还容易影响孩子的消化吸收功能。

6.勿见怪物，勿闻异声

小孩子肝常不足，心脑发育不全，神气怯弱。如果见到奇怪的东西，听到奇怪的声音，容易惊惕，在睡觉的时候会惊叫甚至抽搐，所以要保证育婴环境的安静。

7.勿乱吃药物

婴幼儿患病具有发病容易、传变迅速、易寒易热、易虚易实的特点，如果用药不慎，很有可能扰乱孩子的气息，破坏身体阴阳平衡，为阴阳的调节造成困难。

8.勿与病人吻抱

小孩子脏腑娇嫩，气血初旺，正不压邪，很容易患病。病人身上的疾病可能通过呼吸、喷嚏、唾沫等传染到孩子身上，而吻抱最有可能将病人身上的疾病传给孩子，所以不要让病人接触孩子。

9.勤于洗澡，勤换衣服被枕

经常给小孩子洗澡能够除去他们身上的污垢，调达气血；经常换洗衣物可以避免病菌的传播，有利于孩子健康。

10.合理饮食

多吃热，少吃冷；多吃饭，少吃杂；多吃咸，少吃甜。

治疗儿疾有良方，王氏推拿帮您忙

大医智慧

推拿古称按摩，是一种特殊的非药物疗法，已有数千年的发展史，具有调节各种生理功能，使气机通畅、增强身体的抵抗力、舒经活血、通利关节等疗效。根据不同疾病的需要，运用不同的手法进行先重后轻、由上到下的推拿是其主要方法。

——引自《王静安临证精要》

精彩解读

孩子生病是家长最为头疼的事情，大部分孩子对吃药和打针都有抵触情绪，尤其是吃药，中药汤剂就更是不便。这时候，如果家长会一些推拿技巧，就可以在家给孩子做一些简单的具有保健和治疗功能的按摩推拿，缓解孩子的症状，还有助于孩子健康的恢复。

王静安先生十分推崇小儿推拿手法，在临床上经常使用，具有很好的疗效。据王大夫介绍，常用手法有推、揉、按、摩、运、捏、掐、分筋等八种，以单手或双手在相应部位上进行不同的手法操作。或泻，或补，或清补兼用，达到去滞开结、扶正祛邪的目的。操作时，必须手法稳定，穴位准确，才能达到治疗效果。

下面举例说明王静安先生在临床上经常使用的一些推拿手法，家长不妨学习一下。

1.脾胃病的推拿治疗

儿童经常因为饮食过量而损伤脾胃，以致脘腹胀满，食欲不振，甚至厌食，心烦易怒，不能安睡，严重的时候，大便腥臭，偶尔呕吐，这时候，通过服药和推拿相结合，可以很好地帮助孩子恢复健康。

推拿手法：

（1）让孩子仰卧、俯卧在床上，或者平坐在父母的双腿上。

（2）父母在按摩的时候，用单侧或双侧手掌根，主要以鱼际肌发力，由上而下推揉孩子腹部的膻中、上脘、建里、下脘等穴位，连续29~49次，以达到消积导滞、调畅气机、除烦安神的目的。

（3）由上而下推按孩子背部的膈腧、膈关、脾腧、意舍、胃腧、胃仓、三焦腧等穴位，连续49~64次，以达到通经活络、调和气血、健脾强胃的功效。

2.直推前臂法要领

使用直推前臂法进行按摩的时候，父母用左手托住孩子的左手，用右拇指或食指、中指并用，在选定的穴位上向前做直线推动，一般应根据年龄的大小、病情的轻重虚实、体质的强弱等具体情况适度推按，不要用力过猛。

（1）补法：向心为补。例如，在"推三关"（用拇指挠侧面或食、中指面自腕推向肘，称推三关）的时候，由腕部至肘部向上推按孩子前臂桡侧边缘一直线，具有温阳补气的功效，主治小儿脾胃虚弱、厌食、疳积、体虚外感无汗等症状。

（2）泻法：离心为泻。例如，在"推六腑"（六腑穴在前臂伸侧面尺侧缘）的时候，由肘部至腕部向下推按孩子前臂尺侧边缘一直线，可以起到泻热解毒的功效，主治小儿高热、昏迷、流行性腮腺炎、鹅口疮、便秘等症状。

3.常用按掐法要点

使用按掐法按摩的时候，父母要用拇指在一定的穴位上逐渐向下用力按压，必要时要用指尖或者指甲重刺穴位。根据穴位的不同、手法的轻重，可以治疗不同的疾病。例如，按掐双合谷穴、劳宫穴可以治疗高热、昏迷，按掐中指横纹能够去除小儿心烦、夜睡不安等，按掐人中、百会穴能够治疗昏厥、惊风，按掐涌泉穴能够治疗烦热、鼻子流血、尿血等症状。

强胃健脾，让孩子胃口大开

大医智慧

小儿厌食症辨证治疗的关键在脾胃。《幼幼新书·乳食不下第十》指出：脾脏也，胃腑也，脾胃二气合为表里，胃受谷而脾磨之，二气互调，则谷化而能食。"又该书《肌肤羸瘦第十二》云："儿羸瘦，不生肌肤，皆脾胃不和，不能饮食……"因此，厌食症发病机理主要是脾胃功能障碍。

——引自《王静安临证精要》

精彩解读

有些家长经常发现自己的孩子食欲不振，甚至拒食，而且孩子出现面色少华、形体消瘦、皮肤干燥缺乏润泽，或稍进饮食后易泻，大便中夹有不消化残渣或大便不成形等，这是因为孩子得了厌食症。

小儿厌食症是儿科临床常见之症，又称"小儿恶食"，是指小儿较长时期见食不贪、食欲不振或减退，进食量明显减少，甚至拒食的病症。厌食症以1~6岁小儿为多见，其发生无明显的季节性，在夏季症状可能加重。小儿厌食不但会影响小儿的正常生长发育，严重时会使生长发育停滞，智力低下，抗病能力明显减弱，影响小儿的正常免疫系统。因此，绝不可轻视小儿厌食症。

王静安先生根据多年的行医经验认为，为了促进儿童的健康发育，家长在预防小儿厌食时需注意以下几点：

（1）合理喂养，调节饮食。父母在儿童饮食上不能一味求精求细，而要粗粮、细粮、荤菜、素菜、水果、豆制品适当调配，同时，注意食品新鲜，制作花样多变，使儿童乐于接受，增进食欲。对于那些顽固性厌食患儿来说，要遵循"胃以喜为补"的原则，以他们喜欢的食物来诱导开胃，暂时不要考虑营养价值，待其食欲增进后，再按营养的需要供给食物。

（2）乳贵有时，含贵有节。中医提倡"若要小儿安，常带三分饥与寒。"不要打骂孩子、强迫孩子一定要吃多少饭，而应让其轻松愉快地进食。饭前吃糖果、零食，尤其是巧克力、麦乳精、奶糖等都会引起小儿厌食，所以应该帮助孩子建立起良好的饮食习惯。

（3）小儿患病不可乱用药物。如果孩子得了厌食症，一定不要滥用抗生素、磺胺类药，对于苦寒滋腻的中草药，也要适可而止，防止过量，导致病情加重。

小儿厌食症的辨证和治疗关键在脾胃，王静安先生根据小儿厌食症的临床表现，将病症分为三种类型，并自创了药方，疗效显著，下面为大家介绍一下各种药方：

（1）对于因脾胃不和造成厌食症的儿童，王静安先生提出以和胃醒脾为主，佐以消导。为此，他配制了和胃醒脾消食方：广藿香10克，炒陈皮6克，神曲15克，炒麦芽15克，苍术10克，山楂15克，鸡内金10克，云茯苓15克，白蔻5~10克，枳壳10克，槟榔10克，水煎服。

（2）对于因脾胃虚弱造成厌食症的儿童，王静安先生认为应以健脾益气，和胃助运为主。常用方为异功散：泡参15克，炒苍术9克，山楂15克，云苓9~15克，砂仁5克，炒陈皮6克，怀山药9~15克，炒扁豆9~15克，白蔻仁5克，神曲15克，炒麦芽15克，水煎服。

（3）对于因胃阴不足造成厌食症的儿童，王静安先生认为应以滋养胃阴为主，他配制了益胃养液汤：北沙参15~30克，麦冬10~15克，玉竹10~15克，神曲15克，通大海10克，乌梅9~15克，山楂15克，水煎服。

健康锦囊

除了药疗之外，对小儿厌食也可采用食疗的方法。对不同类型的厌食，可选用不同的疗方，调理孩子的脾胃，增进食欲，下面是几种比较有效的饮食疗方，家长可以参考一下。

1.麦芽糕

【出处】《本草纲目》。

【组成】麦芽120克，橘皮30克，米粉150克，炒白术30克，神曲60克，白糖适量。

【制法】将麦芽淘洗后晒干，然后取晒干后的新鲜橘皮30克，将麦芽、橘皮、炒白术、神曲一起放入碾槽内研为粉末，与米粉、白糖和匀，加入清水调和，做成10~15块小糕饼，放入碗内用蒸锅蒸熟。每日让孩子食用自制麦芽糕2~3块，连服5~7天。

【功效】消食、和中、健脾、开胃。适用于小儿厌食或消化不良、脘腹胀满。

2.麦蜜饯山楂

【出处】《医钞类编》。

【组成】生山楂500克，蜂蜜250克。

【制法】选取优质上乘的山楂500克，去掉果柄、果核，洗净后放入锅内煮熟，待锅内的水收干时加入蜂蜜，改用小火煎煮5~10分钟即可。饭前让孩子嚼食3~5枚可增进食欲，饭后嚼食3~5枚可帮助消化。

【功效】开胃，帮助消化。适用于小儿没有食欲或过饱伤食、消化不良。

3.麦砂仁粥

【出处】《养生随笔》。

【组成】砂仁2~3克，大米50~75克。

【制法】先把砂仁捣碎为细末，然后将大米淘洗后放入锅内煮粥，待粥煮熟时，调入砂仁末，稍煮即可。每日在早晚餐的时候让孩子温热服食。注意事项：砂仁放入粥内后，不可煮得时间过长，以免有效成分挥发。

【功效】健脾强胃，帮助消化。适用于小儿食欲不振、消化不良。

4.麦糖渍金橘

【出处】《随息居饮食谱》。

【组成】金橘500~700克，白糖500~600克。

【制法】将新鲜金橘洗干净后用木块压扁、去核，然后加入白糖腌渍1昼夜，在金橘浸透糖后，加少量温水，再用小火煨熬至汁液耗干，停火晾凉后，再加入白糖搅拌，然后放入盘中风干数日，放入瓶中备用。可当果脯让孩子适量食用。

【功效】理气、化痰、开胃。适用于小儿食欲不振、消化不良、胸闷腹胀。

小儿遗尿莫轻视，王氏药方解烦忧

大医智慧

《素问·经脉别论》指出："饮入于胃，游溢精气，上输于脾，脾气散精，上归于肺，通调水道，下输膀胱。"遗尿的发生，主要在肾与膀胱。肾主封藏，司二便，膀胱贮藏津液和小便。肾与膀胱相表里，肾气固密，则膀胱气化有力，反之则遗尿。

——引自《王静安临证精要》

精彩解读

绝大多数儿童在2岁以后能自行控制排尿，即使是夜晚熟睡之后，也能够醒来告诉父母要排尿。但是，也有一些儿童在夜里不能控制排尿，甚至天天尿床。医学上将5岁或5岁以上儿童出现的夜间尿床，称为遗尿症。虽然随着年龄增长，遗尿症发病率有下降趋势，但约有1%~3%的人会持续至成人期，且随着年龄增加而症状加重。

中医认为遗尿的小儿多数属于先天的肾气不足，还有肺脾气虚，肝经湿热，这些原因导致膀胱功能失调，小便过多，容易尿床。《素问·宣明五气篇》说："膀胱之气不化，则小便不通，其不能约束，则为遗尿。"《诸病源候论》又说："遗尿者，此由膀胱虚冷，不能约于水故也。"若小儿先天不足，肾气怯弱，就会导致膀胱虚冷失约而遗尿。

王静安行医多年，治疗小儿遗尿症颇有心得，他治疗遗尿以温补下元、固涩小便为法，配制了鸡肠散加味，其药方如下：

【组成】菟丝子15克，枸杞15克，小茴5克，上安桂5克，萆薢10克，葫芦巴15克，补骨脂15克，益智仁10克。

【用法】水煎，每剂每日分四次服完。

【功效】适应于儿童遗尿或尿床，一夜数次，形寒肢冷，智力较差，下肢乏力，小便消长等症状。

此外，对遗尿日久、服药困难、寒湿凝聚、闭阻肾阳的患儿，王静安先生建议可以外用贴剂散，其方如下：

【组成】安桂粉1.5克，小茴香粉1.5克。

【用法】将干药粉调湿放入肚脐中，用五层棉布将药压紧，让药自然吸收。1日1换，5日为一疗程，遗尿便可治愈。

王静安先生还建议家长们在对待遗尿患儿的时候，不要采用羞辱、斥责、惩罚的教育方式，否则会加重孩子的心理负担，而应该给孩子一个宽松的环境，培养定时排尿的习惯，这样更利于遗尿症的治疗。

健康锦囊

在小儿遗尿的治疗上，西医多采用口服药治疗，由于小儿遗尿症病程长，坚持服药多有困难，因此中医外治法成了治疗小儿遗尿症的重要手段。

小儿遗尿多与肺、脾、肾三脏关系密切，脊柱两侧是足太阳膀胱经循行之处，为肺腧、脾腧、肾腧等腧穴所在，通过推拿对这些经络、穴位进行刺激，可达到调整阴阳、通理经络、畅通血脉之功。按摩方法如下：

1.按摩百会穴

百会穴位于头顶正中线与两耳尖连线的交点处，按摩的时候，用拇指轻轻按揉，其他四个手指轻轻放在头颅上就可以了，一般做100~200次。力度要适中，不要太大，也不要太小。

2.按摩肾经

肾经位于小指远端指骨的腹面，按摩的时候，从下往上推，往指尖推，能够达到补肾的作用。两只手交替进行100~200次。

3.按摩关元穴

脐下三个手指的位置就是关元穴。按摩的时候，用掌根做按摩动作，按揉两到三分钟即可，约100次。

4.按摩三阴交

三阴交位于内踝上孩子四个手指的位置处，按摩的时候，用拇指做按揉动作即可。按揉100~200次，能够达到温肾补阳的作用。

5.捏脊

捏脊就是按摩脊柱，按摩的时候，首先后三个手指呈半握状，食指抵住皮肤，食指和拇指捏住脊柱的两旁1厘米左右，从下往上捏，一般要捏6~10次，一般捏脊达到皮肤微红为止。

在治疗期间，家长应注意消除病儿恐惧、害羞等精神因素，晚间勿让孩子过度兴奋和疲劳，少饮水，夜间定时唤醒病儿排尿等等，这些都有利于提高疗效。

当然，小儿遗尿症也可以采用药膳和食疗进行治疗，下面为大家介绍几种简单有效的食疗方法：

1.芡实覆盆子汤

【组成】覆盆子20克，芡实50克。

【制法】将覆盆子洗净后放入锅中，加水煮汁，然后取汁去渣，加入芡实，放糖少许，煮成粥食用即可。

【功效】收敛补肾，适用于小儿肾虚遗尿。

2.猪肚炖山药、白果

【组成】猪肚1只，白果15克，山药50克。

【制法】先将猪肚切开洗净，然后将白果放入猪肚中，加少许黄酒，放入锅中，加入山药及适量的水，炖熟后加盐少许，即可食用。

【功效】健脾胃缩尿，适用于小儿脾虚遗尿。

3.麻雀糯米粥

【组成】麻雀4只，糯米50克，白酒、盐及葱白少许。

【制法】将麻雀去除皮毛及内脏，洗净后放入锅中用少许油炒熟，然后放入白酒稍煮，再加水适量，放入糯米煮粥，粥熟时加葱白，再煮沸即可食用。

【功效】益肾壮阳，治疗小儿肾虚多尿。

4.韭菜子饼

【组成】韭菜子10克，面粉60克，盐少许。

【制法】将韭菜子研成粉混入面粉中，加水、少许盐，和成面团，烙成小饼当点心食用。

【功效】温肾止遗，适用于小儿肾阳虚而遗尿。

5.荔枝扁豆汤

【组成】荔枝肉30克，炒扁豆15克。

【制法】将干荔枝肉及扁豆洗净放入锅中，加入适量水，然后蒸煮，煮至荔枝肉和扁豆熟烂即成。可以让孩子当点心食用。

【功效】补气健脾，适用于小儿脾气虚弱而遗尿。

除以上食疗外，对于有遗尿的孩子还应养成定时排尿的习惯，要定时入睡，在入睡前不要喝水或过于兴奋。同时，家长要积极鼓励孩子树立治愈遗尿的信心。

清心导赤，给宝宝一个安稳的睡眠

大医智慧

　　吾认为夜啼之因有五：一因热，心热神不安，睡不静，或风热郁于肺部，鼻阻头热；二因寒，寒邪入于少腹，绕阴器疝寒而痛；三因食，食积中脘，"胃不和则卧不安"；四因虫，腹痛扰乱气血；五因肝风，心气怯弱，目见异物，耳闻异声，心神不安而哭。然而五因之中，以邪热所致为常见，其他可仿疝气、感冒、积滞、虫症、肝风分别论治。

——引自《王静安临证精要》

精彩解读

　　有些宝宝白天安静，一切如常，入夜则啼哭不安，或每夜定时啼哭，甚至通宵达旦，中医称之为"小儿夜啼"。小儿夜啼往往使家长烦恼不堪，既令家人无法入睡，穷于应付，又影响到左邻右舍休息。小儿夜啼是个长期困扰着家长的难题，从新生儿一直到学龄期都有可能出现，又以1岁以下新生儿为主。

　　宝宝夜间啼哭，首先要分辨是习惯性还是病态的，婴儿夜间因饥饿、尿布潮湿，或发热、其他疾病引起的啼哭不属"夜啼"的范畴。中医认为，小儿夜啼多因脾脏虚寒、心经积热、突受惊吓、乳食积滞所致。

　　王静安先生认为，小儿夜啼最常见的原因就是心经积热，这样的孩子睡觉的时候喜欢仰卧，在听到噪声和灯光强烈的时候，会感到烦躁不安，于是便手腹俱热，面赤唇红，以致啼哭不断。对于这种症状的儿童，王先生认为应以清心导赤的方法治疗，为此，他自制了清心导赤汤，其方如下：

　　【组成】竹叶9克，木通9克，连翘心9克，炒谷芽15克，钩藤9克，白薇15克，神曲9克，水灯芯3克，炒麦芽15克，蝉蜕10克，黄连1.5克。

　　【用法】水煎服。

　　【加减】若见呕吐，加陈皮3克，苏梗3克，姜汁竹茹6克，藿香3克。呕吐严重者，加炙旋复花9克，吴茱萸3克，代赭石15克，白蔻3克，黄芩3克。

健康锦囊

　　面对啼哭不止的小宝宝，除了直抱、横抱、斜着抱外，父母还可以试着通过按摩来帮助孩子安神助眠。按摩是治疗小儿夜啼行之有效的方法，几百年来，一直在民间广为流传。按摩有助于宝宝放松，腹部按摩还可改善胀气，减缓不适。父母可以利用宝宝睡前5~10分钟进行。以下为简单易学的按摩示例：

　　（1）按捏脊背：用大拇指沿着宝宝脊椎两边肌肉来回按摩，保证让宝宝感觉舒服。时间约持续5~10分钟即可。

　　（2）按摩印堂：印堂在两眉中间，正对鼻子的上方，父母可以用大拇指在宝宝印堂处轻轻地来回按摩或绕圈圈按摩（要小心避免指甲戳伤宝宝皮肤），亦可帮助宝宝轻松入眠。

　　（3）按摩劳宫：劳宫穴在手掌中心凹窝处，用大拇指轻轻划圆按压，或可用小圆珠子在孩子掌心滚动揉按（按摩后，要把珠子拿走，不可留给孩子把玩，以免发生危险）。

　　（4）按摩手脚：轻轻搓揉推按宝宝的四肢。

（5）按摩腹部：用手掌根部沿着宝宝肚脐周围顺时针方向按摩，但要注意的是，在孩子用餐后两小时内不宜进行。

除了按摩以外，父母还可以通过食疗的方式治疗小儿夜啼，治病与营养相结合，一举两得。下面为大家介绍几种治疗小儿夜啼的食疗偏方：

（1）大蒜1头（煨熟），乳香2克。将这两种药一起研成细末，制成药丸，如芥子大小即可。每次7粒，用乳汁送服。

（2）灯芯草2克，雪梨汁30毫升，冰糖10克。先将灯芯草煎汁，然后与雪梨及冰糖混匀，再隔水蒸化，1次服完，每日1次，连服5~7天，适用于心热型夜啼。

（3）黄花菜15克，莲子心3克，冰糖15克。将三种药材一起放入锅中熬汤，每日服1次，连服5~7天。

（4）淮小麦5钱，红枣6枚，炙甘草1.5钱及冰糖适量。将所有药材洗净，然后放入纱布袋中置于锅中，加入1500毫升的水，熬煮45分钟即可，可以代茶饮用。

此外，还可以采用外敷的方法，具体方法如下：

葱白1根，胡椒3粒，艾叶3片。先将胡椒研成粉末，艾叶揉绒，再与葱白一起捣烂，加入热白饭中，趁热（以孩子能够承受为度）放在孩子的肚脐上，用布扎紧固定，每日换药1次。

对症下药治汗证，让健康留在孩子体内

大医智慧

一般而言，汗证多虚，自汗多气虚不固，盗汗多阴虚内热，我多崇《丹溪心法》"自汗属气虚、血虚、湿热、阳虚、痰，盗汗属血虚、阴虚。"《景岳全书》："自汗盗汗，亦各有阴阳之证，不得谓自汗必属阳虚，盗汗必属阴虚也。"

——引自《北京中医学院学报》

精彩解读

汗证是指不正常出汗的一种病症，是指小儿在安静状态下，全身或身体某些部位汗出较多，或大汗淋漓的一种证候。汗证为小儿时期常见病症，主要分为盗汗、自汗。有的孩子没有服用发汗药或剧烈活动，也不存在天气炎热或者衣被过厚等因素，白天时不时就自然汗出，这叫"自汗"；有的孩子在睡眠时，头颈部或全身出汗过多，或者动不动就全身出汗，这是"盗汗"。

中医认为，汗为心液，是水谷精微所化，由阳气蒸化津液，发泄于肌肤而成，不可外泄。孩子流汗，虽然当时没有感觉不舒服，但出汗过多，就会损伤心的功能，日积月累，就会酿成严重的疾病。

王静安先生根据自己的行医经验认为，自汗多是孩子气虚不固引起的，而盗汗多属阴虚内热。对于这两种不同的汗证，王大夫也采用了不用的治疗手段。针对自汗，王大夫自制药方来益气固表敛汗，药方如下：

【组成】黄芪30克，防风10克，牡蛎30克，参须10克，龙骨30克，竹茹10克，石斛15克。

【用法】水煎服。

【功效】适应于汗出恶风，稍动更甚，头颈汗出，易于感冒的儿童。

针对盗汗，王大夫自制了方药来滋阴清热降火，其方如下：

【组成】知母15克，何首乌30克，焦柏10克，沙参30克，枣仁15克，石斛15克，麦冬15克。

【用法】水煎服。

【功效】适用于睡觉盗汗，或有自汗、烦热、口渴、舌红苔少、指纹淡紫的儿童。

健康锦囊

自汗、盗汗是儿童常见症状，民间积累了许多食疗偏方，大都对症状有一定缓解作用，下面介绍几种偏方，以供参考：

（1）泥鳅鱼汤：取活泥鳅鱼250克，用温热水洗去鱼身黏液，除去头、尾、内脏，用适量菜油煎至焦黄色，加水适量，煮汤至半碗，加少许食盐调味即可。食用的时候，喝汤吃肉，年龄小者分次服，一日1剂，一般连服5~6天即可见效。如果适量加些黄芪、糯稻根，疗效更佳。适用于盗汗、自汗。

（2）生地黄乌肉鸡：生地黄150克，乌肉鸡1只，饴糖100克。将生地黄切碎，与饴糖拌匀，放入鸡腹内蒸熟。可作正餐食用，食用的时候可加入佐料。适用于盗汗。

（3）黄芪粥：黄芪20克，粳米50克，白糖适量。将黄芪煎汁，用药汁将粳米煮成粥，放入白糖调味温服。适用于自汗。

（4）小麦稻根饮：浮小麦15克，糯稻根15克，大枣10枚，红糖适量。将浮小麦、糯稻根和大枣一起放入锅中熬汁，取汁150毫升，加入红糖调味。早晚空腹各服1次，每次50毫升。适用于自汗或盗汗。

对于患有自汗、盗汗的孩子，父母应加强护理，勤换衣被，并随时用柔软干净的布擦身，以保持皮肤干爽。不要直接吹风，以免感冒。多给孩子饮水、给他吃清淡易消化的东西，不要吃辛辣肥甘的食物。

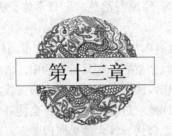

第十三章

方和谦：便宜小药治大病，补脾养肝有良方

名医简介

方和谦，男，汉族，首都医科大学附属北京朝阳医院主任医师、教授，全国老中医药专家学术经验继承工作指导老师，"首都国医名师"，首届"国医大师"。1923年出生于山东烟台莱州，12岁开始随父习医，19岁即考取医师资格，开"方和谦诊所"行医。20世纪50年代，他先后任职于北京市卫生局中医科及北京中医医院，1968年后调入北京朝阳医院中医科，任主任医师、教授。2009年12月23日，因病在北京逝世，享年86岁。方老熟读精研《伤寒论》，临床善用"和法"，并以此理论为基础创制了"滋补汤"、"和肝汤"等著名方剂。在处方用药时，方老坚持一切从病情需要出发，辨证合理，用药少而力专，主张一病一方。方老擅长治多种疑难杂症，对呼吸系统、心脑血管及肝胆系统疾病的治疗有独到之处，尤其是呼吸系统疾病。代表著作有《北京市流行性乙脑炎治疗纪实》、《燕山医话》等，并参与编写了《中医辨证纲要（1985年版）》。

天食人以五气，地食人以五味——听方老细说"四气五味"

大医智慧

四气：寒、热、温、凉（平）。五味：辛、甘（淡）、酸、苦、咸。《素问·六节脏象论》曰："天食人以五气，地食人以五味，五味入口，藏于肠胃，味有所藏，以养五气，气和而生，津液相成，神乃自生。"天地生长离不开气味，人体生命的运转亦离不开气味……辛甘淡者为阳，酸苦咸为阴。而温热者治寒，寒凉者治热。总之，有机体接受外界物质，均起到滋养形体的新陈代谢作用。

——引自《中国现代百名中医临床家丛书：方和谦卷》

精彩解读

方和谦教授的案头总有一本《黄帝内经》，他闲时便顺手拿来翻一翻，而且每读必有新得。有一次，他读到《素问·六节脏象论》中"天食人以五气，地食人以五味，五味入口，藏于肠胃，味有所藏，以养五气，气和而生，津液相成，神乃自生"一段，立即联想到药物的药性与气味，写成一篇名为《论四气五味》的小文，其中不乏闪光之处。

方老指出，四气包括寒、热、温、凉（平），五味包括辛、甘（淡）、酸、苦、咸，天地生长离不开气味，人体生命的运转也离不开气味，中药就是利用药物不同气味的作用，来调节人体各个器官功能的平衡，产生不同反应和治疗效果。每一种药物都有气、味两方面，一般气味相同的药物作用相近，但它们又各有特性；气味不同者，作用功能则不同。"辛甘淡者为阳，酸苦咸为阴。而温热者治寒，寒凉者治热。"日常临证处方用药，都是以药性的一性之偏，以补人体的一气一味之不足。

俗话说"药食同源"，药物有四气五味之分，食物也同样有四气五味之别。方老认为，饮食的四气五味不能太偏，否则就会生病。在日常生活中，常常遇到因不懂四气五味而偏食致病者。如过食生冷，导致脾阳损伤，使寒湿内生，发生腹泻腹痛等；过食肥甘辛辣厚味，致温热痰浊、气滞血壅，症见痔疮、痈疽；过食酸的东西，会使肝气太旺、脾胃虚弱，症见胃脘胀满、两肋隐痛等；过食咸的东西，会伤肾气，症见肌肉萎缩、腰膝酸软。事实上，不论是平时的饮食，还是体弱进行食补，都要用四气五味理论来指导。如体质偏热、病属热证者，宜吃凉性食物；若体质偏寒、病属寒证者，宜吃温热性食物，如吃寒性食物，则会出现腹泻、腹痛等，使病情加重。

在治病时，根据四气五味配合食疗，则疗效显著。例如老人因肝肾阴虚、肝阳上亢而致头昏目眩者，宜多食贝类海产品；肺热咳嗽、吐痰黄稠、口干思饮、便干者，宜多食雪梨、百合、豆腐等清热化痰之品；肝火上亢而致目赤眩晕等，宜吃荸荠、海蜇皮等清热泻火；心脾血虚而致心慌心悸、面色萎黄、失眠者，宜多吃桂圆、红枣等温补气血。

方老还指出，人体五味的需要，不是恒定不变的，要根据身体内的五味盛衰来调整。如咸味的食盐，乃五味中不可缺少之物，尤其夏天或运动后出汗多、有病时用利尿药小便多等，都会使体内的盐消耗过多。如不及时补充，则人体会感到无力，相反，如及时补充，无力感即可消失，故有"咸能壮力"之说。然而，饮食过咸，又会促使身体贮存大量水分，易发高血压或加重肝肾疾病之病情，因此有此类疾病的患者当少吃咸食。

总之，日常饮食中不要偏食，否则会使四气五味偏盛偏衰，致使人体阴阳也偏盛偏衰而生疾病。应当根据四气五味理论来调整日常饮食，以保健延年。

健康锦囊

有些水果并非人人皆宜，吃得太多或吃法不当容易引发"水果病"。下面就为大家介绍几种常见的"水果病"。

1.荔枝病

过量进食荔枝容易引发低血糖，表现为头晕恶心、面色苍白、四肢冰凉、浑身乏力、大量虚汗，伴有腹痛腹泻，严重者还会出现昏迷抽搐、心律失常，需要及时口服或注射葡萄糖。这主要是由于荔枝内含有丰富的果糖，过量食用后来不及经肝脏转化成葡萄糖，使血液中葡萄糖含量严重不足所致。儿童和老人体内的转化酶原本就少，因此更不应多食荔枝。

2.芒果皮炎

芒果有"热带果王"之称，滋味独特。部分对芒果过敏的人进食几小时后，口唇、面颊和双耳等部位的皮肤会出现红肿、红斑，并迅速向全身蔓延。这是芒果汁内含的异型蛋白和蛋白酶引起的即发型接触性皮肤反应。出现上述症状首先应该停止吃芒果及其他水果，尤其是新鲜的水果，同时外用抗过敏药物。

3.菠萝过敏症

菠萝内含的菠萝蛋白酶能帮助消化鱼肉蛋白，尤其适合于"大鱼大肉"的盛餐之后食用。但有些人在吃完菠萝后会感到口舌麻木、皮肤潮红、面颊瘙痒，甚至心慌头痛。这主要是由于菠萝内含5-羟色胺产生的过敏反应会导致血管收缩、血压升高，因此心血管病患者要慎食菠萝。也有人多吃菠萝后会出现恶心呕吐、头痛头晕、腹部绞痛等过敏反应，这是因为菠萝蛋白酶会使胃肠黏膜通透性增大，引起胃肠道乃至全身过敏反应。另外，吃菠萝切忌空腹，也不要吃新鲜或生硬不熟的菠萝，切片浸泡于淡盐水后再食用。

4.柿结石症

柿子内含有大量柿胶酚、单宁酸和果胶质。果胶会与胃酸凝结成不溶性物质，所以空腹进食，会导致胃脘疼痛、消化不良等症状。胃寒、胃酸多的人最好忌食柿子，切忌与螃蟹、山芋和菱角等同食。

5.樱桃病

樱桃虽然酸甜可口，但含有大量的铁和氢氰甙，过量食用会引起铁中毒，甚至氰化物中毒。

以姜入药——人可三日无食，不可一日无姜

大医智慧

临床用"姜"要把握好分寸。"姜"在临床应用中有生姜（煨姜，生姜皮）、干姜（炮姜）之分，其功用是不尽相同的。

——引自《中国现代百名中医临床家丛书：方和谦卷》

精彩解读

姜不仅是一种必不可少的调料，同时也是效用极广的药物。平常感冒发烧，老百姓都喜欢熬姜汤喝。不仅如此，在中医用药当中，姜的使用率也非常高。在张仲景所著的《伤寒论》中，共拟用113方，其中用生姜的有37方，用干姜的有23方，可见姜的重要性。不过，方老提醒我们，姜在入药之时，需要区分生姜与干姜，虽然都是姜，但功效不同。

1.生姜

生姜味辛性温，长于发散风寒、化痰止咳，又能温中止呕、解毒，临床上常用于治疗外感风寒及胃寒呕逆等病，前人称之为"呕家圣药"。在《本草纲目》中，李时珍对生姜是这样评价的："姜辛而不荤，去邪辟恶，生啖熟食，醋酱糟盐，蜜煎调和，无不宜之，可疏可和，可果可药，其利溥矣！"

虽然生姜的好处很多，但吃生姜是要分时间的，早上吃对身体有好处，晚上吃就变成了毒药。这是因为，早上人的胃中之气有待升发，吃点姜可以健脾温胃。并且生姜中的挥发油可加快血液循环、兴奋神经，使全身变得温暖。在冬天的早晨，适当吃点姜，还可驱散寒冷，预防感冒。到了晚上，人体应该是阳气收敛、阴气外盛，因此应该多吃清热、下气消食的食物，比如萝卜，这样更利于夜间休息。而生姜的辛温发散作用会影响人们夜间的正常休息，且晚上进食辛温的生姜还很容易产生内热，日久就会"上火"。

需要注意，生姜性属微温，过量食用会伤阴助阳，因此阴虚火旺的人不宜多吃。腐烂的生姜中含有有毒物质黄樟素，可诱发肝癌、食道癌等，因此千万不能食用。

晨起含姜片与喝生姜大枣汤都是不错的吃姜方法，具体方法为：

（1）含姜片：早晨起床后，先饮一杯开水，然后将生姜刮去皮，切成薄片，取4~5片烫一下，再将姜片放入嘴里含10~30分钟，咀嚼。坚持食用，可预防感冒。

（2）生姜大枣汤：早晨取大枣10个，生姜5片，红糖适量，煎汤代茶饮，每日1次，可有效改善冬季手脚冰凉。

2.干姜

干姜性热，辛烈之性较强，长于温脾胃之阳，兼能温肺化痰，临床上常用于治疗中焦虚寒、阳衰欲脱与寒饮犯肺喘咳等病。金代名医张元素对干姜是这样评价的："干姜气薄味厚，半沉半浮，可升可降，阳中之阴也，又曰：大辛大热，阳中之阳，其用有四，通心助阳，一

也；去脏腑沉寒痼冷，二也；发诸经之寒气，三也；治感寒腹痛，四也。"这是对干姜的临床应用言简意赅的总结。

干姜可以治各类病，历代医书都有记载，下面为大家推荐几则古医书中利用干姜治病的验方，仅供参考：

（1）治中寒水泻：干姜（炮）研末，饮服二钱（《千金方》）。

（2）治头目眩晕吐逆：川干姜二两（炮），甘草一两（炙赤色）。上二味，为粗末。每服四五钱，用水二盏，煎至八分，食前热服（《传信适用方》）。

（3）治妊娠呕吐不止：干姜、人参各一两，半夏二两。上三味，末之，以生姜汁糊为丸，如梧子大。每服十丸，日三服（《金匮要略》）。

（4）治暴赤眼：白姜末，水调，贴脚心（《普济方》）。

（5）治痈疽初起：干姜一两。炒紫，研末，醋调敷周围，留头（《诸症辨疑》）。

月经失调、慢性腹泻，椿根皮是最好的药

大医智慧

椿根皮性味苦涩寒，入胃、大肠经。有燥湿清热、涩肠止泻、固下止带或涩精止遗、驱虫杀虫之功能。

——引自《中国现代百名中医临床家丛书：方和谦卷》

精彩解读

椿根皮分为两种，一种是香椿树的根皮，一种是臭椿树的根皮，其中臭椿树的根皮又叫樗白皮。不过，由于二者的主治功能大体相同，因此中医使用中通常不加以区分。

中医认为，椿根皮为清热燥湿的药物，具有收敛固涩作用，故能止带、止泻、止血固经。在临床上用于湿热带下，常与黄檗、白芷、白芍等配合应用；用于湿热痢疾、腹泻等症，常与黄连、黄芩、木香等配用；用于血热所致的月经过多、漏下不止等症，常与龟板、白芍、黄芩等同用。此外，用椿树根煎汤外洗，还可用于治疗皮肤疮癣等病。

方老在60余年的行医生涯中，总结了不少椿根皮的治病经验，其中主要有以下几点：

（1）将椿根皮炒黑后，治疗妇女体虚引起的月经过多及产后出血不止，效果极好。

（2）椿根皮有收敛的作用，经过蜜制后，治疗久泻久痢疗效显著。

（3）患有慢性痢疾或结肠炎的病人，症见腹痛绵绵，大便每日数次，质稀而黏，或有脓血便者，可用椿根皮与香砂六君子汤合用，见效颇快。

（4）椿根皮药性寒味苦，脾胃虚寒者应慎用。

此外，关于腹泻，民间有许多偏方、验方，有需要的读者可以一试。

1.鲜桃治腹泻

发现便溏或腹泻初发，速吃鲜桃（饭前吃鲜桃一个，饭中食大蒜1~2瓣），腹泻立止或大为减轻。

2.熟吃苹果可治腹泻

把洗净的苹果放入碗中隔水蒸软，吃时去掉外皮，一日3~5次。小儿腹泻初起效果最佳。

3.鲜姜贴肚脐治婴幼儿拉稀

婴幼儿拉稀久治不愈，可把鲜姜剁成碎末，放在一块药布上，贴在肚脐处，用橡皮膏粘牢即可，此法立竿见影，屡试不爽。

4.茶叶炒焦治腹痛泻肚

将茶叶（不论何种茶叶）用铁锅在火上炒焦后，沏成浓茶，稍温时服下，腹痛泻肚即能

缓解。

"和肝汤"、"滋补汤"，方老自创补脾养肝良方

大医智慧

全方（和肝汤）具有养血柔肝、健脾益气、疏肝理气解郁之功效。用以治疗肝郁血虚、脾不健运之证……临床应用是非常广泛的，可用于多系统的疾病治疗。

（滋补汤）集益肺、养心、健脾、和肝、补肾于一方，所用之药看似平常，实则配伍严谨、立法有度，其专为虚证而设。

——引自《中国现代百名中医临床家丛书：方和谦卷》

精彩解读

方和谦教授善用"和法"治病疗疾，总结多年临床经验，提出了"和为扶正、解为散邪"的精辟见解，其独创的"和肝汤"是治疗肝郁血虚、脾不健运的代表方剂。与此同时，他还以补气血重在补脾、滋阴阳重在益肾为原则，自拟"滋补汤"，作为补虚扶正的基本方剂。下面，我们分别为大家介绍一下这两个方子。

1.和肝汤

"和肝汤"是方老积多年临床经验，师《伤寒论》小柴胡汤和解之法所拟的方子。本方的应用范围极广，方老曾用于治疗肝胆系统疾病、脾胃系统疾病、心脏系统疾病、泌尿系统疾病、神经系统疾病等，均取得了较理想的效果。当然，这些病的病机必须是由于各种原因导致的肝血不足、肝气不柔、肝气郁滞、疏泄不利、脾不健运、水湿内停或筋脉失养、经络阻滞不畅，除此无效。其方如下：

【组成】当归10克，白芍10克，党参10克，柴胡10克，茯苓12克，香附10克，白术10克，苏梗6克，大枣4枚，薄荷（后下）5克，炙甘草6克，生姜3片。

【用法】水煎服，每日1剂。

2.滋补汤

在《金匮要略·血痹虚劳篇》补法九方的基础上，方老自拟"滋补汤"作为补虚扶正的基本方剂。在此方中，用四君子汤之党参、茯苓、白术、炙甘草补脾益气，培后天之本；四物汤之当归、熟地、白芍滋阴补肾、养血和肝，固先天之本；另外，佐官桂、陈皮、木香、大枣温补调气、纳气归元，使其既有气血双补之功，又有温纳疏利之力，使全方补而不滞，滋而不腻，补气养血，调和阴阳。不管临床表现如何，只要是气血不足、五脏虚损，均可灵活加减使用。其方如下：

【组成】党参9克，白术9克，茯苓9克，炙甘草5克，熟地黄9克，白芍9克，当归9克，官桂5克，陈皮9克，木香5克，大枣4枚。

【用法】水煎服，每日1剂。

健康锦囊

《黄帝内经》中说："肝者，将军之官，谋虑出焉。胆者，中正之官，决断出焉。"足厥阴肝经在里，负责谋虑；足少阳胆经在表，负责决断。只有肝经和胆经相表里，肝胆相照，一个人的健康才有保证。那么，我们究竟应该如何来养肝护胆呢？

1.这样吃肝脏才高兴

养护肝脏，最重要的是饮食要清淡，尽量少吃或不吃辛辣、刺激性食物，这些食物会损伤肝气，直接影响到肝。如生姜、辣椒这些东西要尽量少吃。要多吃新鲜蔬菜、水果；养成不

暴饮暴食或饥饱不匀的好习惯。养肝血，则可以吃枸杞、当归、阿胶等。

肝开窍明目，如果肝血不足，则易使两目干涩，视物昏花。中医有一句话："春令进补有诀窍，养肝明目是首要。"丹参黄豆汤是养肝的不错选择，即把丹参洗净放砂锅中，黄豆洗净用凉水浸泡1小时，捞出倒入锅内加水适量煲汤，至黄豆烂，拣出丹参，加蜂蜜调味更好。

2.疏肝利胆，按日月、风池二穴

日常生活中，按摩日月穴和风池穴对疏肝利胆很有好处。日月穴在乳头之下，人的第七根肋骨间隙，它是胆经上的募穴，足少阳经、足太阴经在这里交会，按摩它可起到疏肝利胆的功效。风池穴在颈部耳后发际下凹窝内，它是足少阳经与阳维脉的交会穴，按摩它可以疏风清热、明目开窍。

3.酒伤肝，要警戒

酒精主要含有乙醇，有刺激、伤害肝细胞的毒性作用，可使人的肝细胞发生变性和坏死，一次大量饮酒，可以损伤饮酒者大量的肝细胞，引起转氨酶急剧升高；如果长期饮酒，还可以导致酒精性脂肪肝、酒精性肝炎，甚至酒精性肝硬化。研究表明，一个人如果每日饮白酒3两以上，1年就可发生酒精性脂肪肝。

4.养肝最忌发怒

肝疏泄气机、疏泄情志。如果一个人经常发怒，肯定会影响到肝。当肝气郁结时，人就容易感觉郁闷，忧郁症就会接踵而至。因此应该注意保持情绪稳定，遇事不要太激动，尤其不能动怒，否则对肝脏损伤会很大。

5.三七花茶，保肝良方

方和谦教授指出，三七花具有保肝明目、降血压、降血脂、生津止渴、提神补气之功效。三七花的用法很简便，可用开水泡饮，或同茶共同泡饮，每次4~6朵。每天一杯三七花，不仅保肝，还可治疗高血压、耳鸣、咽喉炎等多种疾病。

第十四章

张镜人：对付慢性病，三分治七分养

名医简介

张镜人，男，汉族。1923年出生于上海，家族世代行医，1941年起随父侍诊，有时也代父应诊，晚上则由父亲督课。在父亲的指导下，他边临床学习，边读书，进步很快。1946年，张镜人开始独立应诊。新中国成立后，他积极投身新上海的公共医疗事业，被誉为"沪上中医第一人"。张老对慢性萎缩性胃炎、病毒性心肌炎后遗症、冠心病、慢性肾炎、慢性肾功能不全、系统性红斑狼疮等均有深入研究。主要著作有《中华名中医治病囊秘·张镜人卷》、《张镜人谈胃肠病》、《中医治疗疑难杂病秘要》等。2009年6月14日，国医大师表彰大会前夕，张老在上海华东医院病逝，享年86岁。

慢病缓治用膏方，滋养调补得健康

大医智慧

膏方作为传统中医的一种治疗方法，比较适合慢性病或急性病的恢复期的调养，只可缓缓图功，切不可急功近利，膏方用药定以脾胃接受为度。

——引自《海派名老中医的养生之道》

精彩解读

膏方，又叫膏剂，以其剂型为名。在中医理论里，膏方是一种具有高级营养滋补和治疗预防综合作用的成药。它是在大型复方汤剂的基础上，根据人的不同体质、不同临床表现而确立不同处方，经浓煎后掺入某些辅料而制成的一种稠厚状半流质或冻状剂型。

俗话说："月膏进补，春至体壮可打虎，秋燥时节必无苦，夏日无风也可过。"自古以来，膏方就广泛应用于内、外、妇、儿等临床各科，以其适应证广、疗效显著和服用方便深受患者的欢迎。

张镜人教授善用膏方调治慢性疾病。他认为，对于急症、重病，中医自然需用方药、针灸等各种方法治疗，对于慢性病或急性病恢复期的调养，则比较适合使用膏方。

在膏方配制上，张老主张"调补兼施，寓治于补"。他说："制定膏滋，选药可众，冬令季节，封藏之际，人体服用，多可收藏，故善于补气养血，填精助阳，调养脏腑，充养机体之用。对于脏气虚损，阴阳不足者颇有效验。但是若一味投补，补其有余，实其所实，往往会适得其反。"因此，膏方用药不仅要考虑"形不足者，温之以气，精不足者，补之以味"，还应根据患者的症状，做到"损有余而补不足"，调补兼施，寓治于补。

一般来说，膏方主要用于哮喘、慢性反复发作咳嗽、鼻炎、慢性消化系统疾病、肾病、风湿病等慢性病的调治，因为这些病大部分存在免疫功能紊乱，调整其体质状态有利于疾病的临床治愈。调配这类膏方时，既要针对疾病的治疗，又要考虑发病机理给予脏腑功能调理，从而达到治本的目的。

1985年，张老接诊了一个男性患者，这位患者原本就有胃病，经过治疗虽然有所缓解，但是依然"便行不实，时或头晕面浮"。张老认为，"肾为水火之窟，水亏于下则为溲溺余沥"，脾胃失健多是肾精受损，因此为其开了一剂健脾补肾的膏方，病人用药之后，不久便恢复了健康。膏方组成如下：

【组成】炒党参90克，炒白术60克，茯苓60克，炙甘草20克，炒山药60克，香扁豆60克，建莲肉（去莲心）60克，炒白芍60克，制半夏60克，炒陈皮60克，炒枳壳60克，制香附60克，佛手片60克，八月札60克，白杏仁60克，白豆蔻30克，川石斛60克，枸杞子60克，炒滁菊60克，炒知母60克，炒黄檗30克，山萸肉60克，泽泻60克，生石决60克（先煎），白蒺藜60克，女贞子60克，旱莲草60克，菟丝子60克，制狗脊60克，炒川断60克，炒杜仲60克，川草薢60克，炒当归60克，丹参60克，炙远志20克，炒山楂60克，炒神曲60克，香谷芽60克。

【做法】上药浸一宿，武火煎取三汁，沉淀沥清，文火收膏时，加入清阿胶200克，白冰糖400克，熬至滴水成珠为度。

【用法】每日服1汤匙，温开水调送，清晨最宜。如遇感冒食滞需暂停数天。

健康锦囊

为了使膏方能在服用期间保质，从而充分发挥药力，存放方法至关重要。

首先，在膏方制作后，等其充分冷却后才可加盖。可以将它存放在瓷罐（锅、钵）中，也可以用搪瓷烧锅存放，但不宜用铝、铁锅作为盛器。

其次，由于膏方用药时间较长，尽管时值冬季为多，但遇暖冬时就可能发霉。因此，一般多放在阴凉处，放在冰箱冷藏更好。如果放在阴凉处，遇暖冬气温连日回升，应让其隔水高温蒸烊，但是忌直接将膏锅放在火上烧烊，这样就会造成锅裂和底焦。在膏药蒸烊后，一定要把盖打开，直至完全冷却方可盖好。注意，千万不要让锅盖的水落在膏面上，否则过几天就会出现霉点。

再次，在每天服用膏方时，应该放一个固定的汤匙，以免把水分带进锅罐里而造成发霉变质。

最后，一旦气候潮湿，或者天气变暖，在膏方上出现一些霉点，此时宜用清洁水果刀刮去表面有霉点的一层，再隔水高温蒸烊。但如果霉点很多且在膏面的深处也有霉点，就不能服用了。

哮喘分冷热症，对治有中药、针灸、外涂法

大医智慧

哮症是一种顽固难治的疾患，病程颇长，反复举发，根深蒂固，难求速愈。发作期应积极治疗，缓解期应抓紧时间，认真服用调理扶正的汤药，或针刺、艾灸。慎起居，节饮食，注意劳逸结合。坚持适当的体育锻炼，如太极拳、练功十八法等，以增强机体抵抗能力，减少发

作，部分病人可望获得根治。

——引自《中国百年百名中医临床家丛书：张镜人卷》

精彩解读

支气管哮喘（简称哮喘），是一种过敏性疾病，多数在年幼或青年时发病，以后每遇气候变化、疲劳过度、饮食不当、起居失宜等因素而诱发。一般，秋冬季节最易发病，其次是春季，夏令多能缓解，部分则常年反复发作。发病时，呼吸困难，呼气延长，并伴哮鸣、咳嗽、痰多呈黏液或稀涎样、咯吐不利之症，必须等痰咯出方可短暂平息，但转眼又开始发作，每次发作持续数分钟、数小时或数日不等，让患者十分痛苦。

根据发作期的不同，可以将哮喘分为冷哮与热哮两大类，辨证施治须区别对待。

1.冷哮

一般是由寒痰留伏，肺失宣肃所致。主要症状为：初起恶寒发热，无汗，头疼，鼻痒，时流清涕，咳嗽气急，继而胸膈烦闷，喘促加剧，喉中哮鸣有声，咳吐；稀痰，不能平卧，俯伏方舒，面色苍白或青灰，背冷。在治疗上，张老常用小青龙汤加减。

【组成】麻黄5克，桂枝5克，细辛3克，苏子9克，杏仁（去皮尖）9克，紫菀9克，半夏9克，甘草3克。

【用法】水煎二汁，分上下午温服。

【加减】痰多稀薄色白者，加干姜3克；咳喘有汗者，加五味子3克；喉间痰鸣如水鸡声者，加射干5克。

2.热哮

一般是由热痰交阻，肺失宣肃所致。主要症状为：发热有汗，头痛，呼吸急促，喉间带哮鸣音，胸高气粗，张口抬肩，不能平卧，咳嗽阵作，痰黏色黄，不易咯出，面赤烦闷，口渴喜饮，舌质红。在治疗上，张老喜用定喘汤加减。

【组成】麻黄5克，杏仁（去皮尖）9克，苏子9克，桑皮15克，款冬9克，半夏9克，黄芩9克，甘草3克。

【用法】水煎二汁，分上下午温服。

【加减】喘剧加大地龙9克、葶苈子（包）9克；咳甚加象贝9克、前胡9克；痰多加鱼腥草30克、冬瓜子30克；如痰热壅盛阻塞气道，喘息急促者，另用猴枣散，一日二次，每次0.3克，温开水送服。

治疗哮喘，在进服汤药的同时，若配合针灸疗法及白芥子涂法，效果会更佳：

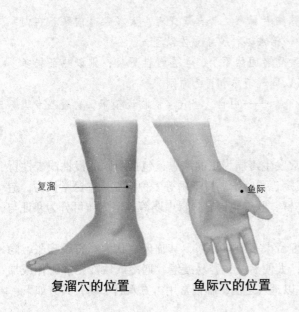

复溜穴的位置　　　　鱼际穴的位置

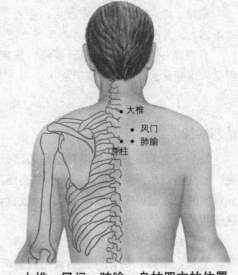

大椎、风门、肺腧、身柱四穴的位置

1.针灸疗法

实证宜针刺，常用穴位有大椎、身柱、风门、肺俞、丰隆、膻中、曲池、合谷、外关、商阳、鱼际等。虚证宜灸，常用穴位有肺俞、璇玑、膻中、天突、复溜等。

2.白芥子涂法

白芥子（研末）、延胡索各30克，甘遂、细辛各15克，再加入麝香1.5克，研末拌匀，姜汁调涂肺俞、膏肓（在第4胸椎棘突下，旁开3寸）、百劳（在项部，当大椎穴直上2寸，后正中线旁开1寸）等穴，十日一换，最好在夏月三伏天涂治。

健康锦囊

哮喘患者在饮食上须加强注意，饮食最好清淡一些，少刺激，不宜过饱、过咸、过甜，忌生冷、酒、辛辣等刺激性食物。过敏性体质者宜少食异性蛋白类食物，一旦发现某种食物确实可诱发患者支气管哮喘发病，应避免进食。经常吃食用菌类能调节免疫功能，如香菇、蘑菇含香菇多糖、蘑菇多糖，可以增强人体抵抗力，减少支气管哮喘的发作，尤其是老年哮喘患者，更应注重增加自身抵抗力。

下面，我们再为大家介绍几则老年哮喘的食疗方：

（1）核桃仁：取核桃仁1000克研细，补骨脂500克为末，蜜调如饴，晨起用酒调服一大匙。不能饮酒者用温开水调服，忌羊肉。适用于肺虚久嗽、气喘、便秘、病后虚弱等症。

（2）杏仁粥：杏仁10克去皮，研细，水煎去渣留汁，加粳米50克，冰糖适量，加水煮粥，每日两次温热食。能宣肺化痰、止咳定喘，为治咳喘之良药。

（3）糖水白果：取白果仁50克，小火炒熟，用刀拍破果皮，去外壳及外衣，清水洗净切成小丁。锅洗净，入清水一碗，投入白果，上旺火，烧沸后转小火焖煮片刻，入白糖50克，烧一沸滚，入糖桂花少许，即可食用。

（4）蜜饯双仁：炒甜杏仁250克，水煮1小时，加核桃仁250克，收汁，将干锅时，加蜂蜜500克，搅匀煮沸即可。杏仁苦辛性温，能降肺气，宣肺除痰。本方可补肾益肺、止咳平喘润燥。

古方今方同出手，根治胃痛齐步走

大医智慧

遇冷、饮冷则痛发作或加重，舌白，脉细者属寒。脾胃气虚者，大多兼有内寒。在内寒的基础上，易感外寒，可呈内外俱寒之证……治法以补脾益胃佐以理气。

胃脘痛一症，泛见于多种疾病，因寒致痛者固然不少，但在慢性胃炎，则以热证居多。病机以木郁化火，横逆犯胃为主……治疗当以调气清热和胃为原则。

——引自《当代名医临证精华·胃脘痛专辑》

精彩解读

胃痛又称胃脘痛，是以胃脘近心窝处常发生疼痛为主的疾患，包括西医的慢性浅表性胃炎、慢性萎缩性胃炎、胃溃疡、十二指肠溃疡、胃痉挛、胃下垂等多种病症。中医学认为，造成胃痛的原因有很多，如寒邪客胃、饮食伤胃、肝气犯胃、脾胃虚弱等，但大体可分为寒证与热证两种。

脾胃病专家张镜人教授指出，脾胃气虚者大多兼有胃寒，其临床症状为：胃脘痞胀，隐痛，嘈杂，空腹为甚，得食则缓，食量减，大便易溏，容易疲倦，遇冷或饮冷则痛发作或加重。对于此类胃痛，他主张采用补脾益胃佐以理气之法，临证常用古方六君子汤，其方如下：

【组成】人参9克，白术9克，茯苓9克，炙甘草6克，陈皮3克，半夏4.5克。

【用法】上为细末，作一服，加大枣2枚，生姜3片，新汲水煎服。

【功用】益气健脾，燥湿化痰。

【主治】脾胃气虚兼痰湿证。症见食少便溏，胸脘痞闷，呕逆等。

除此之外，张镜人教授还指出，热证胃痛的病机以肝郁化火，横逆犯胃为主，一般慢性胃炎皆属热证，患者症状以脘痛、腹胀满、口苦、嗳气为主。脘痛的特点为时而隐痛，痛无定时，伴有灼热、嘈杂感；久痛者常呈刺痛之症，且痛点总在同一部位。对于此类胃痛，张教授认为当以调气清热和胃为治则，他自己拟定了一个基本方，随证加减应用，疗效切实。其基本方为：

【组成】炒白芍9克，清炙草3克，苏梗5克，制香附9克，生白术9克，平地木15克，旋覆花9克，代赭石15克，八月札15克，炒黄芩5克。

【用法】水煎服。

【功效】调气清热和胃，适用于慢性胃炎。

张镜人教授认为，虽然治胃病常用汤剂温服，从而有利于益气、养胃、行气、通络，但如果配合散剂则更能运用自如。这种方法很简单，即把药物研成极细粉末后内服，例如用延胡索、广木香、白芍、甘草、肉桂、乌贼骨、贝母、白及、参三七、黄连、琥珀等药分别研细，置于瓶中盖密，根据病情选用1~3味，随时调配，临时1次或1日数次，用开水送服，是治疗胃病的良好剂型。

健康锦囊

保持有节制的饮食是治疗胃病的关键。具体来说，日常生活中胃病患者应注意以下几点：

（1）从生活作息上做起，一天三顿要定时定量，最好给自己设定一个时间表，然后严格遵守。

（2）一般而言，胃消化功能不好的人，吃一点点就会饱，稍微多吃一点就会胃胀，特别在晚上多吃的话，还会因为胃部滞胀而影响入睡。硬的、纤维类的东西不好消化。因而建议少吃多餐，如果还没到正餐时间，可以补充一些食物，但不宜过多，一定要记住这不是正餐，正餐还是要按正常来吃。食物以软、松为主，一些比较韧性、爽口的东西不宜多吃，因为这些东西最难消化。汤最好饭前喝，饭后喝也会增加消化困难。入睡前两三个小时最好不要吃东西，否则影响入睡，如果觉得肚子空可以多喝水。

（3）胃病患者应该戒烟、酒、咖啡、浓茶、碳酸性饮品（汽水）、酸辣等刺激性食物，这些都是最伤胃的。胃的脾性喜燥恶寒，因而冷饮和雪糕也必须要戒，食物以热为好，这对于任何人都是一个考验，特别是酷暑时节。有两种饮料应该多喝，一是牛奶，二是热水。牛奶可以形成一层胃的保护膜，每天早上起床后先喝一杯牛奶再吃东西，是再好不过的。

（4）豆奶虽好，但为寒性，不能取代牛奶。

（5）馒头可以养胃，不妨试试作为主食。

（6）有胃病的人饭后不宜运动，最好休息一下等胃部的食物消化得差不多了再开始工作，或者慢步行走，对消化也比较好。

（7）非急性情况下，不提倡吃药，因为长期吃药都有副作用，而胃病是一种慢性病，不可能在短期内治愈。如果需要，提倡去看中医，中医的良方对于养胃特别有效。

（8）木瓜适合胃的脾性，可以当做养胃食物，不过胃酸较多的人，不要食用太多。而且，一定要记住，胃喜燥恶寒，除了冰的东西以外，其他寒凉的食物像绿豆沙等也都不宜多吃。

胆结石、胆囊炎，就用张镜人大师的利胆二方

大医智慧

　　胆囊炎、胆石症之治疗目前大同小异，大同者病机认识一致、治疗原则类同，小异者用药习惯各有所长。现体会除常用的三金（金钱草、郁金、鸡内金）外，海金沙亦是利胆排石良药。方中配合应用疗效良好。

——引自《中华名中医治病囊秘：张镜人卷》

精彩解读

　　胆结石与胆囊炎为胆管系统的常见疾病，二者有时合并同发，有时单独发作。胆结石一般会伴有慢性胆囊炎，临床上以发病时剧烈腹痛、寒战、高热和黄疸为主要特征。一般情况下，慢性胆囊炎的症状并不明显，多数为胆源性消化不良，厌油腻食物、上腹部闷胀、嗳气、胃部灼热等。除此之外，还有急性胆囊炎，它主要与胆汁淤滞和细菌感染相关，多数在进油腻晚餐后半夜发病，临床表现为：右上腹持续性疼痛、阵发性加剧，可向右肩背放射；常伴发热、恶心呕吐，但寒战少见，黄疸轻。

　　张镜人教授认为，胆囊炎与胆结石的病机大体相同，因此在治疗方法也大同小异。他认为，除了常用的治胆三金（金钱草、郁金、鸡内金）之外，海金沙也是利胆排石的良药，故临床常配合应用。下面两帖方子为张老治胆的常用方，仅供参考。

1.利胆1号方

　　【组成】金钱草30克，预知子15克，谷芽12克，炒黄芩、郁金、炙延胡索、川楝子、赤芍、白芍、制香附、海金沙（包）、连翘各9克，青皮、陈皮、柴胡、炒枳壳、炙鸡内金各6克，炙甘草3克。

　　【用法】水煎服，每日1剂。

　　【功效】疏泄肝胆，清化湿热。适用于慢性胆囊炎、胆结石。

　　【加减】症状缓解后，可用中成药金胆片、保和片巩固治疗。

2.利胆2号方

　　【组成】金钱草、干芦根各30克，郁金、金银花、炒赤芍、炒薏苡仁、谷芽、甘露消毒丹（包）各12克，黄芩、夏枯草、连翘、桑叶、菊花、川楝子各9克，炒枳壳、知母各5克。

　　【用法】水煎服，每日1剂。

　　【功效】疏理肝胆，清化湿热。适用于胆囊炎、多发性胆结石。

　　除此之外，张老还为大家推荐了几则验方，这里一并介绍给大家，仅供参考：

1.柴胡利胆汤

　　【组成】茵陈、金钱草各30克，蒲公英20克，延胡索、枳壳、黄芩各15克，柴胡、郁金、大黄各10克，甘草6克。

　　【用法】每日1剂，水煎分2次服，病情重者每日2剂，每6小时服药1次，1周为一个疗程。

　　【加减】内热炽盛者加黄连、栀子；湿重者加薏苡仁、厚朴；呕吐甚者加半夏、竹茹；腹痛甚者加白芍；胆管蛔虫者加乌梅、槟榔。

　　【功效】适用于急性胆囊炎。

2.柴胡三黄汤

　　【组成】蒲公英20克，白芍18克，金银花、柴胡各15克，黄芩12克，半夏、川楝子、延胡索各10克，鸡内金、大黄、黄连、枳实、青皮各9克，生甘草6克。

　　【用法】每日1剂，水煎分2次温服，10剂为一个疗程。

　　【加减】如伴有黄疸者，加茵陈30克、栀子10克；伴有结石者，加金钱草30克、海金沙

20克。

　　【功效】适用于急性胆囊炎。

3.黄芪绿梅汤

　　【组成】黄芪30克，延胡索、生山楂各12克，太子参、生地黄、枸杞子、白芍、何首乌、生大黄（后下）、莱菔子各10克，青皮、陈皮各6克，绿梅花3克。

　　【用法】水煎服，每日1剂。

　　【加减】胁痛减轻之后，去生大黄，加白术12克。

　　【功效】养阴柔肝，清胆排石，适用于泥沙样胆囊结石、胆囊收缩功能不良。

4.清胆汤

　　【组成】金钱草30克，大黄（后下）20克，木香、枳壳、郁金各15克，柴胡12克，黄芩、白芍各10克，芒硝（冲服）9克。

　　【用法】水煎服，每日1剂。

　　【加减】痛剧加川楝子、延胡索各10克；热重加金银花、紫花地丁各20克，黄连10克；恶心呕吐加半夏、竹茹各10克；纳呆、舌苔腻加鸡内金、莱菔子、砂仁、藿香、佩兰叶各10克；便秘加重大黄、芒硝用量，便溏去芒硝、大黄，加白术、茯苓各20克。

　　【功效】主治手术后胆管残余结石。

张氏养生操，送给老年人的健康良药

大医智慧

　　人体需要经常活动，只是不要过度，通过运动可以使饮食中的养分得到充分的消化吸收，能使经脉气血流通顺畅，这样疾病就不会产生，好像一直在活动的门枢不容易朽烂一样。因此，动而适度是老年人养生必须遵守的。

　　　　　　　　　　　　　　　　　　　　　　——引自《海派名老中医养生之道》

精彩解读

　　生命在于运动，只要"动而适度"，就能使经脉气血流通畅顺，对养生很有帮助。张镜人自创了一套健身操加以锻炼，效果非常好。

　　张老这套操虽然只有简单的八节运动，但从上至下，举手投足，熊经鸱顾，能运动全身各部关节，尤其适合老年人锻炼。张老说，他每天7点钟起床后坚持做这套养生操，使自己受益很大。具体方法如下：

　　第一节，按摩洗脸。即所谓的"干浴面"，用手指及手掌摩洗脸部，特别是鼻翼两旁的迎香、眉梁，以及双脸颊。

　　第二节，叩齿吞津。有规律地上下叩击牙齿，将蓄积的唾液咽下，叩齿能坚固牙齿，吞津能滋养内脏。

　　第三节，运动眼球。远近上下左右多方位都要到位。

　　第四节，握拳振臂。双手握拳，左右臂轮换向上向后伸展扩胸，挥拳抡出时要有爆发力。

　　第五节，双臂弧圈圆抡。起势为双手撮指虚握，在脐前相对，然后将双臂悬肘沿着胸线缓缓上提，直达眉心，然后左右分开，展臂再回到起点，重点在于运臂提肩上移都要屏气运动。这一节动作有利于改善肩臂关节粘连，即伤科所谓的"五十肩"。

第六节，插手扭腰。要点是双手叉腰双脚合并，腰部摆浪抡圆，连同膝关节，幅度要大。

　　第七节，弯腰俯仰。要点是双脚并拢，前俯时弯腰，双臂下垂，指尖触地，后仰时双臂上举，上身尽量朝后仰，腰部尽量往前挺。

　　第八节，左右弹踢腿。要点是要有爆发力。

健康锦囊

　　中医认为，人体的背部有督脉和足太阳膀胱经循行，而且人体五脏六腑皆系于背，心、肝、肺、脾、肾、胃、胆、大肠、小肠、膀胱、三焦、十二腧穴都集中在背部。适当捶打背部，可以振奋阳气，疏通经络，促进气血运行，调和五脏六腑，起到消除疲劳、宁心安神的作用。

　　捶背通常有拍法和击法两种方法，均沿脊柱两侧进行。前者用虚掌拍打，后者用虚拳叩击，手法均宜轻不宜重，力求动作协调、节奏均匀、着力富有弹性。如此自上而下或自下向上轻拍轻叩，可以自身捶打，站着和坐着都可以，也可由他人捶打，接受者可站可卧。捶背的速度以每分钟60~100下为宜，以不痛为度。每日1~2次，每次捶背时间以30分钟为限。

　　另外，捶背还要注意以下几点：

　　（1）应握空心拳，不要把力量用在握拳上。

　　（2）捶打速度要快慢适中，刚柔相济，捶击的力度以能使身体震动而不感到疼痛为宜。

　　（3）如精神紧张、情绪激动，可用轻而缓的手法，此法能抑制肌肉和神经紧张。如精神不振、倦怠乏力，可用强而快的手法，此法能使肌肉紧张、神经兴奋。

　　（4）对于患有严重心脏病、尚未明确诊断的脊椎病变以及晚期肿瘤的患者，则不要捶背，以防加重病情或引起意外。

第十五章

李振华：养好后天之本，滋养先天之身

名医简介

李振华，男，汉族，1924年出生于河南洛宁县一个中医世家，最初本想走读书报国之路，17岁那年家乡发生大灾，他眼见每天都有人因病死亡，于是辍学跟随父亲李景唐学医。1947年开始独立诊治病人，1953年进入洛宁县人民医院工作，1960年调入河南中医学院，历任教研室主任、附院医教部主任、附院副院长、中医系副主任、学院副院长、院长等职。60多年来，李老一直从事中医医疗、教学、科研工作，发表学术论文50余篇，专著8部，其研究成果多次获得国家级、省级奖励。他临床经验丰富，长于治疗内科杂病，早年善治急性热性传染病，晚年专心于脾胃病的专题研究，形成了独具特色的脾胃病学术思想体系。主要著作有《中医对流行性脑脊髓膜炎治疗》、《李振华医案医论集》、《中国传统脾胃病学》等。2009年6月，荣获"国医大师"称号。

李振华脾胃保健绝密三招：健脾，疏肝，和胃

大医智慧

元气乃人体生命健康之本，而元气之充足，须赖脾胃之滋养，故脾胃伤，则元气易衰……由于"脾主运化水谷之精微"，其运化功能全赖脾气之健……脾虚涉及它脏，首先是肝……脾失健运，胃失和降，则可形成胃实证……脾宜健，肝宜疏，胃宜和。

——引自《中国现代百名中医临床家丛书：李振华卷》

精彩解读

自20世纪80年代以来，李振华教授便专心于脾胃病的治疗和研究，经过多年的临床观察和统计，他形成了系统的脾胃病学术思想，并总结出"脾宜健，肝宜疏，胃宜和"的脾胃病防治九字法。

1.脾宜健

中医认为，脾为"后天之本"、"仓廪之官"，用现代的话说，脾就是我们身体的"后勤部长"，脾一旦出了问题，后果很严重。通常，健脾可以从按摩足三里、中脘、血海三个穴

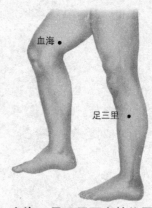

血海、足三里两穴的位置

位开始，最好每天一次。同时，在饮食上要注意少吃辛辣和油炸食品，多吃山药和云苓、白术、党参等。一定要注意不能随便吃大补之品。另外，还要注意运动，劳逸结合，不要生气，不要整天坐着不运动，尤其现在的孩子，整天学习或者在电脑前一坐就是数小时，这样最容易伤脾。

2.肝宜疏

中医认为，疏泄是肝的主要生理功能之一，肝的功能不畅，人体内部的气机得不到疏泄，就会形成"气闭"，从而引起很多病理变化，如水肿、淤血、女子闭经等。因此，我们必须要疏肝。

（1）注意饮食

多吃蛋类、瘦肉、鱼类、豆制品、牛奶等富含蛋白质的食物，它们不但能够补充肝脏所需的营养，而且能够减少有毒物质对肝脏的损伤，帮助肝细胞的再生和修复。

（2）不要过度疲劳

《黄帝内经》提到"肝为罢极之本"，就是说肝是主管疲劳的，或者说是耐受疲劳的。肝气足，就能耐受疲劳；肝气不足，就容易觉得疲劳。所以不要经常疲劳工作，也不要疲劳运动，疲劳会损害肝脏。

（3）按摩太冲穴

太冲穴是肝经上最重要的穴位之一，是治疗各种肝病的特效穴位，在脚背上大脚趾和第二趾结合的地方，足背最高点前的凹陷处。平时脾气比较暴躁的人应重视这个穴位，每天坚持用手指按摩2分钟，直到产生明显的酸胀感，很快就能感觉体质有明显好转。

3.胃宜和

中医认为，胃为后天之本，也是气血生化之源，是制造精血的源头。同时，胃还是六腑之海，六腑的运化全在于胃能否消化吸收，胃的好坏以及运化正常与否都对人体有着巨大的影响。

另外，养胃需从以下几点做起：

（1）一日三餐要定时定量。

（2）胃功能不好的人，建议少吃多餐，食物以软、松为主，汤最好饭前喝，入睡前两三个小时最好不要吃东西。

（3）有胃病的人应该戒烟、酒、咖啡、浓茶、碳酸性饮品（汽水）、酸辣等刺激性食物，宜多吃馒头、生花生。

（4）有胃病的人饭后不宜运动，最好休息一下等胃部的食物消化得差不多了再运动。

（5）长期吃药会有副作用，应尽量少吃，如果实在需要，建议去看中医，中医的良方对于养胃特别有效。

膏粱厚味，易伤脾胃，健康之人要远离

大医智慧

凡是长寿的人，在饮食上都非常讲究。要少吃肥肉等太油腻的食物，否则血脂高、早期动脉硬化、高血压等疾病都会缠上你，这种习惯的人活到80岁都不容易。

——引自《生命时报》

精彩解读

李振华教授认为，一个人的寿命与饮食有极大关系，吃太多油腻的食物，会导致许多心脑血管疾病，寿命自然不会长久。因此，他建议大家多吃素食，这对于养生保健有极大的帮助。这里，李老提到的"油腻食物"与中医养生学中所说的"膏粱厚味"其实是一个意思，它泛指食物中那些油脂油腻重的种类，尤以动物性脂肪、蛋白质厚腻丰富的食物，如肥猪肉、牛肉、羊肉等，以及以这些为材料而加工出来的副食品。

事实上，我国养生学家历来主张饮食宜清淡，忌味重肥浓。《素问·生气通天论》说："膏粱之变，足生大丁。"《吕氏春秋·尽数》提出："凡食无强厚味，无以烈味重酒……食能以时，身心无灾。"孙思邈也强调"勿进肥浓羹蹄，酥油酪饮等"，"善养性者常须少食肉，多食饭。"嵇康还在所著《养生论》中将南北饮食习俗不同对寿命长短的影响作了比较，他说："关中土地，俗好俭啬，厨膳佳馔，不过菹酱而已，其人少病而寿；江南岭表，其处饶足，海陆鲑肴，无所不备，土俗多疾，而人早夭。"当然，南方人比北方人平均寿命要短些，其原因不只是饮食习俗的肥浓与清淡与否，但饮食习惯也确是一个重要的原因。

多食厚味肥浓，不易消化，可引起胸满、腹胀、肠炎、腹泻、胃痛等消化系统疾病。还能导致心血管系统、肾脏功能等多方面的疾病。《素问·奇病论》指出："肥者令人内热，甘者令人中满，故其气上溢，转为消渴。"现代医学认为，膳食中脂肪摄入量过高，会使血中脂质（脂蛋白、胆固醇）增加。胆固醇是人体内组成细胞膜和固醇类激素的重要成分，近年来研究发现它是人体抗癌最重要的物质，过少于人体不利，但过多便会在血液中堆积，使动脉管壁变厚，管腔变窄，变硬，形成动脉粥样硬化，导致高血压、冠心病、糖尿病等。在正常情况下，人体能自动控制胆固醇的合成量，以维持身体的需要，但人到中年以后，这种自动调节能力减弱，合成数量有时可能失控，所以饮食应清淡一点为好。

健康锦囊

素食固然对健康大有裨益，但也要用对方法，否则可能会造成相反的效果。在现实生活中，素食者有以下几大误区，须引起注意。

误区一：油脂、糖、盐过量。

由于素食较为清淡，有些人会添加大量的油脂、糖、盐和其他调味品来烹调。殊不知，这些做法会带来过多的能量，精制糖和动物脂肪一样容易升高血脂，并诱发脂肪肝，而钠盐会升高血压。很多人还忽视了一个重要的事实：植物油和动物油含有同样多的能量，食用过多一样可引起肥胖。

误区二：吃过多水果并未相应减少主食。

很多素食爱好者每天三餐之外，还要吃不少水果，结果却达不到减肥目的。这是因为水果中含有8％以上的糖分，能量不可忽视。如果吃半斤以上的水果，就应当相应减少正餐或主食的量，以达到一天当中的能量平衡。除了水果之外，每日额外饮奶或喝酸奶的时候，也要注意同样的问题。

误区三：蔬菜生吃才有健康价值。

一些素食者热衷于以凉拌或沙拉的形式生吃蔬菜，认为这样才能充分发挥其营养价值。实际上，蔬菜中的很多营养成分需要添加油脂才能很好地吸收，如维生素K、胡萝卜素、番茄红素都属于烹调后更易吸收的营养物质。同时还要注意，沙拉酱的脂肪含量非常高，用它进行凉拌，并不比用油脂烹调热量低。

误区四：只认几种"减肥蔬菜"。

蔬菜不仅可为素食者供应维生素C和胡萝卜素，还可提供铁、钙、叶酸、维生素B2等。所以，应尽量选择绿叶蔬菜，如芥蓝、绿菜花、苋菜、菠菜、小油菜、茼蒿等。为了增加蛋白质（蛋白质食品）的供应，蘑菇类蔬菜和鲜豆类蔬菜都是上佳选择，如各种蘑菇、毛豆、鲜豌豆等。如果只喜欢黄瓜、番茄、冬瓜、苦瓜等少数几种所谓的"减肥蔬菜"，就很难获得足够的营养物质。

误区五：该补充复合营养素时没有补。

素食者最好适量补充复合营养素，特别是含铁、锌、维生素B12和维生素D的配方，以预防可能发生的营养缺乏问题。

瘦身减肥，养好脾胃才是根本

大医智慧

在现代社会中，由于人们饮食结构的变化和生活方式的变化，肥胖病有明显增加趋势，而成为一种常见疾病。其病理主要由于脾虚气弱，痰湿聚集，或兼水湿内停，血淤气滞。治疗重在益气健脾，扶正固本，增强机体代谢功能，佐以渗湿祛痰及行气活淤导滞等法，每每收效。

——引自《中国现代百名中医临床家丛书·李振华卷》

精彩解读

中医脾胃专家李振华教授认为，肥胖是一种病症，其症状包括：体重超过标准体重20%以上，并多伴有头晕乏力，体倦懒动，或行动不便，动则气短喘促，汗出心悸等。而造成肥胖病的主要原因在于"脾虚气弱，痰湿聚集，或兼水湿内停，血淤气滞"。因此，在治疗上"重在益气健脾，扶正固本，增强机体代谢功能，佐以渗湿祛痰及行气活淤导滞"。也就是肥胖的根本原因在于脾胃出了问题，只要把脾胃养好了，恢复机体的代谢功能，那么肥胖病的一切症状都不会存在，体重自然也就减下来了。

在临床上，李老常用清消饮来治疗肥胖病，其方如下：

【组成】荷叶12克，泽泻15克，茯苓15克，草决明15克，薏苡仁15克，防己15克，生白术12克，陈皮10克，黄芪15克。

【用法】水煎服。

【加减】痰湿重者加杏仁10克，枇杷叶10克；小便不利者加车前草15克，猪苓12克。

在这个方子中，黄芪和白术具有健脾益气之功，茯苓可以健脾利湿，薏苡仁则益脾而不滋腻。四味药合用具健脾渗湿之效。另外，再配上泽泻利水渗湿而不伤阴；防己行水，泻下焦湿热，善在皮中治水；荷叶利湿升发清阳，草决明利水通便，二者合用升清降浊，使湿去脾健，运化正常。

健康锦囊

腹部处在身体的最中央，是特别容易引人注目的部位，很多中年人有啤酒肚，既不美观，也不健康。下面，为大家介绍一些简单实用健康的锻炼腰腹的方法。

1.左右压腿

取坐姿两腿分开（130~150度），左手握左踝，右臂上举贴耳，以右臂带动上体向左侧压后还原。连续做8次，然后换另一侧，右手握右踝，左臂上举贴耳向右侧压8次。注意：上举臂应一直保持伸直姿态并与躯干在同一平面内，防止手臂弯曲并落于体前。

2.仰卧举腿

仰卧并腿，两臂上举，两手抓牢物体使上肢固定，两腿伸直，脚尖下绷后，收腹吸气，直膝上举两腿与地面垂直，然后呼气，慢慢地将腿还原，如此连续做8次。

3.举腿交叉

并腿坐，上体后仰，两小臂支撑于体后。两腿伸直上举至60~80度后，两腿分开1~2个肩宽，保持2秒钟，向内交叉使一腿在上，一腿在下，再保持2秒钟，如此分开交叉连续做4次后还原，注意：做本节操时，要始终保持两腿伸直的姿态。

4.俯卧起上体

取俯卧姿态，固定下肢不动，两手相握后背于腰部，背肌用力，使上体向上立起接近于垂直，再还原趴下，连续做8次。

5.放松腰腹

两手、两膝着地成跪撑姿势，首先收腹吸气，同时低头含胸，两臂伸直，使背部尽量向上"拱起"，保持2秒钟；其次塌腰呼气，同时抬头挺胸，两臂弯曲，使腰部尽量下沉，显出曲线，再保持2秒钟，如此反复"拱起、下塌"做8次。

依照上述方法锻炼时，应按照个人的身体情况和生理反应确定运动量。做完后如果没有感觉到累，这说明运动量较小，可以增加练习次数和时间来加大运动量；如果身体酸痛就要减小运动量了，但不要停止练习，坚持一段时间，身体适应以后再慢慢加大运动量。

缠人痢疾，李振华教授三方铲除

大医智慧

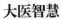

痢疾的病理多为湿热疫毒侵入肠胃，气血阻滞，大肠传导失司。以湿热为主者为湿热痢；热毒过盛，热入清窍，或热极生风者为疫毒痢；久痢不止，湿邪寒化，导致脾肾阳虚者为虚寒痢。

——引自《中国现代百名中医临床家丛书·李振华卷》

精彩解读

痢疾，古称肠辟、滞下。为急性肠道传染病之一。临床以发热、腹痛、里急后重、大便脓血为主要症状。痢疾初起，先见腹痛，继而下痢，日夜数次至数十次不等。多发于夏秋季节，由湿热之邪，内伤脾胃，致脾失健运，胃失消导，更挟积滞，酝酿肠道而成。中医将其分为湿热痢、疫毒痢、虚寒痢等类型。李振华教授对于每种痢疾都有独特的治疗方法，或自拟方剂，或古方化裁，临床效果极为显著。

1.湿热痢

湿热痢是最常见的一种痢疾，它是由脾胃湿热内蕴，胃不消导，脾失健运，湿热夹滞所造成的，其主要症状为：腹痛、痢下赤白脓血、里急后重、排便次数频多、肛门灼热、小便热赤、舌苔黄腻等。对于此类痢疾，李老临床常用自拟方剂苓苓汤辨治，其方如下：

【组成】当归9克，白芍15克，白术9克，茯苓15克，猪苓9克，泽泻9克，桂枝5克，广木香6克，黄连6克，黄芩9克，焦山楂15克，香附9克，黑地榆12克，甘草3克。

【用法】水煎服。

【加减】病发初起有发热、恶寒、头痛等症状，可加柴胡9克，葛根15克。

也可以采用偏方——银花槟榔粥。

【组成】银花15克，槟榔20克，粳米50克。

【用法】将银花、槟榔洗净煎汁去渣，用药汁煮粥，加入油、盐调味服食，每日1~2次。

【功效】主治湿热痢，可清热利湿、解毒止痢。

2.疫毒痢

疫毒痢或因患者体质素虚，或因毒疠过盛，致使疫毒深入肠胃所致，有较强的传染性。临床表现有：发病急骤，腹痛急剧，突然高热，寒战，烦渴，痢下脓血稠黏，次数频多，恶心呕吐，舌红苔黄，或兼发斑疹等。对于这种痢疾，李老多用黄连解毒汤和白头翁汤化裁。其方如下：

【组成】黄连9克，黄檗9克，黄芩9克，白头翁12克，秦皮9克，金银花30克，牡丹皮12

克，玄参15克，赤芍12克，栀子9克。

【用法】水煎服。

【加减】症见神昏、谵语、抽搐，可配服安宫牛黄丸或紫雪丹。

3.虚寒痢

如果久痢不止，湿邪寒化，导致脾肾阳虚，就会形成虚寒痢。症状表现为：痢下稀薄或白冻，食少神疲，腰酸肢冷或滑脱不禁，舌淡苔白。对此，李老以温补脾肾，收涩固脱为治则，方用自拟温中止痢汤。

【组成】党参15克，白术9克，茯苓15克，干姜9克，肉桂6克，诃子肉9克，炙米壳9克，赤石脂30克，当归9克，白芍15克，炙甘草6克。

【用法】水煎服。

【加减】如形寒畏冷，四肢欠温，可加制附子12克，以增强温肾之力；如久痢不止，中气下陷，导致脱肛，可用加味补中益气汤，益气健脾，升阳固脱：黄芪30克，党参15克，白术9克，当归9克，柴胡6克，升麻6克，陈皮9克，赤石脂30克，五倍子9克，诃子肉12克，炙甘草9克。

健康锦囊

以下食疗方法，是民间常用的治痢良方。

（1）食泻：吃多一点就拉肚子，这是脾胃不健、消化不良的表现。将扁豆炒食或煮食，可健脾、助消化、化湿止泻。

（2）虚泻：肠子咕咕作响，头晕目眩，有时泻稀水，这是胃肠虚弱的表现。取桂圆100克，食肉后可再食一小部分桂圆壳。桂圆有强心、健胃的作用，桂圆壳有止泻的作用。

（3）冷泻：因贪吃冷食所致，表现为怕冷、水泻。将一条250克的鲫鱼同韭菜一起煮烂。喝汤食肉，可以温胃止泻。

（4）热泻：发热泻痢类似肠炎。用绿豆250克煨水煮食。绿豆祛暑祛湿，并且可消炎。

（5）五更泻：每天凌晨泻肚，这是肾虚的表现。每晚将250克山药煮而食之。山药益肾又健脾胃。

（6）慢性痢疾：痢疾时间较长，断断续续，可食用山楂。山楂有帮助消化的作用。

（7）白痢：腹痛，大便似鼻涕状，十分黏稠，肠壁受到剥蚀。用150克芡实煨食。

培养爱好，让健康娱乐滋养你的身心

大医智慧

说到养生，他（李振华）总结了五条……有项爱好，把它学到极致，爱好书法的他还是河南中医学院书画院的院长，如今他家客厅里挂了不少他苍劲有力的字。

——引自《东方今报》

精彩解读

中医一贯强调"养生之要，首在养心"，但这个"心"具体怎么养，就仁者见仁、智者见智了。李振华教授提出的爱好养生法，实际上就是从养心的角度来养生。他认为，人要有所依托，有一种健康的爱好，这样才能保持对社会、对生活的兴趣，进而使身心健康。

事实上，李振华教授本人就是爱好养生法的受益者，已至耄耋之年的他，依然吃得好、睡得香，这与他每天练习书法不无关系。练习书法讲求姿势正确，即要求头正身直、臂开足安、悬肘松肩，要求平气凝神、排除杂念。表面看起来挥毫起笔只有手在动，实际上是手指、腕、肘、肩带动全身的运动，将精、气、神全部倾注于笔端。整个过程酷似打太极拳，又像练气功。意力并用，动静结合，既增强了手、脑的协调能力，又锻炼了四肢的功能。可以说，书法不但是一种艺术享受，也是一种健身活动。

除了书法之外，绘画、垂钓、养花、下棋等，都是很好的养生方法，大家不妨抽出一些时间来，从中选择一种有意识地加以培养。

1.绘画

绘画既是一种陶冶性情的好方法，也是一种运动方式，无论是站立还是坐着，都要用全身之力，聚精会神。手指、手腕、肘、肩同时运动，协调一致。粗犷之处，一挥而就，大刀阔斧；细腻之处，犹如发丝蝉翅，一丝不苟。当一幅满意的作品完成时，又会产生一种成功之后的喜悦之感，有益身心健康。

2.垂钓

垂钓可谓是一种超然脱俗的活动，静中有动、动中有静，对于净化人的心境、锻炼人的意志起着很好的作用。钓鱼者要有很强的耐力，这是一种体能的消耗过程，又是心态的调整过程，也是培养毅力的过程。

3.养花

养花是一种令人愉快的劳动。浇水、施肥、修枝、灭虫等，劳动强度虽然不大，但可舒筋活络，解除疲劳，增强体内新陈代谢。特别是看到自己亲手培育的花草，发芽吐绿、花蕾绽开的时候，那种愉悦的心情是无法形容的。

4.下棋

棋类是很多人都喜爱的一种娱乐活动，也是一种斗智的艺术。茶余饭后，两军对垒，杀上几盘，不仅能调节情绪，增长智慧，还能陶冶性情，锻炼意志，其乐无穷。

总之，我们要经常参加一些动脑、动嘴、动手、动脚而又有益身心健康的文体活动，不仅可以增长知识，提高技巧，而且能愉悦身心、提高身体素质和抗病能力。

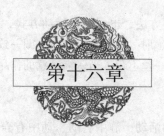

第十六章

刘弼臣："东方小儿王"，治疗小儿疾病有奇方

名医简介

刘弼臣，男，汉族，1925年6月6日出生于江苏扬州，2008年9月辞世。刘老曾任北京中医药大学东直门医院儿科研究室主任、教授，是著名中医儿科专家、儿科教育家、研究生导师，是国务院首批享受政府特殊津贴的专家、教委确定的全国9位中医终身教授之一。刘老从事中医儿科医疗、教育、科研工作达60年之久，医德高尚医术高超，国内誉为"东方小儿王"、"中医儿科之父"；亚太地区尊为"一代宗师"、"世界名医"；美国柯尔比科技情报中心，医学部授予为数极少的"国际著名替代医学专家"证书，ABI评为"20世纪90年代世界500名人之一"。他主持的国家"七五"攻关课题《小儿眼肌型重症肌无力的临床研究》以及运用"五轮学说"创制的"复力冲剂"，获国家科技进步三等奖。另外他还主编儿科专著10余部，发表学术论文100余篇。

快速治疗百日咳，三大阶段各不同

大医智慧

本病（百日咳）的辨治，一般根据初咳、痉咳、恢复期的临床表现，施以宣肺化痰、泻肺涤痰、润肺养阴之法。初咳期当分风寒、风热，治宜疏风宣肺。风寒轻证者，宜用杏苏散加减；风寒重症者，宜用华盖散加减。风热轻证者，宜用桑菊饮加减；风热重证者，宜用麻杏石甘汤加减。痉咳期治宜润肺镇咳，宜用桑白皮汤加减。恢复期治宜润肺健脾。偏于肺阴耗损者，宜用沙参麦冬汤；偏于脾胃气虚者，宜用人参五味子汤加减。

——《中国百年百名中医临床家丛书：刘弼臣卷》

精彩解读

百日咳因病程较长，可延续百日（2~3月），因此得名"百日咳"。百日咳是由百日咳杆菌引起的小儿呼吸道传染病，传染性很强，主要表现为咳嗽逐渐加重、呈阵发性痉挛性咳嗽，咳末有鸡啼声。婴儿及重症者易并发肺炎及脑病。我国唐代《千金方》中有类似百日咳的记载，至明朝寇平的《全幼心鉴》中正式定名为百日咳。民间称"鹭鸶咳"或"疫咳"。

刘老认为，本病多由于内蕴伏痰，外感时行疫疠之气，侵入肺系，导致肺失肃降。小儿"肺常不足"，易感外邪，若与伏痰搏结，阻遏气道，肺失清肃，而致肺气上逆。由于本病感邪有轻重，且患儿体质亦不同，故临床症状差异较大。本病初起，邪伤肺卫，表现为肺卫标证，与伤风感冒咳嗽相似；继则痉挛性咳嗽阵作，甚则连咳数十声，必待痰涎吐出后，气道才得通畅，咳嗽暂时缓解。

因此，刘老认为治疗该病时宜根据其初咳、痉咳、恢复期的临床表现，分别施以宣肺化痰、泻肺涤痰、润肺养阴的治疗方法。

1.初咳期

初咳期当分风寒、风热，治宜疏风宣肺。风寒轻证者，宜用杏苏散加减；风寒重症者，宜用华盖散加减。风热轻证者，宜用桑菊饮加减；风热重证者，宜用麻杏石甘汤加减。

2.痉咳期

痉咳期治宜润肺镇咳，宜用桑白皮汤加减。

3.恢复期

恢复期治宜润肺健脾。偏于肺阴耗损者，宜用沙参麦冬汤；偏于脾胃气虚者，宜用人参五味子汤加减。

此外要注意的是，由于小儿脏腑娇嫩，行气未充，如果罹患百日咳得不到及时救治，可能导致痰郁化火、迫血妄行，出现吐血症状，而且痰涎壅盛、闭塞喉间，随时可能发生窒息毙命的危险。因此对百日咳的治疗宜抓紧时机，给予患儿肃肺涤痰、降咳镇痉的治疗方，尽量缩短其病程，降低风险。

健康锦囊

治疗小儿百日咳，还可使用一些按摩的方法。下面，我们就来介绍一些常见的治疗小儿百日咳的按摩法。

（1）患儿仰卧，家长以食、中指相叠，按揉患儿天突穴1分钟。

（2）患儿仰卧，家长以食、中、拇指挤捏膻中穴处的肌肉，反复操作，至局部发红为止。

（3）清肺经300次，推天河水100次，推六腑200次。

（4）按揉肺腧20次，掐揉丰隆穴10次。

此外要注意的是，初期有表证者加推攒竹10次，推太阳20次，拿风池10次，拿肩井3次；痉挛性咳嗽期加揉鱼际穴300次，揉一窝风穴200次，顺运内八卦100次；恢复期加摩中脘5分钟，按揉足三里穴1分钟，横擦背部1分钟。

辨证根治小儿厌食，刘氏自有五大妙方

大医智慧

刘老认为，小儿厌食与心、肝、脾、胃、肺等脏腑关系密切，临证之时当审其因，分施以不同的治疗方法。

——《中国百年百名中医临床家丛书：刘弼臣卷》

精彩解读

小儿厌食症是指小儿（主要是3~6岁）较长期食欲减退或食欲缺乏为主的一种症状，并非一种独立的疾病。小儿厌食症，主要表现为有呕吐、食欲不振、腹泻、便秘、腹胀、腹痛和便血等，因此被称为"消化功能紊乱"。由此可知，小儿厌食症不仅反映患儿消化道的功能性或器质性疾病，且常出现在其他系统的疾病，尤其多见于中枢神经系统疾病或精神障碍及多种感染性疾病。

针对小儿厌食症，刘老认为，小儿厌食与心、肝、脾、胃、肺等脏腑关系密切，临证之时当审其因，分施以不同的治疗方法。

1.消食导滞法

曾经有位5岁的男患儿来刘老处求诊，其主要症状为：患儿平素挑食，喜食肉食及油炸食品，求诊的3天前中午，他因暴饮暴食后，当日晚曾呕吐一次，从此不思饮食，嗳腐吞酸，肚腹胀满，大便臭秽。且舌质偏红、苔厚腻。

刘老诊断其为乳食积滞，宜采取消食导滞法，于是刘老开方：保和丸加减。

【组成】神曲19克，麦芽10克，山楂10克，法半夏5克，陈皮5克，茯苓10克，莱菔子10克，连翘10克，鸡内金10克，香稻芽10克。

【用法】5剂，水煎服，每日1剂。

服药完，家人带患儿前来二诊，发现患儿在服药后饮食大增，二便调，舌质淡红，苔白略腻，脉细略滑，乃乳食积滞尚未完全消导，于是嘱咐继续服用保和丸，持续1个月后，患儿不再挑食，饮食恢复正常。

2.扶土抑木法

曾经有4岁的女患儿来刘老处求诊，其主要症状为：患儿在求诊之时已近3个月厌食拒食，如果家人强迫喂食则导致患儿呕吐症状，而且患儿平素性情执拗，急躁易怒，夜眠不安，嗜饮酸奶、可乐等，时腹痛阵作，痛则大便溏泄。曾在某医院做木糖试验及尿淀粉酶、小肠吸收功能测定，均低于正常儿童，诊断为小儿厌食症，但多方治疗后效果不佳。而且，患儿面色萎黄，舌质淡红，苔薄白，脉弦细。

刘老诊断其为脾虚肝亢，宜采取扶土抑木、平肝调胃的治疗方法，于是开方如下：

【组成】代赭石10克（先煎），白芍10克，焦山楂10克，炒白术10克，枳壳6克，防风5克，白芷5克，青陈皮各3克。

【用法】5剂，水煎服，每日1剂。

患儿服药后，食欲增加，呕吐症状消失，夜眠安和，但性情仍烦躁，因此刘老在原方的基础上去白芍，加钩藤10克，香稻芽10克，调理2周后，患儿痊愈。

3.调肺健脾法

曾经有3岁的男患儿来刘老处求诊，其主要症状为：求诊的2个月前患儿感冒，以后经常鼻塞，时流浊涕，咽部不适，每天早上起床时轻咳，有痰，不思饮食，大便干，服用消食导滞的中药治疗后效果不佳。患儿面色偏黄，咽红，双扁桃体不大，心肺功能差，舌质红，苔白，脉细滑。

刘老诊断其为肺气失合、脾失健运，为肺脾同病，宜采取调肺健脾的治疗方法，遂开方如下：

【组成】辛夷10克，苍耳子10克，玄参10克，板蓝根15克，山豆根5克，枳壳10克，郁金10克，青陈皮5克，半夏5克，焦三仙各10克，鸡内金10克，香稻芽10克，制军10克。

【用法】7剂，水煎服，每日2剂。

患儿经服药后鼻塞、流涕、咳嗽症状已经消失，食欲也较之前明显增加，大便正常。但患儿二诊时舌质淡红，苔薄白，脉细，属于肺气已宣、唯脾运尚未健的症状，还应采取健脾助运的治疗方法，于是刘老开方如下：

【组成】太子参10克，茯苓10克，白术10克，白芍10克，枳壳10克，桔梗10克，木香3克，砂仁1克，青陈皮5克，半夏5克，焦三仙10克，香稻芽10克。

【用法】7剂，水煎服，每日1剂。

服药后，患儿进食基本正常，面色转红润，二便正常。

4.健脾助运法

曾经有9岁的女患儿求诊于刘老，其主要症状为：患儿在求诊的1个月前患"肠炎"治疗后食欲下降，纳食量明显减少，自服"化积口服液"治疗2周后效果不明显。患儿不思饮食，饮食稍有不慎则大便溏泻，面色萎黄，舌质淡，苔白，脉细弱无力。

刘老诊断其为脾胃虚弱的病症，宜采取健脾助运的治疗方法，遂开方：七味白术散加减。

【组成】太子参10克，白术10克，白芍10克，茯苓10克，炙甘草3克，木香3克，藿香10克，葛根10克，焦三仙10克，鸡内金10克，香稻芽10克。

【用法】7剂，水煎服，每日1剂。

患儿服药后食欲见增，大便基本成形，但二诊时患儿舌脉未变。因此刘老嘱咐家人继续让患儿服用上方。

三诊时，患儿饮食基本正常，面色转红色，二便调，刘老开方启脾丸来健脾善后，以巩固疗效。

5.养阴益胃法

曾经有6岁的男患儿来求诊于刘老，其主要症状为：求诊之时，患儿因不思乳食已6个月，多方治疗却效果不佳。患儿食欲下降，挑食，时胃脘隐痛，不愿食蔬菜、水果，但喜食膨化食品，面色萎黄，欠光泽，大便干燥，舌质红，少苔有剥落，脉细数。

刘老诊断其为胃阴不足的病症，宜采取滋阴养胃的治疗方法，遂开方：益胃汤加减。

【组成】生地10克，麦冬10克，石斛10克，沙参10克，玉竹10克，扁豆10克，炒白术10克，白芍10克，生谷麦芽10克，生山楂10克。

【用法】7剂，水煎服，每日1剂。

患儿服药后胃口大开，纳食略增，大便基本正常，但二诊时胃脘仍时时隐痛，面色及舌脉基本如前，于是刘老在原方的基础上加元胡5克，川楝子10克，7剂。

三诊时发现患儿药后纳食明显改善，胃脘不再疼痛，面色转红润，二便调，舌质红，苔薄白，脉细。为了巩固疗效，刘老在原方的基础上去元胡、川楝子，加茯苓10克，7剂。患儿服药后痊愈。

健康锦囊

要想孩子不厌食，家长们必须在给予孩子健康合理的饮食的同时，尤其要注重培养孩子良好的饮食习惯，尽量做到让孩子全面均衡地摄入营养，帮助孩子健康快乐地成长。一般来说，对孩子厌食的心理矫治，应注意做好以下几点：

（1）给孩子做出好榜样。大量事实证明，如果父母挑食或偏食，则孩子往往也会成为厌食者。

（2）注意引导。当孩子不愿吃某种食物时，大人应当有意识有步骤地去引导他们品尝这种食物，既不无原则地迁就，也不过分勉强。

（3）创造好的吃饭气氛。要使孩子在愉快心情下进食。

（4）不要使用补药和补品去弥补孩子营养的不足，而要耐心讲解各种食品的味道及其营养价值。

治疗小儿重症肌无力，重在补脾益气

大医智慧

重症肌无力，是目前乃至世界公认的一种疑难病，国家将此列入"七五"重点攻关项目，刘老根据"病在肌肉，症在无力"的特点，经过大量的临床研究，研制出了疗效显著的

"复力冲剂"，并因此在1991年获得国家科技进步三等奖。

——《中国百年百名中医临床家丛书：刘弼臣卷》

精彩解读

刘老认为，重症肌无力的主要病机为脾气虚弱、脾肾阳虚及肝肾阴虚，其中以脾虚最为常见。而小儿脾常不足，运化功能相对较弱，因此小儿多发重症肌无力症。由此可知，重症肌无力的主要治疗原则是：虚则补之，损者益之，以固护中气为本，对偏于脾胃气虚者，宜补中益气，健脾升提；偏于脾胃阳虚者，以益气温阳，培补脾肾；偏于肝肾不足者，予以滋肾养肝，益气通络。并根据患者病情，遵循"急则治其标，缓则治其本"，或"标本兼顾"的原则积极进行治疗。

1.脾气虚弱

【主要症状】眼睑下垂，肢体痿软无力，逐渐加重，遇劳则甚，休息后可缓解，乏力倦怠，少气懒言，饮食减少，进食呛咳，甚者吞咽困难，大便溏薄，面浮无华。舌体胖，苔薄白，脉细弱。

【刘老开方】补中益气汤。

【组成】黄芪15克，人参（党参）10克，白术10克，当归10克，陈皮10克，升麻10克，柴胡10克，炙甘草10克。

【加减】若有眼睑明显下垂者，加入阳明经的葛根以鼓舞胃气上行，升发中阳，以助肌力；如果气虚得厉害，则加黄精、山药以加强健脾益气的功效。

【功效】补中益气，健脾升阳。

【加减】眼睑下垂明显者，加葛根鼓舞胃气上行，以助提肌；气虚甚者，加黄精、山药加强益气之功。

【备选方剂】参苓白术散。具有补气健脾、渗湿和胃之功效。适用于脾胃气虚而夹湿之证，症见形体虚弱、肌肉无力、饮食不消、胸脉缓弱。

2.脾肾阳虚

【主要症状】眼睑下垂或四肢无力，甚至全身无力，容易疲乏，畏寒肢冷、腰膝酸软、小便频数或夜尿多，大便稀溏或完谷不化，舌质淡、边有齿痕，舌苔薄白，脉沉细。

【刘老开方】右归饮。

【组成】熟地10克，山药15克，枸杞子10克，杜仲10克，肉桂6克，制附子6克，山茱萸10克，炙甘草10克。

【功效】益气温阳，培补脾肾。

【加减】如果脾气虚较为明显，加黄芪、升麻以升提中气；如果肾阳虚弱较重，则加骨脂、肉豆蔻以温补肾阳。

【备选方剂】八味肾气丸。具有温补脾肾之阳气的功效。适用于肾阳不足，腰酸脚软，脉虚弱等症。

3.肝肾阴虚

【主要症状】眼睑下垂，斜视或复视，下肢软弱无力，不能久立，甚则行动不利，肌肉瘦削，腰脊酸软，耳鸣目浑，女子月经不调，男子遗精阳痿，潮热盗汗。舌红少苔，脉细数。

【刘老开方】六味地黄汤。

【组成】熟地黄10克，山药10克，山茱萸10克，茯苓10克，泽泻10克，丹皮10克。

【功效】滋补肝肾，益气通络。

【加减】如果脾虚较为明显，加黄精、白术以补中益气；如果伴有复视、斜视的症状，则加覆盆子、菟丝子。

【备选方剂】备选方剂，知柏地黄丸。具有补益肝肾、滋阴降火之功效。适用于肝肾阴虚、阴虚火旺而致的腰酸身软、虚烦盗汗、面色潮红、脉细数。

4.重症肌无力危象

【主要症状】脾胃虚极，肺气亦虚，复感外邪或突然中断治疗，导致胸中大气下陷，气短不足以息，因此出现吞咽困难、语气低微、痰涎壅盛却无力咳出、舌淡苔白、脉微弱或脉大无根。

【刘老开方】升陷汤。

【组成】黄芪30克，知母10克，升麻10克，柴胡10克，桔梗6克。

【功效】升阳举陷，峻补脾气，豁痰开窍。

【加减】痰壅胸中，肾不纳气者，加黑锡丹以镇纳浮阳，祛散阴寒；中气虚极，加人参以大补元气。

【备选方剂】参附龙牡救逆汤。具有回阳、益气、固脱之功效。适用于元气大亏、阳气暴脱，症见呼吸微弱、汗出不止、手足厥冷、脉微欲绝。必要时采取中西医结合疗法进行救治。

治疗小儿抽动—秽语综合征，辨清虚实很重要

大医智慧

抽动—秽语综合征，刘老认为属肝风证，本源在肝，病发于肺，系风痰鼓动，横窜经隧，形成阳亢有余，阴静不足，平衡失制所致。治疗宜采用调肺平肝，熄风化痰之法。

——《中国百年百名中医临床家丛书：刘弼臣卷》

精彩解读

小儿抽动—秽语综合征又称多发性抽动症，是临床较为常见的儿童行为障碍综合征，以面部、四肢、躯干部肌肉不自主抽动伴喉部异常发音及猥秽语言为特征的综合征。主要表现为：患儿频繁挤眉、眨眼、皱鼻子、撅嘴、摇头、耸肩、扭颈；喉中不自主发出异常声音，似清嗓子或干咳声；少数患儿控制不住地骂人、说脏话。

该症多发于4~7岁的儿童，12~16岁的青少年也可发作，且发病比例男多于女。根据临床观察，女孩发病比男孩早，但治疗见效较男孩慢。该症病程长，易反复发作，少数至青春期自行缓解，大部分渐加重，如不及时治疗，症状可延续至成人，影响正常生活和学习。

对于该病的病因，医学界还未能阐明，有人认为该症与大脑基底神经节发育及其功能障碍有关，精神因素、遗传因素、胚胎发育、脑部感染等也有一定影响。而我国著名儿科专家刘弼臣医师则根据患儿"运动障碍、行为障碍、思维障碍、人格障碍"四大特征，首先提出其属于"变态反应疾病"的新见解，并从"风痰"立论，"从肺论治"，取得了不错的效果。

刘老认为，抽动—秽语综合征的病因有内外之分，其病机也有虚实之分，病理表现更是复杂。一般来说，实证多与风、痰、气、火密切相关，虚证又兼有阴、血之变。且在患儿发病过程中可由实转虚，也可由虚转实，出现虚实夹杂的情况，因此在治疗该症之前首先要辨清虚实。

1.实证

实证的表现症状：一般起病急，病程较短，抽动强劲，频频发作，脉象有力，舌质红，苔黄或黄腻。此外，实证还分为肝亢风动、痰火扰神两种情况。

（1）肝亢风动

此症多由五志化火六淫引发，以致风阳暴张，木失条达，郁结不疏，化火生风，风盛则动，因此出现摇头、耸肩、挤眉、眨眼、撅嘴、喊叫、踢腿频繁有力等症，并伴有烦躁易怒、胁下胀满、面红目赤、大便秘结、小便短赤、舌质红、苔黄、脉实有力等症状。

刘老推荐的治疗方：方药可选用泻青丸加减，药如龙胆草、山栀、制大黄、防风、羌活、当归、川芎、钩藤、菊花、大白芍、全虫、蜈蚣。如果患儿出现咽喉不舒服的情况，还应加服清热利咽的药物。这方药有清泻肝火、熄风化痰的功效。

（2）痰火扰神

小儿过食油腻、甜腻之物，容易导致湿热痰浊内生，痰热郁久，痰火扰动心神，因而发病急，出现头面、躯干、四肢不同部位的肌肉抽动，甚至出现骂人、喉中痰鸣、烦躁口渴、睡眠不安的症状，而且舌红，苔黄或腻，脉弦滑数。

刘老推荐的治疗方：方药可选用礞石滚痰丸加减，药如青礞石、黄芩、制大黄、沉香末、菖蒲、郁金、陈皮、半夏、钩藤、天竺黄、全虫、竹沥水。此方有清热涤痰、宁心安神的功效，而痰火一清，则神自安宁，抽动、秽语等症也得以平息。

2.虚证

虚证的表现症状为：一般发病缓慢，病程较长，多由于抽动日久或由实证转化而成，抽动无力，时发时作，舌淡苔白，舌质红少苔，脉细弱无力，或脉细数。此外，虚证还分为脾虚肝亢、阴虚风动两种。

（1）脾虚肝亢

此症是因脾虚或久病体弱导致脾虚肝亢，从而出现肌肉抽动无力，时发时止，时轻时重，精神倦怠，面色萎黄，食欲不振，睡时露睛，神疲性急，喉中时有吭吭声，声低力弱，大便溏薄，舌质淡，苔薄白，脉细弱无力等症状。

刘老推荐用方：方药选钩藤异功散加减，药如太子参、茯苓、白术、白芍、炙甘草、钩藤、陈皮、半夏、焦三仙、鸡内金、香稻芽、全虫、生姜、大枣。此方能使脾胃渐强，肝风自愈。

（2）阴虚风动

此症是因患儿抽动日久，或热病伤阴，阴血内耗，水补涵木，阴虚风动所致，主要表现为形体憔悴、精神疲惫、五心烦热、挤眉弄眼、耸肩、肢体震颤、喉中时有吭吭声、大便秘结、舌质红少苔、脉细数等。

刘老推荐用方：方药选三甲附脉汤加减，药如制鳖甲、龟板、生牡蛎、白芍、炙甘草、茯神、钩藤、全虫、阿胶、鸡子黄。此方有育阴潜阳以平风动的功效。

健康锦囊

对于家长来说，如果发现孩子出现不自主地频繁挤眼的症状，千万不要主观地认为这是孩子的恶作剧，而要多多观察，以免是以下几个病症的表现：

1.结膜炎

当小儿不注意卫生，用脏手、脏毛巾擦眼后，或病毒性感冒时，均可引起患儿结膜炎，由于炎症刺激，眼部感觉不舒服，故不停地眨眼，此类表现为急性发病。有相应感冒症状，眼结膜充血，水肿，目眦分泌物多，用抗炎眼药水可使症状减轻。

2.局部抽动症

由眼部肌肉反复、快速抽动所致，开始于保护性动作，如患结膜炎时，眼睛不停地眨动，时间长了就成为坏习惯固定下来，演变为单纯眨眼的抽动症。也可因为模仿他人或精神紧张所致，此属功能性，即习惯性反应。要帮助孩子逐渐改变这个习惯。

3.抽动—秽语综合征

不停地眨眼，伴有其他肌群抽动及异常发音，结膜不充血，无其他感染症状。应立即前往医院治疗。

小儿肺炎，解除"热、痰、喘"是关键

大医智慧

　　本病（小儿肺炎）病名属"肺炎喘嗽"，主要由于小儿形气未充，脏腑娇嫩，抵抗力较差，外邪侵犯于肺，使肺气闭阻，郁生痰热，壅塞气道，不得宣通，因而上逆所致。因此，治疗小儿肺炎，解除"热、痰、喘"是临证诊治的关键，并能及时控制病情发展，防止变证丛生。

——《中国百年百名中医临床家丛书：刘弼臣卷》

精彩解读

　　小儿肺炎是发生于小儿的肺部感染性疾病。小儿肺炎是临床常见病，四季均易发生，以冬春季为多。如治疗不彻底，易反复发作，影响孩子发育。小儿肺炎临床表现为发热、咳嗽、呼吸困难，也有不发热而咳喘重者。其病因主要是小儿素喜吃过甜、过咸、油炸等食物，致宿食积滞而生内热，痰热壅盛，偶遇风寒使肺气不宣，二者互为因果而发生肺炎。

　　3岁以下的婴幼儿更易发病，且年龄越小，其发病率越高，病情越重。

　　刘老认为，本病病名属"肺炎喘嗽"，主要由于小儿形气未充，脏腑娇嫩，抵抗力较差，外邪侵犯于肺，使肺气闭阻，郁生痰热，壅塞气道，不得宣通，因而上逆所致。因此，治疗小儿肺炎，解除"热、痰、喘"是临证诊治的关键，并能及时控制病情发展，防止变证丛生。

1.肺炎治方一

　　当小儿肺炎发展到高峰阶段，出现发热较高、呼吸困难、咳嗽而喘、气息鼻煽、口唇发绀、面赤口渴、喉中痰鸣、舌红苔黄、脉象滑数等症状，则是痰热内羁、热毒壅盛、痰闭肺窍的象征。

　　【刘老开方】麻杏石甘汤加味。

　　【组成】麻黄3克，苏子10克，杏仁10克，生石膏25克（先下），生甘草3克，黄芩10克，半夏3克，黛蛤散10克（包），炙杷叶10克，枳壳5克。

　　【用法】以水煎服。

　　【功效】泄热，涤痰，平喘。

2.肺炎治法二

　　有少数小儿肺炎病情较为凶险，来势多急暴，迅速出现胸高气急，撷肚抬肩，痰壅如潮，面唇指甲青紫，闷乱烦躁，便秘溲赤，苔黄厚腻，脉象滑数，甚至发生惊厥，此即"马脾风"重症。

　　刘老认为，治疗此种肺炎，应泄热降火，涤痰通下，选牛黄夺命散合五虎汤化裁。

　　【组成】二丑末3克（冲服），制大黄10克，通腑泄热；麻黄2克，杏仁10克，生石膏25克（先下），生甘草3克宣肺定喘；细茶叶一撮，清神化痰；配以葶苈子5克，增加泻肺定喘之力。

　　而且，刘老认为此时不宜单用开肺之法，因痰热壅盛，肺气胀满，气机将绝，开之则越发促使肺气闭绝，等于"火上加油"，易使病情加重。因此，宜采取上病下取，实则泻之，通利大肠，才足以减轻肺之痰热壅塞，从而改善肺炎症状。但此方不宜久用，以免攻伐太过。

3.肺炎治法三

　　对于因体虚而外感风寒所致的肺炎咳嗽症状，刘老建议用参苏饮加减。

　　【组成】太子参10克，紫苏叶5克，橘皮3克，半夏3克，五味子10克，桔梗3克，苏子10克，枳壳5克，莱菔子3克，干姜1克，大枣5枚。

健康锦囊

小儿肺炎常与小儿感冒的症状相似，容易混淆，常常因此没有引起家长重视，从而延误了病情。因此，家长要用"一看、二听、三摸"的方法，将小儿肺炎和小儿感冒区分开来。

一看：看呼吸、精神状态、饮食、睡眠。

看咳嗽时呼吸是否困难：感冒引起的咳嗽一般较轻，痰少，不会引起呼吸困难。小儿肺炎大多有咳嗽、有痰、气喘、气促，且程度较重，常引起呼吸困难。呼吸困难表现为憋气，两侧鼻翼一张一张的，口唇发紫，提示病情严重，切不可拖延。

看精神状态：小儿感冒时，一般精神状态较好，能玩。小儿患肺炎时，精神状态不佳，常烦躁、哭闹不安，或昏睡、抽风等。

看饮食：小儿感冒，饮食尚正常，或吃东西、吃奶减少。但患肺炎时，饮食显著下降，不吃东西，不吃奶，常因憋气而哭闹不安。

看睡眠：小儿感冒时，睡眠尚正常，但患肺炎后，多睡易醒，爱哭闹；夜里有呼吸困难加重的趋势。

二听：听肺部是否有水泡音。

由于小儿的胸壁薄，有时不用听诊器用耳朵听也能听到水泡音，所以家长可以在孩子安静或睡着时在孩子的脊柱两侧胸壁仔细倾听。肺炎患儿在吸气末期会听到"咕噜"、"咕噜"般的声音，称之为细小水泡音，这是肺部发炎的重要体征。小儿感冒一般不会有此种声音。

三摸：感觉胸部痰液的震动。

小儿痰多时，有时把手放在前胸或背部，可以感觉痰随呼吸运动而震动。这是肺炎痰多的表现。而小儿感冒一般不会有明显的痰震。

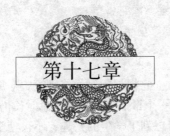

第十七章

唐由之：守护心灵之窗，不让眼病成为幸福绊脚石

名医简介

　　唐由之，男，汉族，中国中医科学院主任医师、研究员，中医眼科专家。1926年出生于浙江杭州，1942年拜眼科名家陆南山为师，5年后在杭州开设眼科诊所，1951年加入联合诊所。1952年考入北京医学院医疗系，毕业后分配到中国中医研究院，从事眼科的教学与临床工作。唐教授擅长中西医结合治疗眼病，其研究发明的"白内障针拨术和套出术"，开创了从睫状体平坦部切口做内眼手术的途径。此外，他还在视神经病变、各种视网膜血管病变、老年性黄斑变性和病毒性角膜炎等眼病的治疗方面，积累了丰富的经验。唐老曾经多次为国内外著名人士诊治眼病，还曾为毛泽东做过内眼手术。他创办了《中国中医眼科杂志》，著有《沙眼和沙眼并发症中医疗法》、《中医眼科全书》等作品。2009年6月，唐老荣获"国医大师"称号。

眼科专家郑重推荐的养眼功法：眼保健操

大医智慧

　　我们熟悉的眼保健操是根据中医学眼科推拿、经络理论，结合体育医疗综合而成的自我按摩法。它通过对眼部周围太阳穴、风池穴等穴位的按摩，使眼部气血通畅，改善眼肌、视神经营养，以达到消除睫状肌紧张或痉挛的目的。实践表明，常做眼保健操，平时注意用眼卫生，可以预防、控制近视眼的新发病例与发展，起到保护视力、防治近视的作用。

　　　　　　　　　　　　　　　　　　　　　　　　——引自《科技日报》

精彩解读

　　眼保健操作为中国校园文化的传统，早已融入几代人的生活，承载着几代人的回忆。我国著名眼科专家唐由之教授在接受《科技日报》采访时指出："我们熟悉的眼保健操是根据中医学眼科推拿、经络理论，结合体育医疗综合而成的自我按摩法。它通过对眼部周围太阳穴、风池穴等穴位的按摩，使眼部气血通畅，改善眼肌、视神经营养，以达到消除睫状肌紧张或痉挛的目的。实践表明，常做眼保健操，平时注意用眼卫生，可以预防、控制近视眼的新发病例与发展，起到保护视力、防治近视的作用。"

小贴士

近视眼大多是由不良的用眼习惯引起的，但也与饮食偏好有关，由于经常偏食或挑食，造成营养不能供给身体和眼睛生长之需要，导致近视眼发生。已经患了近视眼的青少年，要少食酸性和甜性的食品，否则会使血中产生大量的酸，对近视的发生和发展有一定的影响。另外，近视眼患者除补充蛋白质、钙质和磷质、维生素等，还需补充锌、铬等元素。黄豆、杏仁、紫菜、海带、羊肉、黄鱼、奶粉、茶叶等食物中锌的含量较高；牛肉、谷物、肉类、肝类等物品中含铬较为丰富。

2008年，新版眼保健操问世。它根据中医经络理论，对原来的两个章节进行修改，又对其中一个章节进行替换，总时长仍为5分钟。在保证效果的同时，也考虑到了学生的兴趣，不仅使学生全身得到放松，而且新颖的方式也使学生们感到"很有意思"。其方法如下：

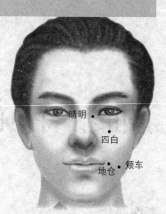

睛明、四白、地仓、颊车四穴的位置

第一节：闭目入静。

【动作要求】坐姿或站姿。双脚分开与肩等宽，双臂自然下垂，身体挺直，全身放松，两眼轻闭。

【动作要点】两眼轻闭，切勿睁眼。

第二节：按压睛明。

【动作要求】双手食指分别按压双侧睛明穴，其余手指呈握拳状，每拍按压一次。

【动作要点】由于睛明穴离眼球很近，做操前要保证手部卫生，同时力度要适宜。

第三节：按揉太阳、攒竹，抹刮眉弓。

【动作要求】第一、二个八拍，双手拇指按揉太阳穴，食指按揉攒竹穴，每拍按揉1次。第三、四个八拍，双手食指弯曲，余指握拳，由眉毛内端向外抹刮，每2拍抹刮1次。

【动作要点】对太阳穴和攒竹穴采取按揉手法，而不是挤压。抹刮眉弓时，采取由内向外的方式进行。

第四节：按压四白。

【动作要求】每拍按压四白穴1次。

【动作要点】取准穴位，采取按压手法，而不是按揉手法。

第五节：捻压耳垂，转动眼球。

【动作要求】双手拇指和食指分别夹住耳垂，每拍捻压1次。转动眼球，第一、二个八拍眼球沿逆时针方向转动，其转动顺序为上、左、下、右。第三、四个八拍眼球沿顺时针方向转动，其转动顺序为上、右、下、左。每拍转动一个方向。

【动作要点】耳垂采取捻压手法，而不是挤压和按压手法。转动眼球时，头部不动。

第六节：揉捻合谷，眺望景物。

【动作要求】第一、二个八拍右手拇指压于左手合谷穴，食指垫于掌面与拇指呈对应位置，每拍揉捻1次。第三、四个八拍，左右手互换，每拍揉捻1次。与此同时双眼远眺景物。

【动作要点】合谷穴采用揉捻手法。远眺景物与揉捻合谷穴同时进行，但须注意，远眺时应背向阳光，尽力眺望远处目标。如在教室内做眼保健操，应起立通过窗户注视远处目标。

健康锦囊

据调查数据表明，我国青少年学生近视率逐年增加。为了下一代的健康成长，控制和降低青少年学生的近视率，应采取如下预防措施：

（1）教室要有良好的照明条件，桌椅高低要适宜，教室大小适宜，黑板的距离要适中，不能近于2米，远不能超过6米，教导学生学习时眼与书本的距离保持在30~35厘米，黑板不要反光，所用印刷品字迹要清楚，对比要鲜明，学生座位前、后、左、右要定期调换。

（2）防止用眼过度，近距离工作一次不要超过50分钟为宜，每个小时应休息10分钟，极目远眺松弛调节，可以预防近视。

（3）不要在阳光直射下或暗处看书，不要在躺着、趴着或走动、乘车时看书。

（4）建立眼保健操制度，定期检查视力，对视力低下的同学应及时采取有效措施。

（5）上课做作业时要经常眨巴眼睛，感到眼睛疲劳时，应闭目半分钟，但不要揉眼睛，这样对预防近视有一定的帮助。

（6）必须注意个人用眼卫生，保持眼睛周围清洁。

（7）提倡户外活动性休息，经常进行远眺，每日3~4次，每次起码要5~10分钟。

光线适度，远近调节——唐由之教授的养眼小建议

大医智慧

我作为一名眼科医生可以提供一些眼睛保护的方法。首先，看书学习时一定保证光线要好，傍晚和清晨要早开灯，保证光线充足，光线要从自己面前的左上方照射下来到自己的书桌上，一则保证光线充足，二则保证自己在书写时手不会遮挡光线……最后，要注意眼部卫生，避免脏手揉眼、不卫生的餐巾擦拭眼部，特别是在做眼保健操时一定要注意手的卫生。另外就是看书读报时的坐姿：胸离书桌一拳，眼离书本一尺。

——引自《国医大师谈养生》

精彩解读

作为眼科专家，唐由之教授的养眼方法可以说是科学、最可信的，下面便为大家介绍一下唐由之教授的一些养眼建议，以供参考。

唐教授的养眼建议分为四点：首先，看书学习时一定保证光线要好，傍晚和清晨要早开灯，保证光线充足，光线要从自己面前的左上方照射下来到自己的书桌上，一则保证光线充足，二则保证自己在书写时手不会遮挡光线；其次，光线也不能太强，室外活动光线太强时可戴太阳镜保护；再次，要注意远近调节，一般看书、看报、看电视等45分钟左右后，要向远处眺望一会儿，缓解眼睛疲劳；最后，要注意眼部卫生，避免脏手揉眼、不卫生的餐巾擦拭眼部，特别是在做眼保健操时一定要注意手的卫生。另外就是看书读报时的坐姿：胸离书桌一拳，眼离书本一尺。

除此之外，唐教授在其他地方也谈到了一些养眼方法，我们多方搜集，汇集出以下几点：

1.小方法去除黑眼圈

唐教授认为，眼眶黑的人多半是肾气亏损，他建议在饮食中增加优质蛋白质摄入量，多吃富含优质蛋白质的瘦肉、牛奶、禽蛋、水产等。增加维生素A、维生素E的摄入量，因为二者对眼球和眼肌有滋养作用。含维生素A多的食物有动物肝脏、禽蛋、胡萝卜等。富含维生素E的食物有芝麻、花生米、核桃、葵花子等。另外，唐教授还介绍了几个去除黑眼圈的小方法：

（1）土豆片眼膜：将土豆削皮洗净后，切成2毫米的片。然后平躺在床上，将土豆片敷在眼上，约5分钟后再用清水洗净。这款眼膜最好在夜晚敷，更有助于消除眼部疲劳。值得注意的是有芽的土豆不要用，因为有毒。

（2）茶叶包敷眼：用冷水浸泡茶叶包（红茶除外），之后取出敷在眼睛上，15分钟后取下，每周一次，可有效淡化黑眼圈。

（3）按摩疗法：用无名指按压童子廖（在眼尾处）、球后（下眼眶中外1/3处）、四白（下眼眶中内1/3处）、睛明（内眦角内上方）、鱼腰（眉正中）、迎香（鼻翼外侧）等几个穴位。每个穴位按压3~5秒后放松，连续做10次。中指放在上眼睑，无名指放在下眼睑，轻轻地由内眦向外眦按摩，连续10次。用食指、中指、无名指指尖轻弹眼周3~5圈。注意按摩的力度一定要轻柔，避免大力拉扯肌肤，防止细纹的出现。

2.异物入眼，妙招来帮忙

唐老建议大家，灰尘入眼后切勿闭目，更不能用手乱揉。应用两指揪拉已进灰尘眼睛的眼皮上部，再睁开，能达到排出灰尘的效果。小虫等进入眼中，切勿重揉，须闭上眼睛使异物顺泪而出。若是不奏效，可洗净手指，翻开上眼皮，眼向下看，将露出的异物用消毒棉花轻拭擦出。如异物钻进了眼中，可用柚子核化灰放到舌头上，异物便能自行排出。当石灰入眼后，可将眼皮翻开，用白糖水滴入眼内，这样可免被石灰烧伤。

3.打乒乓球可防近视眼

为了预防孩子患上近视眼，家长可以让孩子经常打乒乓球，每天练习1~2个小时，就会收到明显的效果。因为孩子在打球时，双眼以球为目标，不停地上下调节运动，可以改善睫状肌的紧张状态，使其放松和收缩；眼外肌也可以不断活动，促进眼球组织的血液循环，提高眼睛视敏度，消除眼睛疲劳，从而起到预防近视的作用。

健康锦囊

老花眼又称"视敏度功能衰退症"，最直接的表现为近距离阅读模糊、疲劳、酸胀、多泪、畏光、干涩及伴生头痛等症状。患者可采用以下方法进行自我护理：

（1）经常眨眼，利用一开一闭的眨眼方式来振奋、维护眼肌，然后用双手轻揉眼部，这样能使眼肌经常得到锻炼，延缓衰老。

（2）经常转动眼睛，因为眼睛经常向上、下、左、右等方向来回转动，可锻炼眼肌。

（3）正确掌握阅读方法，读书时要舒适地坐着，全身肌肉放松，读物距离眼睛30厘米以上，身体不要过分前倾，否则，会引发背部肌肉的劳损。不要在床上躺着看书，过度疲劳时不要强行读书。

（4）从暗处到阳光下要闭目，不要让太阳光直接照射到眼睛。看电视、电影的时间不宜过久，保持好视力。

（5）注意锻炼、合理膳食。要多做全身运动，增加全身血液循环。多食富含维生素、优质蛋白的食物，如瘦肉、鱼、牛奶等。常吃黑豆和黑芝麻可使视力减缓衰退。

（6）按摩眼睛，两手食指弯曲，从内眼横揉至外眼角，再从外眼角横揉至内眼角，用力适中；再用食指尖按太阳穴数次。每日早、晚各做一遍，不仅可推迟老花眼，还可防治白内障等慢性眼病的发生。

内服、外用，唐由之教授帮孩子摆脱沙眼之苦

大医智慧

中医对于沙眼的治疗，一般可分为药物、手术、针灸三大类。药物一类，又有内服药与外用药之分，而外用药中又有点眼药与洗眼药的不同。

——引自《沙眼和沙眼并发症中医疗法》

精彩解读

沙眼是由沙眼衣原体引起的一种慢性传染性结膜角膜炎，是青少年时期的常见眼病。孩

子说眼睛不舒服，眼睛内像有沙子的感觉，有强光刺激还会流泪。出现这种情况，多半是患了沙眼。

所谓的沙眼，并不是沙子真的进入眼内，而是因睑结膜表面形成粗糙不平的外现，形似沙粒而得名。沙眼急性发作时，眼睛发红，有异物感，怕光，眼部分泌物增多，迎风流泪，眼结膜上可见滤泡及乳头增生。孩子患了沙眼，如果在急性期得不到及时治疗，会逐渐进入慢性期，早上起床时出现眼屎粘住眼睫毛的情况，继续发展成重症，则会出现并发症，如眼睑内翻、倒睫、角膜溃疡，且眼球干燥等症状更加明显，甚至会影响视力。

关于沙眼的治疗，中医分为药物、手术、针灸三大类，其中，手术与针灸都需要专门的医师操作。这里我们只向大家介绍唐老用药物治疗沙眼的几种方法：

1.内服药

中医认为，沙眼是因"脾土湿热或风热"而发生，因此在治疗上就采用以"清利脾土湿热"或"清除脾土风湿"为主的方法。在此，唐教授为大家推荐了除风清脾饮和归芍红花散。

（1）除风清脾饮

【组成】陈皮、连翘、防风、知母、玄明粉、黄芩、玄参、川连、荆芥穗、大黄、桔梗、生地各10克。

【用法】研末，煎汤去渣，食远服。

本方适合治粟疮症，症状为沙涩而痒，眼内好像有米粒一般，症状重的患者畏光流泪，翻开眼睑能看到形似粟米、红黄而软的颗粒。

> **小贴士**
>
> 食远服，即指在距离正常吃饭时间较远的时间服药，即不要在吃饭前后服药，一般在饭前或饭后一到两个小时服用就可以了。

（2）归芍红花散

【组成】当归、大黄、山栀、黄芩、红花（以上各药用酒洗微炒）、赤芍、甘草、白芷、防风、生地、连翘各等份。

【用法】研末，每服9克，食远服，白水煎服。

本方适合治椒疮，症状为眨眼睛时磨眼而多泪，或觉干燥痒痛，睡醒之后眼屎多，眼睑略有肿硬，不易睁开，翻转睑皮可见血滞而红，丝脉不清，有红而坚的颗粒，严重的疙瘩高低不平，并且以上眼睑为多。

2.外用药

（1）清凉丸——洗药

【组成】当归尾、石菖蒲、赤芍药各6克，川连、地肤子、杏仁各3克，羌活1.5克，胆矾0.6克。

【用法】共研细末，用大红绸布包好，如樱桃般大，然后用甜滚水浸泡，趁热蘸洗，勿见尘土。

（2）胆矾——点药

胆矾的用法有两种，一种是将胆矾配成1%的溶液点眼，每天点5次，每2小时点1次；第二种方法是，将胆矾配成5%~10%的油膏点眼，每天点三四次。制法为：先将胆矾在乳钵中研极细，调入制过的白色凡士林油中，必须研匀。

健康锦囊

沙眼是少年儿童常见的慢性传染性眼病。全世界约有4.5亿沙眼患者，约占世界人口的1/10。一般，儿童沙眼大多由父母或其他家庭成员传染而造成。有关资料表明，无沙眼母亲的子女沙眼患病率为37.7%；有沙眼母亲的子女，其沙眼患病率则高达82.5%。

沙眼主要通过接触传染，凡是被沙眼衣原体污染了的手、毛巾、手帕、脸盆、水及其他公用物品都可以传播沙眼。因此，要想有效预防沙眼，必须养成良好的卫生习惯：不用手揉眼，毛巾、手帕要勤洗、晒干；托儿所、学校、工厂等集体单位应分盆分巾或提倡用流水洗脸；加强理发室、浴室、旅馆等服务行业的卫生管理，严格毛巾、脸盆等消毒制度，注意水源清洁。

唐氏三妙方，将白内障"扼杀在摇篮"

大医智慧

凡内障病之起，初觉眼前似有点条状，似蚊蝇飞舞之状，目力缓慢下降，如在烟雾中看物。经历年久，渐至失明，双目可同时起病，亦可先后发生，间隔之长短，各人不同。此症除视力昏蒙外，无任何头疼眼痛、痒、涩等不适之症。眼外轮廓亦与常人相似，当金井内障翳发展成淡白色，目力已降至不辨人物，但对日、月、火"三光"仍能感觉，瞳神依然圆整，阴阳开合，展缩如常。

——引自《中国医学百科全书》

精彩解读

人眼中有一个组织叫做晶状体，正常情况下它是透明的，光线通过它及一些屈光间质到达视网膜，人才能清晰地看到外界物体。一旦晶状体由于某些原因发生混浊，就会影响光线进入眼内到达视网膜，使人看不清东西，便是发生了白内障。也就是说，晶状体混浊导致视力下降就是白内障。

白内障是致盲和视力损伤的首要原因，多见于50岁以上老人，并且多为双眼发病，但两眼可有先后。在发病初期，常有固定不飘动的眼前黑点，亦可有单眼复视或多视。随着病情的加重，患者会感到视力模糊、怕光，所看到的物体变暗、变形，乃至失明。

虽然中医在古代没有白内障这一病名，但是有圆翳内障、如银内障等相关的记载，并且在治疗上取得了相当的发展。唐由之教授研究白内障多年，参考了大量中医古籍文献，积累了丰富的临床经验。他认为，白内障的晚期必须经过手术治疗，而在发病初期是可以通过药物治愈的。不过，要根据不同的病机，采用不同的治疗方法。一般来说，可以分为以下几类：

1.证属肝肾不足，阴虚血少，目失涵养

【症状】前见有点条状阴影飘浮，视物昏花，或伴有耳鸣耳聋、腰酸足软等。脉搏细数，舌质红、少苔，治宜平补肝肾、滋阴明目。

【方药】制首乌15克，黄精15克，熟地黄15克，菟丝子15克，枸杞子12克，蕤仁10克，磁石15克，神曲12克，凤凰衣6克，枳壳10克。

【加减】如兼有眼睑启闭无力，久视易乏者，酌加白术12克、炙黄芪12克、升麻7克。

【用法】水煎服。

2.证属脾肾阳虚

【症状】双目昏糊，视远不清，眼前蝇飞蝶舞，瞳神内黄精有少许淡淡纹理，可见脸色发白，神疲体乏，形寒肢冷，溺清便溏，或夜尿次频，舌质淡嫩，脉沉细。

【方药】磁石（煅，醋淬）、龙齿（煅）、苁蓉（酒浸）、茯苓各60克，人参、麦门冬（去心）、远志（去心）、续断、赤石脂（煅，醋淬）、鹿茸（酥炙）各45克，地黄（干者）90克，韭子（炒）、柏子仁、丹参各37.5克。

【加减】酌加白术、炙黄芪、升麻等。

【用法】上药为末，蜜为丸，如梧桐子大。每服30~50丸，空腹时用温酒送下。

小贴士

近代医家根据白内障的致病原理，创制了一套保健按摩操，配合药疗效果更好。具体方法为：嘱患者取坐位，施术者站其头前侧，首先用一指禅推法从睛明穴到攒竹穴，再沿眼眶做环形推摩治疗，每侧3~4分钟。再按揉攒竹、承泣、睛明穴各半分钟，然后按揉上眼眶下缘1分钟，继续按揉太阳、百会穴各1分钟。随即按揉两侧风池、翳明各1分钟，再从风池穴而下至大椎，反复按摩5~7遍，然后拿肩井穴，点按心腧、肝腧、肾腧每穴1分钟。嘱患者仰卧，用拇指指腹按点丰隆、光明、血海、三阴交穴3~5分钟，拿合谷穴，掐养老穴各1分钟。

3.证属肝虚血少，肝阴不足，阴不潜阳，阴虚阳亢

【症状】见头眩耳鸣，腰膝酸软无力，眼干，烦躁不眠，唇红颧赤，津少口干，口苦舌红，脉弦。治以滋阴降火、育阴潜阳、养血明目。

【方药】泽泻、茯苓各7.5克，生地黄（酒洗，晒干）、牡丹皮、山茱萸、当归梢（酒洗）、五味子、干山药、柴胡各15克，熟地黄60克。

【用法】上研为细末，炼蜜为丸，如梧桐子大，朱砂为衣。每服50丸，空腹时用淡盐汤送下。

白内障早期，除了用药之外，还可以用针刺疗法，但必须由专业医生进针，取穴风池、睛明、承泣、瞳子髎、丝竹空、临泣、肝腧、脾腧等，每日取1~2穴，一般隔日行针一次。如果白内障已积久年深，针药已难见效，则必须进行手术治疗。

健康锦囊

民间有一些治疗白内障的食疗偏方，有一定的疗效，现介绍如下：

（1）红枣7枚，枸杞子15克，加适量水煎服，每日一剂，连续服用。红枣含蛋白质、维生素C及钙、磷、铁等，可补血明目、提高视力。

（2）猪肝150克，鲜枸杞叶100克，先将猪肝洗净切条，与枸杞叶共同煎煮，饮汤吃肝，每日2次，可明目清肝，改善视功能。

（3）枸杞子20克，龙眼20枚，水煎煮连续服用有效。枸杞子富含胡萝卜素、维生素和钙、磷、铁等微量元素。龙眼肉富含维生素B2、维生素C和蛋白质。这些营养素均能益精养血、滋补明目。

（4）黑芝麻炒熟研成粉，每次以一汤匙冲入牛奶或豆浆中服用，并可加入一汤匙蜂蜜。黑芝麻富含维生素E、铁和蛋白质，可延缓机体衰老，改善眼球代谢，能维护和增强造血系统、免疫系统的功能。

补气升阳有奇法，草药也可解决青光眼

大医智慧

临床上对于高眼压症、开角型青光眼或抗青光眼术后眼压控制不理想等导致的视神经损害，每以补气升阳为基础，或辅以辛散风药，如防风、蔓荆子、细辛、白芷等；或加入活血化淤之品如桃仁、红花、川芎等以通调气血，使目窍得养，目视精明。

——引自《名师与高徒二》

精彩解读

青光眼，临床表现以眼压升高、眼球变硬、视力下降、视野缺损、头痛眼胀、视蒙、瞳神散大、视乳头凹陷萎缩为主征，属于中医的"绿风内障"、"青风内障"、"雷头风"范畴，多发于中年以上妇女，常两眼同时或先后发病，为眼科常见的致盲率较高的疾病。

唐由之教授认为，青光眼的病因就在于视神经萎缩，而视神经萎缩的病理关键又在于清阳不升，目系失于濡养，脾胃为后天之本、生化之源，所以在治疗上就应当强调补脾胃，升清阳之气。在临床上，唐教授常用参、芪补气，当归补血和营，取柴胡、升麻、葛根等药升发之性，引气血上行。与此同时，还要辅以辛散风药，如防风、蔓荆子、细辛、白芷等；或加入活血化淤之品如桃仁、红花、川芎等以通调气血，使目窍得养，目视精明。

以下三帖方子为唐老临床治疗青光眼的常用方，大家不妨参考一下：

1.青光1号方

【组成】丹参15克，川芎12克，当归15克，红花9克，枸杞子20克，炒白术12克，炒白芍12克，菟丝子15克，生黄芪20克，车前子（包煎）15克，泽泻15克，牛膝12克。

【用法】水煎服，每日1剂。

【功效】行气活血，适用于气滞血淤型青光眼患者，证见情志不畅，舌暗，苔薄，视力下降。

2.青光2号方

【组成】丹参15克，川芎15克，赤芍药20克，紫草20克，大蓟15克，小蓟15克，生地黄15克，丹皮15克，枸杞子15克，菟丝子15克，车前子（包煎）15克，地肤子15克，泽泻15克，生黄芪25克，怀牛膝15克，生、炒枣仁各15克。

【用法】水煎服，每日1剂。

【功效】活血通络，补益目窍，适用于气虚血淤水停型青光眼，多见于老年青光眼患者。

3.青光3号方

【组成】猪苓15克，茯苓15克，白术15克，白芍药15克，泽泻15克，车前子（包煎）15克，枸杞子30克，覆盆子20克，女贞子20克，丹参20克，川芎15克，巴戟天15克，生黄芪20克，牛膝15克。

【用法】水煎服，每日1剂。

【功效】利水、益肾、明目，适用于肾虚水停型青光眼患者，见眼红胀痛，舌红、苔薄白，伴头痛、恶心。

健康锦囊

青光眼主要是由眼内房水的产生与排泄不相平衡，导致眼压升高而引起的。因此，治疗青光眼的关键是降低眼压，以下食疗方具有较好的降眼压作用，可选择食用。

1.金针赤豆汤

【材料】金针菜30克，赤小豆30克，蜂蜜3匙。

【制法】将金针菜与赤小豆加水煮，待赤小豆烂后加入蜂蜜。当点心，每日服1次。

【功效】本方具有利水除湿的作用，长期服用可降低眼内压。

2.赤豆鲤鱼汤

【材料】鲤鱼1条（约重500克），赤小豆40克，葱花、料酒、精盐各适量。

【制法】鲤鱼活杀洗净，加赤小豆（纱布包），入锅同煮，至鱼熟汤浓，加葱花、料酒、精盐调味，去赤小豆。喝汤食鱼，每日2次，每次1小碗。

【功效】适用于开角型青光眼、眼睑水肿、小便不利者。

3.二冬粳米粥

【材料】天冬15克，麦冬15克，粳米120克，冰糖适量。

【制法】粳米洗净，加天冬、麦冬所煎之水，煮成粥。加冰糖适量，每日2次，每次1小碗。

【功效】适用于闭角型青光眼伴口干唇燥、大便干结者。

4.桂圆红枣汤

【材料】桂圆肉20克，红枣20枚。

【制法】桂圆肉与红枣同煮。每日食1剂。

【功效】适用于老年人青光眼缓解期少气乏力者。

5.鸡肝明目汤

【材料】发银耳15克，鸡肝100克，枸杞子10克，茉莉花10克。

【制法】鸡肝洗净切片，汤勺置火上，放入清汤，放入料酒、姜汁、食盐和味精，随下银耳、鸡肝及枸杞子煮沸，打去浮沫，待鸡肝刚熟，倒入碗内，撒入茉莉花即可。每日3次佐餐服用。

【功效】本方具有补益肝肾的功效，适用于青光眼后期、肝肾亏损、视神经萎缩者。

第十八章

任继学：养好肺气补足精，每日保健一身轻

名医简介

任继学，男，汉族，1926年出生于吉林省扶余县，15岁师从吉林名医宋景峰先生，学成后投身革命，积极救治伤员。新中国成立之后，他先后在吉林省中医进修学校（长春中医药大学前身）、北京中医学院（北京中医药大学）举办的教学研究班进修，并于1956年开始在长春中医药大学任教，兼任长春中医药大学附属医院主任医师。任老在学术上不断创新，先后提出了内科杂病伏邪理论，脑出血从淤论治，《内经》道学内涵、象学内涵等诸多中医新理念，总结了薄厥、心包络病、肺胀、胆胀等27种常见病症的证治经验。主要著作有《任继学经验集》、《悬壶漫录》、《中医急诊学》等。2009年6月，荣获"国医大师"称号。2010年2月4日，因病在长春逝世，享年84岁。

午时阴阳交替，休息是最好的养生

大医智慧

这个午休是必需的，就是阴阳交换期间，子午线交换，督脉和任脉交换。阴阳相交，阴维阳维，阴跷阳跷，是相交的时候……（中午不休）我完了，身上难受，为什么，阴阳不均了，气血不调畅了，十二经络都不通顺了……这午休必须歇。

——引自《中华医药》

精彩解读

中医认为，午睡对消除疲劳、增进健康非常有益，是一项自我保健措施。尤其是在夏天，日长夜短，晚上往往又很闷热，使人难以入睡，以致睡眠时间不足，白天工作时常常会感到头昏脑涨、精神不振，容易疲劳，午睡能起到调节作用。

任继学教授指出，如果中午不休息，就会导致阴阳不均，气血不调畅，十二经络都会有障碍，使身体感到难受。这样一来，影响下午的工作、学习效率。因此，中午一定要休息一会儿，让下午能高效率地工作、学习。

值得注意的是，午休虽然可以帮助人们补充睡眠，使身体得到充分休息，增强体力、消除疲劳、提高午后的工作效率，但午睡也需要讲究科学的方法，否则可能会适得其反。

1.午饭后不可立即睡觉

刚吃完饭就午睡，可能引起食物反流，使胃液刺激食管，轻则会让人感到不舒服，严重的则可能产生反流性食管炎。因此，午饭后最好休息20分钟左右再睡。

2.午睡时间不宜过长

午睡时间有十几分钟就够了，习惯睡较长时间的，也不要超过1小时。因为睡多了以后，人会进入深度睡眠状态，大脑中枢神经会加深抑制，体内代谢过程逐渐减慢，醒来后就会感到更加困倦。

3.午睡最好到床上休息

理想的午睡是平卧，平卧能保证更多的血液流到消化器官和大脑，供应充足的氧气和养料，有利于大脑功能恢复和帮助消化吸收。不少人习惯坐着或趴在桌上午睡，这样会压迫身体，影响血液循环和神经传导，轻则不能使身体得到调剂、休息，严重的可能导致颈椎病和腰椎间盘突出。

此外，午睡之后要慢慢起来，适当活动，可以用冷水洗个脸，唤醒身体，使其恢复到正常的生理状态。午睡之后可以喝一些果汁，以补充维生素。

健康锦囊

众所周知，睡眠对健康的影响至关重要，下面为大家介绍提高睡眠质量的几个方法，仅供参考。

（1）坚持有规律的作息时间，在周末不要睡得太晚。如果你周六睡得晚周日起得晚，那么周日晚上你可能就会失眠。

（2）睡前勿猛吃猛喝。在睡觉前大约2小时吃少量的晚餐，不要喝太多的水，因为晚上不断上厕所会影响睡眠质量；晚上不要吃辛辣的富含油脂的食物，因为这些食物也会影响睡眠。

（3）睡前远离咖啡和尼古丁。建议你睡觉前8小时不要喝咖啡。

（4）选择锻炼时间。下午锻炼是帮助睡眠的最佳时间，而有规律的身体锻炼能提高夜间睡眠的质量。

（5）保持室温稍凉。卧室温度稍低有助于睡眠。

（6）大睡要放在晚间。白天打盹可能会导致夜晚睡眠时间被"剥夺"。白天的睡眠时间严格控制在1小时以内，且不能在下午3点后还睡觉。

（7）保持安静。关掉电视和收音机，因为安静对提高睡眠质量是非常有益的。

（8）舒适的床。一张舒适的床给你提供一个良好的睡眠空间。另外，你要确定床是否够宽敞。

（9）睡前洗澡。睡觉之前的一个热水澡有助于放松肌肉，可令你睡得更好。

（10）不要依赖安眠药。在服用安眠药之前一定要咨询医生，建议你服用安眠药不要超过4周。

冬季健身，任继学教授给你几点建议

大医智慧

太阳不出来你不要出去……水冻地坼，无扰乎阳，这是什么意思，就是闭藏，人在冬天的时候阳气内收，阴气在外，所以到冬天闭藏的时候，早卧晚起，必待日光。

——引自《中华医药》

精彩解读

任继学教授认为冬季养生对人体健康来说至关重要，他在接受《中华中药》记者的访问时指出："太阳不出来你不要出去……水冻地坼，无扰乎阳，这是什么意思，就是闭藏，人在冬天的时候阳气内收，阴气在外，所以到冬天闭藏的时候，早卧晚起，必待日光。"任老这段话道出了中医关于冬季养生的精髓，那就是"闭藏"，即把自己"藏"起来，尽量少到外面去。那是不是说，冬天就整天窝在家里，不需要运动呢？当然不是，冬天进行体育锻炼也是必要的，但一定要按照科学的方法，否则有可能出现适得其反的情况。关于冬季健身，任继学教授根据中医学理论，提出了以下几点要求：

1.以室内运动为主，偶尔出门让严寒沐浴脸庞

任老认为，冬天应以室内运动为主，但也不妨偶尔到室外走动走动，让新鲜空气把肺中混浊之气排挤出去，并且让脸庞沐浴在冬天的严寒中也有益无害。他说："五脏精华之血，六腑清阳之气皆诸于面。所以你看，一接触血脉呀、腠理呀，毛窍都收缩起来。我让你在里头收敛起来，来抵抗寒气，你外边冷，里边是热的，所以它不受伤。"

2.室外运动，等太阳露头再出门

任老指出，冬三月是闭藏的季节，水冻地坼，无扰乎阳，人在冬天的时候阳气内收，阴气在外，所以这个季节早卧晚起，太阳不出来不要出门。

3.冬天运动，尽量不要出汗

任老认为，在冬天只要一出汗就会伤阳，就会伤心。这是因为，汗是心之液，出汗就把阳气伤了，机体抵抗力就低下了，这在冬天是违背养生规律的。所以，冬天室外运动，不能跑，不能跳，最好在太阳出来之后慢慢走，慢慢溜达。

除了任老告知我们的健身法则，在冬季锻炼，我们还应注意以下几点：

1.运动前要做好准备工作

运动前我们要做好准备工作，除了选择好穿的衣物外，还要根据身体状况补充一些能量。可以选择喝一些热的牛奶、麦片，这样不但可以补充水分、缓解饥饿感，还能热身。

2.最好在下午锻炼

一般的健身爱好者都有早起健身的习惯，而这在冬季就不太适用。科学研究数据表明，冬季健身的最佳时间是在14~19时之间。

3.大雾天不宜室外锻炼

冬季健身尤其要注意在大雾天不宜进行锻炼。雾是地面上的水蒸气遇冷后，与飞起的尘土凝结成不透明的小水点，浮游在近地面的空间而成的。在这种环境下人容易呼吸困难，汗液不易蒸发，这时最好在室内做简易的活动。

酸疏肝，生万物——任老推荐的酸白菜保健方

大医智慧

腌酸菜以前把它（白菜）修干净，完了以后把它洗了，洗了搁开水烫了，烫了晾凉了，然后再搁在缸里，搁在缸里以后搁石头压上，等它发酵，那个都是酵母菌。酸能疏肝，酸能生万物，对人体内的氨基酸都有好处的。

——引自《中华医药》

精彩解读

俗话说："百菜不如白菜。"东北的酸白菜任继学教授吃得最顺口，每年秋天他都要亲自动手腌上一缸，在一次电视采访中，他给我们详细介绍了自己腌制酸白菜的方法：腌酸菜以前把它（白菜）修干净，完了以后把它洗了，洗了搁开水烫了，烫了晾凉了，然后再搁在缸里，搁在缸里以后搁石头压上，等它发酵。任老认为："酸能疏肝，酸能生万物，对人体内的氨基酸都有好处的"，所以酸白菜具有极高的保健功效。

白菜是北方秋冬季节最主要的蔬菜种类，它含水量高（约95%），而且热量很低，是减肥者的极好食品；一杯熟的大白菜汁能够提供几乎与一杯牛奶一样多的钙，对于少食乳制品的人来说，大白菜是很好的钙源；每100克大白菜中维生素C的含量竟高达20~60毫克；大白菜是铁质的一般来源，是钾的良好来源，还是维生素A的极好来源。

除此之外，大白菜药用价值也很高。中医认为，大白菜微寒味甘，有养胃生津、除烦解渴、利尿通便、化痰止咳、清热解毒之功效。大白菜可辅助用于治感冒、发烧口渴、支气管炎、咳嗽、食积、便秘、小便不利、冻疮、溃疡出血、酒毒、热疮等。

至于酸菜，它的味道咸酸，口感脆嫩，色泽鲜亮，香气扑鼻，开胃提神，醒酒去腻，不但能增进食欲、帮助消化，还可以促进人体对铁元素的吸收。酸菜发酵是乳酸杆菌分解白菜中糖类产生乳酸的结果。乳酸是一种有机酸，它被人体吸收后能增进食欲，促进消化。同时，白菜变酸，其所含营养成分不易损失。

值得注意的是，酸菜只能偶尔食用，如果长期贪食，则可能引起泌尿系统结石。另外，食用含亚硝酸盐过多的酸菜，会使血液中血蛋白变成失去带氧功能的高铁血红蛋白，令红细胞失去携氧能力，导致组织缺氧，出现皮肤和嘴唇青紫、头痛头晕、恶心呕吐、心慌等中毒症状，严重者还能致死。霉变的酸菜有明显的致癌性，不可食用。

除此之外，在食用大白菜的时候需要注意以下几点：

（1）烹调大白菜时不宜用煮焯、浸烫后挤汁等方法，以避免营养元素的大量损失。

（2）大白菜在沸水中焯烫的时间不可过长，最佳时间为20~30秒，若烫得太软、太烂，就不好吃了。

（3）白菜在腐烂的过程中会产生毒素，所产生的亚硝酸盐能使血液中的血红蛋白丧失携氧能力，使人体严重缺氧，甚至有生命危险，所以腐烂的大白菜一定不能食用。

（4）大白菜中含有少量的、会引起甲状腺肿大的物质，这种物质会干扰甲状腺对必需矿物质碘的利用。因此，食用一定量的碘盐、海鱼、海产品和食用海藻可以补充碘的不足。

（5）白菜滑肠，不可过多冷食，腹泻者、气虚胃寒者更不能多吃。

补足精气万病消——任继学补精方二则

大医智慧

"精不足者，补之以味"，是《素问·阴阳应象大论》提出治疗诸虚百损疾病的大纲……对以上所述肝病之治疗上，必以补精为主，佐以理气利水之品……若久患肾病……治之必以补精为主，佐以泻浊渗湿之品。

——引自《任继学经验集》

精彩解读

中医认为，精是人体生命形成的基本物质，也是生命生理活动的主要物质。在此理论基础之上，任老结合现代科学知识指出：人体蛋白质类、氨基酸类、酶类等，都是生命之精。他认为，患有肝肾疾病的人，时间长了就会伤精。这是因为，肝病会导致肝体受伤，使经络循行受到阻碍，藏血、调血的功能失常，进而使精气受到损伤。因此，对于由肝叶失养而形成的"肝叶硬"等肝病，必须以补精为主，同时佐以理气利水之品。在此，任老为我们推荐了一剂他积多年临床经验创制的补精药膳方。

【材料】活鲤鱼1尾（约重400克，去头、鳞、内脏），白胡椒5克，红茶叶15克，紫皮蒜2头（去皮），砂仁15克，厚朴10克，真沉香10克，醋柴胡10克，泽泻20克，白商陆10克。

【做法】将鲤鱼放入药内，加入适量水，先用武火烧开，再用文火炖30分钟，然后将鱼取出，去掉药渣及药汤，单吃鲤鱼，1天3次，饭前吃，1~2周为一个疗程。

另外，对于久患肾病的人来说，尤其是慢性肾风或急性肾风发展迅速者，其病机转归多呈现肾劳，引起肾的内外大经小络、衡络、缠络、孙络、毛脉腠理、玄府开阖等失用，不能约束肾精的闭藏，精血不藏，反而外溢，渗漏于外，形成水肿。对此症的治疗，任老认为必须以补精为主，佐以泻浊渗湿之品。因此，他推荐了以下药膳方：

【材料】活鲤鱼1尾（约重400克，去鳞、内脏、头），白胡椒5克，绿茶叶15克，紫皮蒜2头，大腹皮15克，地肤子20克，赤小豆25克，猪苓15克，紫豆蔻10克，威灵仙15克。

【做法】将鱼放入药内，加入适量水，用武火烧开后，再用文火炖30分钟，取出鱼，去掉药渣和药汤，吃鱼，1天3次，饭前吃，用药3~4天，水肿不见消退者，加白商陆10~15克。

健康锦囊

精气不足，当然需要进补，但是不能乱补，需要遵循以下原则：

1.补气先重脾胃

气虚之证，有脾胃气虚与心肺气虚等类型。补气的药物有健脾胃的，有养心肺的。中医学认为："脾胃为气血生化之源。"也就是说补药效用的产生，首先要依靠脾胃的消化吸收，施布于全身。因此，补气先重脾胃，有它的重要意义。应用补血、养阴、助阳各类药物时，也要考虑这一点。

2.补血必须补气

中医学认为：气与血两者之间，关系非常密切。"有形之血，不能自生，生于无形之气"，从而提出"气能生血"的论点。因此，补血必须补气。

3.养阴宜用清补

阴虚证的表现，多见热象，如舌红、口干、口渴等。养阴的药物，大多属于凉性，既可滋养阴津，又有清热的作用。所以说，养阴宜用清补。如果误用温热性的补药，不但会助长热象，而且会进一步加重阴虚。

4.助阳宜用温补

阳虚证的表现，多见寒象，如舌淡、苔白、怕冷等。助阳的药物，大多属于温性，既可以振奋阳气，又有祛除寒象的作用。所以说，助阳宜用温补。如果误用寒凉性的补药，会使阳气更虚，寒象愈加显著。

肺气肿，真难熬，任老推荐四良药

大医智慧

本病（肺气肿）始于久咳、久喘、久哮不解，肺肾呼吸升降之纽受损，肺体受伤而成。久胀不除则肺内余气不净，无力排出，滞留于肺，肺气虚滞，气不畅则血不行，血淤于心，终生肺心同病之恶果……肺气为病，其治以收敛为主，视其病情分别采取急则治标，缓则治本的方法。

——引自《悬壶漫录》

精彩解读

　　肺气肿又称为肺胀，以年老、有长期吸烟史的患者最为多见。临床症状主要表现为：发病缓慢，咳声短促，胸中痞闷，喘息，咳逆气喘，不得平卧，动则尤甚，颈肩背部酸痛，两目如脱状，随气候变化而病情时轻时重。

　　任继学教授认为，肺气肿是在漫长的岁月里，久咳、久喘、久哮不愈发展而来，其症多虚少实，但多为虚中挟实，因此病情复杂，病程也长。而且，如果肺气肿长期得不到有效治疗，最终必然会导致肺心病。在治疗上，他主张以收敛为主，视其病情分别采取急则治标，缓则治本的方法。具体可分为以下几类：

1.寒饮候（外寒内饮）

　　【症状】咳逆上气，喘满，两目怒视如脱，咳痰清稀，吐出吹拂不断，语声前轻后重，胸中痞满，口干不欲饮，咽喉不利而紧痒，身酸楚，恶寒，小便不利，面色青白不泽，舌体肥大，舌质红，苔薄白而润。任老临证常以"温肺散寒，降逆涤痰"为治则，方用小青龙汤。

　　【出处】《伤寒论》。

　　【组成】麻黄9克，芍药9克，细辛6克，干姜6克，炙甘草6克，桂枝9克，五味子6克，半夏9克。

　　【用法】水煎服。

　　【功效】解表散寒，温肺化饮。

2.痰热证

　　【症状】咳逆，喘息动肩，不能平卧，两目怒视欲脱，面目水肿，身微恶寒，或微发热，肢节酸楚，咳痰色黄，口干渴而不饮，舌红，苔薄黄而润。任老临证常以"外疏风热，内散饮邪"为治则，方用越婢加半夏汤。

　　【出处】《金匮要略》。

　　【组成】麻黄12克，石膏25克，生姜9克，大枣15枚，甘草6克，半夏9克。

　　【用法】水煎，分三次温服。

　　【功效】宣肺泄热，止咳平喘。

3.痰浊阻肺候

　　【症状】有轻重之别。轻者，咳，喘，咳痰清白，喉间痰鸣，胸闷，动则气短。重则喘息不得平卧，胸高，咳声连续不断，咳痰黏稠且多，短息动肩，语声重浊，纳呆，便秘，面色灰白而暗，舌胖白质红，苔白腻而厚润。程老临证以"宣肺利气，祛痰平喘"为治则，方用温肺桂枝汤。

　　【出处】《医醇剩义》。

　　【组成】桂枝1.5克，当归6克，茯苓6克，沉香1.5克，苏子4.5克，橘红3克，半夏3.6克，瓜蒌实12克，桑皮6克。

　　【用法】上药水煎，加姜汁5毫升冲服。

　　【加减】若咳痰不爽，加指迷茯苓丸；若便秘，喘不得卧，腹胀，加透罗丹。

　　【功效】温肺降气。

4.肺肾两虚候

　　【症状】喘息气短，呼多吸少，动则尤甚，神惫汗出，胸闷憋气，咳嗽少痰，腰膝酸软，舌质暗，苔薄白。任老临证多以"两益肺肾，降气平喘"为治则，处方如下：

　　【组成】全瓜蒌24克，炙黄芪、南沙参各20克，炙紫苏子12克，葶苈子、苦杏仁、五味子、补骨脂、麦冬各10克，大枣5枚，蛤蚧（研末分冲）1对。

　　【用法】水煎服。

　　【功效】固密肺气，肃降肺气。

第十九章

周仲瑛：诸病多虚症，滋补正是祛除法

名医简介

周仲瑛，男，汉族，1928年出生于江苏省如东县，从小随父亲周筱斋学习中医，后就读于上海中国医学院，1947年毕业后悬壶桑梓。1955年进入南京中医药大学进修，毕业后留在学校的附属医院工作，从住院医师一直做到副院长。从1983年起，开始出任南京中医学院院长，兼中医系主任。1991年后，他卸去行政职务，专事临床与教学工作。周教授从事中医临床工作60余年，对中医内科的各种疾病，尤其是心、肺、脑血管病，肝胆、脾胃疾病，免疫性疾病及肿瘤等急难病症积累了丰富的经验，对外感热病倡"气营中心说"、急性肾衰创"三毒说"，而对内伤杂病创"内生六淫说"、"第二病因说"等，揭示了临床辨证论治的特殊规律。主要著作有《中医内科学》、《周仲瑛医论选》、《周仲瑛临床经验辑要》等。2009年6月，被授予"国医大师"称号。

冬季吃膏方，对治亚健康——周仲瑛的进补建议

大医智慧

现代社会的亚健康人群，特别适合膏方调理。长期处于过度操劳而体力消耗相对减少、饮食不节、嗜烟酗酒或生活无规律的状态下，久而久之，精力减退、体质下降、容易疲劳、胸闷气短、情绪波动、烦躁易怒、食欲下降、腹胀不适、腰酸膝软、下肢乏力、性欲减退、头晕耳鸣、夜寐不安或稍静即困、容易感冒……到医院做理化检查，可能完全正常，也可能某些指标处于"边缘状态"。这种亚健康状况，西医往往无药可治，而通过中医中药的调理常可达到意想不到的效果。

——引自《周仲瑛医论选》

精彩解读

世界卫生组织将机体无器质性病变，但是有一些功能改变的状态称为"第三状态"，我国称为"亚健康状态"。亚健康是指以下几种情况：

（1）功能性改变，而不是器质性病变。

（2）体征改变，但现有医学技术不能发现病理改变。

（3）生命质量差，长期处于低健康水平。

（4）慢性疾病伴随的病变部位之外的不健康体征。

临床实践证明，中医中药的调理对治亚健康常常能收到神奇的效果。周仲瑛教授指出，中医的膏方是调理亚健康的最佳方法。所谓"膏方"，是中医根据患者体质不同与病情的需要，选择多种药物组成方剂，经多次煎熬，浓缩成的膏剂。周教授认为，冬季是最好的膏方调理季节，因为冬季是精气藏于肾的季节，肾精充沛，有扎实的物质基础，体质增强，活力增加，足以将亚健康状态逆转向健康状态。因此，配一料膏方，服用一个冬天，为身体"加油"、"充电"，即可像俗话说的那样"冬令进补，来年打虎"。

临床上膏方的具体服法，一是根据病人的病情决定；二是考虑病人的体质、应时的季节、气候、地理条件等因素，做到因人、因时、因地制宜。一般来说，服用膏方多由冬至即"一九"开始，至"九九"结束。

1.服用方式

（1）冲服

取适量膏滋，放在杯中，将白开水冲入搅匀，使之溶化，服下。如果方中用熟地、山萸肉、巴戟肉等滋腻药较多，且配药中胶类剂量又较大，则膏药黏稠较难烊化，应该用开水炖烊后再服。根据病情需要，也可将温热的黄酒冲入服用。

（2）调服

将胶剂如阿胶、鹿角胶等研细末，用适当的汤药或黄酒等，隔水炖热，调好和匀服下。

（3）噙化

亦称"含化"。将膏滋含在口中，让药慢慢在口中溶化，发挥药效，如治疗慢性咽炎所用的青果膏等。

2.服用时间

（1）空腹服

《本草经》谓："病在四肢血脉者宜空腹而在旦。"其优点是可使药物迅速入肠，并保持较高浓度而迅速发挥药效。滋腻补益药，宜空腹服，如空腹时服用肠胃有不适感，可以改在半饥半饱时服用。

（2）饭前服

一般在饭前30~60分钟时服药。病在下焦，欲使药力迅速下达者，宜饭前服。

（3）饭后服

一般在饭后15~30分钟时服药。病在上焦，欲使药力停留上焦较久者，宜饭后服。

（4）睡前服

一般在睡前15~30分钟时服用。补心脾、安心神、镇静安眠的药物宜睡前服。

3.服用剂量

服药剂量的多少，应根据膏方的性质、疾病的轻重以及病人体质强弱等情况而决定。一般每次服用膏方取常用汤匙1匙为准（约合15~20毫升）。

药物分有毒无毒、峻烈缓和的不同。一般性质平和的膏方，用量可以稍大。凡有毒、峻烈的药物，用量宜小，并且应从小剂量开始，逐渐增加，以免中毒或耗伤正气。

轻病、慢性病，剂量不必过重；重病、急性病，用量可适当增加。因为病轻药重，药力太过，反伤正气；病重药轻，药力不足，往往贻误病情。

患者体质的强弱，性别的不同，在剂量上也应有差别。老年人的用药量应小于壮年；体质强的用量，可重于体质弱的病人；妇女用药量，一般应小于男子，而且妇女在经期、孕期及产后，又应小于平时，但主要仍须从病情等各方面作全面考虑。

健康锦囊

中医一贯主张"药食同源",对于亚健康,如果没有条件长期服用膏方,不妨在饮食方面加以调节,效果也是一样的。下面我们就介绍几类有针对性的调节自身健康状况的饮食,以供参考:

1.失眠烦躁

多吃含钙、磷的食物。含钙多的饮食有大豆、牛奶(包括酸奶)、鲜橙、牡蛎,含磷多的有菠菜、栗子、葡萄、土豆、禽蛋等。

2.神经过于敏感

适合吃蒸鱼,但要加点绿叶蔬菜,吃前先躺下休息一会儿,松弛紧张的情绪,也可以喝少量红葡萄酒。

3.眼睛疲劳

可在午餐时食用鳗鱼,因为鳗鱼含有丰富的维生素A。另外,吃韭菜炒猪肝也有效。

4.大脑疲劳

多吃花生、瓜子、核桃、松子、榛子等坚果,它们对健脑、增强记忆力有很好的效果。

5.脾气不好

牛奶、酸奶、奶酪等乳制品以及小鱼干等都含有丰富的钙质,有助于消除火气;吃香菜能消除内火。

6.记忆力不好

应补充维生素C及维生素A,增加饮食中蔬菜、水果的数量,少吃肉类等酸性食物。富含维生素C及维生素A的食物主要有:辣椒(新鲜的,绿色和红色都行)、鱼干、竹笋、胡萝卜、牛奶、红枣、田螺、卷心菜等,绿茶中也含有维生素A,每天喝一杯(加水2次)对改善记忆力也很有好处。

当一个人处于亚健康状态时,往往会有多种表现,所以在选择食物时,可选2~3种,互相搭配,效果会更好。

滋养胃阴,根除胃痛,找周仲瑛秘方"滋胃饮"

大医智慧

阴虚胃痛多见于现代医学的慢性萎缩性胃炎或溃疡病并发慢性胃炎久延不愈、胃酸缺乏的病例,具有反复发作的特点……胃之阴液虚少,不能濡润胃腑是阴虚胃痛的关键。滋胃饮酸甘配伍,酸得甘助而生阴,加强了养阴生津的功能。

——引自《周仲瑛医论选》

精彩解读

阴虚,是指精血或津液亏损的病理现象。在中医理论中,它是导致许多疾病的源头,而它本身主要是由阳虚造成的。中医说的阳和气指的是功能,功能不行时会影响到身体的营养供应,叫"阳损及阴",比如脾气虚引起的贫血,一开始是阳虚、气虚,人没精打采的,如果消化不好,时间长了就会发生贫血、血虚,也就是从阳虚到阴虚了。

胃阴虚证,以胃病的常见症状和阴虚证共见为辨证要点。胃阴不足,则胃阳偏亢,虚热内生,热郁胃中,胃气不和,致脘部隐隐疼痛,饥不欲食。胃阴亏虚,上不能滋润咽喉,则口燥咽干;下不能濡润大肠,故大便干结。胃失阴液滋润,胃气不和,可见脘痞不舒;阴虚热扰,胃气上逆,可见干呕呃逆。舌红少津,脉象细数,是阴虚内热的征象。

周老对脾胃病多有研究，尤其是对阴虚胃痛的治疗，临床疗效极为显著。他在经验总结中指出："胃痛以气滞、寒凝、火郁、湿热、食滞、淤血及气虚、阳微等多见，但阴虚胃痛并不乏见，且治法方药有其特殊性。"他认为阴虚胃痛多见于慢性萎缩性胃炎或溃疡病并发慢性胃炎久延不愈、胃酸缺乏，表现为胃脘部痞胀隐痛或灼热而痛，食少乏味或嘈杂如饥而不欲食，甚至厌食不饥，或以进食酸味、甜味为舒，干呕泛恶，口干渴，大便干燥，舌干质红等。同时，他还指出："胃之阴液虚少，不能濡润胃腑是阴虚胃痛的关键。"基于此，周老配制了滋胃饮，应用于临床，屡建奇功。

【组成】乌梅肉6克，炒白芍10克，炙甘草3克，北沙参10克，大麦冬10克，金钗石斛10克，丹参10克，炙鸡内金5克，生麦芽10克，玫瑰花3克。

【用法】将上药放入容器内，加冷水浸过药面，15分钟后即行煎煮，煮沸后改用微火，再煎20分钟。滤取药液约300毫升服之。

【功效】滋养胃阴，舒肝柔肝。

【加减】口渴较著，阴虚甚者加大生地10克；伴有郁火，脘中烧灼热辣疼痛，痛势急迫，口苦而燥，渴而多饮，加黑山栀6克，黄连3克；舌苔厚腻而黄，呕恶频作，湿热留滞在胃者加黄连3克，厚朴花3克，佛手3克；津虚不能化气或气虚不能生津，津气两虚，兼见神疲、气短、头昏、肢软、大便不畅或便溏者，加太子参10克，山药10克。

在临床上，周老主要将滋胃饮用于慢性萎缩性胃炎或溃疡病并发慢性胃炎久而不愈、胃酸缺乏者，一般表现为胃脘隐隐作痛，烦渴思饮，口燥咽干，食少，便秘，舌红少苔。

健康锦囊

俗话说"三分治七分养"，有胃病的人养胃，应从"胃病五养"做起。

1.平心静养

专家认为，胃病、十二指肠溃疡等症的发生与发展，与人的情绪、心态密切相关。因此，要讲究心理卫生，保持精神愉快和情绪稳定，避免紧张、焦虑、恼怒等不良情绪的刺激。同时要注意劳逸结合，防止过度疲劳而殃及胃病康复。

2.饮食调养

胃病患者的秋季饮食应以温、软、淡、素、鲜为宜，做到定时定量、少食多餐，使胃中经常有食物和胃酸进行中和，从而防止侵蚀胃黏膜和溃疡面，导致加重病情。

3.忌嘴保养

胃病患者要注意忌嘴，不吃过冷、过烫、过硬、过辣、过黏的食物，更忌暴饮暴食，应戒烟禁酒。另外，服药时应注意服用方法，最好饭后服用，以免刺激胃黏膜，导致病情恶化。

4.运动健养

肠胃病人要结合自己的体征，加强适度的运动锻炼，提高机体抗病能力，减少疾病的复发，促进身心健康。

5.保暖养护

秋凉之后，昼夜温差变化大，患有慢性胃炎的人要特别注意胃部的保暖，适时增添衣服，夜晚睡觉盖好被褥，以防腹部着凉而引发胃痛或加重旧病。

活血化淤治气虚，肥胖病症方解除

大医智慧

肥胖症是指体内脂肪堆积过多和（或）分布异常，体重增加，是一种多因素的慢性代谢性疾病，已被WHO（世界卫生组织）定为一种疾病……故肥胖总属本虚标实之证，治疗以健脾利湿、益肾化痰为大法。

——引自《周仲瑛医案赏析》

精彩解读

关于肥胖症，中医自古就有记载。《灵枢·卫气失常》把肥胖者分为膏型、脂型、肉型。而宋代杨仁斋则指出："肥人气虚生寒，寒生湿，湿生痰……故肥人多寒湿。"元代朱丹溪首次提出"肥白人多痰湿"的观点。清代《石室秘录》中有"肥人多痰，乃气虚也，虚则气不运行，故痰生之"的记载，强调肥胖者痰湿的形成与气虚的关系。清代名医叶天士指出"夫肌肤柔白属气虚，外似丰溢，里真大怯，盖阳虚之体，惟多痰多湿"，阐明肥胖者的病理属性是本虚标实，气虚阳虚为本，多痰多湿为标。

周仲瑛教授总结前人经验，加上自己多年临床经验，提出了"痰淤同源"学说，认为津血失于正常输化形成痰淤，而津血本属同源，为水谷精微所化生，流行于经脉之内为血，布散于经脉之外、组织间隙之中的则为津液。在病理状态下，不仅会聚津为痰、滞血为淤，而且痰淤常可兼夹同病。因此，在肥胖症的辨证治疗中，除了要注意健脾利湿、益肾化痰药物的使用，还要注意运用活血化淤通络的药物。

1999年，周老曾接诊过一位男性患者，46岁，初诊时体重已达103千克，多次检查显示血脂高。经诊断，是由痰淤阻络、津血输布失常所致，以化痰祛淤通络为法。处方如下：生大黄（后下）4克，炒莱菔子12克，山楂肉15克，泽兰15克，泽泻15克，荷叶15克，决明子15克，海藻15克，天仙藤15克，炒苍术10克，大腹皮15克，鬼箭羽15克，川芎10克，法半夏10克。常法煎服，11剂。

此方服用1个月，在原方基础上又加制首乌12克、片姜黄10克，连续服用3个月，体重已降至86千克，检查血脂亦已降至正常范围，腹围明显缩小，肢体灵活，体力增加，已无不适。

"防疫清肺汤"、"防疫化浊汤"——周仲瑛的防疫良方

大医智慧

这两剂方子说珍贵也珍贵，因为这是我60年从医经历积累而成的经验方；说不珍贵也不珍贵，因为中医原本就是要为人民服务的。

——引自《江苏中医药》

精彩解读

中医早已有关于瘟疫的论述。如《素问·刺法论》指出："五疫之至，皆向染易，无问大小，病状相似……正气存内，邪不可干，避其毒气。"《素问·本能病》："厥阴不退位，即大风早举，时雨不降，湿令不化，民病温疫，疵废。风生，民病皆肢节痛、头目痛，伏热内烦，咽喉干引饮。"指出瘟疫具有传染性、流行性、临床表现相似、发病与气候有关等特点，认为只要"正气存内"，就能"避其毒气"。又如《周礼·天官·冢宰》记载："疾医掌养万民之疾病，四时皆有疠疾。"《吕氏春秋·季春纪》记载："季春行夏令，则民多疾疫。"说明当时对瘟疫的认识已经达到了一定水平，认为瘟疫一年四季皆可发生，原因之一是由于时令之气的不正常，是由"非时之气"造成的。

以现代的中医理论解释，瘟疫其实是由于一些强烈致病性微生物，如细菌、病毒引起的传染病。一般是自然灾害后，环境卫生不好引起的。因此，有"大灾之后必有大疫"的说法，相应的，大灾之后的防疫工作也就显得格外重要。

周仲瑛曾拟定了两种中医处方，可用于疫情的预防与治疗。

1.防疫化浊汤

【组成】炒苍术10克，白芷10克，苏叶10克，藿香10克，陈香薷5克，清水豆卷10克，厚朴5克，法半夏10克，陈皮6克，石菖蒲9克。

【功能】芳香化浊，解表和中。

【主治】适用于防治消化系统感染，胃肠不和，秽浊伤中，症见头重身楚、胸闷呕恶、腹泻便溏等。

2.防疫清肺汤

【组成】蚤休10克，贯众10克，淡豆豉10克，青蒿12克，连翘10克，一枝黄花15克，前胡10克，光杏仁10克，桔梗5克。

【功能】疏风解表，清宣肺气。

【主治】适用于防治呼吸道感染性疾病，疫毒犯肺，症见身热形寒、咽痛、咳嗽、身楚等。

健康锦囊

自然灾害过去之后，我们在恢复家园的同时，更要积极进行瘟疫的预防。方法如下：

1.预防空气传播

外出尽量戴口罩，不在人群集中的地方过多逗留，住宿的地方注意通风，周围10米内撒石灰或者氯氰菊酯、溴氰菊酯等药物。

2.预防粪口传播

喝的水一定要煮沸消毒，不要吃不干净的生食，外出回来后先洗手，粪便集中管理，水井30米内周围不要掩埋动物尸体、不许有厕所。近期内最好不要饲养家禽，不要搞婚丧嫁娶的宴会。

3.灭蚊蝇鼠虫

睡觉注意防蚊，白天注意防蝇，老鼠接触过的物品一定要消毒，在附近投放毒饵杀鼠。

肺炎病毒分段入侵，周仲瑛大师对症治疗

大医智慧

由于肺炎患者大多表现有高热、咳嗽、气急、胸痛等肺热症状，因此一般多属温病中的风温范畴。临床上多数患者见卫、气证，少数见心营证、血分证，应用卫气营血辨证方法，基本可以反映其病理演变，并作为指导治疗的理论依据，说明中医对肺炎的治疗是有其基本规律可循的。

——引自《中国百年百名中医临床家丛书：周仲瑛卷》

精彩解读

肺炎是指终末气道、肺泡和肺间质的炎症，主要临床表现为：发热，呼吸急促，持久干咳，并可能伴有单边胸痛，深呼吸和咳嗽时胸痛，痰内含有血丝等症。周仲瑛教授认为，肺炎大多属于温病中的风温范畴，应用中医卫气营血的辨证方法，基本上可以反映其病理演变，同时可作为指导治疗的理论依据。由此，周老将肺炎分为卫分证、气分证和心营证三种类型，每种类型的病情程度不同，症状表现不同，故治疗方法也不同。

1.卫分证

此为肺炎发病的初始阶段，外邪由口鼻而入，或由皮毛内侵，肺卫受感，从而见卫表不和、肺失宣肃的表热证。主要表现为：发热，微恶风寒，无汗或少汗，头痛，咳嗽，口干微

渴，舌尖边红，苔薄白或黄等。周老临证常以"辛凉解表，疏风透热，轻宣肺气"为治则，轻者选辛凉轻剂桑菊饮，较重者选辛凉平剂银翘散。银翘散方组如下：

【出处】《温病条辨》。

【组成】连翘9克，银花9克，苦桔梗6克，薄荷6克，竹叶4克，生甘草5克，荆芥穗5克，淡豆豉5克，牛蒡子9克。

【用法】水煎服，亦可制丸剂或散剂服用。

【功效】辛凉透表，清热解毒。

2.气分证

气分证多属由卫入气，少数可因新感引动肺经伏热，临床表现以里热偏盛为特点。在治疗上，周老多以"清热泻火，泄肺化痰"为原则，并且根据发病程度不同选方也不同。对气分初热，咳喘，身热少汗者，周老用麻杏石甘汤治之；气分大热，高热汗多不解，烦渴，面赤，咳喘气粗，舌边尖红赤者，用白虎汤治之；痰热较甚，咯痰量多，质黏色白或黄，苔黄腻者，配千金苇茎汤清化痰热；痰热结胸，胸脘痞满胀痛，呕恶口苦，苔黏腻色黄，予小陷胸汤加枳实汤以苦辛通降；若寒热起伏，胸胁苦满，可用小柴胡汤、蒿芩清胆汤；肺热郁闭，痰热有内侵心包趋势者，急以三黄石膏汤宣表清里。下面，我们择其要者介绍两则古方：

（1）麻杏石甘汤

【出处】《伤寒论》。

【组成】麻黄（去节）5克，杏仁9克，石膏（碎，绵裹）18克，炙甘草6克。

【用法】水煎，温服。

【功效】辛凉宣泄，清肺平喘。

（2）白虎汤

【出处】《伤寒论》。

【组成】知母9克，石膏（碎）30~45克，炙甘草3克，粳米9克。

【用法】水煎至米熟汤成，去滓温服。

【功用】清热生津。

3.心营证

一般而言，热入心营多属肺经热毒炽盛，加之身体正气不足，阴血内亏所致。临床呈现热扰心神或窍闭神昏的特点。在治疗上，周老以"清营泄热，化痰开窍"为原则。对于热灼营阴，高热暮甚，烦躁，舌质红绛者，用清营汤；如肺热发疹，可用银翘散去荆芥、豆豉，加丹皮、赤芍等药；若邪入心包，神志不清，酌选菖蒲郁金汤，万氏牛黄丸，病势重者用安宫牛黄丸、至宝丹。值得注意的是，许多患者在恢复期因热伤肺津而出现咳呛痰少而黏，或夹血丝，胸部刺痛，手心灼热，身疲乏力等症状。用养阴清肺之法治疗，可有助于恢复，方用沙参麦冬汤，具体配方如下：

【出处】《温病条辨》。

【组成】沙参9克，玉竹6克，生甘草3克，冬桑叶4.5克，麦冬9克，生扁豆4.5克，花粉4.5克。

【用法】水煎服，每日1剂，分两次服。

【功用】清养肺胃，生津润燥。

健康锦囊

以下食疗方，可供老年肺炎患者参考。

（1）鲜香蕉根200克，捣烂绞汁煮熟，加食盐少许调服。具有清热润肠作用，适用于老年肺炎、大便干结病人。

（2）雪梨1~2个，黑豆30克。将梨洗净切片，加水适量，放入黑豆，用文火炖烂，熟后服食。适用于老年人肺炎肺肾亏虚者。

（3）燕窝6克，银耳9克，冰糖适量。将燕窝、银耳用热水泡发，择洗干净，放入冰糖，隔水炖熟服。适用于老年人肺炎。

（4）新百合200克，和蜜蒸软，时常食用有润肺止咳之功。适用于老年人肺炎干咳少痰者。

（5）猪肺1具，不灌洗，以甜杏仁（去皮尖）49粒，川贝（去心）15克，生姜汁1茶匙，蜜30克，四味入猪肺管内扎紧，白水煮熟，连汤同食。适用于老年人肺炎。

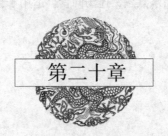

第二十章

张志礼：中西医结合解决皮肤疑难杂症

名医简介

张志礼，山西原平人，1930年出生，当代著名的中西医结合皮肤科专家，中西医结合皮肤科学的首创者和开拓者。他20世纪50年代从西医大学毕业后又经首届西医学习中医研究班深造，而后长期跟随著名中医皮外肤科专家赵炳南临床应诊，学术思想上深得赵氏真传，曾整理出版《赵炳南临床经验集》一书。在近40年临床实践中，深入研究祖国医学经典著作，不断吸取现代医学研究成果，融会贯通，博采众长，走出了一条中西医结合治疗皮肤病的新路，积累了丰富的经验，获得了卓越的疗效，受到海内外患者的一致赞誉，多次获得科技成果奖，1990年被授予国家"有突出贡献的科技专家"称号，是我国当代著名的中西医结合皮肤科专家。

对症施药，打造红斑狼疮辨治四期工程

大医智慧

红斑狼疮因禀赋不足，或七情内伤，致使阴阳气血失衡，运行不畅，气滞血淤，阻隔经络，或因日光照射，热毒入里，燔灼营血，淤阻经脉，伤及脏腑，正不胜邪，毒邪犯脏而发病。

——引自《简明中医皮肤病学》

精彩解读

提起红斑狼疮这一疾病，很多人都知道是一种自身免疫性疾病。红斑狼疮起病隐匿或急骤，发作比较凶险，且极易复发，迁延不愈，出没无常，就跟狼一样狡猾。而狼疮病人的皮肤损害除盘状红斑狼疮出现典型的盘状红斑外，系统性红斑狼疮患者还出现蝶形红斑，多形红斑，环形红斑，大疱性红斑，有的也出现盘状红斑。张志礼教授根据红斑狼疮的不同病期研究出治疗红斑狼疮的方法。

1.毒热炽盛型（相当于系统性红斑狼疮急性期）

【主要症状】高烧持续不退，热伤脉络，皮肤出现红斑或出血斑，甚则出血，全身无力、肌肉酸痛、关节疼痛、烦热不眠，严重时神昏谵语、抽搐。舌质红绛或紫暗，苔少或无

苔，脉数而软。

【治法】清营解毒，凉血护阴。

【处方】解毒凉血汤加减。

【组成】生玳瑁10克，双花炭15克，生地炭10克，赤芍10克，丹皮10克，白茅根30克，元参30克，石斛15克，花粉15克。

【用法】水煎服。

2.气阴两伤型（相当于系统性红斑狼疮缓解期）

【主要症状】高烧后或持续低烧，手足心热，心烦，少气懒言，面色不华，视物不清，不眠，关节痛，脱发。舌质红无苔，脉细数而软。

【治法】养阴益气，活血通络。

【处方】解毒养阴汤加减。

【组成】南北沙参30克，石斛15克，元参30克，玉竹10克，党参15克，生黄芪30克，当归10克，丹参15克，鸡血藤15克，秦艽15克，乌蛇10克。

【用法】水煎服。

3.脾肾两虚型

【主要症状】腰痛、胸痛、足跟痛，面部发热甚或口舌生疮，五心烦热，水肿。舌体胖嫩，舌质淡或舌尖红。

【治法】健脾益肾，调和阴阳，活血通络。

【处方】张氏芪参汤。

【组成】生黄芪15克，党参15克，云苓10克，白术10克，山药15克，菟丝子15克，仙茅10克，仙灵脾10克，鸡血藤15克，丹参15克，秦艽15克，车前子（布包）10克，首乌藤15克。

【用法】水煎服。

以上三型根据病情加减如下：高烧不退加犀角粉、羚羊粉或水牛角粉冲服；持续低烧加地骨皮、银柴胡，心力衰竭加白人参或西洋参，腰痛加杜仲炭、川断，腹胀胁痛加厚朴、陈皮、香附，心悸失眠加紫石英、石莲子、合欢花，头晕头痛加茺蔚子、勾藤、川芎、菊花，月经不调加益母草、泽兰，红斑明显加鸡冠花、玫瑰花、凌霄花；尿闭加肾精子。

4.气血淤滞型（相当于慢性盘状红斑狼疮）

【主要症状】惟怠、无力、纳差，舌质暗红，苔薄白或见光面舌。脉沉或沉细。

【治法】活血化淤，软坚散结。

【处方】秦艽丸方加减。

【组成】乌蛇6克，秦艽15克，漏芦10克，白花蛇舌草10克，玫瑰花6克，连翘10克，鬼箭羽15克，鸡冠花6克，丹参15克。

【用法】水煎服。

以上四型不是截然分开的，有时常有交杂现象，应根据临床辨证施治。另外还有一些成药如秦艽丸、滋补肝肾丸、养血荣筋丸、八珍丸、六味地黄丸、黄精丹、白凤九、定坤丹、养阴清肺丸（羔）牛黄清心丸等。可根据不同情况选择使用。

清热除湿，彻底解除带状疱疹之毒

大医智慧

带状疱疹是由病毒感染所引起的一种急性疱疹性皮肤病。可发生任何部位，多见于腰部，常沿一定的神经部位分布，与祖国医学文献记载的"缠腰火丹'、"蛇串疮"、"蜘蛛疮"等相类似。本病多因情志不遂，饮食失调，以致脾失健运停，郁而化热，湿热搏结，兼感毒邪而发病。

——引自《简明中医皮肤病学》

精彩解读

当人的免疫力降低时，往往会诱发各种疾病。带状疱疹就是其中一例。当机体受到某种刺激（如创伤、疲劳、恶性肿瘤或病后虚弱等）导致机体抵抗力下降时，潜伏病毒被激活，沿感觉神经轴索下行到达该神经所支配区域的皮肤内复制产生水疱，同时受累神经发生炎症、坏死，产生神经痛。带状疱疹发病起来十分痛苦，张志礼先生通过对带状疱疹病理的研究，总结了其注重从内散热除湿的解毒良方。

1.龙胆泻肝汤加减

【组成】龙胆草10克，栀子10克，黄芩10克，生地15克，大青叶15克，连翘10克，生甘草10克，泽泻10克，元胡10克，车前子（布包）10克。

【功效】清利湿热，解毒止痛。

【主治】局部皮损鲜红，疱壁紧张，灼热刺痛。自觉口苦咽干、口渴，烦躁易怒，食欲不佳。小便赤，大便干或不爽。舌质红，舌苔薄黄或黄厚，脉弦滑微数。

2.除湿胃苓汤加减

【组成】白术10克，厚朴10克，陈皮10克，茯苓15克，板蓝根15克，元胡10克，车前子10克（布包），泽泻10克，生甘草10克。

【功效】健脾利湿，佐以解毒。

【主治】皮损颜色较淡，疱壁松弛，疼痛略轻，口不渴或渴而不欲饮，不思饮食，食后腹胀，大便时溏。女性患者白带多。舌质淡体胖，舌苔白厚或白腻，脉沉缓或滑。

3.活血散淤汤加减

【组成】鸡血藤15克，鬼箭羽15克，红花10克，桃仁10克，元胡10克，川楝子10克，木香10克，陈皮10克，全丝瓜10克，双花藤15克。

【功效】活血化淤，行气止痛，清解余毒。

【主治】皮疹消退后局部疼痛不止，苔白，弦细。气滞血淤，余毒未尽。

在汤药之外，张先生还给出一些局部治疗的方法：

（1）水疱者用雄黄解毒散30克，加化毒散3克混匀，水调或用新鲜马齿苋或白菜帮捣烂混合调用。

（2）轻度糜烂者用祛湿散、植物油调用。

（3）后遗神经痛者用黑色拔膏棍或脱色拔膏棍热贴。

带状疱疹一旦发病，最明显的特征便是神经痛，使人寝食难安。张教授认为，患者应在日常生活中注意以下几个方面：

（1）在饮食上忌食辛辣温热食物：酒、烟、生姜、辣椒、羊肉、牛肉及煎炸食物等辛辣温热之品，食后易助火生热。中医认为，本病为湿热火毒蕴结肌肤所生，故该病患者应忌食上述辛辣致热食品。

（2）慎食肥甘油腻之品：肥肉、饴糖、牛奶及甘甜等食物，多具滋腻、肥甘壅塞之性，易使本病之湿热毒邪内蕴不达，病情缠绵不愈。

（3）慎食酸涩收敛之品：酸涩收敛之品有豌豆、芡实、石榴、芋头、菠菜等。中医认为，本病多属情志不畅，肝气郁结，久郁化火，复感毒邪而致，故治疗应以行气活血祛淤为主。而上述酸涩收敛之品，易使气血不通，邪毒不去，疼痛加剧。

健康锦囊

带状疱疹多是由于身体免疫力下降，因此应注意加强锻炼，保持身心愉快，提高身体素质。以下给出带状疱疹的食疗办法，仅供参考。

1.当归佛手柑

【材料】佛手柑鲜果30克，当归6克，米酒30克。

【制法】以上三物一同入锅内，加水适量，煎煮。

【功效】疏肝理气，养血活血。

【用法】每日1剂，可连用数日。

2.茉莉花糖水

【材料】茉莉花5克，红糖适量。

【制法】茉莉花与红糖放锅内，加清水适量，煮至水沸，去渣。

【功效】理气活血，解郁止痛。

【用法】代茶频饮。

3.当归陈皮蛋

【材料】柴胡15克，当归9克，陈皮9克，鸡蛋1个。

【制法】以上四味加水适量，一同煮至蛋熟。

【功效】行气活血，健脾和胃。

【用法】吃蛋饮汤，每日1剂，连用7日。

4.竹茹桑叶茶

【材料】竹茹5克，桑叶6克，炒谷芽9克。

【制法】以上三者加水适量，共煎取汁。

【功效】清热除烦，健胃消食。

【用法】代茶频饮，每日1剂。

5.马齿苋薏米粥

【材料】薏米30克，马齿苋30克。

【制法】先将薏米和马齿苋加水煮熟，再加红糖调味。

【功效】清热解毒，健脾化湿。

【用法】每日1剂，连用7日。

6.枸杞叶粥

【材料】枸杞叶30克，粳米50克。

【制法】先把枸杞叶择洗干净，再与粳米一起加水熬粥。

【功效】清热泻肝。

【用法】随量作早晚餐食用。

内外结合，帮您走出湿疹的困扰

大医智慧

本病常因饮食矢节或过食腥发动风之品，伤及脾胃，脾失健运，致使湿热内蕴，造成脾为湿热所困，复感风、湿、热邪、内外两邪相搏，充于腠理，浸淫肌肤，发为本病。"湿"性重蚀黏腻，易耗血伤阴，化爆生风故缠绵不已，反复发作。

——引自《简明中医皮肤病学》

精彩解读

湿疹是一种常见的过敏性炎性皮肤病，具特征为皮疹具有多形性，易于渗出，自觉瘙痒，常对称分布和反复发作。湿疹以皮疹多样性、对称分布、剧烈瘙痒反复发作、易演变成慢性为特征，可发生于任何年龄、任何部位、任何季节，但常在冬季复发或加剧有渗出倾向。张

335

先生作为皮肤病的专家，对治疗湿疹具有独特的观点。他主张根据湿疹症状和类型的不同，从内到外对湿疹进行治疗和调理。

1.张氏湿疹一号

【组成】胆草10克，黄芩10克，白茅根30克，生地15克，大青叶15克，车前草30克，生石膏30克，六一散（布包）30克。

【用法】水煎服。

【功效】清热、利湿，佐以凉血。

【主治】热重于湿型（相当于急性湿疹）。

2.张氏湿疹二号

【组成】赤苓皮15克，生白术10克，黄芩10克，栀子6克，泽泻6克，茵陈6克，枳壳6克，生地12克，竹叶6克，灯芯3克，生甘草10克。

【用法】水煎服。

【功效】健脾利湿，佐斟清热。

【主治】混重于热型（相当于急性湿疹或亚急性湿疹）。

3.张氏湿疹三号

【组成】云苓10克，苍白术10克，当归10克，丹参10克，鸡血藤15克，赤白芍20克，生地15克，陈皮6克。

【用法】水煎服。

【功效】健脾燥湿，养血润肤。

【主治】脾虚血燥型（相当于慢性湿疹）。

除了内服药之外，还可选用熏洗的方法来治疗缓解湿疹。方药如下：

（1）用生山香750克、银花60克、蒲公英60克、九里明60克、黄柏20克、五倍子6克、白矾3克、蛇床子20克、苍耳子20克、川椒5克、孩儿茶15克、荆芥20克，水煎汤，每天先熏后洗2~3次，连续熏洗至病愈。

（2）用白鲜皮30克、苦参30克、土茯苓30克、紫草10克、地肤子30克、蛇床子30克、赤芍12克、连翘30克、金银花30克、荆芥10克、防风10克、蝉蜕6克、甘草10克，纱布包好，水煮沸15~20分钟，将药汤倒于盆中，先熏后洗患处，每天2次。每天1剂，3剂为1疗程。（注：若局部红肿，选加板蓝根、丹皮、蒲公英、紫花地丁；渗水成疮，选加黄芩、黄柏、栀子；结痂干燥并奇痒，选加地龙、乌蛇、白花蛇；慢性经久不愈，加大黄；病变在上半身，加野菊花、夏枯草；病变在下半身，加黄柏、白花蛇舌草。）

（3）用五倍子30克、蛇床子30克、紫草15克、土槿皮20克、白鲜皮20克、石榴皮15克、生黄柏30克、赤石脂20克、苦参30克，装于纱布袋中，水煎汤，先熏后洗肛门部，每天早、晚各1次，每次30分钟。本法用于肛门湿疹，熏洗至痊愈。

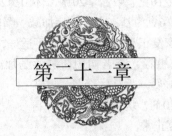

第二十一章

李济仁：生命有节律，养生治病皆须顺时而行

名医简介

李济仁，男，汉族，原名李元善，1931年出生于安徽歙县，12岁开始跟从新安名医张根桂学习中医，并更名"济仁"，成为新安名医世家"张一帖"的第14代传人。学成之后，他开办了联合诊所，1955年被选入安徽中医进修学校的师资班学习，1958年进歙县人民医院工作，后又调入皖南医学院附属弋矶山医院，担任主任医师、教授。行医60余年，李济仁教授在继承传统的同时又不断开拓创新，形成了独特的诊疗特色。在学术上，他针对世界性顽疾提出益肾填精、健脾和胃、养血舒筋等方法；对痹症诊治提出寒热辨治、气血并举、痹痿同治的"三期疗法"，创制了治疗冠心病的"归芎参芪麦味方"、治疗慢性乙肝的"乙肝转阴方"等验方，并总结出"强调服药时间，注重动静宜忌"、"推崇数方并用，主张定时分服"等精辟论见，对中医学的发展起了重要作用。主要著作有《济仁医录》、《痿病通论》、《大医精要：新安医学研究》等。2009年6月，荣获"国医大师"称号。

关注服药时间，协调动静配合——李济仁提高药效小秘诀

大医智慧

《素问·生气通天论》曰："阳气者，一日而主外，平旦人气生，日中而阳气隆，日西而阳气已虚，气门乃闭。"《灵枢·顺气一日分为四时》曰："夫百病者，多以旦慧昼安，夕加夜甚。"精辟地阐明了人体脏腑气血阴阳之生理活动与病理变化无时不处于动态之中，故服用方药亦应结合人体之动态和药物作用之特点，选择最适宜时间，以充分发挥其功效。

——引自《中国百年百名中医临床家丛书：李济仁、张舜华卷》

精彩解读

李济仁教授认为，人体脏腑气血阴阳的生理活动与病理变化随时处于动态之中，所以服用方药也应当结合人体动态和药物作用的特点，选择最适宜的时间，这样才能充分发挥药性，使疾病好得更快。

李老以肝病为例，认为治疗肝病的药物最好在睡前服，或药后即卧，宜静不宜动。这是

因为"人卧血归于肝"，药物有效成分吸入血中，流入肝中，肝血流量愈大，药物在肝内有效浓度相应增高，疗效也就越好。

李老曾经接诊过一位陈姓患者，患病毒性肝炎近2年。肝功能长期不正常，自觉神疲肢软，乏力纳差，食后则饱胀不适，矢气较多，胁肋胀痛及背，肝肋下一指，质中，触痛，大便初硬后溏。舌质淡，苔白，脉弦。

李老以紫丹参30克、广郁金10克、败酱草20克、怀山药20克、焦白术10克、炒枳壳10克、杭白芍9克、炒柴胡6克、粉甘草6克为基本方，随症加减。嘱药后卧床休息2小时以上。

患者共服药20剂，肝功能恢复正常，除胁肋偶有不适外，余症悉平。

还有一个急性黄疸型肝炎患者，李老初用茵陈蒿汤加减为治，服药多剂，黄疸虽有减轻，但其他症状与肝功能均未好转。后加大药量，并告患者服药期间卧床休息。续服10剂，病情迅速减轻，再服20剂，诸症尽失，肝功能恢复正常。

在这个案例中，虽然肝炎有急、慢性之分，李老所用方药也有区别，但就以前各自的用药而言，与本次用药出入不大，为何前治效微，今治速愈？李老认为，这与"睡前服药或药后卧床休息"有关。

除此之外，在服药时间上，我们还应注意以下几点：

（1）病在上焦的（心、肺部），欲使药力停留较久，宜饭后服。

（2）病在下焦的（膀胱、肠），欲使药力迅速下达，宜饭前服。

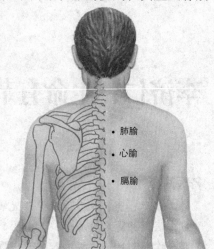

肺腧、心腧、膈腧三穴的位置

（3）清热解毒药、润肠泻下药、滋补药宜空腹服（早饭前1小时或晚饭后1小时），此时胃中空虚容易吸收。

（4）特殊药物应特殊服用，如助消化药在服药前应少量进食以助药效；驱虫药应在早晨空腹服，服药前应喝点糖水，这样可以提高杀虫的效果；攻下药在大便后应立即停服；安神药、滋补药、延缓衰老的药物宜睡前服用；安眠药应在睡前2小时服用。

健康锦囊

正确服药，还应注意温度。汤剂在治疗一般疾病时均宜采用温服法，对有特殊治疗需要的情况应按特殊的服法服用。凡属理气类药，热则易舒，凉则增滞；活血、补血、凉血、止血类药，寒则淤滞，热则沸溢。凡解毒剂，俱宜冷服，这样可使毒物之淤滞易于排出，热服则会导致毒物扩散。凡热性病宜冷服，而寒性病宜热服，发散攻下，以助药力。行血脉通络达筋骨者宜热服，收涩固精止血之剂则宜冷服。除烦止渴祛暑之剂宜热服，解表药多属辛散之品，功能疏散肌表，宜热服；清热药和消暑药宜冷服。大热病用寒药应温服，大寒病用热药应冷服。对于不应冷服的汤剂在服用后会引起胃肠刺激，出现腹痛或呕吐，可用生姜擦舌即止。

冬病夏治，解决哮喘、风湿、老寒腿、肩周炎、冻疮

大医智慧

冬病夏治法基本思想是：一方面借助自然界夏季阳旺阳升、人体阳气有随之欲升欲旺之趋势，体内凝寒之气易解的状态，对阳虚者用补虚助阳药，或内寒凝重者用温里祛寒药，以求更好地发挥扶阳祛寒的治疗功能。一方面为秋冬储备阳气，阳气充足，则冬季不易被严寒

所伤。

——引自《中国百年百名中医临床家丛书：李济仁、张舜华卷》

精彩解读

李济仁教授对"冬病夏治"颇有研究，它是我国传统中医药治疗中的一种特色疗法，其原理在于根据《素问·四气调神论》中"春夏养阳"的原则，利用夏季气温高，机体阳气充沛的有利时机，结合经络针灸疗法，在人体的穴位上进行药物敷贴，调整人体的阴阳平衡，以扶持正气，增强抗病能力，从而达到直接或间接治病、养病的目的。

在这里，"冬病"指某些好发于冬季，或在冬季加重的病变，主要包括过敏性哮喘、支气管炎、过敏性鼻炎等呼吸道慢性疾病，除此之外，还包括类风湿性关节炎、结肠炎、冻疮、慢性腹泻、部分虚寒妇科病引起的关节痛、肾虚引起的腰痛、老年畏寒症以及属于中医脾胃虚寒类的疾病。这类疾病大多具有阳气虚损，遇寒发病的特点。"夏治"则指这些病情到夏季一般会有所缓解，所以在一年中阳气最旺盛的夏季三伏天，对"冬病"进行辨证施治，适当内服和外用一些方药，可改善体质、增强免疫力，预防冬季旧病复发，或减轻其症状。

在治疗方法上，冬病夏治包括针灸、擦浴、拔火罐、按摩、理疗、食疗、穴位贴敷、中药内服等多种疗法，其中穴位贴敷最为常用。下面就为大家推荐几种贴敷验方。

1.哮喘患者

用白芥子、苏子、元胡各20克；甘遂、细辛各10克，研成细末。每次用1/3的药粉，加生姜汁调成膏状，分别摊在6块直径5厘米的塑料布上，贴在背部的肺腧、心腧、膈腧（第3、5、7胸椎棘突下旁开1.5寸），用胶布固定，约3~6小时去掉。在头伏、二伏、三伏，共贴3次。

2."老寒腿"患者

用川乌50克，吴茱萸30克，艾叶、透骨草各9克，细辛6克，研为细末。把药末用纸包好后，外用纱布重包，用线缝好，垫在脚心上。从初伏开始使用，二伏换一料药，三伏再换一料。

3.风湿性关节患者

用肉桂、干姜各50克，白胡椒、细辛各50克，公丁香20克，乳香30克，黑老虎50克，共研为细末，再将200克蜜熬成膏，将药末纳入蜜膏内拌匀，摊在白布上，在初伏第10日开始贴患处，每天贴6~8个小时，到三伏末日为止。

4.肩周炎患者

可取桂枝10克，透骨草20克，清风藤、豆豉姜各30克，伸筋草、片姜黄、川芎、威灵仙各15克，羌活12克煮成药汁，再用麦麸皮300~400克放锅中炒黄，趁热加入药汁和一匙陈醋，拌后盛入纱袋内热敷肩关节痛处，每袋可用1周。从初伏起，每日1次，每次6~8小时，一直敷到三伏末。

5.易发冻疮者

可用桂枝25克，红花、紫苏叶、附子、荆芥各10克，生姜30克，加水适量浓煎，取药液熏洗冻疮好发部位，每天1剂，连用10天为1疗程。

健康锦囊

以下人群不适宜敷贴治疗：

（1）孕妇及两岁以下的婴儿。

（2）有严重先天性心脏病、糖尿病等器质性疾病患者。

（3）对贴敷药物成分过敏的人。

（4）短时间敷贴即会大量起泡的人。

（5）皮肤长有疱、疖以及皮肤有破损者。

（6）疾病发作期（如发烧、正在咳喘等）的病人。

减肥、治失眠、防心脑血管病，调时差就见效

大医智慧

所谓时差治疗法就是利用人体生理、病理活动节律制定的一种不用任何药物、针刺等，仅仅通过改变作息、进餐时间来调整人体节律从而愈病的方法。

——引自《中国百年百名中医临床家丛书：李济仁、张舜华卷》

精彩解读

中医强调天人合一，认为人体的健康与大自然息息相关，在此基础上，李济仁教授提出了"时差疗法"，即利用人体生理、病理活动节律，通过改变作息、进餐时间来调整人体节律，达到治病的目的。在临床上，他将这种方法运用于减肥、失眠、预防心脑血管病变发作、消化道溃疡等多种疾病，都收到了很好的疗效。

1.利用时差疗法减肥

李济仁教授认为，吃饭时间的选择对体重的影响，甚至比人体摄入热量的数量及质量还重要。因此，调节吃饭时间，对减肥是极有帮助的。

由于人体生理活动节律是早晨强于下午，下午又比晚上强，人体的新陈代谢峰值时间在上午7时至中午12时。因此，肥胖者将进餐时间避开新陈代谢高峰就能达到减肥的效果。具体方法为：早晨可在5~6时左右吃早餐，午饭可推迟到下午1~2时左右，晚饭可在傍晚5~6时。将吃饭时间提前或推迟，可在进食量减少的同时，降低人体对食物的吸收与利用，达到减肥的目的。

2.时差疗法治失眠

失眠是人体睡眠节律周期的紊乱，通常失眠患者为使自己有更多的入睡机会，常常提前睡卧，以求延长睡眠时间，但往往事与愿违，越早就寝越难以入眠，并且心烦不安、思虑焦躁等。根据人体生物节律，时差睡眠疗法有利于失眠患者入睡，方法为：将就寝时间比平时向后顺延2~3小时。

3.利用时差疗法预防心血管病发作

心血管病变多在夜间发作，如心肌梗死、脑血栓形成等。研究发现，晚餐进食量过多、油腻物过重是本病诱发因素之一。针对这种情况，将晚餐时间提前在下午4~5时，同时减少食量、减少油腻物的摄入，可预防或减少心脑血管病变发作。

健康锦囊

配合时差疗法，失眠者还可以做一些具有催眠功能的小药膳，这样效果会更好。方法如下：

（1）莲心茶：莲心2克，生甘草3克。开水冲泡，如茶饮。每日饮数次。适用于心火上炎，烦躁不眠。

（2）百合粥：生百合100克，粳米100克，洗净，加水1000毫升，煮至米烂，日服两次。适用于心阴不足之虚烦不眠（口干、干咳）。

（3）酸枣仁粥：酸枣仁50克，捣碎，浓煎取汁。用粳米100克，加水煮粥，煮至半熟时，加入酸枣仁汁同煮，至粥成，趁热服食，可根据个人口味加糖。适用于心脾两虚，惊悸健忘，失眠多梦。

（4）五味子膏：五味子250克，洗净，加水浸泡半日，煮烂去渣，加蜂蜜收膏。每服20毫升，日服两次。适用于各种类型的神经衰弱失眠（转氨酶高者效果更佳）。

（5）磁石肾粥：磁石60克，打碎，煎煮1小时后，去渣；猪肾1枚，去筋膜，洗净切片；

用粳米100克，洗净，加磁石水，煮至半熟时加入猪肾片，再煮至米烂肉熟，日服1~2次。适用于肾阴虚弱、肝阳上亢之失眠、心悸不安、头晕耳鸣、高血压（老年人）。

（6）黄连阿胶鸡子黄汤：黄连5克，生白芍10克，煎水100毫升，去渣，对入烊化的阿胶汁30毫升，候温，取新鲜鸡蛋两枚，去蛋清，将蛋黄入汁搅拌，于每晚临睡前顿服。适用于阴虚火旺、虚烦失眠，或热病、失血后阴虚阳亢失眠。

穴位有开闭，学按摩先学子午流注开穴法

大医智慧

由于穴位是按摩作用的部位，穴位的状态如何对按摩效果影响较大。根据子午流注学说，穴位的气血旺衰有时间变化，不同时间按摩可借助穴位"开、闭"的不同变化达到不同的治疗目的。

——引自《中国百年百名中医临床家丛书：李济仁、张舜华卷》

精彩解读

按摩是中医传统的一种治疗方法，即通过对人体穴位施以按、揉、摩、点等各种手法，达到治疗疾病的目的。与针灸相比，按摩的技术要求比较低，危险性比较小，因此被普通群众广泛应用。与此同时，问题也出现了，很多人觉得按来按去效果却不明显，从而失去了对按摩的信心。

李济仁教授告诉我们，穴位的气血旺衰有时间变化，许多人不遵循穴位的开闭变化，胡乱按摩，自然疗效不显著。一般来说，按摩需要用子午流注纳子法开穴，然后结合疾病变化的周期选取按摩的最佳时机。

子午流注，是针灸于辩证循经外，按时取穴的一种操作规程方法。它的原理在于，血气应时而至为盛，血气过时而去为衰，逢时而开，过时为阖，泄则乘其盛，即经所谓刺实者刺其来。补者随其去，即经所谓刺虚者刺其去，刺其来迎而夺之，刺其去随而济之，按照这个原则取穴，以取其更好的疗效。

根据子午流注，十二时辰与十二经络及脏腑的对应关系为：

子时（23点~1点），胆经最旺。胆汁需要新陈代谢，人在子时入眠，胆方能完成代谢。"胆有多清，脑有多清。"凡在子时前入睡者，晨醒后头脑清新、气色红润。反之，日久子时不入睡者面色青白，易生肝炎、胆囊炎、结石一类病症，其中一部分人还会因此"胆怯"。这个时辰养肝血（阴）最好。

丑时（1点~3点），肝经最旺。"肝藏血。"人的思维和行动要靠肝血的支持，废旧的血液需要淘汰，新鲜血液需要产生，这种代谢通常在肝经最旺的丑时完成。如果丑时不入睡，肝还在输出能量支持人的思维和行动，就无法完成新陈代谢。黄帝内经讲："卧则血归于肝"。所以丑时未入睡者，面色青灰，情志倦怠而躁，易生肝病。

寅时（3点~5点），肺经最旺。"肺朝百脉。"肝在丑时把血液推陈出新之后，将新鲜血液提供给肺，通过肺送往全身。所以人在清晨面色红润，精力充沛。寅时，有肺病的人反映尤为强烈，剧咳或哮喘或发烧。

卯时（5点~7点），大肠经最旺。"肺与大肠相表里。"肺将充足的新鲜血液布满全身，紧接着促进大肠经进入兴奋状态，完成吸收食物中水分与营养、排出渣滓的过程。因此，大便不正常者在此时需要辨证调理。

辰时（7点~9点），胃经最旺。所以，人在7点吃早饭最容易消化。如果胃火过盛，嘴唇干，重则唇裂或生疮，可以在7点清胃火。胃寒者7点养胃健脾。

已时（9点~11点），脾经最旺。"脾主运化，脾统血。"脾是消化、吸收、排泄的总调度，又是人体血液的统领。"脾开窍于口，其华在唇。"脾的功能好，消化吸收好，血的质量好，所以嘴唇是红润的。否则唇白，或唇暗、唇紫。脾虚者9点健脾；湿盛者9点利湿。

午时（11点~13点），心经最旺。"心主神明，开窍于舌，其华在面。"心推动血液运行，养神、养气、养筋。人在午时能睡片刻，对于养心大有好处，可使下午乃至晚上精力充沛。心率过缓者11点补心阳；心率过速者滋心阴。

未时（13点~15点），小肠经最旺。小肠分清浊，把水液归于膀胱，糟粕送入大肠，精华输送进脾。小肠经在未时对人一天的营养进行调整。饭后两肋胀痛者可在此时降肝火、疏肝理气。

申时（15点~17点），膀胱经最旺。膀胱贮藏水液和津液，水液排出体外，津液循环在体内。若膀胱有热可致膀胱咳，即咳而遗尿。申时人体温较热，阴虚的人尤为突出，在这个时间滋肾阴可调此证。

酉时（17点~19点），肾经最旺。"肾藏生殖之精和五脏六腑之精。肾为先天之根。"经过申时的人体泻火排毒，肾在酉时进入贮藏精华的时辰。肾阳虚者酉时补肾阳最为有效。

戌时（19点~21点），心包经最旺。"心包为心之外膜，附有脉络，气血通行之道。邪不能容，容之心伤。"心包是心的保护组织，又是气血通道。心包戌时兴旺可清除心脏周围外邪，使心脏处于完好状态。心发冷者戌时补肾阳；心闷热者戌时滋心阴。

亥时（21点~23点），三焦经最旺。三焦是六腑中最大的腑，有主持诸气、疏通水道的作用。亥时三焦通百脉。人如果在亥时睡眠，百脉可休养生息，对身体十分有益。

健康锦囊

经络内连脏腑，外接四肢百骸，纵横交错，构成了一张人体的活地图，可以说身体的各个部位，脏腑器官、骨骼肌肉、皮肤毛发，无不包括在这张地图之中。下面，带大家简单认识一下这张"经络地图"。

1.十二经脉

十二经脉是经络的主体，它通过手足阴阳表里的连接而逐经相传，构成了一个周而复始、如环无端的传注系统。包括：手三阴经（手太阴肺经、手厥阴心包经、手少阴心经）、手三阳经（手阳明大肠经、手少阳三焦经、手太阳小肠经）、足三阳经（足阳明胃经、足少阳胆经、足太阳膀胱经）、足三阴经（足太阴脾经、足厥阴肝经、足少阴肾经）。

2.奇经八脉

奇经八脉是任脉、督脉、冲脉、带脉、阴跷脉、阳跷脉、阴维脉、阳维脉的总称。它们与十二正经不同，既不直属脏腑，又无表里配合关系，其循行别道奇行，故称奇经。其功能是：沟通十二经脉之间的联系，对十二经气血有蓄积渗灌等调节作用。

3.十二经别

经别，就是别行的正经。十二经别的循行，都是从十二经脉的四肢部分别出，走入体腔脏腑深部，然后浅出体表而上头面，阴经的经别合入阳经的经别而分别注入六阳经脉。它通达某些正经未循行到的器官与形体部位，因而能补正经之不足。

4.十五别络

络脉是经脉的分支，有别络、浮络和孙络之分，其中别络是较大的分支，共有十五条，十二经脉和任督二脉各自别出一络，外加脾之大络（大包）。它们分别以十五络所发出的腧穴命名，具有沟通表里经脉之间的联系，统率浮络、孙络、灌渗气血以濡养全身的作用。从别络分出最细小的分支称为孙络，它的作用是输布气血，濡养全身。另外，在全身络脉中，浮行于浅表部位的称为浮络，它分布在皮肤表面，主要作用和络脉一样输布气血以濡养全身。

5.十二经筋

十二经筋是十二经脉之气濡养筋肉骨节的体系，是十二经脉的外周连属部分，具有约束骨骼、屈伸关节、维持人体正常运动功能的作用。

6.十二皮部

　　十二皮部是十二经脉功能活动反映于体表的部位，也是络脉之气散布之所在，其分布区域是以十二经脉在体表的分布范围为依据而划分的。由于十二皮部居于人体最外层，又与经络气血相通，故是机体的卫外屏障，起着保卫机体、抗御外邪和反映病症的作用。

养五脏，保健康，就练李氏"五脏保健操"

大医智慧

　　运动养生没什么高深的东西，关键在于坚持。从头到脚的一套动作要天天做，不能三天打鱼，两天晒网，特别是要根据自己的健康状况选择适当的运动方式，并逐步成为自己的一种生活方式和习惯，才能达到健康长寿的目的。

——引自《中国中医药报》

精彩解读

　　李济仁教授自己揣摩总结出一套运动养生保健的方法，这套养生法以心、肝、肺、脾、肾五脏保健入手，我们称之为"五脏保健操"。

　　其实，李老的这套养生操不仅包括运动，还包括心理、饮食、工作、睡眠等多个方面，可谓对五脏的全方位呵护。具体方法如下：

1.首推养心

　　（1）每天晚上临睡前按摩手上的劳宫穴和脚上的涌泉穴，可以起到心肾相交、改善睡眠的作用。

　　（2）养心主要是养神，在平时遇事尽量保持心平气和，与人交往不计较得失，以保持心神的虚静状态。

　　（3）在食物补养方面，常用西洋参泡水喝，常吃桂圆、莲子、百合、黑木耳等，以益心气养心阴。

　　（4）重视中午的休息。心在午时活动最为活跃，而且这时也是阴阳交合的时候，休息能保住心气。

2.注意调肝

　　（1）过度疲劳会损害肝，平常应尽量做到既不疲劳工作，也不疲劳运动。

　　（2）人卧则血归于肝。定时上床休息既能保持良好的睡眠质量，又能养肝。

　　（3）饮食清淡，尽量少吃或不吃辛辣、刺激性食物以防损伤肝气。

3.重视养肺

　　（1）早晨起床后经常做深呼吸，速度放慢，一呼一吸尽量达到6.4秒。这种方法可以养肺。

　　（2）运用闭气法，有助于增强肺功能。先闭气，闭住以后停止，尽量停止到不能忍受的时候，再呼出来，如此反复18次。

　　（3）平时多吃一些有助于养肺的水果，如玉米、黄瓜、西红柿、梨等。

4.注重健脾

　　（1）平时多做一些运动和按摩，以帮助"脾气"活动，增强其运化功能。如每天起床和睡前都要做36次摩腹功，即仰卧于床，以脐为中心，先顺时针用手掌按摩36下，再逆时针按摩36下，然后用手拍打和按摩脐上的膻中穴120下和脐下的丹田穴100下。

　　（2）脾胃共为气血生化的来源，是后天之本，健脾往往与养胃相结合。在饮食方面，每次吃七八分饱。平时可尽量多吃一些利脾胃、助消化的食物，如山楂、山药等，夏天可常吃一些香菜、海带、冬瓜等养脾开胃之品。

> **小贴士**
>
> 　　丹田有上丹田、中丹田和下丹田之分。上丹田叫"泥丸"，在头顶百会穴；中丹田叫"绛宫"，在脸部膻中穴；下丹田在脐下小腹部相当大的一块体积，包括关元、气海、阴交、石门等穴。一般所说意守丹田，指的是下丹田。

5.不忘补肾

　　（1）经常用一只手在前按摩下丹田、关元穴，同时一只手在后按摩命门穴（在第二腰椎与第三腰椎棘突之间）、腰阳关（在腰部，当后正中线上，第四腰椎棘突下凹陷中），有助于养肾。

　　（2）常吃核桃、枸杞、黑豆、芝麻可以保肾。

　　（3）排小便时尽量前脚趾用力着地并咬住牙齿，有助于保肾气。

　　李老指出，养生关键在于坚持，特别是要根据自己的健康状况选择适当的运动方式，逐步成为自己的一种生活方式和习惯，才能达到健康长寿的目的。

健康锦囊

　　食物有五种味道：酸、苦、甘、辛、咸。食物的味道不同，其作用也各有区别。中医认为五脏各有所喜，也就是说，不同的味道对应着不同脏器，相互产生影响，具体如下：

1.甜入脾

　　甜食可补气养血、补充热量、解除疲惫、调养解毒，但糖尿病、肥胖病和心血管病患者宜少食。甜味的食物走脾胃。孩子如果特别喜欢吃糖，说明他脾虚。如果病在脾胃，就要少吃甜味的食物和油腻的食物，因为甜食会让脾增加代谢负担，使脾更加疲劳。但是甜味食物具有滋养、强壮身体、缓和疼痛的作用，疲劳和胃痛时可以适量吃一些。

2.酸生肝

　　酸味食物有促进消化和保护肝脏的作用，常吃不仅可杀灭胃肠道内的病菌，还有防感冒、降血压和软化血管的功效。以酸味为主的西红柿、山楂、橙子等食物均富含维生素C，可防癌抗衰老，防止动脉硬化，也具有美容增白的作用。

3.苦生心

　　苦味的东西是走血的，即走心。如果病在心上，就少吃苦味食物，让心生发一下。但苦味食物可以清热、泻火。例如莲子心能清心泻火、安神，可以治疗心火旺的失眠、烦躁之症。

4.辣入肺

　　辣有发汗、理气之功效，人们常吃的葱、姜、蒜、辣椒、胡椒等食物所含的"辣素"既能保护血管，又可调理气血、流通经络，经常食用可预防风寒感冒，例如葱姜善散风寒、治感冒，胡椒能祛寒止痛，茴香能理气。但患有便秘、痔疮和神经衰弱者不宜常食。辛类的食物是走气的。肺主气，如果肺出现了问题，就不能吃辛味食物。

5.咸入肾

　　咸为五味之冠，百吃不厌。咸有调节人体细胞和血液渗透、保持正常代谢的功效。因此，呕吐、腹泻、大汗之后宜喝适量淡盐水。咸类食物是走骨的，走骨就是走肾。如果病在骨上，就要少吃咸，这样才能把骨养好，把肾养好。

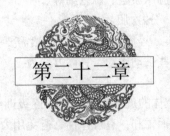

第二十二章

张学文：治病要治本，养生先养脑

名医简介

　　张学文，男，汉族，陕西汉中人。1935年10月出生，陕西中医学院主任医师、教授，全国老中医药专家学术经验继承工作指导老师，首届国医大师。1935年出生于陕西汉中的一个中医世家，自幼耳濡医道，目染家学，16岁即能熟诵《脉经》、《本经》，并博涉《内经》、《伤寒论》等医籍，深得中医之要旨。18岁时经当地政府考试批准，悬壶故里。1956~1959年，他先后在汉中中医进修班、陕西中医学院师资班、南京中医学院举办的首届全国温病师资班学习深造，而后入陕西中医学院执教。在临床上，张老博涉内外妇儿各科，尤以脑病见长，他提出了"颅脑水淤论"的著名理念，开辟了中医治疗脑病的新途径。主要著作有《医学求索集》、《疑难病证治》、《淤血证治》等。

"清脑通络汤"，张学文对治小中风独家秘方

大医智慧

　　（中风）应早发现、早防治，若在中风之先兆阶段积极地进行干预性防治和调养，防患于未然，才是阻止或延缓中风发病的最关键所在。

——引自《名师与高徒（一）》

精彩解读

　　张学文教授对于中风具有多年的临床经验，并在此基础之上总结出一套疗效卓著的诊疗方案，治愈了众多中风患者。他认为，中风病最关键的问题就在于早发现、早防治，最好在中风的先兆阶段积极地进行干预性防治和调养。因此，尽早识别和诊断中风先兆表现显得极为重要。为此，张教授将中风先兆临床表现归纳为：年龄常在40岁以上，眩晕昏视，遍身无力麻木，头麻胀痛，一过性晕厥或言謇，步态不稳，神倦嗜卧，健忘，舌紫暗，舌下淤丝淤点，脉弦滑或弦细等。其中，眩晕、偏身麻木无力、舌紫暗、舌下淤丝淤点、脉滑是其最主要的特征。

　　张教授指出，中风先兆无论是由什么原因导致，都会有一个共同的病理变化，即气血失调，血淤形成。因此，他主张在防治上采用各种药物或非药物的手段，促使其经脉疏通、气机

调畅，防止血淤形成。基于此观点，张教授创制了"清脑通络汤"，对于中风先兆效果良好。

【组成】草决明30克，川芎12克，赤芍10克，山楂15克，丹参15克，磁石（先煎）30克，菊花12克，葛根15克，地龙10克，豨莶草30克，川牛膝15克，水蛭6克。

【功效】清脑降压，活血通络。

【主治】中风先兆（小中风），症见头痛头昏、眩晕、耳鸣、肢体麻木、手足逐渐不利、疲乏无力、舌质淡紫、舌下脉络淤阻、脉弦细等。

【用法】水煎服，每日1剂，分2次服。

另外，中风往往会引起瘫痪，等病情稳定之后自然需要一些恢复性训练，如果患者自己行动不便，可由家人帮助进行一些被动运动，具体方法为：

1.被动运动原则

先从简单的动作开始，从肢体的近端坐至远端，逐级训练，最终达到患侧肢体的功能恢复。家属在做被动运动时应缓慢而柔和，有规律性，避免用力牵扯或大幅度动作。逐步增加被动活动的幅度和范围，每日至少进行2次以上，每次每个动作应重复10次左右，并持之以恒。在做被动运动时，病人的健侧上下肢最好也要做相同的动作，这样可以通过健侧神经冲动的扩散刺激患侧的肌肉兴奋性冲动的产生，有利于患肢的功能恢复。

2.被动运动常用方法

上肢被动运动先从肩部开始，家属及陪床人员一手扶住病人肩部，另一手托住病人肘部，将上臂做外展、内收及向上、向下运动。动作要轻柔，防止因肩关节周围肌肉松弛造成关节损伤或脱位。做前臂被动运动时，家属一手托住病人手腕，掌心向上，另一只手托住肘关节，将前臂做屈、伸及内旋运动。手的被动运动方法是家属一手握住病人手腕，另一只手握住病人手指，做腕关节屈、伸及各手指的屈伸运动。

下肢的被动运动亦先从近端开始，即髋关节的被动运动，将患肢膝关节屈曲，然后家属一手扶住患侧膝关节，一手扶住髋部，做左右转动动作。小腿运动的方法是家属一手扶住踝部，一手握住膝部，做膝关节的伸屈运动。足部活动时一手握住踝部，另一只手捏住脚趾，使足做背曲及向左右旋转运动。值得指出的是在给病人做被动运动的同时应结合按摩，这样有助于肢体的功能恢复。

健康锦囊

治病不如防病，中风作为一种致残致死率极高的病，给病人及家属带来的痛苦是不可想象的，那么，我们该怎样预防呢？

1.控制高血压

高血压是导致中风的根源之一。高血压病人要遵医嘱，按时服用降压药物，有条件者最好每日测1次血压，特别是在调整降压药物阶段，以保持血压稳定。要保持情绪平稳，少做或不做易引起情绪激动的事，如打牌、搓麻将、看体育比赛转播等；饮食须清淡有节制，戒烟酒，保持大便通畅；适量活动，如散步、打太极拳等。

2.防治动脉粥样硬化

要防治动脉粥样硬化，关键在于防治高脂血症和肥胖。建立健康的饮食习惯，多吃新鲜蔬菜和水果，少吃脂肪高的食物如肥肉和动物内脏等；适量运动增加热量消耗；服用降血脂药物。

3.注意中风的先兆征象

一部分病人在中风发作前常有血压升高、波动、头痛头晕、手脚麻木无力等先兆，发现后要尽早采取措施加以控制。

4.注意短暂性脑缺血发作

当病人有短暂性脑缺血发作先兆时，应让其安静休息，并积极治疗，防止其发展为脑血栓。

5.注意气象因素的影响

季节与气候变化会使高血压病人情绪不稳，血压波动，诱发中风，在这种时候更要防止中风的发生。

6.多吃果蔬

　　蔬菜和水果中含有大量维生素C。据研究，血液中维生素C浓度的高低与脑中风密切相关，浓度越高，脑中风的发病危险就越低。此外，许多果蔬中含有寡糖（又称低聚糖），有减少血流凝集的作用，也可以防止中风。

眩晕呕吐有方治，张学文"眩晕宁汤"建奇功

大医智慧

　　眩晕是指以头晕目眩为主证的一种疾病。眩是眼目视物昏花不清，晕是头晕旋转。二者常同时并见，故统称眩晕。眩晕轻者闭目即止，重者如坐舟车，旋转不宁，站立不稳。可伴恶心呕吐，甚则昏倒等症状。包括现代医学的梅尼埃综合征、迷路炎、椎基底动脉供血不足、神经官能症、高血压病、低血压病等。

——引自《张学文中医世家经验辑要》

精彩解读

　　眩晕主要是一种运动的错觉，在动的时候，病人可能会有天旋地转的感觉；一般的头晕，多为感觉上，类似于平常所说的"晕晕乎乎"；晕厥则表现为意识不清。眩晕非常常见，几乎所有人都有过眩晕的经历。只是年纪大的人发病严重，年轻人一般稍加休息就能恢复。眩晕对司机来说是相当危险的，但汽车司机由于常年长途跋涉，加之路面状况复杂，精神高度紧张，往往容易引起眩晕，这怎么办呢？

　　作为一名脑病专家，张学文教授对于眩晕有极深入的研究，他指出：眩晕是指以头晕目眩为主证的一种疾病。眩是眼目视物昏花不清，晕是头晕旋转。二者常同时并见，故统称眩晕。眩晕轻者闭目即止，重者如坐舟车，旋转不宁，站立不稳。可伴恶心呕吐，甚则昏倒等症状。包括现代医学的梅尼埃综合征、迷路炎、椎基底动脉供血不足、神经官能症、高血压病、低血压病等。

　　张教授经过多年临床研究，研制出了一剂效方——"眩晕宁汤"，其方如下：

　　【组成】橘红19克，茯苓15克，姜半夏10克，磁石（先煎）30克，丹参15克，川牛膝10克，桑寄生15克，菊花12克，钩藤12克，天麻10克，女贞子10克。

　　【用法】水煎服，每日1剂。

　　【功效】息风止痉，益肾定眩。

　　【适应证】眩晕或呕吐，时发时止，发则如坐舟船，不能站立，胸闷不舒，少食多寐，舌胖、苔厚白而润，脉弦滑等。

　　【随症加减】肝风上扰，每加羚羊角2~3克（另久煎）。

　　除了药物治疗之外，眩晕患者在日常生活中也应该引起注意，应根据不同的病情，因时因人制宜，采取相应的护理措施。具体来说，可以从以下几个方面着手：

　　（1）创造良好的环境：保持病室清洁安静，避免噪声。减少陪护和探视，保证患者充分的休息和睡眠，维持最佳的身心状态，特别适合于肝阳上亢和气血亏虚两种类型。

　　（2）健康锻炼：在病情许可时，鼓励患者到室外活动，如散步、打太极拳等，以提高心肺功能，改善全身血液循环，增进食欲，改善营养状况，有利于全身功能的恢复。

　　（3）饮食方面：肝阳上亢的患者忌浓茶、咖啡及辛辣之品；气血亏虚型的患者宜食富含营养以及多种维生素的食物和桂圆、大枣、阿胶等补益气血之品，忌暴饮暴食；肾精不足型的患者忌食过咸伤肾之品，多食核桃，充养脑髓；痰湿中阻型的患者忌肥甘厚味，戒饮酒，予佩

兰、橘皮泡水饮，健脾祛痰。

（4）注重病因护理：肝阳上亢患者多情志不畅，宜重视心理护理，使之心情舒畅;气血亏虚的患者忌劳累，节制房事，忌纵欲过度;痰湿中阻患者呕吐者多，呕吐重时取侧卧位。

（5）其他：对眩晕患者还应该注意其血压变化，观察眩晕发作时间、程度、诱因以及发作时伴随的症状。

健康锦囊

以下食疗方，为民间治眩晕的常用方，选录于此，仅供参考：

（1）将枸杞15克、红枣10枚加水煮30分钟，将鸡蛋2个打破调入煮熟，早晚两次服用。可补养气血、增强体质，对贫血、慢性肝炎、肺结核等慢性病所致头晕眼花、精神恍惚、视力减退、夜尿增多有疗效。

（2）将鸡肉250克、首乌、当归、枸杞各20克加水共煮，食肉饮汤。可补血养肝，治疗肝血不足所致的头晕、眼花。

（3）将牛肝100克切成片，与枸杞30克加水共煮，食牛肝饮汤，每日一剂。可补血养肝，治疗肝血不足所致的头晕、眼花。

（4）甘菊粳米粥：取甘菊新鲜嫩芽或者幼苗15~30克，洗净，与粳米60克、冰糖适量煮粥，早晚餐服用，每日1次，连服7日。适用于高血压、肝火亢盛之眩晕。

（5）芹菜苦瓜汤：芹菜500克、苦瓜60克，同煮汤饮用。或用芹菜250克、苦瓜30克，用沸水烫2分钟，切碎绞汁，加砂糖适量，开水冲服，每日1剂，连服数日。适用于高血压、阴虚阳元之眩晕。

（6）车前粳米粥：车前子15克（布包）煎水去渣，入粳米60克煮粥，玉米粉适量用冷水溶和，调入粥内煮熟吃，每日1剂，常吃。适用于高血压痰湿壅盛之眩晕。

（7）乌鸡粳米粥：乌鸡1只剖洗干净，浓煎鸡汁，黄芪15克煎汁，与粳米100克共煮粥，早晚趁热服食。用于气血两亏之眩晕患者。

（8）龙眼鸡子粥：龙眼肉50克、鸡蛋1只、枣30枚，加粳米适量同煮常服，用于气血不足。